神经外科重症护理管理精要

ESSENTIALS OF NEUROSURGICAL INTENSIVE CARE MANAGEMENT

主　审：李向芝

主　编：许川徽　颜红波　赵安娜

副主编：杨　涛　申叶林　果基木果　赖钰虹　曾黄蓉　唐白茶

编　者 (以姓氏笔画为序)

王琎琳　广东三九脑科医院

韦叶珊　广州医科大学附属第二医院

申叶林　南方医科大学附属广东省人民医院
　　　　（广东省医学科学院）

田湘红　珠海市人民医院

丘韦维　广州医科大学附属第二医院

任秋颖　深圳市第二人民医院

许川徽　广州医科大学附属第二医院

李炜基　广州医科大学附属第二医院

李晓媚　暨南大学附属第一医院

李嘉欣　广州医科大学附属第二医院

杨　涛　暨南大学附属第一医院

肖楚瑶　广州医科大学附属第二医院

何建芳　粤北人民医院

余芳芳　暨南大学附属第一医院

张碧霞　广州医科大学附属第二医院

陈苑亭　南方医科大学附属广东省人民医院
　　　　（广东省医学科学院）

陈洋春　南方医科大学附属广东省人民医院
　　　　（广东省医学科学院）

果基木果　粤北人民医院

赵安娜　广东三九脑科医院

钟　艳　广东三九脑科医院

袁杰东　广州医科大学附属第二医院

郭小丽　广州医科大学附属第二医院

唐白茶　珠海市人民医院

黄凤爱　广州医科大学附属第二医院

章潞潞　广州医科大学附属第二医院

程一恒　广州医科大学附属清远医院
　　　　（清远市人民医院）

曾黄蓉　广东三九脑科医院

谢健仪　广州医科大学附属第二医院

蓝凤薇　粤北人民医院

赖钰虹　深圳市第二人民医院

赖婷婷　广州医科大学附属第二医院

颜红波　广州医科大学附属第二医院

华中科技大学出版社

http://press.hust.edu.cn

中国·武汉

内 容 简 介

本书分为十四章,内容包括基本原则、评估技术、监测技术、操作技术、气道管理、营养管理、体温管理、血压管理、镇痛镇静管理、并发症管理、康复护理、重症超声应用、转运管理、医院感染管理,基本涵盖了神经外科重症护理管理各个专科领域。

本书旨在为神经外科重症提供系统化、规范化的护理管理参考,为广大神经外科重症监护室护士提供一本实用、全面的参考指南。

图书在版编目(CIP)数据

神经外科重症护理管理精要 / 许川徽,颜红波,赵安娜主编. -- 武汉 : 华中科技大学出版社,2024. 12.
ISBN 978-7-5772-1475-7

Ⅰ. R473.6

中国国家版本馆 CIP 数据核字第 2024QF2460 号

神经外科重症护理管理精要　　　　　　　　　　　　　许川徽　　颜红波　　赵安娜　主编
Shenjing Waike Zhongzheng Huli Guanli Jingyao

策划编辑:蔡秀芳
责任编辑:余　雯　李　佩
封面设计:廖亚萍
责任校对:李　琴
责任监印:曾　婷

出版发行:华中科技大学出版社(中国·武汉)　　　电话:(027)81321913
　　　　　武汉市东湖新技术开发区华工科技园　　　邮编:430223
录　　排:华中科技大学惠友文印中心
印　　刷:武汉市洪林印务有限公司
开　　本:889mm×1194mm　1/16
印　　张:24.5
字　　数:627 千字
版　　次:2024 年 12 月第 1 版第 1 次印刷
定　　价:88.00 元

前　　言

神经外科作为医疗领域极其重要的分支，专注于治疗颅脑、脊髓和周围神经系统的疾病。由于脑部结构的复杂性及其功能的多样性，神经外科手术呈现出复杂而又精细的特点，故而对神经外科疾病的围手术期管理，需给予特别重视，因此神经外科重症监护室（ICU）应运而生。当下，以高致残率、高致死率著称的脑卒中及颅脑外伤，还有脑肿瘤、血管畸形等疾病的发病率不断增高，给患者及其家庭以及社会带来沉重的负担。有研究表明，这些重症患者在经过神经外科 ICU 的专业诊疗后，相比接受非神经外科 ICU 专业诊疗后的患者而言，预后有显著改善，致死率和致残率明显下降。

近年来，随着科学技术及医疗技术的进步，神经外科治疗技术迎来蓬勃发展的同时也对护士提出了更高的要求，特别是对神经外科 ICU 的护士。近年来，国内外众多学者对神经外科 ICU 的管理做出了多方面、多维度的研究和探索，但目前已出版的神经外科重症相关著作均偏向医疗或以医疗与监护的结合为主，鲜有单独从护理的角度进行阐述的。本书对神经外科重症护理管理相关知识进行了整理与更新，以引导护士为患者提供更加优质、个性化的护理服务。

本书分为十四章，内容包括基本原则、评估技术、监测技术、操作技术、气道管理、营养管理、体温管理、血压管理、镇痛镇静管理、并发症管理、康复护理、重症超声应用、转运管理、医院感染管理，基本涵盖了神经外科重症护理管理各个专科领域。本书旨在为神经外科重症提供系统化、规范化的护理管理参考，为广大神经外科重症监护室护士提供一本实用、全面的参考指南。

本书由三十多位在神经外科重症护理管理领域具有丰富经验的专家和资深护士共同编写完成。因编者们的个人构思、撰写风格、临床经验等会存在差异，书中难免存在不足之处。衷心希望广大读者提出宝贵的意见和建议，让本书更加完善。

编　者

目录

第十一章　康复护理

第十二章　重症超声应用

第十三章　转运管理

第十四章　医院感染管理

第一章
基本原则

第一节　概述

（一）神经外科重症单元的定义

神经外科重症单元指掌握了神经外科基本理论、基础知识和相关手术技能，同时又掌握了重症医学监测技术、重症医学理念的专科化多学科协作医疗团队，基于现代重症医学的理念，利用先进的监测技术、医疗设备和生命支持手段，对神经外科重症患者实施有效集中监测、诊断和治疗的医疗单元。

（二）神经外科重症单元的收治对象

神经外科重症单元的收治对象是中（重）型急性脑血管病、重型急性颅脑损伤和脊髓损伤、中枢神经系统感染、癫痫持续状态、需要生命支持的围手术期神经外科患者以及其他进展性神经系统重症患者等。

（三）神经外科重症单元的模式

大型教学医院有条件的情况下，推荐封闭式神经外科重症单元的管理，即神经外科重症医生（接受过重症医学的专业训练，掌握神经外科重症专科知识与技能，具备独立的工作能力）全面负责患者的治疗与监护，并采取高强度神经外科重症医生配备（至少 3 名神经外科重症医生，并实行主任负责制），以便实施标准化的治疗方案。

中小型医院推荐开放式神经外科重症单元的管理，神经外科重症医生协助神经外科主管医生进行治疗与监护，并加强夜间和节假日神经外科重症医生的配备。

（四）神经外科重症单元的现状

尽管不同的国家和地区在神经外科重症上的管理模式存在差异，但可以明确的是，神经系统重症患者经过在神经外科 ICU 的专业诊疗后，相比接受非神经外科 ICU 专业诊疗的患者而言，预后有明显的改善。近年来神经外科 ICU 的数量显著增加，使得 2/3 以上的神经系统重症患者能够在神经外科 ICU 接受专业诊疗。我国绝大多数三级医院及部分县（区）级医院建立了神经外科 ICU。

随着科学技术的发展，医疗技术水平快速提升，神经外科重症管理迎来了快速发展的时期。理念不断创新，新技术不断涌现，治疗水平不断提高，展示了神经外科重症管理良好的

发展前景。但我国神经外科重症管理仍存在不足,如不同地区、不同级别医院之间的水平参差不齐,临床诊疗欠缺规范性的章程,专业人员不稳定等问题也较为突出,高水平的临床研究成果相对国外而言仍较少,在培训教育、伦理学问题研究等方面也有待提高。

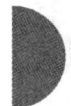 ## 第二节 人员配置

从事神经外科重症医学的相关医护人员是特殊专科的重症医护人员,要求必须接受过神经外科学和重症医学的相关理论及操作培训。

(一)医生

封闭式管理的独立团队是神经外科 ICU 的理想模式。多项研究表明,当由具有神经外科重症管理方面经验及专业知识的医生和跨学科团队管理神经系统疾病患者时,会有更好的预后。神经外科重症医生主导的跨学科诊疗与降低死亡率、改善功能预后息息相关。

团队中需要至少配备一名具备重症医学、神经科学理论和实践经验的副高及以上级别医生全面负责诊疗工作,建议医生人数与床位比为(0.5~1):1。各医院还可以根据资源情况配备呼吸治疗师、电生理技师、康复治疗师、营养师、药师以及其他配套设备的技师。人员配置可以影响患者的诊疗和满意度。

神经外科重症医生应掌握神经解剖、神经病理生理、神经外科手术入路以及常见神经外科疾病和并发症等相关专科知识,掌握颅内压监测、脑电生理学、脑血流监测技术,同时还必须接受呼吸机的使用、常见心血管疾病的处理、中心静脉及动脉压力监测等各种技能培训,具备处理各种内科重症患者的基本能力和经验。

(二)护士

护士的专业能力对患者的预后也至关重要。护士与床位数配比建议为 1:(2~3),当患者病情危重,需要护士给予更多关注时,甚至可以达到 1 名护士管理 1 名患者。患者的分配应基于护士的层级和能力水平。

神经外科 ICU 的护士长应具备丰富的重症及神经外科专业知识,全面负责护理工作的运行和护理质量的监督。护士长需精通医疗卫生质量与风险的管理,负责护理人力资源的分配和基本设施的维护,实施护理业务的考核与评估,确保神经外科 ICU 护士的工作标准,参与科室政策的制订,安排护士接受继续教育,创造多学科团队合作氛围,掌握神经外科重症的学术进展。

神经外科 ICU 至少配备护理组长 1~2 名(推荐每 4 张床 1 名),护理组长的职责是协助护士长进行护理质量的监督以及日常工作的协调与管理,并根据重症患者的安全问题和潜在的并发症对下级护士给予指导。定时检查患者监护的结果,发现和解决监护过程中出现的各种问题,并提出预见性的护理意见,制订相应的护理措施,此外,还需按护理质控标准检查各班职责的落实情况,保证护理质量。护理组长还需指导下级护士对患者进行有针对性的检查与评估。

神经外科 ICU 的护士都应该接受基本的专科知识培训、持续的教育、年度绩效评估和持续的能力评估。培训、持续教育、能力评估和年度评估应涉及一般重症护理理念及常见的神经外科重症护理理念。护士具备的能力包括但不限于以下几点:①专业知识与技能:掌握

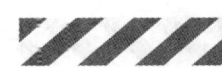

神经外科重症护理工作的范畴、特点及发展趋势,常见疾病的病因、病理、临床表现、治疗及护理知识;②监护技术:熟悉并掌握神经外科重症监护常见的监护技术和护理操作技术,如颅内压监测技术、气道管理、心电监测等;③抢救配合技术:掌握重症患者的抢救配合技术,能够在紧急情况下迅速有效地参与救治;④设备管理:掌握常见仪器设备的应用及管理,如呼吸机、除颤仪等;⑤感染控制:掌握监护病房医院感染预防与控制的原则和措施;⑥心理护理:了解患者心理需求,能够进行有效的护患沟通和心理护理;⑦疼痛管理:需掌握疼痛的概念、分类及对患者的影响,以及重症患者疼痛与意识状况的评估、镇痛与镇静的管理;⑧循证护理:能够运用循证医学对患者实施科学护理;⑨沟通技巧:需具备良好的沟通技巧,能够与患者及其家属进行有效沟通,提供必要的信息和心理支持;⑩教育与指导:能够对患者及其家属进行健康教育,指导他们如何进行日常护理和康复训练;⑪团队协作:能够在多学科团队中有效协作,与其他医护人员共同为患者提供综合治疗和护理;⑫自我管理:具备自我管理能力,能够在高压环境下保持专业素养,进行自我调节和压力管理。

(许川徽 黄凤爱)

第三节 设备配置

根据各级医院的具体情况,神经外科 ICU 设备配置可参考如下方案。

1. 一般配置 ①心血管功能监测与支持设备:多功能监护仪(带有无创血压、脉搏、心率、呼吸、体温、血氧饱和度、有创血压监测、中心静脉测压、呼气末二氧化碳浓度监测等模块)、便携式监护仪、心电图机等。②心肺复苏抢救设备:抢救车(备简易呼吸球囊、喉镜、气管导管、急救药品等)、多功能除颤仪等。③呼吸功能监测与支持仪器设备:有创呼吸机、无创呼吸机、转运呼吸机、血气分析仪、中心供氧及负压吸引系统、胸部震荡排痰仪等。④其他仪器设备:输液泵(每床必备至少一台)、微量药物注射泵(每床必备至少两台)、胃肠营养泵、排痰仪、间歇充气加压泵和多功能气垫床等。

2. 神经专科配置 颅内压监护仪、体表降温设备、经颅多普勒超声、感觉诱发电位、运动诱发电位、24 h 脑电监测仪器和脑电双频指数(BIS)仪等。

3. 可选配置 纤维支气管镜、超声设备、移动 CT、床旁 X 线、脑组织氧含量监测仪、脑组织微透析仪、血液净化机、脉波指示剂连续心排血量监测仪(PICCO 监测仪),相关神经康复设备等。

(许川徽 黄凤爱)

第四节 环境要求

1. 神经外科 ICU 地理位置 神经外科 ICU 应方便神经外科重症患者急救(如急诊科)、治疗(如血管介入中心、手术室)、运送(如绿色通道)以及检查(如影像中心),同时还需考虑临近神经外科普通病区、呼吸科和心内科,为多科室协作提供条件。

2. 神经外科 ICU 规模 建议神经外科 ICU 规模以（8～10）/100 张神经外科床位为宜，过于庞大的神经外科 ICU 设计及运行会降低临床效率。床位使用率达 75％～85％可作为神经外科 ICU 规模合理的参考依据。

3. 神经外科 ICU 环境条件 单张床位使用面积≥15 m²，建议在 15～18 m²，床间距＞1 m，可配置满足患者不同体位变化要求、体重测量等的多功能床。病房内采光明亮柔和，推荐使用自然光线或模拟自然光线，帮助患者保持昼夜节律，以减少清醒患者谵妄的发生率。良好的照明条件还有利于保证工作人员的工作效率和工作质量。室温维持在（24±1.5）℃，相对湿度保持在 60％左右。有独立的隔离房间，并可根据情况增加单间病房的比例，设立单独的正、负压病房，配置必要的空气净化设备和层流装置。此外，还需有合理的医疗流向条件，人员流动与物品流动最好通过不同的进出通道，能最大限度地减少相互干扰和交叉感染。

4. 神经外科 ICU 综合布局 推荐每 10 张床设置 1～2 个分隔式房间，分隔式房间或单间的隔离装置推荐使用透视性玻璃，以便医护人员观察患者。设立中心护理站，中心护理站是一个关键的护理管理区域，通常位于病区的中心位置，方便护士对患者进行监测和管理，执行临床管理、员工互动、临床教导以及接待等功能。中心护理站的设计和管理对于提高护理效率、确保患者安全和提升护理质量具有重要作用，所以中心护理站的位置与护理观察单元的距离要在合理范围内，有利于医疗配送和保障员工进行沟通。此外，推荐神经外科 ICU 医疗辅助区（包括医生办公室、护士办公室、家属探视室、谈话室、治疗室、仪器室、污物间、处置间等）是病房医疗区面积的 1.5～2 倍。

（许川徽　黄凤爱）

第五节　病室管理规范

（一）规章制度

规章制度是一整套行动的准则或工作方式的规则和章程。通过规章制度可规范、约束医疗行为，提高工作效率和管理水平，神经外科 ICU 护理规章制度见表 1-1。

表 1-1　神经外科 ICU 护理规章制度

类　　别	内　　容	
护理管理工作制度	护士管理制度	护理安全管理制度
	临床护士分层级管理制度	护理文书管理制度
	优质护理服务工作制度	护理请示报告制度
	护理管理制度	岗位职责
护理风险管理制度	护理风险管理制度	护理重点环节应急管理制度
	保护性医疗制度	患者安全管理制度
	重症患者安全护理制度	高危患者管理制度
	重症患者风险评估制度	住院患者安全转运制度
	转科交接登记制度	病区仪器、设备使用管理制度
	病区药品管理制度	安全用药制度

续表

类　别	内　容	
护理风险管理制度	输液反应的处理报告制度	输血安全制度
	围手术期护理评估制度	压力性损伤预防制度
	手术安全核查制度	压力性损伤报告处理制度
	防范跌倒、坠床制度	危急值报告制度
	护理投诉处理制度	护理差错事故管理制度
	护理纠纷事故处理报告制度	
患者管理制度	患者管理制度	出院宣教制度
	患者入院、出院制度	出院患者随访制度
	探视制度	临终患者管理制度
护理工作核心制度	医嘱查对制度	护理查房制度
	医嘱执行制度	护理病例讨论制度
	患者身份识别制度	分级护理制度
	交接班制度	重症患者抢救制度
	护理文书书写制度	护理会诊制度
护士继续教育制度	护士层级培训制度	进修、专科护士管理制度
	护士继续教育培训、考核制度	轮科护士管理制度
	护士业务学习制度	实习生管理制度

（二）护理工作流程

护理工作流程是护理工作先后顺序的衔接及指引，能指导护理工作准确、迅速、有序地进行。神经外科 ICU 护理工作流程见表 1-2。

表 1-2　神经外科 ICU 护理工作流程

类　别	内　容	
护理工作流程	入院患者电脑处理流程	患者身份识别查对流程
	出院患者电脑处理流程	佩戴手腕带操作流程
	新收、转入患者电子医嘱处理流程	新收入院患者处理流程
	新开医嘱处理流程	出院患者处理流程
	停止医嘱处理流程	接收绿通手术患者工作流程
	医嘱收费处理流程	接收患者生活用品工作流程
	医嘱查对及执行流程	送手术患者工作流程
	检查、化验退款流程	口头医嘱执行流程
	退药退款处理流程	外出检查工作流程
	费用转账流程	供应室物品消毒及申领流程
	外购药物处理流程	压力性损伤处理及上报流程
	药房送药接收药物流程	护理大交接班流程指引

续表

类　别	内　容	
护理工作流程	危急值报告工作流程	护理床旁交接班流程指引
	接引流袋/瓶操作流程	药物过敏反应抢救流程
	留取管道培养操作流程	药物外渗处理流程
	留取痰液标本操作流程	擦浴工作流程
	留取血培养操作流程	下肢肢体周径测量操作流程
	留取静脉血操作流程	多重耐药患者隔离处理流程
	留取中段尿标本操作流程	患者口服给药流程指引
	交叉配血标本采集流程	执行患者饮食流程指引
	取血流程	氯化钾微泵静注流程指引
	输血工作流程	静脉使用高危药物流程指引
	输血反应报告流程	心肺复苏流程
	输血反应抢救流程	除颤流程
	药物过敏反应报告流程	死亡处理流程

（三）应急预案

神经外科 ICU 具有重症患者多、仪器设备集中的特点，医护人员须具有意外事件及紧急事件的处理能力，应急预案能起到提高医护人员相应能力的作用。神经外科 ICU 应急预案见表 1-3。

表 1-3　神经外科 ICU 应急预案

类　别	内　容	
应急预案	猝死应急预案	遭遇暴徒应急预案
	误吸应急预案	空气栓塞应急预案
	发生静脉血栓栓塞症应急预案	意外碰伤、坠床应急预案
	呼吸道梗阻应急预案	采集标本重点环节管理应急预案
	中心静脉导管滑脱应急预案	围手术期重点环节管理应急预案
	脑室引流管滑脱应急预案	职业暴露应急预案
	颅内测压管断裂应急预案	人力资源调配应急预案
	院内脑卒中应急预案	停水应急预案
	惊厥应急预案	停电应急预案
	消化道大出血应急预案	停氧应急预案
	封存患者病历应急预案	地震应急预案
	封存反应标本应急预案	泛水应急预案
	医疗投诉及纠纷应急预案	火灾应急预案

（四）护理工作指引

护理工作指引是指一系列具体的指导原则和操作流程，起到提高护理质量、保障患者安

全、提升护士专业能力等作用。神经外科 ICU 护理工作指引见表 1-4。

表 1-4 神经外科 ICU 护理工作指引

类　　别	内　　容	
神经系统	意识评估指引	颅内压监测指引
	瞳孔评估指引	脑疝处理指引
	肌力、肌张力评估	头部引流管护理指引
	病理征评估指引	腰大池引流管护理指引
	脑神经评估指引	亚低温治疗指引
	镇静评估指引	约束评估指引
	镇痛评估指引	吞咽障碍评估指引
呼吸系统	气道评估指引	无创氧疗通气指引
	人工气道气囊管理指引	床旁支纤镜护理配合指引
	气道内吸引指引	呼吸末二氧化碳监测指引
	气道湿化指引	鼻腔分泌物冲洗技术指引
	人工气道固定指引	呼吸机使用指引
	经口气管插管患者口腔护理指引	
循环系统	有创动脉血压监测指引	急性心肌梗死指引
	动脉采血与床旁血气分析操作指引	心律失常指引
	中心静脉压监测指引	心力衰竭指引
	PICCO 监测指引	休克指引
	深静脉置管维护指引	液体管理指引
消化系统	消化道出血指引	鼻空肠管留置指引
	胃肠减压指引	腹泻处理指引
	腹内压测量指引	腹胀处理指引
	营养风险评估指引	呕吐处理指引
	鼻胃管留置指引	胃残留量监测指引
内分泌系统	血糖监测指引	尿崩处理指引
	低血糖处理指引	酮症酸中毒护理指引
	胰岛素笔使用	
泌尿系统	膀胱冲洗指引	尿管堵塞指引

（许川徽　黄凤爱）

▶▶ **参考文献**

[1] 康德智.新理念下的神经外科重症管理[J].中华神经外科杂志,2020,36(8):771-774.

[2] 张建宁,王任直,胡锦.神经外科重症监护手册[M].北京:人民卫生出版社,2016.

[3] Suarez J I, Martin R H, Bauza C, et al. PRINCE study Investigators. Worldwide

Organization of Neurocritical Care: Results from the PRINCE Study Part 1[J]. Neurocrit Care,2020,32(1):172-179.

[4] Moheet A M,Livesay S L. Quality improvement in neurocritical care:current state and looking to the future[J]. Curr Opin Crit Care,2020,26(2):97-102.

[5] Moheet A M,Livesay S L,Abdelhak T,et al. Standards for Neurologic Critical Care Units:A Statement for Healthcare Professionals from The Neurocritical Care Society [J]. Neurocrit Care,2018,29(2):145-160.

第二章

评估技术

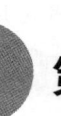

第一节　意识评估

一、定义

1. 意识　意识是中枢神经系统对内外环境中的刺激所做出的有意义的应答能力,可通过语言及行动来表达,其组成包括意识内容和觉醒状态。

2. 意识内容　意识内容是指高级神经活动,包括记忆、思维、理解、定向和情感等精神活动,是通过视、听、语言及复杂运动等与外界保持紧密联系的一种能力,取决于大脑皮质的完整性。

3. 觉醒状态　觉醒状态是人与外界保持联系的机敏力,此功能取决于大脑半球的完整性,是意识内容的基础。

4. 意识障碍　意识障碍是指人体对周围环境及自身状态的识别和觉察能力出现障碍的一种精神状态,包括意识水平的下降和意识内容的变化。

二、分类

（一）意识状态的临床分类

1. 清醒　对语言刺激反应灵敏,对各项痛刺激反应灵敏,各项生理反应正常,大小便能自理,能主动配合检查。

2. 嗜睡　能被叫醒,醒后可勉强配合检查及简单回答问题,停止刺激后患者又继续入睡。

3. 昏睡　处于沉睡状态,仅强痛刺激下短时清醒,可进行含糊、简单的对话,停止刺激后立即入睡。

4. 浅昏迷　随意活动消失,对痛刺激有反应,各种生理反射(吞咽、咳嗽、角膜反射等)存在。

5. 中昏迷　随意活动完全消失,对较强的疼痛刺激有反应,但角膜反射、吞咽反射减弱,呼吸、脉搏、血压可有改变。

6. 深昏迷 对各种刺激均无反应,各种生理反射消失,呼吸不规则,血压下降,大小便失禁,患者处于濒死状态。

（二）特殊意识障碍

1. 去大脑皮质状态 患者能无意识睁、闭眼,眼球能活动,瞳孔对光反射、角膜反射存在,四肢肌张力高,病理反射阳性。

2. 无动性缄默 患者能无目的注视检查者及周围人,似觉醒状态,缄默不语,肢体不能活动。

3. 持续植物状态 无意识、认知功能丧失、不能执行指令、保持自主呼吸和血压正常,不能理解和表达语言。

4. 闭锁综合征 患者几乎丧失全部运动功能,但感觉和认知功能完全正常,患者可用自主睁眼或用眼球垂直活动示意,与人和环境交流,看似昏迷,实为清醒。

三、意识状态评估量表

（一）格拉斯哥昏迷评分

格拉斯哥昏迷评分(Glasgow Coma Score,GCS)见表2-1。

表 2-1 格拉斯哥昏迷评分

睁眼反应(4分)	语言反应(5分)	运动反应(6分)
自主睁眼 4分	回答正确 5分	遵嘱动作 6分
呼唤睁眼 3分	回答错误 4分	刺痛定位 5分
刺痛睁眼 2分	只能讲单词 3分	刺痛躲避 4分
无反应 1分	只能发音 2分	刺痛屈曲 3分
肿胀不能睁眼写"C"	不发音 1分	刺痛过伸 2分
	气切或插管者写"T"	无反应 1分
	平素有言语困难者写"D"	

1. 评估细则

（1）评估患者睁眼反应:观察患者是否能自主睁眼,语言刺激、痛刺激反应,痛刺激可使用压迫眶上切迹、指尖刺激或斜方肌按压。

（2）评估患者语言反应:可询问患者的姓名、时间、地点,判断患者是否能正确回答问题。

（3）评估患者运动反应:可给予患者动作指令,观察患者能否按指令活动,每次刺激时可选择健康肢体,避免选择偏瘫肢体,上肢反应比下肢可靠。先观察有无自主活动,确定无自主活动后,从高分到低分给予相应刺激,观察患者反应。

2. 评估结果 睁眼反应、语言反应及运动反应三者分数加起来进行评估,得分越高,提示意识状态越好。浅昏迷:GCS≥13分,中昏迷:GCS 9～12分,深昏迷:GCS 3～8分,GCS<3分多提示脑死亡或预后极差。选评判时的最好反应计分。注意运动评分左侧右侧可能不同,用较高的分数进行评估。

（二）全面无反应评分量表

全面无反应评分量表（Full Outline of UnResponsiveness score，FOUR 量表）（表2-2）有4 个主要评估项目：睁眼反应（Eye opening）、运动反应（Motor response）、脑干反射（Brainstem reflexes）和呼吸（Respiratory pattern），每项 0～4 分，总分可为 0～16 分。整个评估在数分钟内即可完成，分数越低，意识障碍程度越深。

表 2-2　全面无反应评分量表

项　目	评　分	内　　　容
睁眼反应（E）	4	在主动/被动睁眼状况下，可以遵嘱进行视线追踪/眨眼
	3	主动睁眼，但无视线追踪
	2	响声下睁眼
	1	疼痛刺激下睁眼
	0	疼痛刺激下也不睁眼
运动反应（M）	4	可遵嘱做出竖大拇指、握拳或"peace"手势
	3	疼痛定位
	2	疼痛屈曲反应
	1	疼痛过伸反应
	0	疼痛无反应/肌阵挛性癫痫持续状态
脑干反射（B）	4	正常大小瞳孔，角膜反射存在
	3	一侧瞳孔散大固定
	2	双侧瞳孔散大/双侧角膜反射消失
	1	双侧瞳孔散大且双侧角膜反射消失
	0	双侧瞳孔散大且双侧角膜反射消失，咳嗽反射消失
呼吸（R）	4	无人工气道，规律呼吸节律
	3	无人工气道，潮式呼吸
	2	无人工气道，不规则呼吸
	1	机械通气，呼吸频率>呼吸机设定频率
	0	机械通气，呼吸频率=呼吸机设定频率

FOUR 量表可以为临床医生提供关于患者意识状态和神经系统功能的全面信息，从而有助于制订更准确的诊断和治疗方案。与 GCS 相比，FOUR 量表在脑干反射和呼吸状态的评估上更为详细，更适用于昏迷和植物状态患者的监护和评估。

（颜红波　李嘉欣）

第二节　瞳孔评估

一、定义

瞳孔评估是指通过观察和测试瞳孔的大小、形状、对称性及对光反射等特征以评估神经系统的一种医学检查方法。瞳孔的变化是观察中枢性神经系统疾病演变的重要指标。瞳孔由动眼神经副交感纤维（支配瞳孔括约肌）与来自颈上交感神经节的交感纤维（支配瞳孔开大肌）共同调节而成。瞳孔的大小除了随光线的强弱变化外，还与年龄大小、屈光、生理状态、药物等因素有关。在临床上，瞳孔评估作为一种简便、无创的检查方法，被广泛应用于神经系统疾病的诊断和监测。通过观察瞳孔的大小、形状及对光反射等特征，医生可以初步判断患者的神经系统状况，为进一步的诊断和治疗提供依据。

二、瞳孔调节机制

瞳孔大小取决于虹膜两组作用相反肌群（瞳孔开大肌和瞳孔括约肌）的相互作用。瞳孔大小的调节主要由其对环境光线强弱产生反应的反射机制完成。其他影响瞳孔大小的因素包括患者年龄、情绪状态（肾上腺素能紧张度）、觉醒状态和眼压。

1. 收缩　光线刺激引起的瞳孔收缩是由沿第Ⅲ对脑神经走行的副交感（胆碱能）神经纤维介导的。瞳孔对光反射通路是一种四级神经元通路。

（1）视网膜神经节细胞感知的光信号通过视神经、视交叉（鼻侧纤维交叉处）及视束传递，终止于背侧中脑顶盖前核内的突触。两侧顶盖前核均接收双侧眼传入的信息。

（2）每侧顶盖前核都向双侧 E-W 核发出神经轴突。这些路径的二元性为间接对光反射（即光线刺激一侧眼时，双侧瞳孔会同等收缩）提供了解剖学基础。

（3）支配瞳孔收缩的副交感神经纤维沿第Ⅲ对脑神经进入同侧眼眶内的睫状神经节。

（4）神经节后副交感神经纤维支配瞳孔括约肌和睫状肌；睫状肌调节晶状体。

2. 扩大　瞳孔扩大由起源于下丘脑的三级神经元交感神经（肾上腺素能）通路介导。

（1）第一级神经元从下丘脑向尾侧下行直到位于颈髓（C8～T2 节段，也称为 Budge 睫脊中枢）的第 1 突触。

（2）第二级神经元从交感干发出，经臂丛，走行于肺尖上缘。随后其上行至位于下颌角和颈总动脉分叉附近的颈上神经节。

（3）第三级神经元在颈内动脉被膜内继续上行，穿过与第Ⅵ对颅神经有密切关联的海绵窦。随后眼交感神经通路与第Ⅴ脑神经（三叉神经）的眼支（V1）汇合。在眼眶与眼中，眼交感神经纤维支配瞳孔开大肌和 Müller 肌睑板肌，后者是眼睑中的小平滑肌，负责一小部分的上睑抬高和下睑退缩运动。

三、瞳孔评估的基本内容

1. 瞳孔大小

（1）正常人瞳孔直径 2～5 mm，瞳孔直径＜2 mm 或＞5 mm 者，均为异常。双眼对称。

（2）双侧瞳孔散大：动眼神经受压，多见于脑干病变或阿托品类药物中毒。

（3）双侧瞳孔缩小：多见于脑桥病变，或镇静安眠类药物中毒。

（4）一侧瞳孔散大：病变在中脑，多为小脑幕切迹疝所致。

2. 瞳孔形状

（1）正常瞳孔呈圆形，且两眼等圆。

（2）瞳孔出现三角形或多边形：多见于中脑病变。

3. 对光反射

（1）直接对光反射：使用手电筒照射瞳孔，观察瞳孔是否迅速缩小。这一反应反映了瞳孔对光线刺激的敏感性，包括灵敏、迟钝及消失。

（2）间接对光反射：照射一侧眼睛的瞳孔时，观察另一侧未受光刺激的瞳孔是否也缩小。间接对光反射有助于评估神经系统对瞳孔的调节功能，包括灵敏、迟钝及消失。

四、瞳孔评估的方法及结果

1. 瞳孔评估方法

（1）在自然光线下，取合适体位，评估者一手拇指、食指拨开患者上下眼睑，另一手持瞳孔测量尺，将患者瞳孔与测量尺上的黑圆点数值进行对比。

（2）将光源移向一侧瞳孔中央并迅速移开，瞳孔感光后迅速缩小为直接对光反射灵敏，同样的方法观察另一侧瞳孔的对光反射，未被直接照射的另一侧瞳孔同时也缩小为间接对光反射灵敏。

2. 瞳孔评估结果

（1）突然意识改变，一侧瞳孔散大，对光反射消失，伴有烦躁不安、呕吐、呼吸深慢、脉搏慢、血压高，提示有脑症形成，需要立即进行降颅压处理。

（2）发现双瞳缩小考虑蛛网膜下腔出血、有机磷农药中毒或使用吗啡类及冬眠类药物，发现针尖样瞳孔考虑脑桥损伤、冬眠类药物中毒。

（3）动眼神经麻痹、动眼神经损害时，直接、间接对光反射均消失；视神经完全性损害时，直接对光反射消失，间接对光反射存在。

3. 脑疝中瞳孔的变化

（1）小脑幕切迹疝：意识障碍进行性加重，同侧瞳孔散大，对侧肢体偏瘫，锥体束征阳性。

（2）枕骨大孔疝：呼吸突然停止，然后出现瞳孔先缩小后散大，心搏骤停。

（颜红波 李嘉欣）

第三节 肌力及肌张力评估

一、定义

肌力指的是肌肉收缩时产生的力量大小，是评估肌肉功能的重要指标。肌张力是指肌肉在静止状态下的紧张度和弹性。正常的肌张力有助于维持身体的姿势和平衡，保证关节的稳定性和灵活性。异常的肌张力可能导致肌肉僵硬、痉挛或松弛，影响患者的日常生活。

肌力和肌张力的评估有助于监测患者的运动障碍。当肌肉受到损伤或神经系统功能异常时，可能导致运动障碍，如肢体无力、僵硬等。通过定期评估肌力和肌张力，可以及时发现这些障碍，进而诊断神经系统疾病或评估神经受损的程度，为早期干预和治疗提供依据。

二、肌力的评估方法

1. 手法检查与分级　手法检查较为方便易行，临床常用的肌力手法检查是让患者做肢体伸缩动作，评估者从相反方向给予阻力，测试患者对阻力的克服力量，注意两侧肢体的比较，根据其完成的动作进行分级（表2-3）。

表 2-3　肌力分级及内容

级　　别	内　　容
0级	完全瘫痪，测不到肌肉收缩
1级	仅见肌肉收缩，但无肢体动作
2级	肢体能在床上平行移动，但不能抵抗自身重力，即不能抬离床面
3级	肢体可以克服自身重力，能抬离床面，但不能抵抗助力
4级	肢体能做对抗外界阻力的运动，但较不完全
5级	正常肌力

2. 器械检查　在肌力超过3级时，为了进一步做较细致的定量评估，须用专门器械做肌力评估，如握力计、拉力计、测力计等。

3. 腰背肌肌耐力评估　在一般情况下肌力和肌耐力之间有一定的相关，故可用肌耐力试验评估背腹肌肌力，如腹肌肌耐力试验、背肌肌耐力试验等。

三、肌张力的评估方法

1. 静止性肌张力评估　静止性肌张力评估是在患者处于静息状态下，通过观察肌肉的紧张程度和形态变化来评估肌张力。评估者可以通过触摸和按压患者的肌肉，观察肌肉的弹性、柔软度和僵硬感。此外，还可以使用量具来测量肌肉的硬度或厚度，以获取更客观的数据。

2. 姿势性肌张力评估　姿势性肌张力评估是在患者保持特定姿势时，观察肌肉的稳定性和维持姿势的能力。例如，可以要求患者站立、坐下或躺下，观察其身体姿势的稳定性和肌肉的紧张程度。这种评估方法有助于了解肌肉在不同姿势下的功能表现。

3. 运动性肌张力评估　运动性肌张力评估是通过观察患者在主动或被动运动过程中的肌肉表现来评估肌张力。主动运动是指患者自主进行的运动，如屈伸、旋转等；被动运动是被评估者在保持肌肉一定张力的情况下，进行的肌肉被动伸展或屈曲。评估者可以观察肌肉的收缩和松弛速度、力量以及协调性，从而判断肌张力正常与否。

4. 常见肌张力测试方法　在肌张力评估中，常见的测试方法包括改良Ashworth量表、Tardieu量表等。这些量表通过量化肌张力的程度和特征，为评估者提供客观、可比较的评估结果。改良Ashworth量表主要用于评估痉挛性肌张力（表2-4），通过观察和触诊肌肉的紧张程度进行分级；而Tardieu量表则更侧重于评估肌张力在不同速度下的变化，包括痉挛、僵硬和松弛等状态。

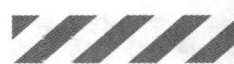

表 2-4　改良 Ashworth 量表

级　别	评级标准
0 级	没有肌张力的增加
Ⅰ 级	肌张力轻度增加,受累部分被动屈伸时,在关节活动度内出现最小阻力或出现突然的卡住和放松
Ⅰ＋级	肌张力轻度增加,在关节活动度后 50% 内出现突然的卡住,然后在关节活动度的后 50% 均呈最小阻力
Ⅱ 级	肌张力明显增加,关节活动度的大部分肌张力均明显增加,但受累部分仍能较容易地被动移动
Ⅲ 级	肌张力严重增高,被动运动困难
Ⅳ 级	挛缩,受累及部分被动屈伸时呈挛缩状态而不能动

四、结果分析

1. 肌力　肌力减退或消失称为瘫痪。瘫痪按程度可分为完全性瘫痪和不完全性瘫痪。完全性瘫痪,即肌力为 0 级;肌力 1～4 级者称为不完全性瘫痪。瘫痪按部位可分为以下几种。

(1)单瘫:单一肢体瘫痪,多见于脊髓灰质炎。

(2)偏瘫:一侧肢体瘫痪,常伴有同侧脑神经损害,多见于脑出血、脑动脉血栓形成、脑栓塞、脑肿瘤等。

(3)截瘫:多为双侧下肢瘫痪,见于脊髓外伤、炎症等所致的脊髓横贯性损伤。

(4)交叉性偏瘫:一侧肢体瘫痪及对侧脑神经损伤,多见于脑干病变。

2. 肌张力

(1)肌张力增高:触摸肌肉坚实,做被动运动时阻力增加,见于锥体束或锥体外系损伤。

(2)肌张力降低:触摸时肌肉松软,伸屈肢体时阻力降低,关节运动范围扩大,可表现为关节过伸,见于周围神经炎、脊髓前角灰质炎、小脑病变等。

(颜红波　李嘉欣)

第四节　病理征评估

一、定义

神经系统的病理反射是中枢神经系统受损时出现的异常反射,这种反射在正常情况下是不会出现的。这些病理反射通常在锥体束受损时表现得尤为明显,因此也称为锥体束征。锥体束是下行运动传导束,包括皮质脊髓束和皮质核束。因其神经纤维主要起源于大脑皮质的锥体细胞,故称为锥体束。当锥体束受损时,大脑失去了对脑干和脊髓的抑制作用从而出现异常反射。这种情况多见于脑出血、脑肿瘤、脑损伤等患者。1 岁半以内的婴幼儿,由于神经系统发育未完善也可出现锥体束受损,但不属于病理反射。病理反射主要是巴宾斯基征及其有关的一组体征。巴宾斯基征的出现绝大多数情况下表示锥体束有器质性病变。然而个别情况下,如低血糖昏迷或全身麻醉时,可有一过性病理反射阳性。此时如经静脉注射高渗糖或麻醉解除则此病理征迅速消失,这种情况还不能表明锥体束已受损。病理反射阳性出现的反应要由刺激下肢不同部位而产生,方法及名称较多,但巴宾斯基征常见,有时巴宾斯基征虽为阴性,刺激其他部位引出阳性反应仍有临床价值。临床上主要的病理反射有巴宾斯基征、奥本海姆征、戈登征、霍夫曼征等。

二、评估方法

1. 巴宾斯基征(Babinski 征) 使患者髋、膝关节伸直,用叩诊锤或钝竹签沿足底外侧缘,由后向前划至小趾掌关节处再转向大拇趾侧。正常表现为足趾跖屈,为 Babinski 征阴性(图 2-1),拇趾背伸,其余四趾呈扇形展开,为 Babinski 征阳性(图 2-2)。Babinski 征是锥体束受损较可靠的指征,阳性多见于锥体束受损,亦可见于深睡、深度麻醉、药物或酒精中毒、脊髓病变、脑卒中等。疼痛过敏者、足刺划疼痛过重者,舞蹈症患者或手足徐动症患者常有不随意运动,可出现 Babinski 征,这是患者多动的缘故。

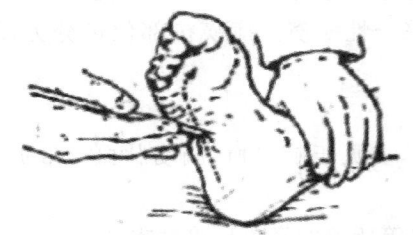

图 2-1　Babinski 征阴性

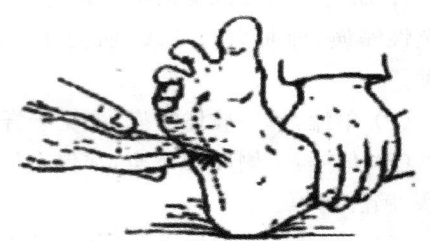

图 2-2　Babinski 征阳性

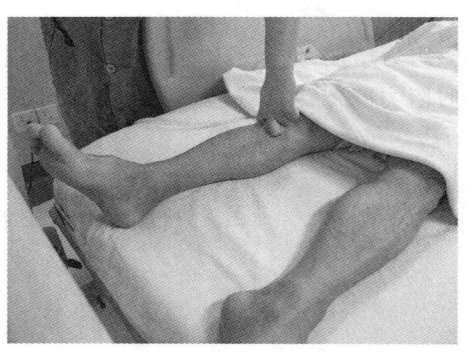

图 2-3　Oppenheim 征检查方法

2. 奥本海姆征(Oppenheim 征) 评估者拇指及食指沿患者胫骨前缘用力由上向下滑压,阳性同 Babinski 征,其临床意义同 Babinski 征(图 2-3)。

3. 戈登征(Gordon 征) 评估者用拇指和其他四指分置腓肠肌两侧,以适当的力量捏压,阳性同 Babinski 征,其临床意义同 Babinski 征(图 2-4)。

4. 霍夫曼征(Hoffmann 征) 评估者用左手持患者腕关节上方,使其腕关节稍背伸,右手以中指及食指夹持患者中指第 2 节,稍向上提,并用拇指向下弹刮患者中指指甲,若患者拇指及其他四指出现屈曲动作,则为 Hoffmann 征阳性表现。此征为上肢的锥体束征,多见于颈髓病变(图 2-5)。

5. 脑膜刺激征 脑膜刺激征是脑膜及其附近病变波及脑膜时,刺激脊神经根,使相应肌群发生痉挛,当牵扯到这些肌肉时出现防御反应的现象。为脑膜受激惹时的体征,见于脑膜炎、蛛网膜下腔出血和颅内压增高。

(1)颈强直:患者仰卧,评估者用手托扶其枕部做被动屈颈动作以测试颈肌的抵抗力。

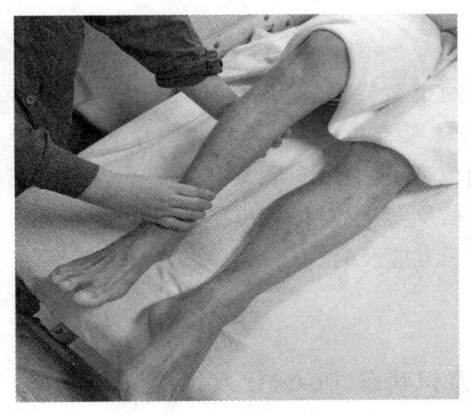

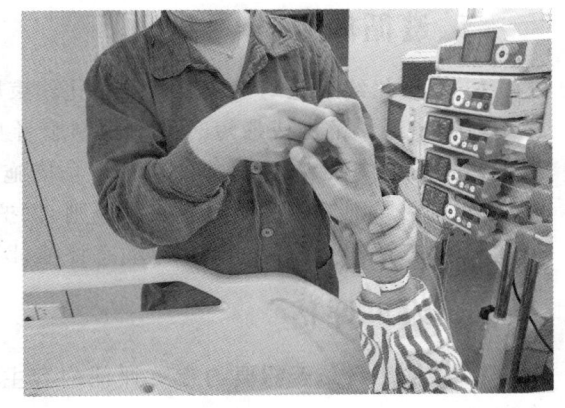

图 2-4　Gordon 征检查方法　　　　　图 2-5　Hoffmann 征检查方法

抵抗力增强者称为颈强直。除脑膜受刺激外，颈强直也可见于颈椎或颈部肌肉局部病变。

（2）克尼格氏征（Kerning 征）：患者仰卧，评估者将其一侧髋、膝关节屈曲成直角，然后用左手固定膝关节，右手将其小腿尽量上抬，使膝关节伸直。阳性反应为伸膝受限，伴有疼痛和屈肌痉挛（图 2-6）。

（3）布鲁金斯氏征（Brudzinski 征）：患者仰位，下肢自然伸直，评估者一手置于患者胸前以维持胸部位置不变，另一手托起患者的枕部使其头部前屈。当头部前屈时，若外侧髋关节和膝关节同时屈曲，为阳性（图 2-7）。

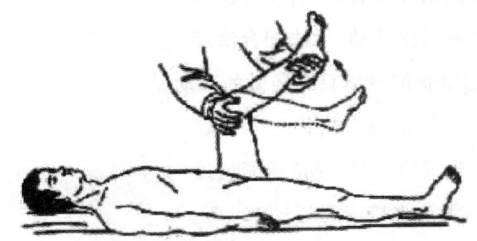

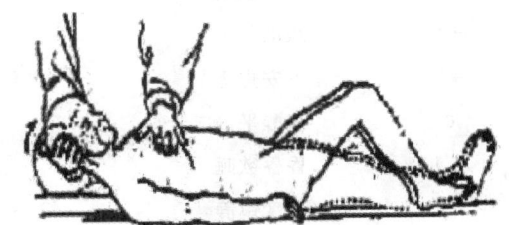

图 2-6　Kerning 征检查方法　　　　　图 2-7　Brudzinski 征检查方法

（颜红波　李嘉欣）

第五节　约束评估

一、定义

保护性约束，又称身体约束或限制，是指在医疗护理过程中，出于对患者自身安全及周围人员安全的考虑，用相关用具或设备附加或接近于患者身体，限制其身体或身体某部位自由活动和（或）触及自己身体的某部位。其主要目的在于防止患者因意识不清、躁动不安或行为异常等，导致自身或他人受到伤害，保障治疗的顺利进行。

二、遵循原则

1. 最小化约束原则 应遵循最小化约束原则,当约束替代措施无效时实施约束。最小化约束是指最小范围或最短时间地限制患者身体或身体某部位的自由活动;约束替代是指用于代替约束用具、减少身体约束的干预措施,如环境改变、巡视、倾听、陪伴等。

2. 有利原则 应遵循患者有利原则,保护患者隐私及安全,对患者提供心理支持。

3. 动态评估 约束过程中应动态评估,医、护、患三方应及时沟通,调整约束决策。

三、约束评估

1. 评估患者是否需要约束 评估内容主要包括意识状态、肌力、行为、治疗/设备等四个方面。

(1)意识状态评估:详见第二章第一节"意识评估"。

(2)肌力评估:详见第二章第三节"肌力及肌张力评估"。

(3)行为评估:评估患者有无暴力行为,有无躁动等表现(表 2-5)。

(4)治疗/设备评估:见表 2-6。

表 2-5　RASS 镇静程度评估表(Richmond Agitation-Sedation Scale)

评　分	命　名	描　述
+4	有攻击性	有暴力行为
+3	非常躁动	试着拔出呼吸管,胃管或静脉点滴
+2	躁动焦虑	身体激烈移动,无法配合治疗
+1	不安焦虑	焦虑紧张但身体只有轻微的移动
0	清醒平静	清醒自然状态
−1	昏昏欲睡	没有完全清醒,但可保持清醒超过 10 s
−2	轻度镇静	无法维持清醒超过 10 s
−3	中度镇静	对声音有反应
−4	重度镇静	对身体刺激有反应
−5	昏迷	对声音及身体刺激都无反应

表 2-6　约束前评估内容

治疗/设备类型	内　容
支持生命的治疗/设备	颅内压监测或留置脑室引流管、胸腔导管、T 管、耻骨上导尿管(膀胱造瘘),气管插管/切开导管、机械通气,三腔二囊管,肺动脉导管、临时起搏器、主动脉球囊反搏,动脉导管、体外膜肺氧合管路、连续性肾脏替代治疗管路、脉搏指示连续心排血量监测导管、中心静脉导管、静脉滴注维持血流动力学稳定的药物(血管活性药物)等
非支持生命的治疗/设备	留置普通引流管、直肠造瘘袋/肛管、胃造口引流管、氧气面罩或鼻导管、监护导联、脉搏血氧仪、血压袖带、鼻胃管、气囊导尿管,外周静脉置管等

2. 获得知情同意 应告知患者或其监护人、委托人约束的相关内容,共同决策并签署知情同意书。紧急情况下,可先实施约束,再行告知。

3. 约束方式和用具选择 见表2-7。

表2-7 约束方式和用具选择

患 者 情 况	约 束 方 式	约 束 用 具
患者有抓伤、自行拔管等行为	上肢约束	约束带、约束手套
患者躁动、有攻击性行为	四肢约束	约束带
患者使用支持生命的治疗/设备、且有躁动和攻击性行为	同时行四肢和躯体约束，禁止约束头、颈部	约束带、约束衣、约束背心

四、约束实施

（1）约束时应严格执行查对制度，并进行身份识别。

（2）约束用具的使用应遵循产品使用说明。

（3）保持约束肢体的功能位及一定活动度，约束用具松紧度以能容纳1～2横指为宜，约束部位应给予皮肤保护。

（4）约束用具应固定在患者不可及处，不应固定于可移动物体上。

（5）约束中宜使用床挡，病床制动并降至最低位。

（6）应动态观察患者约束松紧度，局部皮肤颜色、温度、感觉，局部血液循环等情况。一旦出现并发症，及时通知医生。

（7）记录约束的原因、部位、用具、执行时间、实施者等，填写约束护理单（表2-8）。

表2-8 约束护理单

约束护理单										
姓名：	性别：	年龄：	科室：			床号：		住院号：		
诊断：										
使用约束类型：										
		日期								
		时间								
		评估项目								
神志		1.清醒 2.混乱 3.躁动 4.暴力倾向								
上肢	左	皮肤颜色								
		温度								
		有无水肿								
		皮肤完整性								
	右	皮肤颜色								
		温度								
		有无水肿								
		皮肤完整性								

下肢	左	皮肤颜色							
		温度							
		有无水肿							
		皮肤完整性							
	右	皮肤颜色							
		温度							
		有无水肿							
		皮肤完整性							
安全背心		呼吸节律							
		呼吸困难							
		呼吸频率							
评估意见		1. 不需要使用约束 2. 使用约束 3. 采取相应的护理措施							
护理措施									
1. 告知患者/家属/陪护人员约束的目的、部位、时间、并发症及配合事项，签订知情同意书									
2. 每隔 2 h 松解约束带一次，每次时间为 15～30 min，并协助患者翻身活动									
3. 约束带必须系活结									
4. 使用约束带时肢体处于功能位，约束带下必须垫衬垫，松紧以能伸进一指为宜									
5. 密切观察约束部位的皮肤颜色、血液循环。发现异常随时松解，以保证患者安全									
6. 使用约束背心/约束衣时，观察患者的呼吸和面色，防止发生窒息									
责任护士签名									

五、约束解除

1. 解除约束指征

（1）患者意识清楚，情绪稳定，精神或定向力恢复正常，可配合治疗及护理，无攻击性、拔管行为或倾向。

（2）患者深度镇静状态、昏迷、肌无力。

（3）支持生命的治疗/设备已终止。

（4）可采取约束替代措施。

2．多部位约束　宜根据患者情况逐一解除并记录。

3．约束用具专人专用　一次性约束用具使用后应按医疗废物处理，重复使用的约束用具使用后应按产品说明书处理。

（颜红波　李嘉欣）

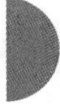

第六节　颅神经评估

一、定义

颅神经，也称脑神经，是指从大脑和间脑发出，通过颅骨的孔和裂隙出入颅腔，来支配各种人体结构，分布于头面部和内脏器官的周围神经。颅神经共有 12 对，它们各自具有独特的分布和功能，共同维持着头面部及内脏器官的正常生理活动（图 2-8）。

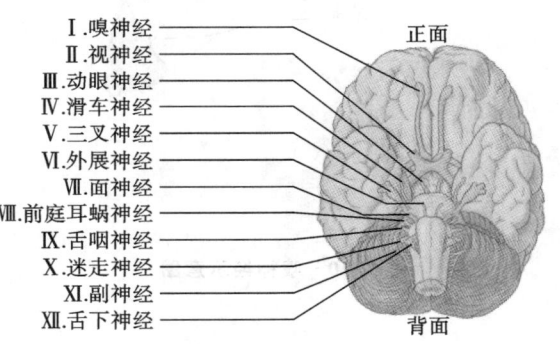

彩图 2-8

图 2-8　颅神经分布图

脊神经彼此非常相似，但是颅神经不同，它包含了运动、感觉和自主神经功能在内的神经。颅神经按照其分布和功能特点，可以分为感觉神经、运动神经和混合神经。感觉性神经主要负责传递感觉信息，如嗅觉、视觉和听觉等；运动性神经则负责控制肌肉的运动；混合性神经则兼具感觉和运动的功能。它们共同负责接收和传导头面部的感觉信息，控制头面部和内脏器官的运动，以及调节内脏器官的功能。

二、分类

1．感觉神经　如嗅神经、视神经和前庭耳蜗神经，分别负责嗅觉、视觉和听觉的感知（图 2-9（a））。

2．运动神经　如动眼神经、滑车神经和外展神经，控制眼球的运动；面神经和舌下神经则分别控制面部和舌部的肌肉运动（图 2-9（b）），副神经也属于运动神经。

3．混合神经　如三叉神经、舌咽神经和迷走神经，它们既负责感觉信息的传导，又控制相关肌肉的运动或内脏器官的功能（图 2-9（c））。

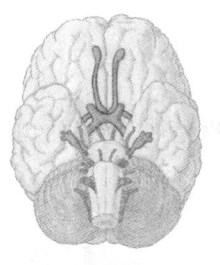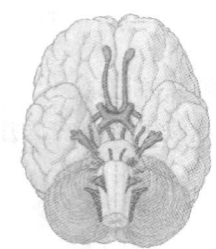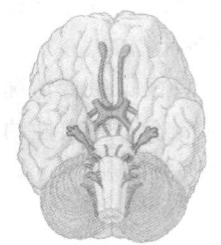

(a) 感觉神经　　　　(b) 运动神经　　　　(c) 混合神经

图 2-9　运动神经、感觉神经、混合神经示意图

三、检查评估

(一)嗅神经

嗅神经属于中枢神经,是特殊的感觉神经(图 2-10)。

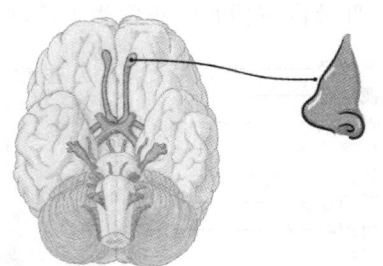

彩图 2-10

图 2-10　嗅神经示意图

【位置】

许多微小的嗅神经纤维嵌在鼻腔中,这些纤维在位于鼻子上方的嗅球中融合在一起。神经向嗅觉皮质发送信息,嗅觉皮质是大脑中区分气味的区域。嗅觉在调节味觉方面也起着重要的作用。

【检查方法】

先检查患者的鼻道是否通畅,然后测试嗅觉。嘱患者闭目,压住一侧鼻孔,选用日常生活中熟悉的醋、酒或香烟、茶叶、香皂等 3 种不同气味的物品,分别置于另一鼻孔前,要求患者分辨各物品的气味,以了解其嗅觉正常与否,有无减退或缺失。

异常表现和定位:患者无法嗅到气味即为嗅觉缺失;能嗅到气味但无法辨别,为嗅觉不良。发现患者有嗅觉不良或缺失,明确是鼻腔病变所致还是嗅神经病变所致。嗅觉改变常提示同侧嗅神经受损,见于颅脑创伤、前颅凹占位性病变等。鼻黏膜炎症或萎缩也可引起嗅觉减退。

(二)视神经

视神经属于中枢神经,主要检查视力,视野和眼底(图 2-11)。

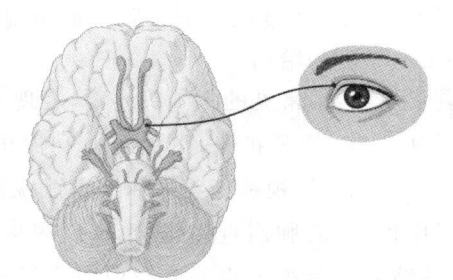

图 2-11 视神经示意图

【位置】

每一根视神经都从相应的视网膜(眼睛中的视觉感受器细胞)通过视神经管(骨形成的隧道)进入大脑。右视神经来自右眼,左视神经来自左眼。

在大脑中,视神经在脑垂体下面进行视交叉,随后将信息传送到头部后部的左右枕叶(视皮质)。

【检查方法】

1. 视力检查 视力检查分为远视力检查和近视力检查。

(1)远视力检查:通常使用 E 字母视力表,患者站在距离视力表 5 m 的地方,双眼与视力表在同一平面。先检查右眼,再检查左眼,检查时用挡板遮住一只眼睛。患者需要识别视力表上不同大小的字母,直到无法识别为止。医生会根据患者能看清的最小字母来确定其视力水平。

(2)近视力检查:一般使用近视力表,患者坐在距离视力表 30 cm 的地方。医生通过改变视力表与患者之间的距离,或者让患者移动身体,来确定患者在一定距离内可以辨认的最小字号。

2. 视野检查 分为动态检查和静态检查。一般视野检查属动态检查,是利用运动着的视标测定相等灵敏度的各点,各点的连线称等视线,记录视野的周边轮廓。静态检查则是测定一子午线上各点的光灵敏度阈值,将数值连成曲线以得出视野缺损的深度概念。

检查时,医生与患者相距 1 m,面对面坐着。医生的一只眼睛注视患者的一只眼睛,并保持在同一高度。然后医生伸出手指在患者眼前各个方向的外周向中心移动,当患者觉察到手指出现时立即告知医生。通过这种方法,医生可以评估患者的视野是否正常。

异常表现和定位:视力障碍和视野缺损,单侧视交叉前和双侧视交叉后病变均可引起视力减退,如双侧视皮质病变可导致皮质盲。视觉传入通路上的病变可引起视野缺损,如一侧枕叶病变出现对侧偏盲和黄斑回避;视交叉中部病变(如垂体瘤,颅咽管瘤)使来自双眼鼻侧的视网膜纤维受损,引起双颞侧偏盲;视束或外侧膝状体病变引起对侧同向性偏盲;视辐射下部受损(颞叶后部病变)引起对侧同向性上象限盲;视辐射上部受损(顶叶肿瘤或血管病变)引起对侧同向性下象限盲。

3. 眼底检查 眼底检查是利用带有照明的特殊器械来观察眼底的结构,包括玻璃体、视网膜、视神经和视网膜血管等。眼底检查有多种方法,包括直接检眼镜检查、双目间接检眼镜检查、裂隙灯显微镜下联合前置镜检查、免散瞳眼底照相以及光学相干断层扫描等。

直接检眼镜检查能够直接观察眼底,而双目间接检眼镜检查可以看到眼底的倒像。裂隙灯显微镜检查则可以观察眼睑、结膜、角膜以及晶状体等眼前段组织的病变情况。免散瞳眼底照相是一种非侵入性的检查方法,通过拍照记录眼底的情况。光学相干断层扫描则可以高分辨率地检查视网膜各层的厚度和结构。

异常表现和定位:①视乳头水肿:最常见的视乳头异常,表现为视乳头异常粉红或鲜红,边缘模糊,血管被肿胀的视乳头拱起、静脉扩张,可见出血和渗出,是颅内压增高的客观体征。②视神经萎缩:根据病因分为原发性视神经萎缩和继发性视神经萎缩,前者表现为视乳头普遍苍白而边界清楚,见于中毒、眶后肿瘤直接压迫、球后视神经炎、多发性硬化、部分异常变性病等。继发性视神经萎缩表现为视乳头普遍苍白而边界不清楚,常见于视乳头水肿和视乳头炎的晚期等。

（三）动眼神经、滑车神经和外展神经

三对脑神经共同支配眼球运动,可同时检查。

1. 动眼神经 见图 2-12。

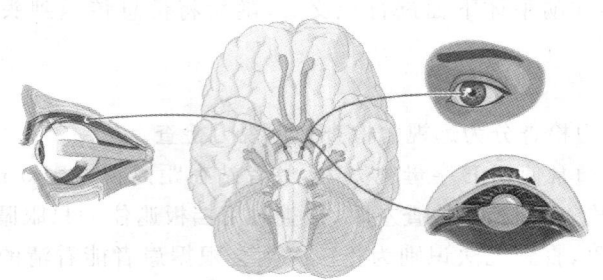

彩图 2-12

图 2-12　动眼神经示意图

【位置】

每一根动眼神经来自脑干的上部区域的中脑。每一根动眼神经通过海绵窦(骨形成的隧道)到达与神经同一侧的眼睛。动眼神经分成许多小分支,每个分支都向单个肌肉发送信息。

2. 滑车神经 见图 2-13。

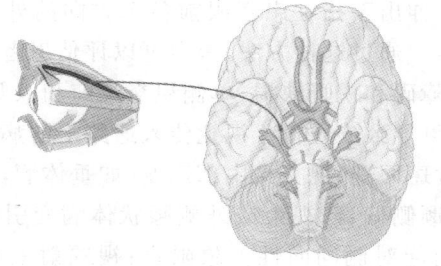

彩图 2-13

图 2-13　滑车神经示意图

【位置】

滑车神经从中脑发出,并低于动眼神经的水平。这根神经会传到同侧眼睛,为上斜肌提供动力。

3. 外展神经 见图 2-14。

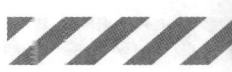

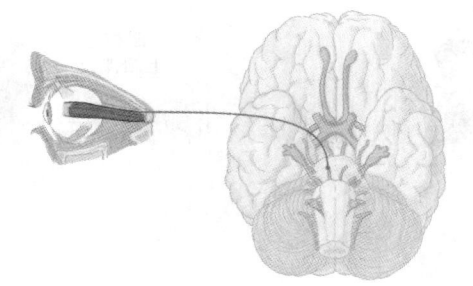

彩图 2-14

图 2-14 外展神经示意图

【位置】

外展神经从脑桥下部出来,向外侧直肌走行。眼球活动检查主要观察眼球在各个方向上的运动。

【检查方法】

1. 眼球运动观察 让患者跟随手指或其他目标物进行眼球运动,观察眼球在各个方向的运动情况。同时,注意眼球运动的速度、幅度和协调性。

2. 遮盖法 对于能配合的患者,可采用遮盖法检查各注视眼位是否保持正位或斜视度数是否一致。

3. 单眼及双眼运动比较 通过比较单眼和双眼的运动情况,可以判断眼球运动是否异常。

除了基本的眼球运动观察外,还有一些专业的测试可以帮助评估眼球运动情况,如眼动反射检查、视动性眼震颤测试、扫视追踪检查、强迫注视试验等。这些测试可以通过特定的仪器和方法来评估眼球在快速闪烁灯光、视觉刺激、目标追踪等情况下的反应和稳定性。

异常表现和定位:①眼睑下垂:霍纳综合征(Horner 综合征)、动眼神经麻痹、外伤等可引起单侧眼睑下垂;米-费综合征(Miller-Flsher 综合征)可引起双侧眼睑下垂;单侧或双侧眼睑下垂也可见于某些肌肉疾病和神经肌肉接头疾病,需注意鉴别。②眼外肌麻痹分别有两种情况,第一种是中枢性眼肌麻痹:如核上性水平凝视麻痹见于脑外伤、丘脑出血及累及脑桥的血管病、变性病和副肿瘤性脑病;垂直凝视麻痹见于影响中脑被盖区的广泛病变;核间性眼肌瘫痪和一个半综合征多见于脑卒中和多发性硬化。另外一种是周围性眼肌瘫痪:可见于动眼神经、滑车神经和外展神经核性和神经本身受损。如各种脑干综合征、海绵窦病变、脑动脉瘤和天幕裂孔疝等。③眼球震颤:表现为钟摆样,垂直样,跷跷板样和急跳性,凝视诱发性,旋转性眼震等,见于多种病因,如前庭(中枢性或周围性)和小脑病变等;检查时应记录出现眼震时的凝视位置、方向、幅度,是否有头位改变等诱发因素和眩晕等伴随症状。④瞳孔:单纯瞳孔不等大可见于 20% 的正常人群;通常这种差异<1 mm;瞳孔异常通常为一侧性,扩大见于中脑顶盖区病变,动眼神经瘫痪,睫状肌及其神经节内副交感神经病变,缩小见于交感神经通路病变,阿·罗瞳孔等;瞳孔异常表现还包括反应差和形状不规则等;检查瞳孔的大小、反应性和形状可为评估自视神经到中脑的神经系统通路病变提供信息。

(四)三叉神经

三叉神经为混合神经,主要支配面部感觉和咀嚼肌运动(图 2-15)。

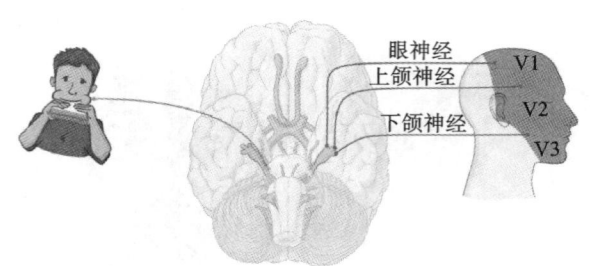

彩图 2-15

图 2-15　三叉神经示意图

【位置】

三叉神经从中脑下方的脑干脑桥穿出。三叉神经有三个感觉神经分支,分别是眼神经、上颌神经和下颌神经。眼神经检测面部上部的感觉,上颌神经检测面部中部的感觉,下颌支检测面部下部的感觉,并具有运动功能。

三叉神经为混合性神经,其感觉纤维分布于面部皮肤及眼、鼻和口腔黏膜运动纤维,主要支配咀嚼肌和颞肌。

【检查方法】

检查感觉功能时,用棉签自上而下,由内向外轻触前额、鼻部两侧及下颌两侧对比并随时询问患者有无感觉减退、缺失或过敏。

检查运动功能时,将双手置于患者两侧下颌角上面咀嚼肌隆起处,让患者做咀嚼动作,比较两侧咀嚼肌力量的强弱;再将手置于患者的颏下向上用力,嘱患者做张口动作,感触张口时的肌力,观察张口时下颌有无偏斜。

异常表现和定位:一侧三叉神经运动纤维受损时,患侧咀嚼肌肌力减弱或出现萎缩,张口时下颌偏向患侧(图 2-16)。

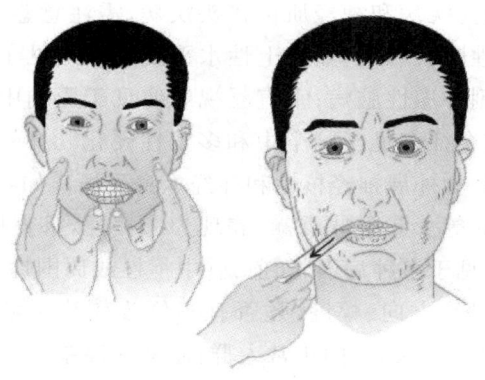

图 2-16　偏斜检查

（五）面神经

面神经如图 2-17 所示。

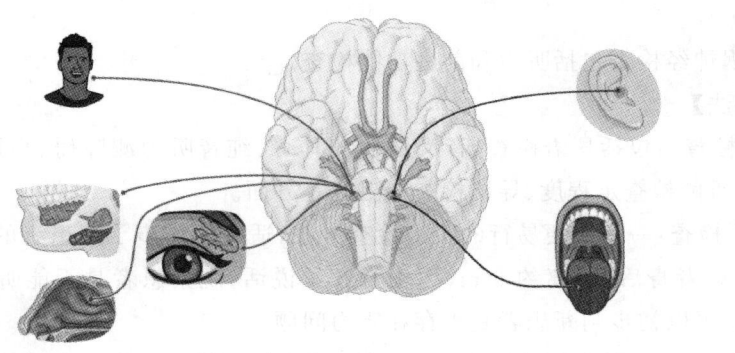

图 2-17 面神经示意图

【位置】

面神经是一个有许多分支的大神经。它起源于脑桥延髓交界处的两个根,并在整个面部分成分支。面神经控制着大部分的面部肌肉运动,并参与产生眼泪和唾液。这个神经也有一些分支,辅助检测味觉,另外它有一个感觉分支,可以检测耳后的感觉。

【检查方法】

检查时先观察患者两侧额纹、眼裂、鼻唇沟及口角是否对称,然后嘱患者做皱额、闭眼、露齿、鼓腮和吹口哨动作,观察左右两侧是否相等。

异常表现和定位:面神经受损可分为周围性面神经受损和中枢性面神经受损两种,一侧面神经周围性(核性或核下性)受损时,患侧额纹减少、眼裂较大、鼻唇沟变浅,不能皱额、闭眼,露齿时口角歪向健侧,鼓腮及吹口哨时患侧漏气。中枢性面神经(核上的皮质脑干束或皮质运动区)受损时,由于上半部面肌受双侧皮质运动区的支配,皱额和闭眼无明显影响,仅出现健侧下半部面部表情肌瘫痪,表现为鼻唇沟变浅、口角下垂等。

（六）前庭耳蜗神经（位听神经）

前庭耳蜗神经分为耳蜗神经和前庭神经两部分(图 2-18)。

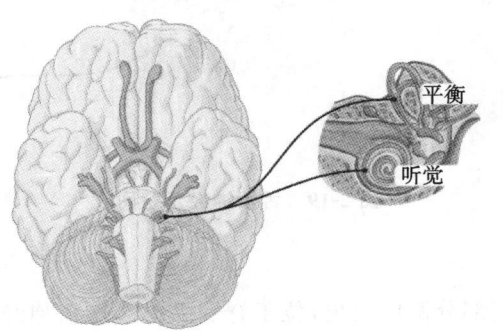

平衡

听觉

图 2-18 前庭耳蜗神经示意图

【位置】

前庭耳蜗神经的感觉纤维位于内耳,结合进入脑桥下部。前庭耳蜗神经的前庭(平衡)和耳蜗(听觉)组成部分各自接收基于内耳中微小毛细胞运动的信息。这些信息被用来告诉身体关于本体的位置(这样才能保持平衡),并向大脑发送声音信号(这样就能理解听到的声音）。

前庭耳蜗神经检查包括听力和前庭功能检查。

【检查方法】

1. 听力检查 包括耳语检查、音叉试验测耳聋、纯音听力测障碍、耳镜检查病变、发射检查辨异常、听阈检查定程度、导抗检查知阻抗等方面。

（1）耳语检查：一种简便易行的听力检查方法，适用于初步了解患者的听力状况。检查时，医生站在患者身后，距离约 6 m，用正常音量说话，观察患者是否能听清并复述所说话语。这种方法可以初步判断患者是否存在听力问题。

（2）音叉试验：一种常用的听力检查方法，用于检测耳聋的类型和程度。医生使用不同频率的音叉在患者耳边敲击，观察患者是否能听到声音并判断声音来源。通过音叉试验，医生可以初步判断患者的听力受损类型，如传导性耳聋、感音神经性耳聋等。

（3）纯音听力测试：一种客观、准确的听力检查方法，用于测量患者对不同频率声音的听阈值。测试时，患者戴上耳机，听取一系列不同频率的纯音信号，当听到声音时按动按钮。医生根据患者的反应记录听阈值，从而评估患者的听力障碍程度和特点。

2. 前庭功能 询问患者有无眩晕、平衡失调，检查有无自发性眼球震颤。若出现眩晕、平衡失调或有自发性眼球震颤提示前庭神经病变。

（七）舌咽、迷走神经

二者在解剖与功能上关系密切；常同时受累，故同时检查。

1. 舌咽神经 见图 2-19。

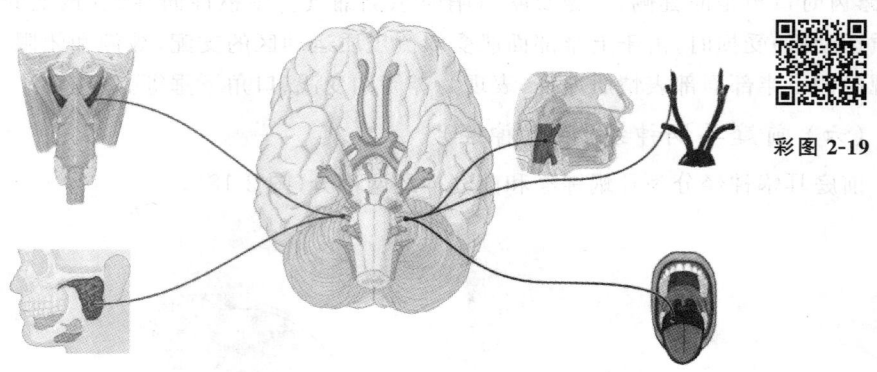

彩图 2-19

图 2-19 舌咽神经示意图

【位置】

舌咽神经从脑干最底部分髓质发出，位于脊髓上方。这根神经向下延伸到口腔和咽喉。

舌咽神经主管咽喉部黏膜的感觉，一部分唾液腺的分泌和舌后 1/3 的味觉，与迷走神经一起主管咽喉部肌肉的运动。舌咽神经的主要作用是控制茎突咽肌、腮腺体、部分味蕾和收集耳朵后部的感觉。

2. 迷走神经 见图 2-20。

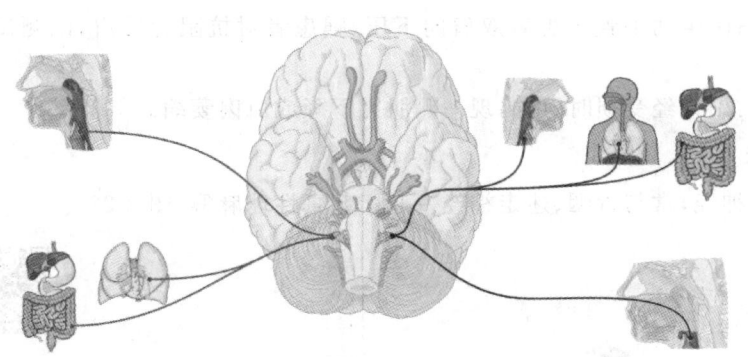

彩图 2-20

图 2-20　迷走神经示意图

【位置】

迷走神经其运动纤维起自疑核,与舌咽神经并行,穿出脑干后经颈静脉孔出颅腔。感觉神经元在颈静脉孔附近的颈神经节和结神经节。迷走神经为混合神经,它控制呼吸、心脏、消化系统和性功能。这种神经在全身提供副交感神经刺激,包括释放激素,使身体执行最基本的生存功能。

【检查方法】

先询问患者有否存在声音低哑、吞咽困难和饮水呛咳等情况,然后嘱患者张口发"啊"音,观察两侧软腭上抬是否有力、对称,腭垂有无偏斜。

异常表现和定位:一侧神经受损时,该侧软腭上提减弱,腭垂偏向健侧。舌后 1/3 味觉减退,舌咽神经功能受损。

（八）副神经

副神经为运动神经（图 2-21）。

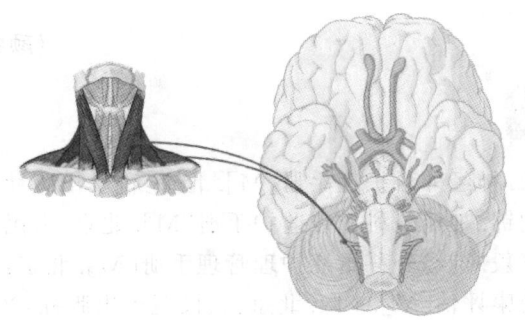

彩图 2-21

图 2-21　副神经示意图

【位置】

副神经由颅根和脊髓根组成。颅根的纤维起自疑核,自迷走神经根下方出脑后与脊髓根同行,经颈静脉孔出颅。脊髓根的纤维,起自脊髓颈部的副神经脊髓核,由脊神经前后根之间出脊髓,在椎管内上行,经枕骨大孔入颅腔,与颅根汇合一起出颅腔,后又与颅根分开,绕颈内静脉行向外下,经胸锁乳突肌深面继续向外下斜行进入斜方肌深面。

【检查方法】

观察胸锁乳突肌与斜方肌有无萎缩。医生一手置于患者腮部,嘱患者对抗阻力转颈,以测试胸锁乳突肌肌力;医生两手置于患者双肩向下压,嘱患者对抗阻力耸肩,以测试斜方肌肌力。

异常表现和定位:副神经受损时,可出现一侧肌力下降或肌肉萎缩。

（九）舌下神经

舌下神经为运动神经,常与舌咽、迷走神经一起引起真性球麻痹(图2-22)。

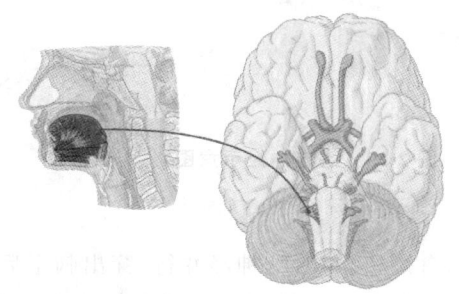

彩图2-22

图2-22 舌下神经示意图

【位置】

由舌下神经核发出,自延髓的前外侧沟出脑,经舌下神经管出颅,下行于颈内动、静脉之间,弓形向前达舌骨舌肌的浅面,在舌神经和下颌下腺管的下方穿颏舌肌入舌,支配全部舌内肌和舌外肌。

【检查方法】

检查时嘱患者伸舌,观察有无舌偏斜、舌肌萎缩或颤动。

异常表现和定位:单侧舌下神经麻痹时,伸舌,向患侧偏斜,常见于脑血管病变;双侧舌下神经麻痹时,舌不能伸出口外,伴语言及吞咽困难。

（颜红波　李嘉欣　张碧霞）

▶▶ 参考文献

[1] 陈茂君,蒋艳,游潮.神经外科护理手册[M].北京:科学出版社,2015.

[2] 张建宁,王任直,胡锦.神经外科重症监护手册[M].北京:人民卫生出版社,2016.

[3] 吴欣娟,马玉芬,张毅.神经外科重症护理管理手册[M].北京:人民卫生出版社,2017.

[4] 孙玉梅,张立力.健康评估[M].4版.北京:人民卫生出版社,2017.

[5] 李乐之,路潜.外科护理学[M].6版.北京:人民卫生出版社,2017.

[6] Marín-Medina D S, Gaspar-Toro J M, Muñoz-Rosero A M. Clinical Examination of the Cranial Nerves[J]. N Engl J Med. 2023,389(11):1057-1058.

第三章

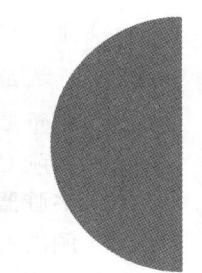

监测技术

第一节　颅内压监测

颅内压(intracranial pressure,ICP)是指颅腔内容物对颅腔壁产生的压力。正常成人颅内压为 5～15 mmHg,颅内压≥20 mmHg 时则为病理性颅内压增高。患者颅内压增高时可出现意识障碍,严重者会发生脑疝,可在短时间内危及生命,是神经系统疾病引起死亡的主要原因之一。因此,对于神经外科重症患者而言,直接或间接测量颅内压具有重要临床意义。1891 年 Quinke 首创用腰椎穿刺测定颅内压;1951 年 Guillaume 用脑室穿刺实现了直接测量颅内压;1960 年 Lundberg 完成了颅内压的连续监测。60 多年来,大量的科学研究和临床实践促使颅内压监测方法学得到了快速发展。

一、颅内压的组成

颅腔由颅骨保护,正常成人的颅腔是一个容积固定(1400～1500 ml)的封闭结构。生理条件下,颅腔内容物包括(按体积计算):脑组织、脑脊液、血液。脑组织约 1400 g,占颅腔容积的 80%～90%;脑脊液约 150 ml,占颅腔容积的 10%;血液约 75 ml,占颅腔容积的 2%～10%。一般来说,脑血液容量的变化范围较大,其变化范围取决于脑血管的扩张和收缩程度。生理情况下,颅腔容积及其内容物的体积是互相适应的,使得颅内保持相对稳定的压力,即颅内压。

二、颅内压的监测

(一) 监测目的

通过连续监测颅内压和血压,可以判断脑灌注压(CPP),即平均动脉压与颅内压之差,这有助于提高临床医务人员维持患者足够 CPP 和氧合的能力。一般情况下,患者在 ICU 内通过颅内压监测仪及动脉管路进行管理。颅内压监测联合 CPP 管理可改善患者的结局,尤其是对于存在闭合性头部创伤的患者。监测颅内压的作用如下。

(1) 早期报警,早期诊断,早期处理。

(2) 准确了解颅内压变化,合理应用降颅内压措施,减少治疗的盲目性。

(3) 辅助判断手术时间、指导临床药物治疗。

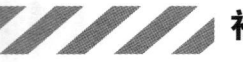

（4）颅内压与患者预后密切相关，监测颅内压有助于判断疾病预后。

（5）辅助诊断有无脑疝。

（二）适应证

（1）中重型颅脑外伤、脑出血，GCS 8 分以下。

（2）头颅 CT 检查阳性，如脑挫裂伤、颅内出血等。

（3）多脏器损伤伴意识障碍。

（4）颅内占位性病灶清除术后。

（5）头颅 CT 检查阴性，但年龄＞40 岁、收缩压＜90 mmHg、GCS＜12 分，有去皮质或去大脑强直状态 4 项不利因素中的 3 项及以上者。降颅内压治疗结束后 48～72 h，颅内压保持正常者可以停止监护。

（三）禁忌证

（1）清醒，GCS＞12 分，一般不需要颅内压监测而直接观察神经系统体征者。

（2）凝血功能异常者。

（四）监测的类型

颅内压监测所用的 4 个主要解剖位点：脑室内、脑实质内、蛛网膜下腔及硬膜外。研究者也对颅内压的无创监测和代谢性监测进行过研究，但这些方法的临床价值尚不明确。每一种监测手段都需要独特的监测系统，各具优缺点。

1．有创监测系统

（1）脑室内监测：目前认为脑室内监测是置管式颅内压监测的"金标准"。应用外科方法将监测导管置入脑室系统，并通过一个三通阀连接引流袋和压力传感器。脑室内监测的优点是测量准确、简单，其独特之处是能够通过脑脊液引流来治疗某些原因导致的颅内压增高。

其主要缺点是并发感染，感染可能见于高达 20% 的患者。设备置入时间越长，感染风险越高。预防性更换导管似乎不能降低感染风险。

采用脑室内监测的另一个缺点是置入过程中可能发生出血风险（发生率约为 2%），该风险在有凝血功能障碍的患者中更高。此外，在技术上可能很难将脑室内引流管置入较小的脑室内，特别是在脑创伤和脑水肿并发脑室受压的情况下。

（2）脑实质内监测：脑实质内监测设备由一根尖端有电子传感器或光纤传感器的细导丝组成。这些监测器可在无菌条件下通过小的颅骨钻孔直接插入脑实质内。其优点包括易于置入，并且感染及出血风险（发生率＜1%）比采用脑室内监测时更小。

其缺点包括不能为诊断目的或治疗目的而引流脑脊液（CSF），并且应用数天后准确性可能降低（或"漂移"），这是由于传感器在初始置入后无法重新校准。此外，这些监测器设计复杂，故出现机械故障的风险较高。脑实质内监测设备的可靠程度尚存在争议。

（3）蛛网膜下腔监测：蛛网膜下腔螺栓是位于空心螺钉内的液体耦合系统，可通过颅骨置于邻近硬膜处。随后刺破硬膜，使脑脊液与液体柱和传感器相通。最常用的蛛网膜下腔监测器是 Richmond（或 Becker）螺栓，其他包括 Philly 螺栓、Leeds 螺栓及 Landy 螺栓。这些设备相关的感染及出血风险较低，但常被碎片堵塞，不太可靠；因此，很少使用这些设备。此外，其准确性被认为低于脑室内监测设备。

（4）硬膜外监测：硬膜外监测设备的光学传感器需要穿过颅骨，然后置于靠着硬膜的位置。由于硬膜会阻碍压力传向硬膜外隙，所以硬膜外监测设备通常不准确，从而限制了其临床实用性。这些设备方法常用于肝性脑病并发脑水肿的凝血功能障碍患者。使用硬膜外监

测，与使用脑实质内监测和脑室内监测相比，导管相关的脑内出血风险(4% vs 20%和22%)和致命性出血风险(1% vs 5%和4%)均明显更低。

2. 无创监测系统 无创监测系统可选择眼压计测量眼内压或眼部超声测量视神经鞘直径(ONSD)分析颅内压，也可使用经颅多普勒超声(TCD)、闪光视觉诱发电位(F-VEP)和脑电图(ECG)分析颅内压(2～3级证据，B级推荐)，但准确性有待监测与分析技术改进，可靠性尚需更多证实。

(1) 眼部超声可无创测量视神经鞘直径，已发现视神经鞘直径长短与颅内压有关。一些研究已发现在颅内出血及创伤性颅脑损伤患者中，视神经鞘直径为5～6 mm，视神经鞘直径可用于区分正常颅内压与颅内压增高。

(2) TCD可测量近端脑循环的血流速度。TCD可根据脑血流阻力升高引起的特征性波形变化来估计颅内压。一般而言，TCD是一个欠佳的颅内压预测因子，有人发现TCD可能与创伤患者6个月时的结局相关。

(3) 组织共振分析(tissue resonance analysis，TRA)是一项基于超声的监测手段，它已显示出一定的应用前景。一项试验中，40例患者同时接受有创监测和无创监测，发现同时使用的这两种监测手段之间有良好的相关性。

(4) 应用超声波手持式眼压计可无创评估眼内压。虽然一些证据提示在无眼面创伤及青光眼的情况下，眼内压与颅内压具有相关性，但大多数其他的研究结果并不支持该观点。

(5) 鼓膜位移法(采用阻抗测听仪进行测量)与直接监测法不同；鼓膜位移法依据的是一种假说，即认为增高的颅内压会通过外淋巴液将压力波传至鼓膜。

(五) 波形分析

颅内压并不是一个静态值，可基于心脏收缩、呼吸及颅内顺应性的叠加效应而显示出周期性变化。正常生理情况下，心脏波通过脉络丛到达颅内循环，呈现类似于动脉导管的波形，其波形幅度通常较小。

在颅内压波形中，可以看到以下3个明显的波峰(图3-1)。

P1：冲击波，当压力从脉络丛传到心室时，该波峰很尖锐并反映了心脏搏动。

P2：潮汐波，该波峰较多变，反映了脑组织的顺应性。当顺应性降低时，振幅增大。

P3：重搏切迹，由主动脉瓣关闭引起，该波峰升高可能提示全脑的低灌注。

持续关注颅内压的趋势及波形细节非常重要，当颅内压波形波幅升高、P2上升，波形变圆等均提示颅内顺应性下降和颅内动态改变的非特异性信息，可能需采取紧急干预措施，以帮助控制颅内压。

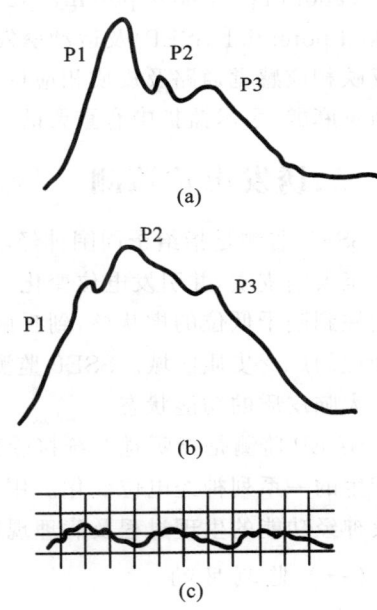

图3-1 颅内压波形

注：(a)描绘了顺应性系统的颅内压波形情况；

(b)描绘了非顺应性系统的颅内压高压波，其中P2超过P1的波形水平，提示脑顺应性显著降低；

(c)患者监测系统里的颅内压监测波形的示例，体现了一般情况下较低轨迹的颅内压波形

(赖钰虹 任秋颖)

第二节 诱发电位监测

在 ICU,患者神经系统查体可能由于其意识状态、镇静药的使用或低温状态而变得比较棘手。神经电生理监测能够帮助检测可逆阶段潜在的继发损伤,确定神经损伤范围,评估患者的临床治疗效果,协助判断预后,这对于神经外科 ICU 尤其重要。20 世纪 40 年代晚期,体感诱发电位(somatosensory evoked potential,SSEP)开始进入临床应用。20 世纪 60 年代起,脑干听觉诱发电位(brainstem auditory evoked potential,BAEP)开始用于无创、客观地监测脑干听觉传导通路的功能。

一、诱发电位的原理

诱发电位(evoked potential,EP)指在外界刺激下,从头皮上记录到的特异性电位,也称事件相关电位(event-related potential,ERP)。它反映了外周感觉神经、感觉通路及中枢神经系统中相关结构在特定刺激情况下的状态与反应,目前临床与科研应用较多的有刺激视觉器官产生的视觉诱发电位(visual evoked potential,VEP)、刺激听觉器官产生的听觉诱发电位(auditory evoked potential,AEP)、刺激躯体产生的体感诱发电位(somatosensory evoked potential,SSEP)及运动诱发电位(motor evoked potential,MEP)。由于诱发电位能够反映相应感觉通路及皮质相应区域的神经电活动情况,所以在神经生理学研究以及临床诊断及麻醉、手术监护中有重要的意义。

二、诱发电位监测

SSEP 监测是指给予周围神经电刺激、磁刺激或自然刺激,神经冲动沿一定传导通路,最终传至大脑皮质,并引发电位变化。用于评估背侧丘系的完整性,这条通路的投射从脊髓的背侧柱到脑干低位的楔状核,到丘脑的腹后外侧核,再到皮质的第一感觉区,之后投射到体感处理的广泛皮质区域。SSEP 监测一定程度上反映特异性躯体感觉传入通路、脑干网状结构及大脑皮质的功能状态。

BAEP 监测是指听觉系统接受声刺激后,激活耳蜗、听神经及之后的脑干听觉传导通道所产生的一系列神经电位变化。用于反映脑干听觉传导通路的功能状态,能够全面揭示脑干及神经功能的生理过程及病理现象。

(一)监测目的

在 ICU,EP 通常用来判断预后,特别是对于心搏骤停或颅脑外伤后患者。SSEP 能够准确、客观评价重症脑损伤患者的病情和预后,常被应用于重症脑损害患者的早期预后评估。BAEP 不受意识状态及镇静药的影响,能够反映病变部位、预测脑死亡或植物状态、判断病情及预后,在 ICU 中应用广泛。脑血管病患者的 BAEP 可出现异常,尤其是梗死累及脑桥、中脑外侧结构时,异常率高。

(二)适应证

(1)术中电生理监测:可能与神经损伤有关的手术,如脊柱融合手术、脊髓肿瘤切除术、臂丛修补术、胸腹主动脉瘤修补术、癫痫手术及脑瘤切除术等。

（2）协助术中定位：神经外科立体定位手术过程中使用 EP 监测仪可以帮助探针定位。

（3）评估全身麻醉对大脑的效应。

（4）用于评估缺氧缺血性脑病、急性缺血性脑卒中、蛛网膜下腔出血等患者的预后。

（三）禁忌证

（1）SSEP、BAEP 监测没有特别的禁忌证。

（2）MEP 禁用于颅内存留金属异物、颅骨缺损、体内有植入物、癫痫发作后期以及严重脑损伤患者。

（四）监测方法

1. SSEP 监测

（1）刺激：电刺激是由置于神经走行部位皮肤上的电极对产生的简单电脉冲。正中神经刺激部位为腕部的前外侧；胫神经刺激部位在踝部，电极置于跟腱和内踝之间。为了减少电刺激产生的人工伪差，在刺激点和记录点之间放置一根地线。电刺激为单向方波，持续时间 100～200 ms，典型频率为每秒 4 次，刺激强度为电刺激相应神经引起肌肉收缩阈值的 2～4 倍。

（2）记录：上肢 SSEP 的记录电极分别置于锁骨的胸锁乳突肌两个头之间（Erb 点）和颈椎体 6、7 上方的皮肤。在头皮上，电极置于国际 10～20 导联系统 CP3 和 CP4（分别位于中线到 C3 和 C4 的中点）。CP3 和 CP4 之间双极记录用于监测 SSEP 的皮质成分。参考电极置于耳垂或非头部位点（如肩部等），可以用于记录皮质下（脑干）成分。记录胫神经 SSEP 时，置于腘窝的电极记录外周神经成分，置于腰椎体的电极记录腰椎成分。至少需要两个双极通道来记录皮质成分；对于正中神经 SSEP 来说，头皮参考电极用于监测皮质下成分。SSEP 的波形是从采集到的 500～2000 个电刺激信号进行叠加处理后得出的。重复至少 2 次叠加过程来验证波形的可重复性是很重要的。在临床实践中，经常用到的分析时间是 50 ms（正中神经）和 100 ms（胫神经）。

2. BAEP 监测

（1）刺激：用于产生 BAEP 的声音刺激包括一些简单的"咔嗒声"（小于 200 μs），典型的给出频率为 10 Hz 左右。在检查期间，患者需保持安静状态、平卧位，声音刺激从单耳给予，采用头戴式耳机或者耳塞，同时在对侧耳部采用 40 dB 的白噪声进行屏蔽，以防止经颅骨传导来自对侧的声音刺激。

（2）记录：BAEP 的记录通常采用一个两通道组合：同侧耳到顶部（通道 1）和对侧耳到顶部（通道 2）。叠加次数通常需要 2000～4000 次刺激；为了证实波形的可重复性，至少需要将叠加结果重复 2 次。

EP 监测完毕后记录各波波形、波幅及潜伏期等结果，进行分级并评估预后。

SSEP、BAEP 监测是安全的，但在 ICU，特异性的电安全问题应该引起注意。ICU 患者电击伤的风险较高，特别是心律失常患者。液体通路，尤其是中央通路，可能导致电流进入患者体内。虚弱或昏迷的重症患者不便于撤离电源。为了降低电击伤风险，所有在患者区域使用的电气设备必须带有地线插座。设备必须定期检查是否有漏电，电源插座应该检测地线的连接情况。

总之，临床神经电生理包括 SSEP 和 BAEP，监测 SSEP 和 BAEP 在 ICU 是有必要的。尤其对于心搏骤停、头外伤和中毒或代谢性脑病等疾病患者，EP 监测可以协助诊断、随访，

也可以作为治疗的指导、判断预后。这种监测手段在 ICU 多模态监测中是必不可少的。

（赖钰虹　任秋颖）

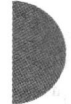 第三节　经颅多普勒超声监测

经颅多普勒超声（transcranial doppler，TCD）监测技术是一项利用超声多普勒效应，以颅骨较薄部位和自然骨孔（如颞骨、枕骨大孔、眼眶等）作为监测声窗，对颅内、外血管进行监测，从而了解脑血流动力学变化的一种无创性检查方法，又称为"脑部听诊器"。近年来，TCD 作为一项非侵袭性的监测技术，并可在床旁即时使用，越来越广泛地应用于临床。如常用于蛛网膜下腔出血后脑血管痉挛的临床评估，以评估脑的自身调节功能，探测大血管闭塞情况，监测急性中风时血管再通情况，心血管大循环过程中脑循环的情况，评估其他情况下颅内压增高患者血流动力学状况。

一、TCD 监测的原理

进入人体组织的超声波被传递、吸收、反射以及散射。超声波在组织的传递性取决于它的密度与弹性。组织密度与超声波的传播速度决定了组织的声阻抗。不同组织间的声阻抗差值越大，被反射的超声波就越多。反射更大程度上取决于声波的入射角，当入射角为 0° 时，会有更多的回声被接收。B 型超声模式是通过回波密度成比例显示成像结果，多普勒超声模式测量血流速度是通过发射频率与接收频率之间存在的差值。在脉波多普勒超声模式中，传感器（探头）产生超声脉冲并探测到返回的回声。假设声波在人体组织内的传递速度是一个常数，发射脉冲与返回声波之间的时间延迟可以用于判定取样结构的深度。脉冲间期与重复频率限定了可检测到的最大血流速度。由于解剖学结构无法显示，传统 TCD 对颅内血管的识别依赖于经验性定义的取样容积深度以及血流方向。

二、TCD 监测的临床应用

（一）监测目的

TCD 可以提供关于脑血流动力学的信息，包括血流速度、脉动指数、阻力指数等参数，有助于诊断和监测各种脑血管病。对于有明确脑血管病的患者，TCD 可用于颅内、外血管循环状况的评估；除此之外，TCD 也可以在其他颅脑疾病的诊断和评估中起到一定的辅助作用。但是，TCD 不能提供病理意义上的诊断（如动脉粥样硬化），也不能提供科学定义模糊的诊断（如供血不足等）。其在临床上的应用多见于以下几种。

（1）颅内动脉狭窄或闭塞病变的诊断和侧支循环评估。

（2）蛛网膜下腔出血或颅脑外伤继发的脑血管痉挛的诊断。

（3）脑血流微栓子监测。

（4）头颈外科手术及介入手术术前、术中、术后的评估。

（5）颅内压增高和脑死亡的辅助诊断。

（6）较大的脑血管畸形和颅内动静脉瘘的辅助诊断。

（7）锁骨下动脉盗血的辅助诊断。

（8）右向左分流的辅助诊断。

（9）急性脑卒中患者溶栓的监测。

（10）脑血管储备功能评估及脑血流自动调节功能监测等。

（二）适应证

（1）健康人群及心脑血管疾病高危因素（年龄≥40岁、吸烟、酗酒、高血压、糖尿病、高脂血症、肥胖、脑卒中家族史等）的人群筛查。

（2）头晕头痛、乏力嗜睡者的检查：患者常有脑血管血流动力学异常，TCD可对发作期和间歇期的颅内血管功能状态进行动态监测，辅助其诊断和治疗。

（3）脑动脉狭窄或闭塞及侧支循环建立的检查：尤其适用于重度狭窄或闭塞引起的缺血性脑血管病，对大脑中动脉、颈内动脉病变诊断的准确性最高。

（4）蛛网膜下腔出血后血管痉挛、锁骨下动脉狭窄并盗血、烟雾病、大动脉炎、颅内压增高和脑死亡、脑血流自动调节功能的监测等。

（三）禁忌证

（1）意识不清、躁动不安，无法配合检查者。

（2）严重头皮外伤或开放性颅脑外伤，无法使用探头或因检查可能造成感染者。

（四）常用的监测指标及正常脑血流频谱

（1）深度：探头到检测血管的距离，颅内动脉的解剖结构决定了血管的不同监测深度。

（2）血流速度：通常血流速度的计量单位是 cm/s，包括收缩期峰值流速（peak systolic velocity，PSV）、平均流速（mean velocity，MV）、舒张末流速（end diastolic velocity，EDV）。

（3）血流方向：判断颅内动脉血流动力学正常与否的重要技术指标之一。通常根据红细胞运动方向与探头之间的关系确定。当多普勒取样容积位于血管的分支处或血管走行弯曲处时，可监测到双向血流频谱。病理情况下，当一侧大血管出现严重狭窄或闭塞后，某些相邻血管血流方向会发生改变。根据血流方向的改变可以识别病理通道的出现。

（4）血管搏动指数（pulsatility index，PI）和血管阻力指数（resistance index，RI）：评价颅内动脉弹性、血管阻力及脑血流灌注状态高低的指标。常规 TCD 监测结果分析多采用 PI，计算公式为：$PI=(Vs-Vd)/Vm$，正常颅内动脉的 P 值为 0.65～1.10。RI 是评价血管阻力的另一指标，计算公式为：$RI=(Vs-Vd)/Vs$，意义同 PI，RI 的增加反映血管阻力的增大。

（五）监测方法

1. 监测部位及血管 TCD 监测通常选择颅骨较薄部位和自然骨孔作为监测声窗，常规选择颞窗、枕窗、眼窗、颌下窗，临床上颌下窗应用较少（图3-2）。

颈内动脉系统包括大脑中动脉（middle cerebral artery，MCA）、颈内动脉终末段（terminal internal carotid artery，TICA）、大脑前动脉（anterior cerebral artery，ACA）、前交通

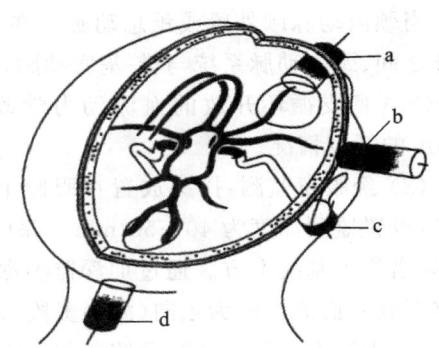

图 3-2 检查声窗示意图

注：a. 眼窗；b. 颞窗；c. 颌下窗；d. 枕窗

动脉(anterior communication artery, ACoA)、眼动脉(ophthalmic artery, OA)及颈内动脉虹吸部段(carotid siphon, CS)(包括海绵窦段、膝段和床突上段)。

后循环系统包括大脑后动脉(posterior cerebral artery, PCA)、椎动脉(vertebral artery, VA)、小脑后下动脉(posterior inferior cerebellar artery, PICA)、基底动脉(basilar artery, BA)、后交通动脉(posterior communication artery, PCoA)。

各声窗可监测的动脉如下。

(1) 颞窗(颞骨鳞部):可监测 MCA、TICA、ACA、ACoA、PCA。

(2) 眼窗(闭合的眼睑上):可监测 OA 及 CS。

(3) 枕窗(枕骨大孔):可监测 VA、PICA、BA。

(4) 颌下窗:此声窗通常应用较少。

2. 患者准备及体位 监测前患者无须特殊准备,可正常进食及饮水,避免血液黏度对血流速度监测值的影响。颈内动脉颅外段及双侧半球动脉的 TCD 检查通常采取仰卧位,椎-基底动脉系统监测采取侧卧位或坐位,头稍低,颈部肌肉放松。

3. 监测的探头 采用 1.6~2.0 MHz 脉冲波多普勒探头。TCD 仪器还可以配备连续波多普勒探头,频率为 4.0 MHz 或 8.0 MHz,可用于颈总动脉、颈内动脉颅外段、锁骨下动脉等血管监测。

4. 血流方向的判断 不同的动脉解剖走行不同,相对于探头监测时的血流方向不同。TCD 监测是以血流频谱位于基线上下方进行定义:朝向探头的血流为正向,频谱位于基线上方;背离探头的血流为反向,频谱位于基线下方。当多普勒取样窗位于血管分支处或血管弯曲走行时,可以监测到双向血流频谱。

5. 监测步骤

(1) 经颞窗监测:探头放置在颞骨弓上方对准对侧耳廓,设置监测深度为 50 mm,然后稍稍向上、向前调整角度,可以监测到双侧 MCA,血流朝向探头,血流频谱位于基线上方。正常的 MCA 波形为低阻力频谱,在 MCA 基础上相对增加监测深度,声束向额部稍倾,可以获得 ACA,血流背离探头,反向血流频谱位于基线下方。同样,以 MCA 为基础血流信号,声束在冠状水平稍向下可探及双向血流信号,为 TICA,声束继续向枕部方向调整,可以监测 PCA,血流方向朝向(或背离)探头,位于基线上方或下方。通过同侧颈总动脉(CCA)压迫试验可以鉴别 PCA 的血供来源与监测动脉的鉴别。

当颈内动脉颅外段或颈总动脉存在重度狭窄(≥70%)或闭塞性病变时,双侧颈内动脉系统之间、颈内动脉系统与椎-基底动脉系统之间存在血流灌注压的不平衡,可以出现 ACoA 或 PCoA 侧支循环开放的血流动力学改变,通过健侧 CCA 压迫试验可以鉴别 ACoA 或 PCoA 的开放情况。

(2) 经眼窗监测:探头放置在眼睑上方稍向内成角,将探头功率减至最小(17 mW)或10%,设置监测深度为 40~50 mm。深度于 40~60 mm 可以监测到 OA,血流方向朝向探头,频谱位于基线上方。通过加深监测深度至 60~70 mm 可以监测到 CS,根据动脉解剖走向监测到的血流方向为正向(海绵窦段)、双向(膝段)和负向(床突上段)。应避免太深和探头向上,否则血流信号强时会监测到 ACA 和其他颅内血管。

(3) 经枕窗检查:探头置于颈后部正中距颅骨边缘大约 2.5 cm 处,并对准鼻梁,将探头功率调回最大,设置监测深度在 55~70 mm,分别获得左侧和右侧 VA 血流信号,背离探头,反向血流频谱,位于基线下方。沿 VA 走向从深度 55 mm 处逐渐向纵深监测,可以观察到

与 VA 血流方向相反的朝向探头、正向血流频谱,即为 PICA。另外,沿任意一侧的 VA 血流信号向纵深监测,在 70～100 mm 可以监测到与 VA 血流方向一致、背离探头、负向血流、位于基线下方的基底动脉(BA)血流频谱。

颅内动脉 TCD 监测正常值见表 3-1。

表 3-1 颅内动脉 TCD 监测正常值

监 测 动 脉	声 窗	深度/mm	血流方向	平均流速/(cm/s)
MCA	颞窗	50～60	正向	55±12
ACA	颞窗	60～85	负向	50±11
PCA	颞窗	60～70	正向、负向	40±10
TICA	颞窗	55～65	正向	39±09
CS	眼窗	60～70	正向、双向、负向	45±15
OA	眼窗	40～60	正向	20±10
VA	枕窗	55～70	负向	38±10
BA	枕窗	70～100	负向	41±10

在临床应用中,头的位置和声束方向是监测动脉是否准确的关键。颅内各动脉血流速度正常值可作为参考,不同的仪器、不同的操作技术人员、患者年龄、血压与心率/心律等因素均会对脑血流动力学造成影响,应根据实际检测情况进行综合判断。同时应监测动脉的全长,而不能只取一点,要注意血流信号的连续性,这是观察血流动力学正常与否的重要因素。特别应注意对同名动脉、同一供血动脉系统、颅内外同一供血动脉的血流动力学变化进行综合分析,减少单纯依靠正常值限定标准出现的判断误差。另外,TCD 监测运用单纯多普勒,声束与颅内动脉解剖走向之间的角度较小,初始设置角度为 0°～30°,血流速度监测值接近实际监测水平。

(赖钰虹 任秋颖)

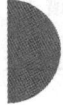

第四节 脑电双频指数监测

脑电双频指数(bispectral index,BIS)是计算机对脑电图(electmencephalogram,EEG)的功率、频率、谐波和位相进行分析,把复杂的脑电信号进行数字化处理,最后转化成无量纲的数字。它可较好地监测大脑皮质及皮质以下的功能状态及变化,是目前用来评估镇静水平和麻醉深度的一种较为敏感的客观指标,不仅适用于指导手术患者的麻醉深度及重症患者的镇静水平,还可应用于早期干预以改善颅脑损伤患者脑缺血缺氧状态、评估预后状态等,在神经外科重症患者管理领域有很好的应用前景。

一、BIS 监测的基本原理

目前临床使用的监测方式有 BIS 监测单机(图 3-3)、BIS 监测模块(图 3-4)。其 BIS 均来源于对大样本的接受不同麻醉药(包括异氟醚、丙泊酚、咪达唑仑和硫喷妥钠,辅以阿片类药物、氧化亚氮)输注的患者的双额 EEG 的记录(1500 名患者、5000 h 的 EEG 信号),所有被记录的 EEG 及其相关的意识状态和镇静水平(麻醉目标点)组成数据库。BIS 是一个统计数值,是通过多变量数学回归方程计算产生的单一变量的概率函数,它涉及频域、时域和双谱域,同时包含了 4 个 EEG 参数,即突发抑制率、抑制指数、快慢波的相对同步性和 β 比率,是运用非线性算法将 4 个参数转化成简单的数值(0~100)。

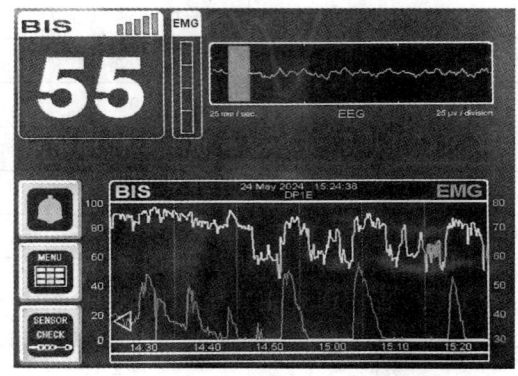 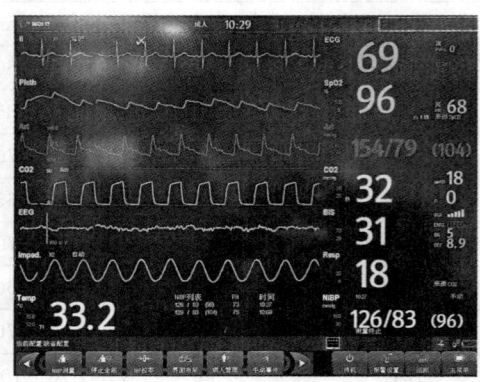

图 3-3　BIS 监测单机　　　　　　　　图 3-4　BIS 监测模块

二、BIS 监测各项指标内涵

BIS 监测各项指标内涵见表 3-2。

表 3-2　BIS 监测各项指标内涵

监测指标	指标内涵
BIS	双频指数,实时反映大脑皮质和皮质下的意识水平及麻醉深度
SQI	信号质量指数,反映信号的质量及 BIS、SR、SEF 数值的可靠性
EMG	肌电图,代表肌肉的活动水平,用来评估个体的神经与肌肉功能状态
SR	抑制率,是最后 63 s 时段中 EEG 被认为处于抑制状态所占的时间百分比
SEF	频谱边缘频率,指某一频率,在低于该频率下,能测得总功率(TP)的 95%;95% 频谱边缘频率能够反映脑电信号的功率分布

三、BIS 的范围及意义

BIS 的范围及意义见表 3-3。

表 3-3　BIS 的范围及意义

数值范围	临床意义
≥85	完全清醒状态
65~84	代表深度睡眠或镇静状态
40~64	代表麻醉或昏迷状态
<40	可出现暴发抑制
0	完全无脑电活动状态(大脑皮质抑制)

四、BIS 监测的影响因素

1. 肌电干扰 前额肌张力过高可增加 BIS。肌肉活动可能会产生 EEG 伪波使 BIS 异常增高。当频率处于 30～47 Hz 时，前额肌电图和 BIS 发生重叠，当肌肉收缩时，即使意识没有变化，BIS 也会增高。使用神经肌肉阻滞剂后肌电伪波被消除，BIS 也会随之降低。

2. 医疗器械设备 如心脏起搏器、冰毯、保温毯等会使 BIS 增高。

3. 严重的临床情况 低血容量、低体温、低血糖等会使 BIS 降低。

4. BIS 不能分辨药物诱导睡眠和自然睡眠 随着睡眠加深，BIS 会降低，可低至 40～45，因此深度睡眠的患者可能会被错误地解读成过度镇静。

此外，肌电信号、质量信号指数、电极片安放的位置也会直接影响 BIS 的准确性。EMG 和 SQI 在 BIS 监测仪上连续显示，当 SQI 最大（100%）而 EMG 最小（0）时，BIS 最为可靠。

五、BIS 监测的临床应用

1. 监测麻醉深度 BIS 监测可以指导术中麻醉药用量，精确地控制麻醉深度，保证术中血流动力学稳定。尤其在需要麻醉唤醒的开颅手术中，麻醉医生一方面要使患者充分镇静镇痛，同时在特定时间内也需要唤醒患者进行神经测试，在这种情况下 BIS 监测有助于缩短患者的觉醒时间并预测意识的恢复。

2. 评估镇静程度 由于自身疾病和环境因素、各种治疗措施（如气管插管、气管切开、机械通气等）的刺激，重症患者会感到痛苦，甚至躁动，常需要一定的镇静。同时，神经系统重症患者往往中枢神经系统受到破坏，比如额叶受损患者会出现性情烦躁，为预防颅内再次出血，也需适当的镇静。目前护士常采用镇静-躁动量表评分（Richmond agitation-sedation scale，RASS）、Ramsay 分级评分等指标来评估镇静深度，但它们只能通过主观评价，粗略地估计镇静程度，容易导致镇静过浅或过深。研究发现，BIS 随着镇静加深而降低，Ramsay 分级评分与 BIS 呈负相关。在 Ramsay 评分系统中，2～5 分代表镇静适度，此时 BIS 的参考范围为 61～84。因此，为确保神经外科重症患者的镇静适度，建议将 BIS 控制在 61～84。

3. 评估昏迷程度 目前在临床上，应用较为广泛的昏迷程度评估方法为格拉斯哥昏迷评分（GCS）。GCS 的主观性较强，且受眼部水肿、气管插管及麻醉药物持续作用的影响。有研究认为，BIS 与 GCS 在颅脑损伤患者中有高度的相关性，一项利用 BIS 估计 GCS 的试验，根据线性回归分析得出 $GCS=0.21 \times BIS-5.208$，提示 BIS 与重症颅脑损伤患者的 GCS 高度相关，BIS 的平均值随着 GCS 的增加而增加，在 GCS 无法评估的情况下，此公式可能有助于确定 TBI 患者的意识水平。BIS 监测用于 ICU 评估患者昏迷程度的准确性与可靠性有待进一步研究。

4. 判断患者预后 对于昏迷患者的预后判断，临床上经常采用神经系统检查，包括脑干反射、疼痛刺激反应和 GCS 等。但临床检查判断昏迷患者预后的准确率欠佳，虽然有一定的特异性，但敏感性不高，而且存在较高的假阳性。近年来，越来越多的人运用 EEG 等神经电生理监测方法以预测昏迷患者的预后。国内外均有学者研究发现，监测 BIS 对于颅脑损伤患者的预后判断的准确性有一定的帮助。BIS 是一个客观的评估工具，可以克服许多主观评估中的错误，并且所得的数据非常直观，避免了患者反复受到外界刺激，是判断颅脑损伤患者预后的早期客观指标。

5. 辅助诊断脑死亡 BIS 监测可定量分析脑电活动，近年来国内外有将其用于脑死亡诊断的报道。脑死亡诊断主要以 EEG、脑血管造影和经颅超声等检查进行确诊,但以上检查方式需要大型的专业设备且耗时较多。通过对 19 例临床诊断为脑死亡的 ICU 患者进行连续监测发现,所有患者均通过神经系统检查及 EEG 监测判断为脑死亡,其中 13 例还进行了脑多普勒超声(TCD)检查。随着患者病情的进展,BIS 逐渐下降,SR 逐渐上升,最终所有诊断为脑死亡的患者 BIS 均为 0,SR 为 100。因此,BIS 监测可以作为脑死亡诊断条件之一,但不能单独用于诊断。

六、BIS 监测的临床操作步骤

1. 监测前准备 维持合适室温及湿度,建议病房温度 24～26 ℃,相对湿度 50%～55%。湿度过高或过低时,电极粘不牢;温度过低时,患者寒战易致肌电干扰;温度过高时,患者容易出汗,影响电极的黏附。粘贴前用 75% 酒精使皮肤清洁脱脂并待干,避免皮肤分泌过剩的油脂对监测数据造成干扰。

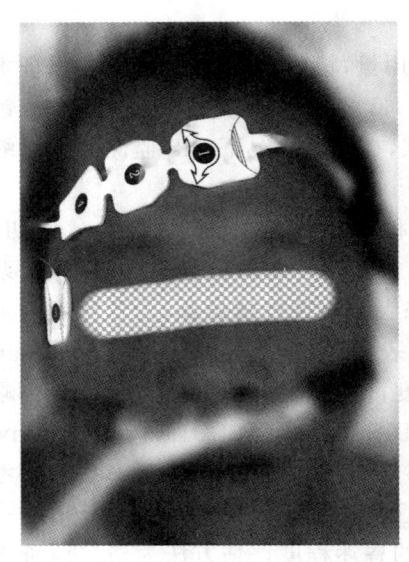

图 3-5 粘贴一次性脑电传感器

2. 粘贴一次性脑电传感器 选择电极片位置(数字 1～4),1 为额部正中鼻根向上 5 cm 以上部位(鼻根到发际中点),4 为任意一侧眉骨上方,3 为任意一侧太阳穴。1～4 均为斜向下粘贴,环绕用力按压每个电极处 5 s,粘贴牢固。注意不要让两个电极部位的导电膏粘在一起,以免形成电桥,影响监测效果(图 3-5)。

3. 监测并记录 通常只需记录 BIS 即可反映患者的意识水平,至少每小时记录一次,以便及时发现患者意识的变化趋势,防止镇静过深或过浅,建议 BIS 维持在 61～84 为宜。BIS 过低或过高都要引起注意,积极寻找原因,排除其他干扰因素,以便及时处理病情。如出现宽幅的干扰磁波,可在 BIS 设置里将滤波器开通,信号质量指数(SQI)＞50 时才有意义。记录时应避开吸痰、叩背、采血等刺激。注意患者意识程度变化,最好同时监测镇静评分,Ramsay 评分以 2～4 分为宜。

4. 定期检查 观察一次性脑电传感器电极片的粘贴位置和固定情况,保持患者额头干燥,防止出汗、油脂等影响监测。一般情况下,一次性脑电传感器可以连续使用 24 h,如中途不显示数值,可在电极上涂抹少量的耦合剂,以促进信号传导,禁忌在除颤时使用。关注电极片粘贴处皮肤,避免造成医源性皮肤损伤。

七、BIS 监测的局限性

BIS 作为评估患者麻醉深度及镇静程度的一项相对准确、客观、无创的监测指标,大大减少了医护人员的工作量,节约了医疗成本,但也存在一些问题。BIS 升高的幅度与肌电活动显著相关,如果单以 BIS 的变化来调整镇静药的剂量,可能因肌电活动的干扰而导致神经外科重症患者被过度镇静。除此之外,BIS 可以有效监测大部分镇静药的镇静效果,但是对于有些镇静药,BIS 监测就达不到预期的效果。比如在早期的研究中提及的吸入性麻醉剂氧化亚氮(N$_2$O),即使其吸入浓度大于 50%,也不会引起 BIS 的改变;其浓度在 70% 时,患

者对语言命令的反应消失,但是 BIS 还是没有改变。

(赖钰虹　任秋颖)

 第五节　床旁脑电图监测

医院对重症患者的监测在很大程度上依赖于心血管系统和呼吸系统的持续监测,持续的神经功能监测并不是绝大多数重症患者的标准监护方案。但 ICU 患者常存在昏迷、谵妄、癫痫发作、颅内压增高、脑缺血缺氧、脑水肿等神经系统急危重症,病情进展迅速,潜在风险高。计算机断层扫描(CT)、磁共振成像(MRI)等影像检查手段只能提供患者在某个时间节点上的快照,并不能捕捉到实时的生理变化。1924 年,德国精神病专家 Hans Berger 首次记录到了人类的脑电活动,并将其命名为脑电图(EEG)。1996 年以前,EEG 是采用走纸模式的模拟信号,2000 年以后的技术进步使得 EEG 进一步走进神经外科重症领域,能够持续记录并以数字化方式进行存储。在过去的几十年中,EEG 已成为 ICU 中广泛使用的、较为复杂的脑功能监测工具。床旁持续脑电图(cEEG)监测可早期、实时评估脑功能变化趋势,协助临床早期诊断和及时处置,这是其他监测方式所不具备的。本节重点放在重症患者的床旁 cEEG 监测上。

一、床旁 cEEG 监测的原理

EEG 通过监测电极之间的电位随时间变化来显示大脑活动,以帮助诊断、管理和预测脑部病变。两个或多个电极之间记录的电位差异导致具有不同频率和刻度(振幅)的向上和向下波形(极性)。通过反映紧邻皮质的神经元产生的兴奋性和抑制性突触后电位的总和,电信号显示神经振荡以及皮质和皮质下活动的其他动态特征。在临床实践中,EEG 的频率、波幅、节律、形态、空间分辨率对于解读 EEG 非常重要。其中频率范围被分解如下:①δ 节律:0.1~3.5Hz。②θ 节律:4~7.5Hz。③α 节律:8~13 Hz。④β 节律:14~30 Hz。⑤γ 节律:>30 Hz。同时,年龄、意识状态、身体或精神活动等许多外部或内部刺激均可以改变 EEG 的背景活动。

二、床旁 cEEG 监测的临床应用

(一) 监测目的

(1)癫痫持续状态的诊断和管理。

(2)抗癫痫、镇静药的精准使用。

(3)对非惊厥性癫痫持续状态患者原因不明意识水平下降的监测。

(4)用特定的规律变化的脑电数据来诊断某些疾病,如疱疹性脑炎、肝性脑病。

(5)尤其是对因蛛网膜下腔出血后血管痉挛导致的缺血改变进行监测。

(6)外伤性脑损伤或心搏骤停患者昏迷后的预后判断。

(二) 适应证

由 ICU 医生根据病情决定开始及终止记录的时间,但一般情况下至少监测 4 h。

• 43 •

1. 癫痫持续状态 临床工作中,许多癫痫发作都可以比较容易识别并进一步给予直接的干预和治疗。这种惊厥性发作通常很容易识别,不需要 EEG 进行识别诊断。但对于癫痫持续状态患者,已给予抗惊厥药物后 60 min 内仍没有恢复基线状态者,应进行 cEEG 监测;对于难治性癫痫持续状态患者,也应及时启动 cEEG 监测。建议在发作终止后或静脉抗惊厥药物撤药后继续监测 24 h。记录过程中,应即刻标记发作时间和静脉抗惊厥药物的给药时间、种类和剂量,以便观察 EEG 对药物的反应,做好抗癫痫药物的精准使用。

2. 创伤性脑损伤 如患者持续存在不能解释的意识状态改变,可能是许多局灶性癫痫的临床表现,这时便应进行 cEEG 监测。当患者 GCS＜8 分时(特别是皮质挫伤/血肿较大、凹陷性颅骨骨折或穿透性脑损伤时),应行 cEEG 监测以排除非惊厥性发作(NCS)或非惊厥性癫痫持续状态(NCSE)。

3. 脑血管病 对于急性脑梗死、脑出血患者,如伴有持续不明原因意识状态改变,应行 cEEG 监测,以排除 NCSE。但对于急性脑梗死患者,不建议将 cEEG 作为脑缺血、脑疝或颅内灌注压的常规检查手段。若监测 24~48 h 无癫痫发作,或抗惊厥药物撤药后 48 h 无发作可停止监测。对于伴有不明原因意识状态改变的蛛网膜下腔出血患者,应进行 cEEG 监测以排除 NCSE;对于昏迷的蛛网膜下腔出血患者,由于其神经系统查体不可靠,应启动 cEEG 以早期发现相关的迟发性脑缺血,但 cEEG 监测的持续时间尚无一致意见,建议监测至病情稳定。

4. 心肺复苏后昏迷 心肺复苏后昏迷患者均应进行 cEEG 监测,用以评估脑功能状态及预后。在接受低温治疗的患者,低温治疗期和复温后 24 h 内均应进行 cEEG 监测以发现 NCS 或 NSCE。

5. 脑炎 患者如出现昏迷或存在不能解释的神经功能缺损,应进行 cEEG 监测以排除 NCSE;并建议使用 cEEG 监测以判断患者的脑功能状态及预后。

6. 代谢性脑病或中毒性脑病 对于代谢性脑病或中毒性脑病患者,如出现精神状态恶化或昏迷时,应进行 cEEG 监测以排除 NCSE。

7. 低温治疗 对于接受低温脑保护治疗的患者,推荐在低温治疗期行 cEEG 监测 24 h,复温期监测 12~24 h,体温恢复正常后监测 24 h,以发现低温和复温过程中的 NSCE,并评估低温治疗的效果和预后。

8. 脑死亡 包括脑干在内的全脑功能不可逆转地丧失。EEG 是脑死亡判定中一项重要的确认试验,其判断标准是全部导联脑波活动≤2 μV(电静息)。实施脑死亡时行 EEG 确认试验需要由获得相关资质的 EEG 或 ICU 医生负责操作过程的监督和记录结果的判断。

(三)禁忌证

(1)意识不清、躁动不安,无法配合检查者。

(2)严重头皮外伤或开放性颅脑损伤,无法使用探头或因检查可能造成感染者。

(四)监测方法

1. 电极安放 现在均使用数字化 EEG 仪,仪器各项指标应符合国际标准并通过国内上市标准。推荐使用国际 10~20 系统的全部 19 个记录电极和 2 个耳电极(图 3-6)。

如果病情较重操作不方便,可以减少为 16 或 8 个记录电极,但对于可能有癫痫发作患者不建议减少记录电极数目。电极种类应常规使用盘状电极,不推荐使用针电极。如果需要紧急记录脑电图,对于无头皮伤口、无颅骨损伤的患者,可使用电极帽短期记录;亦允许使用一次性针电极短暂记录观察,随后应改为盘状电极。

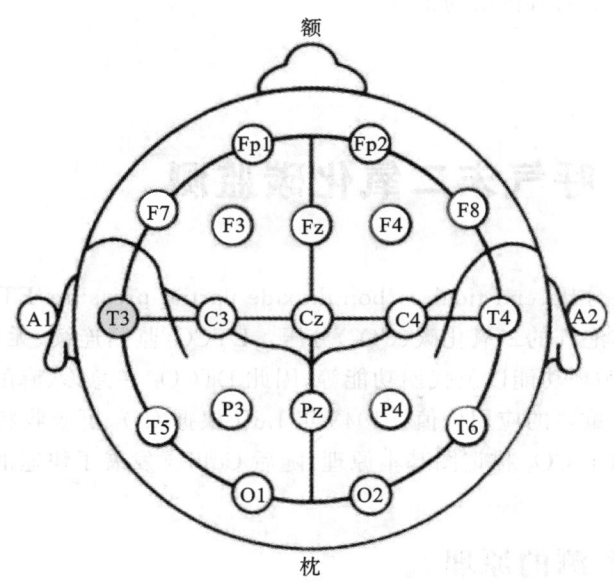

图 3-6 电极安放位置

2. 电极维护 使用磨砂膏减少头皮阻抗(≤10 KΩ),导电膏、医用胶纸和弹力帽固定电极。在整个记录过程中,应随时进行电极维护,防止电极脱落、阻抗增加或接触不良。长时间记录时应至少每天检查 2 次 EEG 记录质量(即每 12 h 左右检查 1 次),以识别和纠正电极伪差和其他伪差;每天检查患者头皮,防止电极压伤皮肤或引起感染。如头皮有破损、血肿、引流管或螺钉等,应避开损伤部位,但应注意左右电极位置应对称。如局部有颅骨损伤,应记录缺损部位的位置、范围及电极编号,以便在分析 EEG 时识别缺口节律。

3. 监测前期评估 正式开始监测,医护人员应留在患者床旁,确保记录质量良好,评估需要紧急处理的 EEG 模式。对于昏迷患者,在记录一段基线期 EEG 后,应常规给予刺激试验测试 EEG 反应性,以辅助判断昏迷患者预后。推荐进行下述类型的测试:①视觉刺激(光照试验);②听觉刺激(耳旁拍手或声音呼唤);③触觉刺激(轻触肢体、鼻孔瘙痒);④疼痛刺激(胸骨柄按压、眶上压痛、甲床压痛试验),应至少给予一种疼痛刺激。但目前对刺激强度和刺激持续时间尚无共识。

4. 监测过程评估 对于连续多天 cEEG 监测,应每天评估患者的意识水平状态和脑电图反应性。记录镇静药的给药时间和剂量。

5. 监测后处理 监测结束拆除电极后,应清洁患者的头发和头皮,检查是否有皮肤破损或感染并给予相应处理。使用后的所有电极均应进行适当清洁消毒处理。

目前,在 ICU 常规使用 EEG 监测。cEEG 监测,仍受限于技术设备和人员的高成本尚未常规使用。同时,cEEG 监测的贯彻执行也需要对 ICU 的医护人员进行特殊的培训。任何的干扰都可能影响 EEG 信号,而且伪差信号又大量存在,因此医疗团队应能在床旁解读一般的伪差并认识基本的 EEG 模式及其演变。因为高质量的数据记录和解读对于临床应用是必要的,也会影响临床决策。总而言之,EEG,特别是 cEEG 是一项有发展前景的重症监测技术,可以用来评估重症患者的神经系统状态,尤其适用于急性脑损伤、精神状态受损和无法解释的意识状态改变患者;也有助于滴定(微调)治疗方案并提供监测处于危险之中如脑缺血患者治疗结果的有价值的工具。

(赖钰虹　任秋颖)

第六节　呼气末二氧化碳监测

呼气末二氧化碳分压(end-tidal carbon dioxide partial pressure, $ETCO_2$)是指人体呼气终末期呼出的混合肺泡气的二氧化碳(CO_2)分压。$ETCO_2$监测连续、无创且操作简便,可以反映机体呼吸功能、循环功能以及代谢功能等,因此 $ETCO_2$ 在急诊、麻醉、呼吸、重症监护及术后苏醒等领域具有重要的应用价值。1943 年 Luft 根据 CO_2 可吸收特定波长的红外线这一物理现象首次提出了 CO_2 描记图基本原理,随后 Collier 发展了快速的红外线呼出气 CO_2 分析技术。

一、$ETCO_2$ 监测的原理

$ETCO_2$ 监测的方法有吸光光度法、显色法、质谱分析法、拉曼散射分析法等。临床上以吸光光度法最为常用。其利用 CO_2 吸收 $4.26\ \mu m$ 波长的红外线这一特点,通过监测红外线衰减强度来计算 CO_2 浓度。显色法监测装置利用 CO_2 遇水形成碳酸的原理,让含水汽的呼出气体经过酸碱指示剂,指示剂变色则提示有 CO_2。

CO_2 分析仪是通过红外线光谱测定法监测呼吸循环中呼出的 CO_2。监测仪上显示的在呼气末呼出的 CO_2 百分数及其波形称为 CO_2 描记图,持续的 CO_2 描记图监测患者肺活动性的微小变化并能够应用在气管插管和非气管插管患者身上。它能够用来估计正常通气患者的动脉血 CO_2 分压($PaCO_2$)水平(通常低于 $PaCO_2$ $1\sim 5\ mmHg$),但该数值在重症患者(如低心排血量、肺泡内压力升高、败血症、体温过低/过高、肺栓塞等患者)身上通常受到影响。因此,这些患者使用 $ETCO_2$ 估计 $PaCO_2$ 水平时需特别注意,如果 $ETCO_2$ 突然发生改变应结合血气分析结果。

二、$ETCO_2$ 的测定

(一)监测目的

重型颅脑创伤患者管理流程中有提出,在颅内压增高的分级管理中,推荐将 $PaCO_2$ 的维持在正常值的低值,因此对于其的监测显得极为重要,此时可以使用 $ETCO_2$ 估计 $PaCO_2$ 水平。

(1)可以用来反映肺的气体交换状况、通气血流分布情况及循环状态等。

(2)临床上通过测定 $ETCO_2$ 反映 $PaCO_2$ 的变化,以监测患者的通气功能。

(二)适应证

1. 气道定位

(1)人工气道定位。

(2)鼻胃管定位。

(3)人工气道患者转运监测。

2．呼吸监测

（1）治疗性低通气监测。

（2）高危低通气患者通气监测。

（3）气道梗阻判断。

（4）优化通气条件。

3．循环监测

（1）自主循环恢复。

（2）复苏预后。

（3）容量反应性。

4．辅助诊断

（1）肺栓塞。

（2）代谢性酸中毒。

5．病情评估

（1）入院死亡风险评估。

（2）脓毒症。

（3）创伤病情评估。

（三）禁忌证

无绝对禁忌证。

（四）监测方法

根据仪器的采样方式不同,监测方法可分为主流型和旁流型。

1．主流型监测 主流型监测仪器特点为气流直接经过测量室,检测管路为人工气道的一部分。优点在于检测结果受气道内水汽和分泌物影响较小。缺点在于持续监测仅可用于密闭气道,部分厂家产品明显增加气道管路负重和呼吸无效腔。

2．旁流型监测 旁流型监测仪器气流被动进入测量室。呼出的气体经由抽气泵抽取部分至测量室进行测量,抽气流速度为 20～30 ml/min。优点在于可用于非密闭气道,采样部位多样。缺点在于采样口易受气道内水汽和分泌物影响,对于低流速通气患者或小儿,抽吸采样产生的气流丢失可能影响潮气量测定和呼吸机触发。

（五）波形分析

根据仪器波形显示参数的不同,可分时间-二氧化碳分压（PCO_2）波形和容积-PCO_2波形。

1．时间-PCO_2波形 其纵坐标为PCO_2,横坐标为时间。波形连续,可分为四个阶段:时相Ⅰ为基线,代表吸气和无效腔通气时间;时相Ⅱ为上升支,代表无效腔通气和肺泡内气体混合呼出时间;时相Ⅲ为高位近似水平线,代表呼出肺泡气时间;时相Ⅳ为时相Ⅲ末至基线,代表下一次吸气开始(图 3-7)。

2．容积-PCO_2波形 其纵坐标为二氧化碳分压;横坐标为呼出气容积。波形不连续,可分为三个时相:时相Ⅰ为基线,代表无效腔通气阶段;时相Ⅱ为上升支,代表无效腔通气至肺泡通气阶段;时相Ⅲ为高位近似水平线,代表肺泡气呼出阶段。由于不监测吸气相,没有时相Ⅳ(图 3-8)。由于容积-二氧化碳分压波形仪监测二氧化碳分压的同时需要监测气道内的气流流速,所以均使用主流型采样方式。

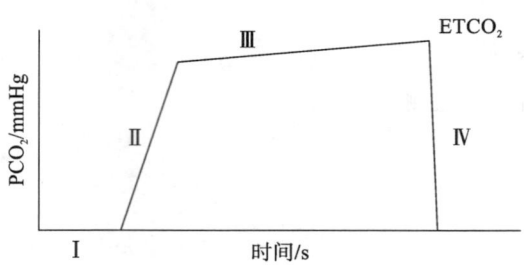

图 3-7　时间-PCO_2 波形

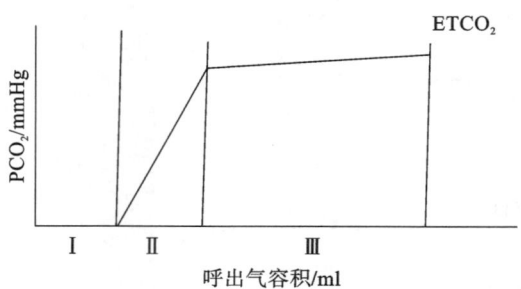

图 3-8　容积-PCO_2 波形

3. 常见时间-PCO_2 波形介绍及临床意义　见表 3-4。

表 3-4　常见 PCO_2 波形及临床意义

波　　形	临　床　意　义
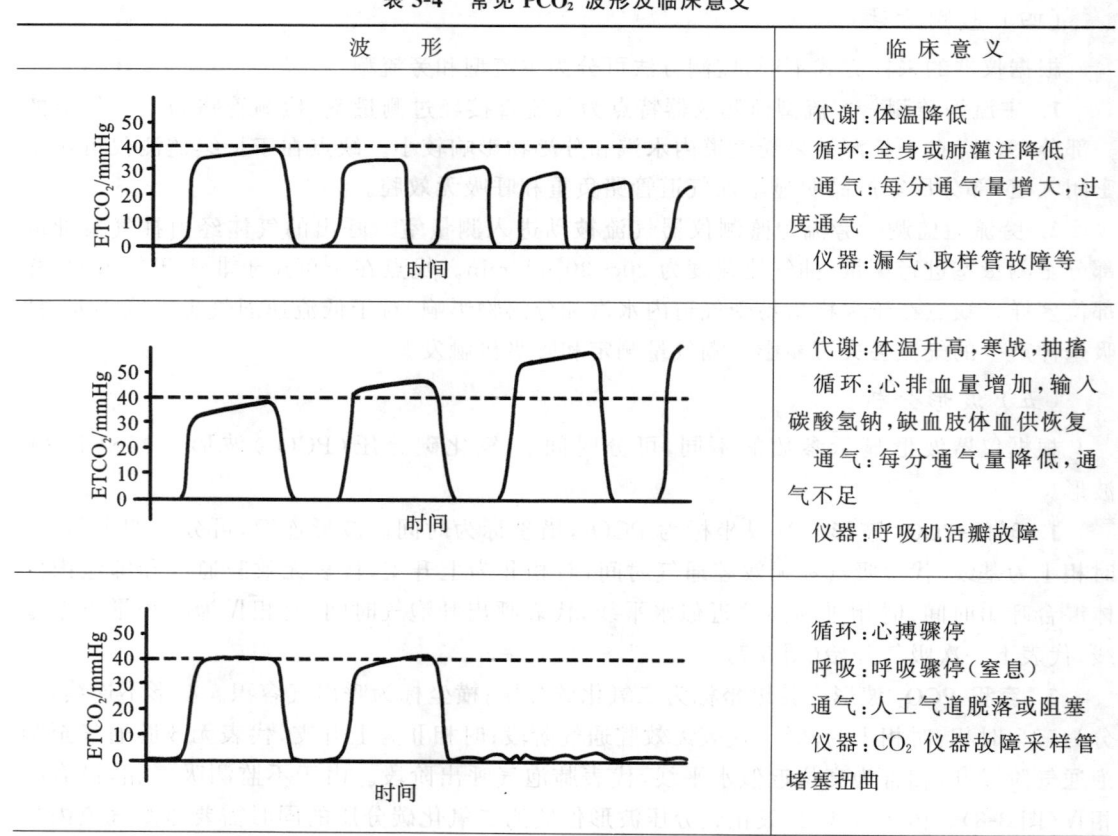	代谢:体温降低 循环:全身或肺灌注降低 通气:每分通气量增大,过度通气 仪器:漏气、取样管故障等
	代谢:体温升高,寒战,抽搐 循环:心排血量增加,输入碳酸氢钠,缺血肢体血供恢复 通气:每分通气量降低,通气不足 仪器:呼吸机活瓣故障
	循环:心搏骤停 呼吸:呼吸骤停(窒息) 通气:人工气道脱落或阻塞 仪器:CO_2 仪器故障采样管堵塞扭曲

续表

波　　　形	临 床 意 义
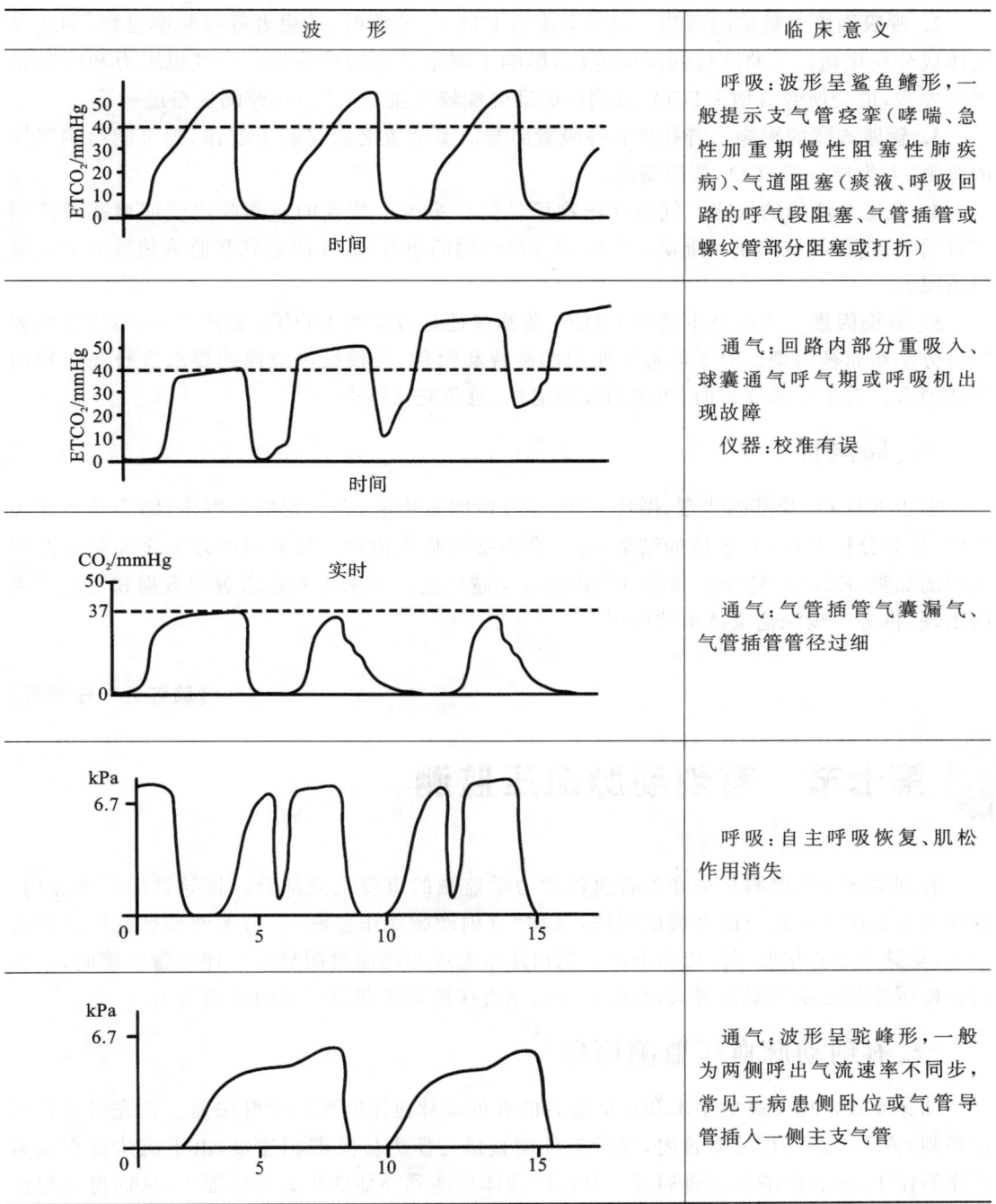	呼吸:波形呈鲨鱼鳍形,一般提示支气管痉挛(哮喘、急性加重期慢性阻塞性肺疾病)、气道阻塞(痰液、呼吸回路的呼气段阻塞、气管插管或螺纹管部分阻塞或打折)
	通气:回路内部分重吸入、球囊通气呼气期或呼吸机出现故障 仪器:校准有误
	通气:气管插管气囊漏气、气管插管管径过细
	呼吸:自主呼吸恢复、肌松作用消失
	通气:波形呈驼峰形,一般为两侧呼出气流速率不同步,常见于病患侧卧位或气管导管插入一侧主支气管

（六）影响因素

1. 吸入气体对数值的影响

（1）对于常用的吸光光度法 $ETCO_2$ 监测仪,由于 CO_2 与氧气和一氧化氮的吸光谱相近,对于吸入高浓度该类气体的患者,会影响其监测结果,需要对结果进行校正。

（2）对于显示浓度百分比的仪器,当监测管路中存在不能监测的气体,比如氨气时,若

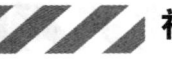

监测装置不能识别这部分气体,将导致气体总体积下降,$ETCO_2$ 浓度结果假阳性升高。

2. 呼吸因素对数值的影响　使用旁流型 $ETCO_2$ 监测时,若患者呼吸频率过快,则使得气体成分变化超过了监测仪的反应速度,影响了测量结果的准确性。高气道阻力和呼吸比极度异常,也会使旁流型 $ETCO_2$ 监测仪的准确性较主流型 $ETCO_2$ 监测仪略逊一筹。

3. 管路滤器的影响　若在患者呼吸管路与监测装置之间安装了滤器,则可能影响气体的监测,人为导致 $ETCO_2$ 数值偏低。

4. 气道分泌物的影响　气道分泌物可黏附在主流型装置的监测腔内壁或堵塞旁流型装置的采样管,导致测量不准确。长时间连续监测的患者,需要注意观察监测装置的清洁通畅情况。

5. 感染因素　不论是主流型 $ETCO_2$ 监测仪还是旁流型 $ETCO_2$ 监测仪,均会接触患者气道分泌物而被污染。对于可重复使用的装置和附件,应根据供应商的要求进行高级别的清洁消毒。对于监测仪表面,也应当按需清洁,避免交叉感染。

三、局限性

由于 $ETCO_2$ 受基础代谢、循环、呼吸三方面因素影响,在一定的范围内,结合其他相关指标,综合分析 $ETCO_2$ 数值的结果,可以准确指导临床治疗。随着对医疗安全和精准医疗认识的加强,$ETCO_2$ 监测技术的应用将会越来越广泛。未来更多临床观察数据和研究结果的出现,将进一步深化该技术的应用。

(赖钰虹　任秋颖)

第七节　有创动脉血压监测

有创动脉血压监测是重症患者血流动力学监测的重要组成部分。将导管插入动脉内,直接测定血压为动脉血压直接监测法,又称"有创动脉血压监测"。与无创动脉血压监测法相比,动脉血压直接监测法更为准确。低血压状态或心排血量明显下降伴血管收缩时,无创动脉血压监测法误差明显增大,有创动脉血压直接监测可获得可靠的监测结果。

一、有创动脉血压监测原理

动脉导管常用于高危手术和重症患者的有创动脉血压监测和动脉采血。首先将导管通过穿刺,置于被测部位的血管内,导管的外端直接与压力传感器相连接,由于流体具有压力传递的作用,血管内的压力将通过导管内的液体传递到外部的压力传感器上,从而可获得血管内实时压力变化的动态波形,通过特定的计算方法,能连续、准确地获得被测部位血管的收缩压、舒张压、平均动脉压。

二、有创动脉血压监测内容

(一) 监测目的

(1) 实时监测血压变化。有创动脉血压监测为持续的动态变化过程,不受人工加压、袖

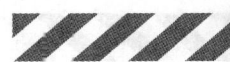

带宽度及松紧度影响,准确可靠,随时取值,有助于精确调整血管活性药物剂量。

(2)通过动脉压力波形的变化来评估心肌收缩力、预测液体反应性等。

(3)便于采集动脉血标本,避免反复动脉穿刺,减少患者痛苦。

不推荐无合理指征常规留置动脉管道行有创动脉血压监测,以避免出现并发症,而且置管动脉若发生血栓或狭窄,再次置管会更加困难。

（二）适应证

有创动脉血压监测适用于血流动力学不稳定,或有血流动力学不稳定危险因素者。

(1)存在或潜在血流动力学不稳定者。

(2)危重患者、复杂大手术的术中和术后监测。

(3)需低温或控制性降压时。

(4)需反复取动脉血样者。

(5)需用血管活性药进行调控者。

(6)特殊治疗需要开放动脉通路时。

(7)心力衰竭和心肌梗死抢救时。

(8)严重高血压。

(9)具有大出血危险的手术患者。

(10)无法用无创动脉血压监测者。

（三）禁忌证

(1)Allen 试验及改良 Allen 试验异常。

(2)穿刺部位局部感染、血栓或解剖结构改变(如既往手术干预、先天性或获得性畸形、烧伤、动脉瘤、支架、动静脉瘘及血管移植物)。

(3)选取的动脉存在严重外周血管疾病。

(4)活动性雷诺综合征(特别是桡动脉)。

（四）监测方法

动脉置管应遵循标准无菌操作,备好所有设备,包括监测设备和超声仪,换能器应归零备用,选择合适的动脉进行穿刺,与换能器连接后,行有创动脉血压监测。

1. 选择置管部位 先是确定可触及脉搏的位置。常用部位包括外周动脉,比如桡动脉(最常用)、肱动脉、足背动脉;中心动脉,比如股动脉(最常用)、腋动脉。外周动脉一般更易定位,感染风险也低于中心动脉。大多数医院常使用桡动脉、腋动脉、股动脉,而肱动脉仅偶尔用于某些心脏手术或病情复杂的患者。儿童常使用足背动脉,但下肢有糖尿病并发症或严重外周动脉疾病的成年患者一般不用。

(1)桡动脉:在手腕伸展时,于桡骨远端和桡侧腕屈肌肌腱之间最易触及桡动脉。可在前臂和手掌位置将手臂捆绑于臂板上,手掌向上;手腕和臂板之间还可放置一大卷纱布以使手腕伸展。不过,这种做法并不常用。应避免过伸,因为上覆的屈肌肌腱伸展可能造成脉搏难以触及。

(2)肱动脉:肱动脉在手臂伸展、掌心向上时,于肘前窝中肱二头肌肌腱内侧最易触及。手臂应放置于坚硬的表面(与上文对桡动脉的描述类似,可使用臂板),肩部轻微外展,肘部伸展,前臂完全旋后。应在肘皮褶上方以 30°角进针。肱动脉通常较难进入,因其在手臂的走行比桡动脉深。

（3）足背动脉：可用食指闭塞足背动脉，随后压迫拇指的甲床，并评估在解除对拇指的压力后甲床颜色恢复的速度。可在足中段水平的伸肌肌腱外侧以 30°角进针。

（4）股动脉：股动脉在患者仰卧且下肢伸展时，腹股沟韧带中点下方紧邻处最易触及。应在腹股沟韧带下方以 90°角进针。

（5）腋动脉：腋动脉在手臂外展并外旋时，于腋窝处最易触及。针头应插入腋窝顶部尽可能深的位置。

2. 确认侧支循环 动脉穿刺的相关风险之一是穿刺部位远端缺血。通过识别因侧支循环受损可能发生缺血性并发症，从而应寻找替代穿刺部位，可避免潜在危害。该评估可在床旁快速进行，并且对患者无任何风险及经济损失。穿刺部位远端缺血这一并发症在桡动脉和足背动脉穿刺时的风险最高（因为它们直径小）。它们分别从尺动脉和足底外侧动脉接受侧支供血。以下检查可识别该侧支血供。

（1）桡动脉。

①Allen 试验：由美国梅奥诊所心血管医生 Edgar Van Nuys Allen 于 1929 年提出，并将其系统的检查方法在当年的 *Amer J Med Sci* 杂志发表。Allen 医生最初描述的 Allen 试验的操作流程：患者平举双手，检查者站立于患者一侧或前方，将双手拇指分别轻压于患者双侧桡动脉上方，其余四指轻握于患者腕部后侧，嘱患者尽可能紧地握拳并持续 1 min 以达到充分将血液排走的目的，检查者随即施压以持续闭合桡动脉，同时嘱患者迅速伸展手指，观察患者手部及手指颜色恢复情况并记录恢复时间。如患者尺动脉完整未受损，其手指颜色应从苍白迅速转为红润。如手部颜色持续苍白，则提示尺动脉闭塞。随后检查者对尺动脉施压，重复上述步骤，以检查桡动脉是否受损。

②改良 Allen 试验：美国心脏科医生 Irving S Wright 于 1952 年对 Allen 试验进行了改良，该版本在很大程度上取代了最初 Allen 试验。在实施时，每次检查患者的一侧手掌。嘱患者先将手举高，同时握紧拳头。检查者用两根拇指对其桡动脉和尺动脉同时用力按压。这可使血液从手部排走。然后患者将手放低，松开拳头（手掌会呈白色）。应避免手掌过伸或手指张开，因为这可能导致假阴性结果。释放尺动脉的压力而维持桡动脉闭塞。手掌通常应在 6 s 内恢复粉色，这提示尺动脉畅通且掌浅弓完好。虽然手掌恢复循环的时间差别很大，但是如果手部颜色需 10 s 或以上才恢复，则通常考虑该检测结果为异常，提示尺动脉供血不足。

③其他：手指脉搏容积描记法、多普勒血流测量及拇指动脉收缩压测量已有报道，但未常规使用。

（2）足背动脉：采用 Allen 试验评估胫后肌侧支循环，嘱患者先抬高腿部直到足底皮肤变白，然后检查者用拇指压迫患者足背动脉搏动处，患者再将腿部降低到下垂位置。如果胫后动脉血流充足，足部会迅速恢复其正常颜色。

（3）腋动脉：发生缺血性并发症的风险低，因为手臂会通过甲状颈干和肩胛下动脉接受良好的侧支血流。因此，腋动脉穿刺前通常不进行侧支血供检查。然而，对于胸廓出口有解剖、病理异常的患者，应评估肱动脉和桡动脉远端脉搏；如果远端脉搏微弱，应寻找替代穿刺部位。

（4）股动脉管径大，因而极少缺血。然而，股动脉穿刺前应首先评估下肢远端的足部脉搏。如果足部脉搏严重减弱或消失，可能有外周动脉疾病，应寻找替代的动脉穿刺部位。

（5）肱动脉穿刺前也必须评估其远端脉搏。对于腕部（及桡动脉和尺动脉）脉搏消失的

患者应寻找替代部位进行动脉取样。

3. 准备换能器进行调零 压力传感器水平置于参照点（腋中线第 4 肋间），通大气，校零。

4. 置管

（1）无菌操作：置管部位进行标准的操作前准备。外周动脉（桡动脉、肱动脉、足背动脉）置管，应使用消毒液消毒穿刺点，待干，戴无菌手套。如果使用洞巾，应待皮肤表面的消毒液干燥后再铺放。中心动脉（股动脉、腋动脉）置管应采取全套屏障防护，包括口罩、无菌帽和护目镜，以降低导管穿刺口感染风险并尽可能降低血液喷溅引发疾病传播的风险。

（2）注射局麻药：清醒状态下，穿刺点应予以局麻。注射局麻药不会降低置管成功率，还能减轻血管痉挛。尤其是皮肤不易穿刺的意识清醒患者，如果需要行小的皮肤切开术（即皮肤小切口），以防穿刺针被皮肤组织堵塞和（或）损坏塑胶导管，则需要局麻。

（3）穿刺。

①独立导丝法：套管针与皮肤成 30°～45°角穿刺，缓慢推进，直到见搏动性回血。然后略推进动脉导管（即套管），确保导管头端进入动脉管腔，或者直到回血停止。这是因为只要穿刺针进入管腔即可见回血，但此时导管尚未进入管腔。继续推进导管，确保其进入管腔。用非优势手稳定导管，优势手退出针芯。如果退出针芯后见搏动性回血，则经套管送入导丝。如果退出针芯后未见搏动性回血，则轻微回撤套管，待再见到搏动性回血后，才能经套管送入导丝。然后继续推进导丝，直至其末端超出套管末端足够的距离。最后，沿导丝推进套管深入管腔，再退出导丝。

②一体式导丝法：此法最常用，导丝与动脉导管成品不可分开。操作与独立导丝法相似：用非优势手轻触动脉，优势手操作导管，与皮肤成 30°～45°角穿刺，缓慢推进，直到见搏动性回血。然后压低针芯-导丝-导管套件，让套件平行于皮肤。如果仍有回血，则用优势手推动导丝推进器，将导丝送入针芯和导管内。若压低套件后回血消失，则缓慢推进套件，直到再次见回血。然后沿针芯和导丝推进导管深入动脉管腔，再退出针芯-导丝。

③直接穿刺法：用非优势手轻触动脉，优势手持针芯-导管套件与皮肤成 30°～45°角穿刺，缓慢推进，直到见搏动性回血。然后压低套件，使其更平行于皮肤。然后将套件再缓慢推进 1～2 mm，确保仍有回血，确认针尖和导管头端都位于动脉管腔。然后不使用导丝，直接沿针芯推送套管深入动脉管腔，再退出针芯。

使用直接穿刺法要注意，针尖应超过导管头端 1～2 mm。若使用针芯-导管套件穿刺，则最初"闪现"的动脉回血来自最前端的针尖，如果不继续推进套件进入管腔，导管头端可能仍在管壁外。这时会无法推动导管头端，因为导管会推挤管壁，而不会进入管腔。

同样，当压低角度推进针芯-导管套件以确保导管进入管腔时，可见回血停止。而且，鉴于最前端的是针尖而非导管，所以要缓慢地单独回撤针芯，而导管头端往往继续留在管腔，这时会再次见回血，便可将导管送入管腔。有时回撤针芯的同时还需要略微回撤导管，因为导管头端也穿透了动脉后壁而无回血。略微回撤导管后，导管回到管腔内，即可再见到回血，然后将导管送入管腔。

（4）固定导管：所有设备都要提前准备好，包括装有冲管液的注射器、与动脉导管连接的管道。待导管进入管腔之后，退出针芯。然后在导管近侧压迫动脉，以防退出针芯后、连接预充式动脉管道的过程中出血。最后，用缝线或透明黏性敷料固定导管。

（5）连接换能器，进行血压监测：一般不用肝素和枸橼酸钠来维持动脉导管通畅，而是

用盐水来冲管和维持通畅。

（五）波形分析

正常动脉压波形有如下特征：①快速地上升和下降（收缩射血）。②一个重搏切迹（主动脉瓣关闭）。③平缓的逐渐下降（血管舒张）。

动脉压波形是心脏每次搏动时血液进入动脉系统所引起的压力变化的图示（图3-9）。一个典型的动脉压波形可以分为以下几个部分。

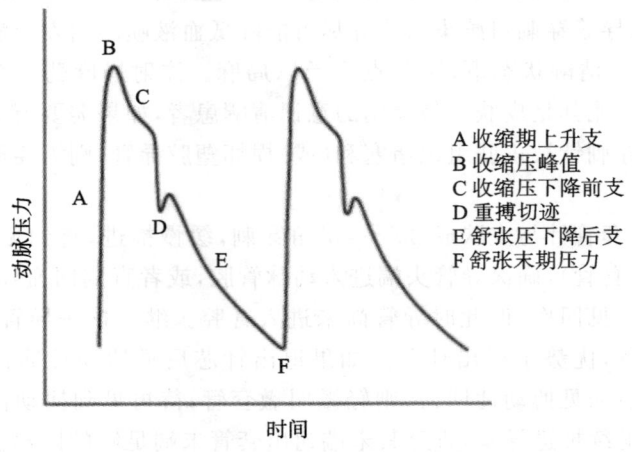

A 收缩期上升支
B 收缩压峰值
C 收缩压下降前支
D 重搏切迹
E 舒张压下降后支
F 舒张末期压力

图3-9 动脉压波形

1. 上升支（A～B） 从心脏收缩开始，压力迅速上升，形成波形的上升部分。代表心脏的收缩期，即左心室将血液泵入动脉系统的过程。

2. 下降前支（B～C） 上升至峰值后，动脉压力开始下降，这一部分是下降前支。通常较为平滑，下降前支的斜率反映了外周动脉阻力。

3. 重搏切迹（D） 动脉压波形中的一个小波谷，通常位于波形的中段。是由于主动脉瓣关闭引起的短暂压力波动。

4. 下降后支（E～F） 从重搏切迹到波形末端（舒张末期压力）的下降部分，通常表现为缓慢下降的曲线，直到下一个心动周期开始。

（六）影响因素

1. 动脉置管部位 从主动脉到外周动脉，血压波形会逐渐改变。与主动脉根部测量值相比，外周动脉波形的收缩压更高，收缩期上升支更陡，舒张压更低，重搏切迹位置更低、时间更晚，脉压更宽。例如，桡动脉的收缩压比主动脉高10～35 mmHg，而外周的舒张压和MAP与主动脉的差异更小。这些改变是由于外周血管的直径缩小、弹性下降，以及外周血管分支起点及管壁的压力波反射。

建议不要常规更换动脉导管。而是积极评估置管部位和患者情况，判断是否需要更换导管或拔管。股动脉置管不宜超过5天，其他部位不宜超过7天。若不再需要动脉导管，则应及时拔除。

2. 换能器平面 压力换能器应置于心脏平面，仰卧时位于胸骨后5 cm处，最接近成人主动脉根的位置。也可以腋中线平面作为参照平面，特别是同时监测直接动脉血压和肺动脉/中心静脉压时。无论是右侧卧还是左侧卧，换能器都应置于胸骨中线平面。有些情况

下,如坐位时,麻醉医生会将换能器置于外耳道水平,记录 Willis 环的血压和脑灌注压。

无论换能器置于哪个平面,都会对所有直接测量的血压值产生重要影响。如果患者相对于换能器的位置改变,也要调整换能器的平面,以免血压读数不准。

换能器除了要确认位于适宜平面以外,还必须"校零"后才能监测血压。方法如下:关闭转换能器旁三通阀的患者侧而开放空气侧,使换能器承受环境大气压。然后选择床旁监护仪的压力校零键,即可将大气压设为"0",再关闭三通阀的空气侧,将换能器高度调至最接近心脏平面。请注意,如果只是微调换能器高度,以便与患者充分平齐,则不必重新校零。不过,在开始监测前、电子血压监测系统断电后和怀疑血压值准确度时,都必须对换能器校零。

3. 方波实验 可以判断监测系统的衰减度(即动态反应)是否正常。短暂开放、关闭连续冲管装置的阀门(快速冲管),在监护仪上会产生方波,之后出现振铃波形,即围绕基线快速振荡,随后回归基线。

(1)压力波形衰减过度:快速冲管后未见振铃波形。常见原因包括连接管道内有血凝块/气泡、管道连接不紧、管道弯折或动脉痉挛。

(2)压力波形衰减不足:快速冲管后振铃信号过大。常见原因包括管道过长、用三通阀连接管道、患者因素,如心动过速、心排血量高、低体温。总体而言,临床使用的动脉血压监测系统大多存在轻微的衰减不足,导致常见的收缩压"超射"。

三、局限性

有临床意义的动脉置管并发症很少。大多数并发症都与置管部位无关,不过少数见于特定部位。正确选择置管部位、遵循无菌操作和超声引导下置管,可以尽量减少并发症。

留置动脉导管的并发症包括:瘀斑、疼痛、肿胀、置管部位血肿或出血、损伤邻近结构、局部或全身感染,以及采血导致的医源性失血。此外,特殊的血管并发症包括血管痉挛、血栓栓塞、动脉夹层、假性动脉瘤、动静脉瘘形成,可导致局部或远端缺血,偶尔可进展为坏死。

(赖钰虹 任秋颖)

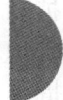

第八节 中心静脉压监测

中心静脉压(central venous pressure,CVP)是通过中心静脉置管测得的胸腔内大血管或右心房内的压力,可反映右心房压力,是评价重症患者血流动力学的重要指标。CVP 与血容量、静脉张力、右心功能等因素有关。正常值为 $5\sim12$ cmH$_2$O,但有时存在很大的个体差异。

一、CVP 监测的原理

中心静脉通路是指将导管置入胸部中心静脉系统(如上腔静脉、头臂静脉、锁骨下静脉、颈内静脉)或髂-腔静脉系统(如下腔静脉、髂静脉、股总静脉)。临床常用电子测量法进行 CVP 监测,其是将中心静脉开口处的压力信号通过压力传感器生成电信号,在心电监护仪上显示为连续波形和 CVP 值的方法。水柱法测量 CVP 是通过大气压与液体静压差测量 CVP。

二、CVP 监测

(一) 监测目的

CVP 能准确反映右心房压力,指导危重患者的液体治疗,准确获得数据,是血流动力学治疗的基础保证。CVP 的监测是以特定患者的特定问题为导向,对了解患者的有效循环血容量和心功能状态有重要意义。

1. CVP 与心脏前负荷评估

(1) CVP 作为右心前负荷指标的理论基础:心脏前负荷亦称容量负荷,是心室舒张末期容量或室壁张力的反映。Frank-Starling 定律指出在一定范围内增加心脏前负荷,可以使心肌收缩力增强,同时使心排血量增多,每搏功增大。

对于中空、近球形的心脏来说,心室壁的张力取决于心腔内部与外部的压力差,即跨壁压(transmuralpressure,Ptm)。生理情况下,右心室内部的主要压力为右心室充盈压,外部压力主要为胸腔内压。呼气末,胸腔内压接近于零,在右心室舒张末期,右心室充盈,此时 CVP、右心房压、右心室压达到平衡,CVP 与 Ptm 近似相等。

(2) CVP 能正确反映前负荷的变化存在一定的限制条件:①必须取得准确的 CVP,包括测量时选择准确的"零点"以及电子测压法时选择正确的取值点,因为正常 CVP 的基础值较低,不同的"零点"和取值点会对 CVP 产生较大的影响。对于"零点",公认的参考点是右心房中点,相当于心脏三尖瓣的位置。体表定位时,常用的位置包括仰卧位腋中线第四肋间水平或仰卧位胸廓前-后径垂直距离上 1/3 水平。近年来有学者认为,采用仰卧位胸骨角水平面下 5 cm 更为严谨。应读取患者呼气末的 CVP。随着呼气末正压水平升高,CVP 也升高,对于机械通气患者需考虑呼气末正压对 CVP 的影响。对于心律失常患者,应读取 CVP 波形中 c 波起始 z 点的数值。②需排除血管外因素如心包大量积液、腹腔高压、正压通气等情况的干扰,因为心腔外部压力的增加,可使 CVP 继发性增高,而实际上 Ptm 减小,前负荷下降,此时不能真正地反映 CVP 与前负荷的关系。

(3) CVP 在下述情况下也不能可靠地估计左室舒张末压(LVEDP):①单纯左心衰竭,肺毛细血管楔压(PCWP)升高,但右心室功能正常,CVP 可能保持不变,此时如果通过扩容来提升 CVP 可能引发肺水肿;②单纯右心衰竭,如肺源性心脏病或急性右心肌梗死后,CVP 往往超过 LVEDP,此时即使存在容量不足,这些患者的 CVP 也可能很高,不能用于指导治疗。

2. CVP 与容量反应性预测 容量反应性也称液体反应性(fluid responsiveness,FR),是指心脏对前负荷(容量负荷)增加做出反应,进而增加每搏输出量(stroke volume,SV)或心排血量(cardiac output,CO)的能力,存在容量反应性是对患者进行液体复苏的前提。

(1) 静态 CVP 与容量反应性预测:根据 Frank-Starling 定律,在一定范围内,静脉回心血量增加后,心脏前负荷增加,心肌收缩力增强,心排血量增加。由于不同人群在不同的病理生理状态下心功能曲线存在较大差异性,曲线上升支对应的前负荷范围并不固定,因此单一的静态 CVP 对容量反应性预测的有效性存在争议。近年有观点认为,CVP 的"极端值"对容量反应性的预测价值可能更大。

(2) 补液试验后的 CVP 变化与容量反应性的预测。根据 Guyton 的静脉回流理论,回心血量(venousreturn,VR)与平均体循环充盈压(MSFP)和 CVP 间的压力梯度呈正相关,液体复苏的最终目标是增加 MSFP 与 CVP 的压力梯度进而增加回心血量而不是单纯地提

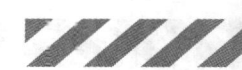

升 CVP。在传统的休克患者容量管理中有一个经典的"5~2"原则,即补液试验后 ΔCVP$\leqslant$2 cmH$_2$O,说明容量反应性良好,可以继续补液;若 ΔCVP$\geqslant$5 cmH$_2$O,则提示容量反应性不佳,说明液体已足够,需要停止快速补液;如 ΔCVP 为 2~5 cmH$_2$O,要暂停快速补液,10 min 后再次评估,直至 ΔCVP$\geqslant$5 cmH$_2$O。

（3）呼气末正压（PEEP）诱导的 CVP 变化与前负荷评估基于心肺交互作用理论。胸腔内压随呼吸运动发生的周期性变化将导致 CVP、VR、SV、CO 等血流动力学参数产生相应的变化,但因 PEEP 变化对静脉回流的影响机制太过复杂,不建议将 PEEP 诱导的 CVP 变化用于容量反应性的评估。

（4）自主呼吸主导的 CVP 变化与容量反应性的评估同样基于心肺交互作用的原理,在自主呼吸时,呼吸周期中胸腔内压的变化对 CVP 的影响不同也会对容量反应性评估有一定的指导意义。Magder 等的研究发现,如果患者吸气时 CVP 下降$\geqslant$1 mmHg,则可判断为呼吸反应阳性,预测对容量有反应性。

3. CVP 异常增高可有不良影响　CVP 是心脏输出与静脉回流相互作用的结果,功能正常的心脏努力保持 CVP 尽可能地处于低值,异常升高的 CVP 大部分是病理性的。而在危重患者的管理中,还应时刻警惕 CVP 异常增高对患者的循环状态可能造成的不利影响。

（二）适应证

（1）急性循环衰竭患者,监测 CVP 借以鉴别是血容量不足还是心功能不全。

（2）需要大量补液、输血时,借以监测血容量的变化,防止发生循环负荷超重的危险。

（3）拟行大手术的重症患者借以监测血容量维持在最适水平,更好地耐受手术。

（4）血压正常而伴少尿或无尿时,借以鉴别少尿为肾前性因素（脱水）或肾性因素（肾功能衰竭）。

（三）禁忌证

相对禁忌证:与中心静脉置管类似,即穿刺静脉局部感染或血栓形成、凝血功能障碍等,但并非绝对禁忌证。

（四）监测方法

1. 电子法监测　CVP 读数是通过使用压力传感器生成,并在心电监护仪上显示为连续波形和 CVP 值。电子法测量 CVP 需要在预先准备好的套件中监测,监测物品包含一次性使用换能器、连接中心静脉导管（CVC）的管道和生理盐水等。使用前需使用加压袋将液体充满换能器的管路,以确保管路通畅并排出空气,加压袋的压力建议设置为 300 mmHg,加压袋可以持续每小时输送 3~4 ml 液体,以保证导管尖端通畅并防止远端管腔内出现血凝块。冲管的液体应保持超过袋子容积的 1/4,以防止出现读数不准确、管路堵塞、空气进入以及 CVC 尖端血凝块形成等问题。管路连接成功后,应找对 CVP 的监测"零点",使三通接头与患者的参考水平轴（第四肋间的腋中线）保持一致。需要注意的是,只要进行了可能影响读数的操作如机械通气、液体输注、体位改变等,都应再次校零来确保数值的准确。

2. 水柱法监测　连接中心静脉导管后,将输液管引至侧胸壁腋中线第四肋间位置（相当于零点）,并固定在输液架上呈垂直状态,将输液器内充满液体后,输液器头部从液体瓶中拔出打开输液阀,液体快速且匀速下降后,待液面稳定时,用量尺进行测量。

（五）波形分析

CVP 波形随心电图（ECG）变化而变化,波形如下（图 3-10）。

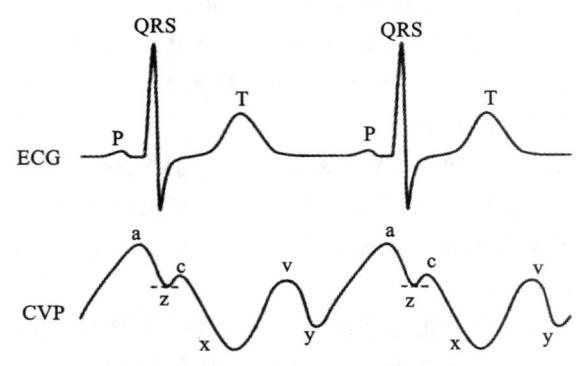

图 3-10　CVP 波形随 ECG 变化图

（1）a 波位于 ECG 的 P 波之后，主要反映右心房的收缩功能，表示右心室舒张末期向右心室排血。

（2）c 波位于 QRS 波群之后，此时右心室收缩，三尖瓣关闭并且血液向右心房流入，导致右心房压一过性增高。

（3）x 波在 c 波之后，随着右心室继续收缩，右心房开始舒张，右心房压力快速下降。

（4）v 波位于 x 波之后，此时右心房舒张，其快速充盈。

（5）y 波位于 v 波之后，此时三尖瓣开放，右心房快速排空。

（六）影响因素

CVP 随着临床应用越来越广泛以及临床研究的不断深入，CVP 反映心脏前负荷的作用以及指导补液的意义存在较多争议，如 CVP 仅仅是右心前负荷（容量负荷）的指标，不能反映左心容量；影响因素很多，如胸腔高压、腹腔高压、心脏与大血管的顺应性、瓣膜反流等，此时不能反映容量反应性。所以近年来有关重症患者液体复苏与容量管理的学术文章中，CVP 不被推荐常规应用。尽管如此，CVP 目前仍是重症患者液体复苏中常用的血流动力学监测指标之一，这除了有理论基础支持外，还可能与 CVP 监测的装置简单、操作方便、价格便宜等特点有关，因此 CVP 监测也是医疗条件欠发达地区为数不多可供选择的血流动力学监测技术。CVP 受心功能、循环血容量及血管张力三个因素的影响。CVP 的准确性主要受测量通路、患者体位、传感器位置等因素影响以及其他的干扰因素。

1. 测量通路

（1）中心静脉置管后，推荐进行胸部 X 线摄影，以便确认导管尖端开口位置是否在上腔静脉与右心房交界处。

（2）紧急情况下，可用 PICC 或经股静脉留置导管进行 CVP 监测。

（3）推荐使用多管腔中心静脉导管的主腔进行 CVP 监测。

（4）主腔堵塞或其他原因不能使用时，可通过侧腔监测 CVP，但可能导致监测结果稍有偏差。

2. 患者体位

（1）为了确保 CVP 监测结果的准确性，推荐每次监测时患者取平卧位。

（2）因病情、体位限制等不能采取平卧位时，推荐同一患者采取相同体位进行 CVP 监测。

3. 传感器校零及位置

（1）建议校零前进行方波试验，即快速冲洗压力传感器时，心电监护仪上显示 CVP 波形快速上升到顶端形成方波，观察其返回基线轨迹的操作过程。

（2）重新连接测压装置或心电监护仪、长时间改变体位时，需重新校零后才能进行 CVP 监测。

（3）取仰卧位腋中线第四肋间水平或仰卧位胸廓前-后径垂直距离上 1/3 水平或胸骨角下 5 cm 水平作为标志点，同一患者应采用相同的体表标志点。

（4）建议使用电磁法、激光法或记号笔标记法等标记测压零点，以避免人为误差。

4. 其他干扰因素

（1）三通接头数量的增加及使用延长管会影响 CVP 测量的准确性，推荐在中心静脉导管与测压管连接处使用≤1 个三通接头，不使用延长管，管路总长建议不超过 3 m。

（2）经多管腔中心静脉导管的一腔输注液体且速度＜300 ml/h 时，可经主腔监测 CVP。

（3）经多管腔中心静脉导管的一腔输注液体且速度＞300 ml/h 时，不推荐同时监测 CVP。

（4）尽量在患者平静状态时监测 CVP，监测时避免患者出现烦躁、抽搐、咳嗽等情况。

（5）CVP 随着 PEEP 水平的升高而升高，对于不能脱离呼吸机的患者，每次监测 CVP 时应考虑 PEEP 对测量结果的影响。

（6）机械通气时，在保证患者安全的情况下，尽可能脱离呼吸机或者调节 PEEP 为 0 后监测 CVP。

三、局限性

CVP 监测是以特定患者、特定问题为导向，排除干扰因素，对了解患者的有效循环血容量和心功能状态有重要意义，且容易测量，所以其仍然是重症患者指导液体复苏常用的血流动力学的监测指标。观察 CVP 的动态变化趋势也有相应的临床意义。

（赖钰虹　任秋颖）

 # 第九节　脉搏指示连续心排血量监测

一、概述

脉搏指示连续心排血量（pulse indicator continuous cardiac output，PICCO）监测是一种简便、微创、精细的血流动力学监测手段，专门用于评估脉搏指示下的连续心排血量。该技术巧妙地将经肺热稀释技术与动脉搏动曲线分析技术相融合，通过成熟的热稀释法，精确地测量单次心排血量。它利用先进的算法，深入剖析动脉压力波形曲线下面积与心排血量之间的密切关联，从而得每搏输出量（stroke volume，SV）、心排血量（Cardiac output，CO）以及每搏输出量变异（stroke volume variation，SVV）等关键指标。该监测技术实现了对血流动力学变化的精准监控，为患者的治疗提供了强有力的支持。

PICCO 监测适用于需要进行容量状态、心功能、血管张力、血管外肺水评估等血流动力

学监测的危重患者,已广泛应用于脓毒症、感染性休克、急性呼吸窘迫综合征(acute respiratory distress syndrome,ARDS)、器官移植、心脏手术等患者的血流动力学监测及管理。其测量的准确性受到测量通路、定标时间间隔、临床治疗方案等多重因素的影响。医护人员熟练地掌握 PICCO 监测技术,能够在临床更好地开展危重患者的血流动力学监测和管理。因此,需要对医护人员进行 PICCO 监测技术操作技能等相关知识和系统培训和考核,以确保其在临床实践中的准确性和可靠性,更好地指导临床工作。

二、原理

(一)经肺热稀释法

早在 1897 年,Stewart 率先将人造指示剂直接注入血流中,并通过在下游监测其平均浓度和平均传输时间,从而计算出心排血量。1966 年,Pearse 等更是在心肺实质容量测定的研究中,将温度染料两种指示剂同时注入中心静脉,这不仅在股动脉处能够测定心排血量,更可计算出无法透过血管壁的血管内染料容量(即胸内心血管容量)以及透过血管壁的温度容量。这一技术的重要分支,即 PICCO 中的单一温度热稀释心排血量技术,正是温度-染料双指示剂稀释心排血量测定技术的发展与创新。

PICCO 监测技术采用中心静脉导管注入室温水或冰水的方式,然后在大动脉(通常是股动脉)内细致测量温度-时间变化曲线(图 3-11)。通过分析这一热稀释曲线,特定的传输时间,包括平均传输时间(MTt)和指数曲线下斜时间(DSt)(图 3-12),与心排血量相乘,即可精确计算出特有的容量。通过技术不断革新,PICCO 监测已经实现了从桡动脉这一新路径的引入。与传统的监测技术相比,通过桡动脉进行 PICCO 监测显著减少了手术过程中的创伤、降低了出血风险,提供了更加安全、便捷的监测手段。

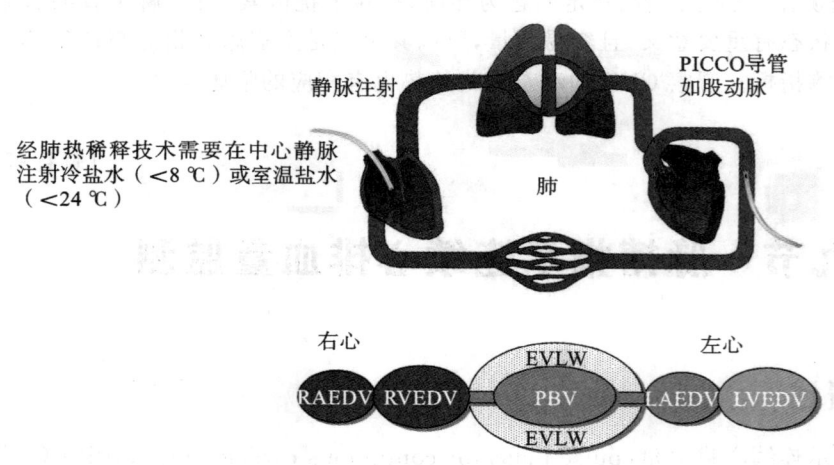

图 3-11　心血管系统混合腔室的示意图

注:RAEDV—右房舒张末期容量(right atrial end-diastolic volume,RAEDV);

RVEDV—右室舒张末期容量(right ventricular end-diastolic volume,RVEDV);

PBV—肺血容量(pulmonary blood volume,PBV);

EVLW—血管外肺水(extr-avascular lung water,EVLW);

LAEDV—左房舒张末期容量(left atrial end-diastolic volume,LAEDV);

LVEDV—左室舒张末期容量(left ventricular end-diastolic volume,LVEDV)。

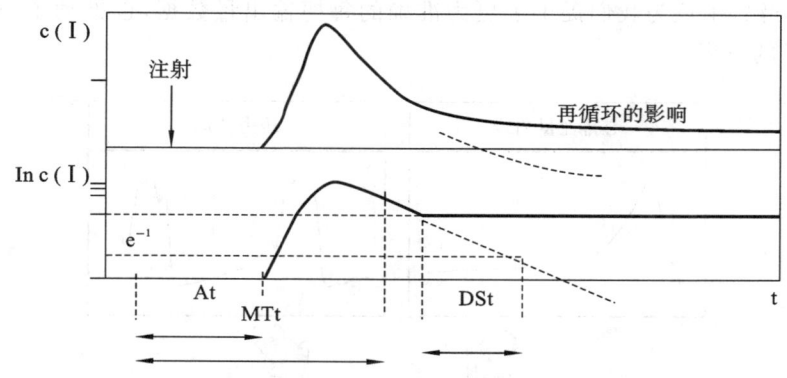

图 3-12 指示剂稀释曲线及对数转换曲线

注:In c(1)—浓度自然对数;At—显现时间;DSt—指数曲线下斜时间;MTt—平均传输时间。

平均传输时间容量(MTt volume)内涵:当将心肺视作一系列紧密相连的混合腔室时,股动脉探测到的稀释曲线由所有混合腔室所产生的最长衰减曲线的叠加构成,形成了一幅富有层次感的画面。MTt 与 CO 的乘积,是指指示剂在特定路径上的流动容量,代表从注入点(中心静脉)到探测点(降主动脉)之间所经过的全部容量。

使用温度指示剂测量容量称为全部胸内温度容量(ITTV)。该容量由多个组成部分共同支撑:总舒张末期容量(GEDV)、肺血容量(PBV)以及血管外肺水(EVLW)。它们共同构成了 ITTV 这生理参数,揭示了心肺系统内部深层的运行机制和状态。

$$ITTV = MTt \times COTDa = GEDV + PBV + EVLW$$

胸腔内总血容量(ITBV)由左右心腔舒张末期容量和肺血容量(PBV)组成,与心腔充盈量密切相关。

$$ITBV = RAEDV + RVEDV + PBV + LAEDV + LVEDV$$

下斜时间容量(DSt volume)是一个关键参数,它代表了 DSt 与 CO 的乘积,是指在特定情况下,一系列指示剂在稀释混合腔内所能达到的最大独立混合容量,即通常所说的肺温度容量(PTV)。作为温度变化的敏感指示器,PTV 由两部分组成:PBV 和 EVLW。

在测定 DSt 时,通常选取两个特定的时间点作为参考。开始点一般设置在达到最大温度反应的 75% 处,而终点则定在最大温度反应的 45% 处。这两个时间点之间的时间差,大约占据了整个过程的 30%,将其定义为 DSt。这一参数提供了关于肺部生理状态的重要信息,有利于临床更准确地评估患者的健康状况。

(二)脉搏轮廓心排血量法(PCCO 法)

早在 1899 年,Frank 在系统循环模型中首次阐述了通过动脉压力波形来计算每搏输出量的理念。但直到 1983 年,Wesseling 才在这一领域取得了重大突破,他提出了每搏输出量与主动脉压力曲线的收缩面积之间成正比,并深入探讨了这一计算方法对于压力、顺应性、系统阻力以及诸如压力、心率、年龄等影响因素的敏感性。在进行了详尽的校正之后,这一方法得到了广泛的认可,逐渐在临床实践中得到了应用。

主动脉血流与主动脉末端(如股动脉或其他大动脉)所测定的压力之间的关系,实则是由主动脉顺应性函数所主导的。这意味着主动脉顺应性函数能够同时反映血压和血流的共同特征。为了进一步提高测量的精确性,通过与连续动脉压同时测定的经肺温度稀释心排血量相结合,可以对脉搏轮廓分析中的每个患者的主动脉顺应性函数进行精确校正(图

3-13）。这一方法,不仅为我们提供了更为准确的每搏输出量数据,也推动了心血管疾病诊断与治疗技术的发展。

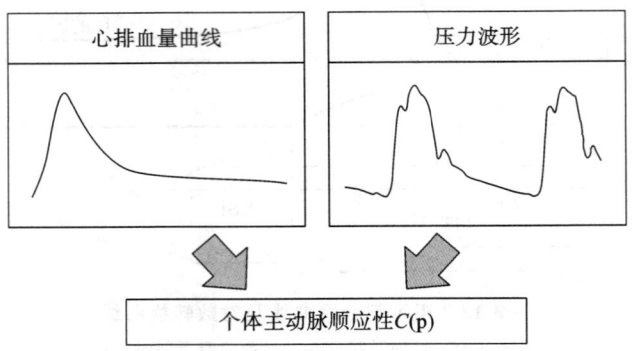

图 3-13　主动脉顺应性与血压及血流的关系示意图

为了精确并持续地调整心排血量,首先借助温度稀释法来测定一个关键的校正系数（CAL）,以确保数据的准确性。同时,还需要细致地计算心率（HR）,这是评估心脏功能的重要指标之一。为了更全面地了解心脏的工作状态,需要进一步计算压力曲线收缩部分下的面积（$P(t)/SVR$）,这一数据反映了心脏在收缩期内的压力变化。同时,还结合了主动脉顺应性 $C(p)$ 及压力曲线波形的积分值,后者通过压力变化速率（dp/dt）来直观地表达（图3-14）。

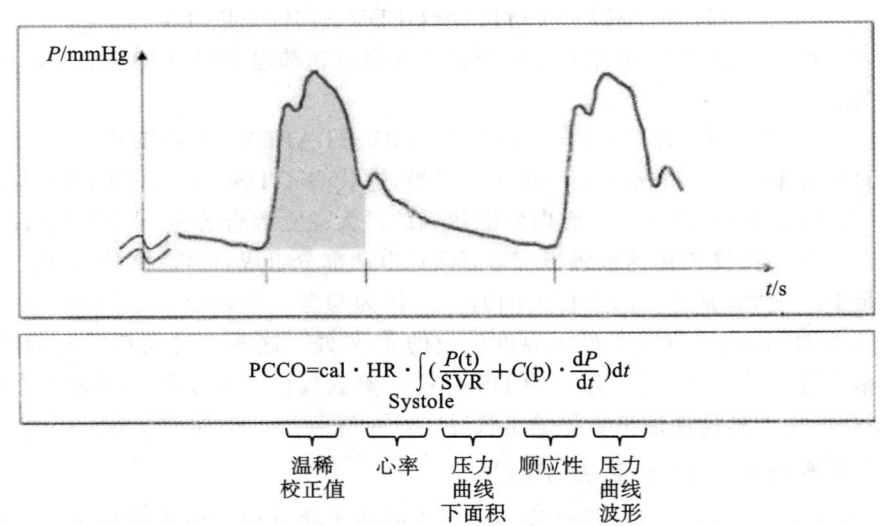

$$PCCO = cal \cdot HR \cdot \int_{Systole} \left(\frac{P(t)}{SVR} + C(p) \cdot \frac{dP}{dt} \right) dt$$

温稀　　心率　　压力　　顺应性　　压力
校正值　　　　　曲线　　　　　　曲线
　　　　　　　下面积　　　　　波形

图 3-14　脉搏轮廓心排血量的校正公式

三、PICCO 监测参数及临床意义

（一）PICCO 提供的参数分类

PICCO 是经肺热稀释技术与动脉搏动曲线分析技术这两种高精尖的科技完美结合。能够为我们呈现精细、准确和可靠参数数据（表3-5、图3-15）。这些参数能够很好地指导临床医护人员进行精准的血流动力学监测和容量管理。

表 3-5　PICCO 提供的参数分类及英文缩写

分　类	参数名称	英文全称	缩　写
前负荷参数	总舒张末期容量	global end-diastolic volume	GEDV
	胸腔内总血容量	intrathoracic blood volume	ITBV
	每搏输出量变异	stroke volume variation	SVV
	脉压变异	pulse pressure variability	PPV
	肺动脉楔压	pulmonary wedge pressure	PAWP
	中心静脉压	central venous pressure	CVP
流量/后负荷参数	心排血量	cardiac output	CO
	每搏输出量	stroke volume	SV
	体血管阻力	systemic vascular resistance	SVR
心肌收缩力参数	全心射血分数	global ejection fraction	GEF
	心功能指数	cardiac function index	CFI
	左室收缩力指数	ieft ventricular dP/dt max	dPmx
	心脏做功	cardiac power index	CPI
肺相关参数	血管外肺水	extr avascular lung water	EVLW
	血管通透性指数	pulmonary vascular permeability index	PVPI
氧饱和参数	中心静脉氧饱和度	central venous oxygen saturation	ScvO$_2$
	氧供	oxygen delivery	DO$_2$
	氧耗	oxygen consumption	VO$_2$

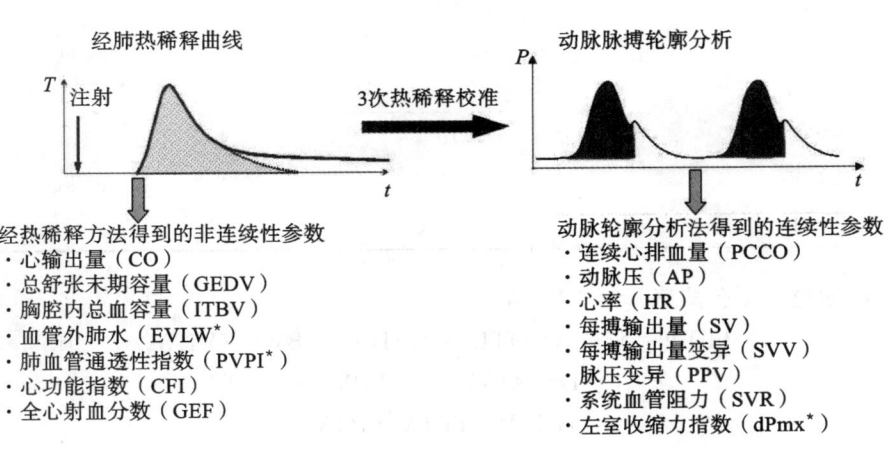

图 3-15　PICCO 监测的参数

（二）常见参数的意义

1. 心排血量/心脏指数(CO/CI)　注 1 次冰水就可以显示出两者的精确数值,通常连续注射 3 次冰水,取 3 次数值的平均值来减少误差;以后需要每 6～8 h 校正 1 次就可以连续显

示；当血流动力学不稳定时，适当增加校准频率；当患者病情变化时（容量复苏、使用了血管活性药物及进行了其他诊疗手段后），需要随时校正热稀释曲线，从而获得更准确的连续心排血量（PICCO）。心脏指数（CI）是单位体表面积的心排血量（CO）。

2. 胸腔内总血容量（ITBV） 胸内血容量是指示剂稀释心排血量测定中左右心腔舒张末期容量和肺血容量组成，即注入点到探测点之间胸部心肺血管腔内的血容量。大量研究证明，ITBV是一项比肺动脉楔压（PAWP）、右室舒张末压（RVEDP）和中心静脉压（CVP）更可靠的心脏前负荷指标。

$$ITBV=RAEDV+RVEDV+PBV+LAEDV+LVEDV$$

3. 总舒张末期容量（GEDV） GEDV反映心脏前负荷的指标，能较好地反映心脏的前负荷数值，可以不受呼吸和心脏功能的影响。GEDV占ITBV的2/3～3/4，通常认为ITBV是GEDV的1.25倍。

$$GEDV=RAEDV+RVEDV+LAEDV+LVEDV$$

4. 血管外肺水（EVLW） 肺的含水量由肺血的含水量和血管外肺水量组成，EVLW是指分布于肺血管外的液体，该液体由血管滤出进入组织间隙，取决于肺毛细血管内静水压、肺间质静水压、肺毛细血管内胶体渗透压和肺间质胶体渗透压，是监测肺水肿的量化指标。任何原因引起的肺毛细血管滤出过多或液体排出受阻都会使EVLW增加，导致肺水肿。超过正常2倍的EVLW（正常值范围见表3-6）就会影响气体弥散和肺的功能，引起肺水肿。

表3-6 PICCO血流动力学正常参考范围值

参 数	正 常 范 围	单 位
CI	3.0～5.0	$L \cdot min^{-1} \cdot m^{-2}$
SVI	40～60	ml/m^2
SVRI	1200～1800	$Dyn \cdot s \cdot cm^{-5} \cdot m^2$
MAP	70～90	mmHg
GEF	25～35	%
GEDVI	680～800	ml/m^2
ITBVI	850～1000	ml/m^2
SVV	≤10	%
EVLWI	3.0～7.0	ml/kg
PVPI	1.0～3.0	

PICCO通过以下公式来计算EVLW：

$$ITTV=MTt×COTDa=GEDV+PBV+EVLW$$
$$PTV=DSt×COTDa=PBV+EVLW$$
$$GEDV=ITTV-PTV$$
$$ITBV=1.25×GEDV$$
$$EVLW=ITTV-ITBV$$

EVLWI>7 ml/kg作为肺水肿阈值的敏感度为86%。EVLW是一项表示病情严重的指标。在1990年Sturm就指出急性呼吸窘迫综合征（ARDS）患者的死亡率与EVLW的关系：EVLW增加的患者需要给予机械通气及特殊护理与治疗，只有能减少EVLW但不降低

内脏灌注的措施,才能增加患者存活机会。

5. 肺血管通透性指数(PVPI) 临床上,左心衰竭、肺炎、败血症、烧伤等都可引起肺的液体含量增加,增多的液体转到间质或肺泡腔,可由血管滤过压和血管表面积增加,或肺血管对血浆蛋白通透性增加所致,漏出的蛋白质吸引更多的水,以使血管内外的胶体渗透压平衡。静水压和通透性增加,都会使 EVLW 的增加。当肺血管通透性增加已经引起肺水肿时,唯有 EVLW 床边数据能定量通透性损伤程度,PVPI 是指血管外肺水同胸内血容量之比(EVLW/ITBV)。

若 EVLW 明显增加,ITBV 正常,PVPI 会明显增加,表明是肺血管通透性增加引起的肺水肿;如果 EVLW、ITBV 同时明显增加,PVPI 在正常范围内,表明是静水压升高引起的肺水肿。

6. 每搏输出量变异(SVV) SVV 是由正压通气引起左室搏出量发生周期性改变,可用来判断容量反应性。为了避免自主不规则呼吸引起每搏输出量周期性改变的不稳定,SVV 的测定需要患者充分镇静,采用呼吸机容量控制性通气。达到以上条件,SVV 就能比 CVP、GEDV 等静态指标更能反映容量反应性。临床上通过 SVV 而不是容量负荷试验,就可避免过多的容量负荷,对心功能或肾功能不全患者尤为重要。

SVV 指的是在控制性机械通气期间,最大的每搏输出量(SV_{max})与最小的每搏输出量(SV_{min})之差值与每搏输出量平均值(SV_{mean})相比获得的,计算公式为 $SVV = (SV_{max} - SV_{min})/SV_{mean} \times 100\%$,其中 $SV_{mean} = (SV_{max} + SV_{min})/2$。根据此原理,还可以监测收缩压力变异(SPV)和脉压变异(PPV)等指标,后两者也具有与 SVV 相似的意义(图 3-16)。

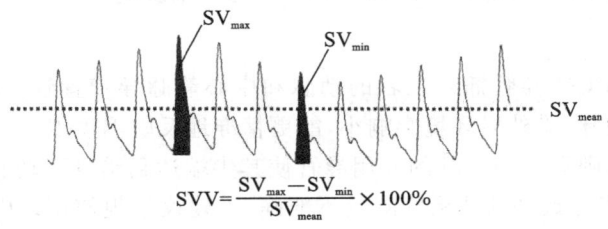

图 3-16 SVV 的计算原理

SVV 的局限性:①不能用于自主呼吸的患者,不能用于心律失常患者。②受到机械通气的影响,设定不同的潮气量会影响 SVV 的阈值,当潮气量过小(小于 8 ml/kg 时),不能作为预测液体治疗效果的指标。③若患者有肺源性心脏病,尚不能解释 SVV 的意义。④不同的监测系统进行动脉波形计算采用的方法不同,得出的结果不同。不能仅仅依据 SVV 预测液体治疗的效果,还要考虑患者的病情以及其他血流动力学参数做出综合判断。

总之,相对于 CVP 和 PAWP,PICCO 监测技术所获取的总舒张末期容量(GEDV)和胸腔内总血容量(ITBV)作为心脏前负荷容积指标,受呼吸和心脏功能影响较小。前负荷动态指标每搏输出量变异(SVV)及脉压变异(PPV)较 CVP、GEDV 等静态前负荷指标能更好地预测容量反应性。PICCO 监测技术提供反映心脏收缩力的参数,如心功能指数(CFI)和全心射血分数(GEF)以及连续心脏指数(pulse contour cardiac index,PCCI)及左室收缩力指数(dPmx)。无论是在动物实验还是临床试验中,CFI 和 GEF 的绝对值与超声心动图测量的左室射血分数间均存在良好的相关性,其变化趋势也保持一致。PICCO 监测技术提供的反映血管张力的指标,如体循环阻力指数(SVRI)及动态动脉弹性评估(Eadyn,Eadyn = PPV/SVV),结合前负荷、心功能可帮助确定休克的类型和最佳治疗方案。相对于 SVRI,

Eadyn 能更好地体现体循环血管对于血管活性药物及容量的反应,用以指导血管活性药物的使用及安全撤离。此外,EVLWI>10 ml/kg 是重症患者普遍肺水肿诊断标准,而且 EVLW 与重症患者预后显著相关。联合应用 PVPI、EVLWI 和 ITBV 等参数,有助于预测肺水肿发生的风险和进行类型的判断。

（三）PICCO 血流动力/容量管理决策树

临床上危重患者常使用 PICCO 来指导容量管理和血管活性药物的使用,将 PICCO 监测的各种参数结合起来,可以及时了解临床患者的容量状态及心肌收缩力的情况,准确而客观地掌握临床决策的时机,从而指导临床进行容量和血管活性药物的调整。

四、PICCO 的监测与护理

（一）适应证与禁忌证

1. 适应证　血流动力学不稳定或存在可导致血流动力学不稳定的危险因素的患者。血管外肺水（EVLW）增加或者存在引起血管外肺水增加的危险因素的患者。如休克、急性呼吸窘迫综合征（ARDS）、急性心力衰竭、严重创伤、大手术、严重感染、脓毒症等患者。

2. 禁忌证　对动脉置管和中心静脉置管有禁忌证的患者以及对监测结果准确性有影响的患者。主要包括以下情况:严重出血、主动脉瘤、大动脉炎、动脉狭窄、肢体有栓塞史、严重心律失常、严重气胸、心肺压缩性疾病等患者。

3. 相对禁忌证　体外循环期间、体温或血压短时间变差过大、心腔肿瘤、心内分流等,这些情况也可能会对 PICCO 监测的准确性和安全性产生影响。

（二）监测

1. 置管　将 PICCO 导管插入患者的动脉和中心静脉导管置管。动脉首选股动脉,其尖端大致位于髂总动脉,受外界环境影响小,能更精准地反映温度变化;也可选用腋动脉、肱动脉;若选用桡动脉,则需要 50 cm 的专用导管使其尖端达到锁骨下动脉,置管难度增加,导管一旦脱出>5 cm 将导致经肺热稀释测量不准确,不建议常规使用。中心静脉导管首选颈内静脉或锁骨下静脉置管。

2. 系统连接　连接电源线,注射液温度传感器（缆线的蓝色端）与中心静脉导管连接,另一端接 PICCO 导管压力传感器套装与 PICCO 机器连接,连接动脉压力导线,连接动脉端温度缆线,并确保温度感知接头与压力模块之间实现无缝连接,以保障数据传输的准确与稳定（系统的连接详见图 3-17）。

3. 归零　动脉压、CVP 归零。

4. 输入患者参数　身高、体重、类别（成年人还是儿童）、性别。

5. PICCO 校准　关闭中心静脉所有静脉输液通路,设置、抽取所需的冰盐水量（PICCO 机器会根据患者身高体重推荐注射的冰盐水量）,选择开始测量,当提示可以注射时从温度探测仪前端注入冰盐水（7 s 内匀速注射）,测 2～3 次,输入 CVP 值,选择保存校准,选择血流动力学计算,打印或记录显示的参数。

（三）护理

1. 中心静脉端的护理

（1）建议把注射液温度传感器连接在中心静脉导管的主腔上,以确保能够在 7 s 内匀速注射完冰盐水。

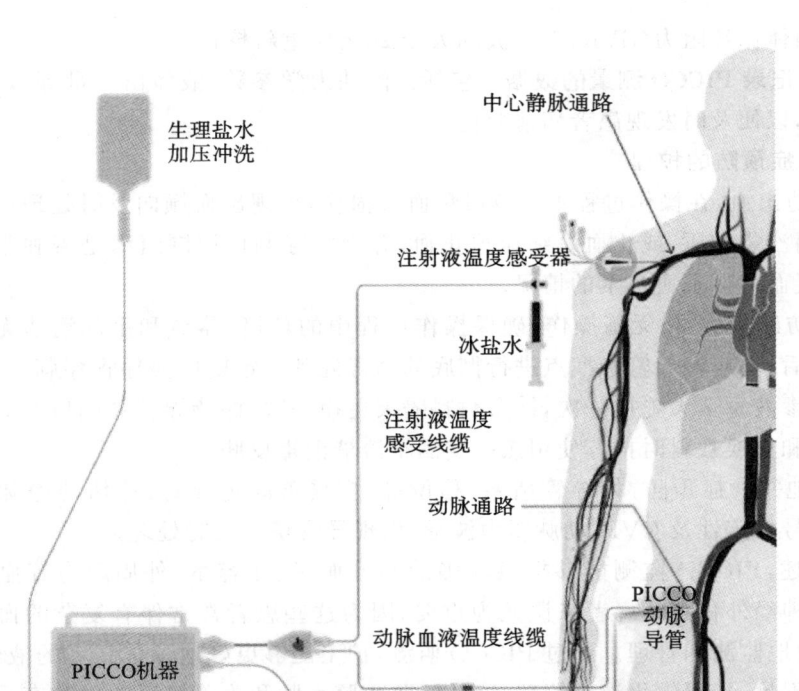

生理盐水加压冲洗

中心静脉通路

注射液温度感受器

冰盐水

注射液温度感受线缆

动脉通路

PICCO机器

动脉血液温度线缆

PICCO动脉导管

动脉压力线缆

图 3-17　PICCO 导管与仪器连接示意图

（2）注射液温度传感器与中心静脉导管之间最多连接一个三通,三通过多会使冰盐水损失过大,导致测量误差增大。

（3）注射液温度传感器后面不能连接任何测压/输液装置,只能连接肝素帽或堵头,以免注射液温度传感器内的弹簧损坏。

（4）不使用时关闭注射液温度传感器一端,注射液温度传感器是卡槽式设计,连接或取下时不要扭动或滑动,直接插拔即可。

2. 动脉导管端的护理

（1）观察穿刺口有无渗血、渗液、肿胀等,保持穿刺部位清洁、干燥,发现渗血、渗液及时更换。

（2）密切观察穿刺侧肢体温度及颜色、足背动脉搏动情况,如发现栓塞危险,立即通知医生处理。

（3）保证 PICCO 导管连接通畅,避免打折、扭曲,并予妥善固定,防止松动脱出,导管内无血液反流。

（4）监测期间保证液体加压袋的压力维持在 300 mmHg(1 mmHg＝0.133 kPa),以确保生理盐水能以 2～4 ml/h 的速度持续冲洗管道,保证管道通畅及无血液反流,如导管内有凝血而发生部分堵塞导致波形异常时,应及时抽出凝血块加以疏通。

（5）确保动脉导管及压力延长管内没有气泡。在进行 PICCO 监测前按照操作规程进行排气,应确保导管内无气泡,冲洗管道时严防空气进入。

3. 定期校准　建议至少每 8 h 重新校准一次;对于血流动力学不稳定的患者,适当增加

校准次数；当体循环阻力（SVR）上下波动大于20％应重新校正。

4. 准确记录 PICCO 测量的数据　包括血流动力学参数、液体出入量等，定期对记录数据进行分析，以便及时发现患者病情变化。

5. 并发症预防的护理

（1）预防出血：在操作过程中注意避免血管损伤，发现出血倾向及时处理。如果穿刺口出血，可使用沙袋加压，或止血海绵压迫止血，并观察穿刺口周围组织是否肿胀。关注患者生命体征、凝血指标及血色素的情况。

（2）预防感染：严格无菌操作，确保操作过程中的环境、器械和手部清洁无菌。在每次操作导管前后，均应对导管触摸点进行彻底的消毒处理。定期更换导管穿刺口的敷料，透明敷料无渗血渗液每7天更换一次，纱布敷料隔天更换一次，保持导管穿刺口及周围皮肤干燥清洁。置管和更换敷料时推荐使用氯己定酒精溶液消毒皮肤。

（3）其他并发症预防：如导管堵塞、移位等，应妥善固定导管、评估动静脉通路通畅情况。检查信号稳定性及 CVP、动脉压力波形，出现异常情况及时处理。

综上所述，PICCO 监测能够提供准确的心排血量、血容量、外周阻力等血流动力学参数。这对于神经外科重症患者来说尤为重要，因为这些患者常常伴有复杂的血流动力学变化，需要精确地监测和管理。通过 PICCO 监测，护士能够更好地评估患者的液体状态，避免液体过载或不足，从而优化液体管理，这对于防止脑水肿和改善患者预后具有重要作用。作为神经外科重症护士要充分理解 PICCO 参数意义，熟练掌握监测技术的操作流程及并发症的观察和预防。掌握 PICCO 监测技术对神经外科重症护士来说，不仅是提升自身专业能力的重要途径，也是保障患者安全和提高治疗效果的重要手段。

（申叶林　陈洋春）

第十节　腹内压监测

腹内压是指内脏与腹壁之间相互作用而产生的腹腔内的压力。成人腹内压正常范围为 0～5 mmHg（1 mmHg＝0.133 kPa），可随呼吸波动。重症患者因液体潴留、腹部手术、呼吸机的使用等原因，可导致腹内压高于正常值，一般在5～7 mmHg。腹内压持续或反复病理性升高且大于12 mmHg 称为腹腔高压（intraabdominal hypertension，IAH），如果合并器官功能障碍或衰竭，则称为腹腔间室综合征（abdominal compartment syndrome，ACS）。根据世界腹腔间室综合征协会（WSACS）对 IAH 和 ACS 发表的相关研究，50％～80％的重症成年患者可能发展为 IAH，2.7％～51.7％可能发展为 ACS。近年来，腹内压越来越受到重视，被认为是 ICU 中不可或缺的监测指标。

一、腹内压监测的原理

腹内压是在腹腔的封闭腔隙内、稳定状态下产生的一种压力。直接测压法是直接将导管放入腹腔进行监测，通过传感器传导进行测压；间接测压法的原理是利用空腔脏器囊壁内的压力变化反映腹腔内的压力，所以比较常用的空腔脏器包括膀胱、胃、直肠、上下腔静脉等。

二、腹内压监测

（一）监测目的

腹内压被认为是重症患者除四大生命体征和血氧饱和度之外的第六生命体征。有研究认为,经膀胱腹内压监测对 ICU 重症患者的救治具有临床指导意义,建议将其纳入综合 ICU 常规监护内容。此外,腹内压的监测与管理对重症患者肠内营养方案的实施与调整也具有重要的指导意义。IAH 可引起组织器官低灌注,甚至发展为 ACS,导致多器官和系统功能障碍甚至衰竭,给救治工作带来很大挑战。根据腹内压高低,IAH 可分为 4 级:Ⅰ级腹内压为 12～15 mmHg;Ⅱ级腹内压为 16～20 mmHg;Ⅲ级为腹内压 21～25 mmHg;Ⅳ级腹内压＞25 mmHg。

（二）腹腔高压对机体的影响

1. 神经系统　IAH 和 ACS 可导致颅脑静脉回流减少。IAH 会导致膈肌移向头侧,使胸腔容积减少并对右心房造成压迫,导致胸腔压力升高。20％～80％的腹腔压力会传导至胸腔,使胸腔压力升高,进一步导致 CVP 和颈静脉压力升高,颅脑静脉回流压力梯度受损,进而导致颅脑静脉回流减少。有研究显示,肺损伤可能会加重 IAH 对中心静脉压的影响,进一步影响颅脑静脉回流。

2. 循环系统　IAH 会降低心脏前负荷、抑制心肌收缩力、增加心脏后负荷,从而导致心排血量减少。

3. 呼吸系统　IAH 对呼吸生理的核心影响就是膈肌上抬导致胸腔压力升高。

（三）适应证

任何疑似 IAH 或需要动态监测腹腔压力的情况都是腹内压监测的适应证。临床上多种情况可以导致 IAH,具体如下。

1. 腹腔内容量增加　肠梗阻、假性结肠梗阻、胃瘫、胃扩张、损伤控制性开腹手术后、腹腔肿瘤等。

2. 腹腔内容物积聚　胰腺炎、腹腔积液或积血、腹膜透析、气腹、腹部闭合伤、炎症性腹膜炎、腹腔脓肿等。

3. 腹壁顺应性下降　俯卧位通气、机械通气、肥胖、腹部术后、腹壁出血和(或)腹直肌血肿、腹部皮肤烧伤等。

4. 毛细血管渗漏和液体复苏　低血压、酸中毒、凝血功能障碍、大量输血、创伤、大量液体复苏、大面积烧伤、脓毒症等。

（四）禁忌证

1. 经膀胱测量

（1）尿路梗阻或断裂。

（2）严重泌尿系统感染。

（3）膀胱外伤、挛缩。

（4）神经性膀胱炎。

2. 经胃内测量　禁忌证同经鼻胃管插管术及洗胃术。

3. 经直肠测量　接受直肠、结肠手术患者及直肠或直肠有损伤的患者。

（五）监测方法

1. 直接测量法　通过腹腔引流管或穿刺针连接传感器进行测压,该方法测量值较准确,但为有创操作,并且大多数患者腹腔情况复杂,故临床少用。

2. 间接测量法　间接测量法主要包括经膀胱、胃内、直肠测量、上下腔静脉或使用腹围、腹壁张力测量等,其中,经膀胱测量在临床中使用最为广泛,被世界腹腔间室综合征协会推荐为腹内压测量的金标准。

（1）经膀胱测量。

①开放系统单一测量方式:通过导尿管进行测量,夹闭导尿管,导尿管内注入≤25 ml生理盐水后,使用一次性输液器或连接管道进行测量,测压管与地面垂直,以腋中线为零点,读数前使生理盐水在膀胱内停留30 s以上以达到平衡,呼气末读数,液面高度即经膀胱测得的腹内压。

②密闭系统重复测量:通过导尿管端连接密闭测压套件,进行持续监测,测量时,同样将导尿管夹闭,导尿管内注入≤25 ml生理盐水后,测压套件零点仍以腋中线为零点,读数可在监护仪上显示。

（2）经胃内测量:测量胃内压通常使用鼻胃管进行,经鼻胃管注入50～100 ml生理盐水,将鼻胃管近端提起,使其与地面垂直,以腋中线为零点,液面高度即为胃内压,也可以将鼻胃管与压力换能器连接,直接在监护仪上读取数据。

测量结束后应尽快恢复胃肠营养,不能因为胃内压的监测而忽视患者的胃肠内营养。

需要持续胃内压监测的患者,可考虑放置经鼻胃空肠管,开口在胃内的导管测压,开口在空肠内的导管输注营养液。

（3）经直肠测量:此法多用于婴幼儿腹内压的监测。患儿取平卧位,双腿伸直,利用经胃内测量的同样测压装置,接上延长管或输液管,管头部剪出2～3个侧孔,末端插入肛门约5 cm,在呼气末时读数。

（六）波形分析

腹内压的波形随呼吸变化,但可以通过一定方法来确认腹内压的有效性。

（1）压力波形随呼吸一致。

（2）手拍下腹,振动试验阳性。

（3）重复性好。

（七）影响因素

1. 经膀胱测量腹内压

（1）体位:理想情况下,患者取仰卧位,床头与地板平行,使膀胱处于排空状态,双下肢不必屈曲,但要确保腹部肌肉保持松弛,于呼气末读数。

（2）若患者病情特殊,无法取仰卧位时,则每次进行腹内压测量,应保持患者取相同体位再进行测量。

①零点位置:以腋中线水平为零点位置。

②生理盐水注入量:经膀胱监测腹内压时使用的无菌生理盐水最大注入量为25 ml,滴注后30～60 s,待膀胱逼尿肌放松后再进行测量。

③镇静镇痛方案的使用:腹内压监测时不应出现腹部肌肉收缩,必要时可通过使用镇静药甚至麻醉药来实现。

④膀胱收缩、骨盆肿瘤或骨折、腹腔内脏器官粘连等均可影响测量结果。

2. 经胃内测量腹内压 胃内压监测前 6 h 内应禁饮禁食,否则会影响腹内压数值的准确性。

3. 经直肠测量腹内压 若直肠内有大便,在灌肠排出大便后再进行腹内压监测。

三、腹内压监测的局限性

世界腹腔间室综合征协会更新指南后,使腹内压监测的相关操作流程更标准,但即使如此,国内外研究均显示,医护人员对该指南的认识与应用存在明显的了解匮乏与执行不足的缺陷,所以对医护人员的培训显得至关重要。应加强对医护人员的腹内压相关理论知识和监测方法的培训,也应加强临床医生对腹内压监测结果的解释,以提高患者及其家属对腹内压监测的认识水平和配合程度,告知患者及其家属重复监测腹内压是极其必要的。

神经外科重症患者腹内压升高会导致胸腔内压力升高,脑静脉回流受阻,进一步导致颅内压增高,严重腹部损伤患者中超过 40% 伴有颅内压增高。因此,在临床救治神经外科重症患者过程中,也越来越重视其腹内压的管理。虽然目前 IAH 与颅内压二者之间关系的研究逐渐受到重视,但其相关准确机制尚不完全清楚,有待进一步研究。

(赖钰虹 任秋颖)

▶▶ 参考文献

[1] Piper I, Barnes A, Smith D, et al. The Camino intracranial pressure sensor: is it optimal technology? An internal audit with a review of current intracranial pressure monitoring technologies[J]. Neurosurgery,2001,49(5):1158-1164,1164-1165.

[2] Poca M A,Sahuquillo J,Arribas M,et al. Fiberoptic intraparenchymal brain pressure monitoring with the Camino V420 monitor: reflections on our experience in 163 severely head-injured patients[J]. J Neurotrauma,2002,19(4):439-448.

[3] 缪国专,张远征,周益民,等.腹腔内高压对颅脑创伤患者颅内压的影响[J].中华创伤杂志,2009,25(3):199-201.

[4] 张建宁.神经外科重症监护[M].北京:人民卫生出版社,2013.

[5] 吴雪海,胡锦,高亮,等.重症神经外科患者的颅内压监测指征与规范化治疗[J].中华急诊医学杂志,2013,22(12):1321-1323.

[6] 岳云.透过现象看本质——正确评价脑电双频指数监测技术[J].国际麻醉学与复苏杂志,2016,37(11):961-963,967.

[7] 急诊呼气末二氧化碳监测专家共识组.急诊呼气末二氧化碳监测专家共识[J].中华急诊医学杂志,2017,26(5):507-511.

[8] 中国医师协会神经内科医师分会神经超声专业委员会,中华医学会神经病学分会神经影像协作组.中国神经超声的操作规范(一)[J].中华医学杂志,2017,97(39):3043-3050.

[9] 中国医师协会神经内科医师分会神经超声专业委员会,中华医学会神经病学分会神经影像协作组.中国神经超声的操作规范(三)[J].中华医学杂志,2017,97(43):3361-3370.

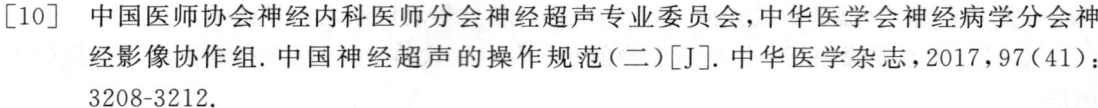

[10] 中国医师协会神经内科医师分会神经超声专业委员会,中华医学会神经病学分会神经影像协作组.中国神经超声的操作规范(二)[J].中华医学杂志,2017,97(41):3208-3212.

[11] 薛鑫,李瑞豪,任海军.脑电双频指数监测技术在神经外科的应用与进展[J].中华神经外科疾病研究杂志,2018,17(6):570-572.

[12] 杨毅,黄英姿.ICU监测与治疗技术[M].2版.上海:上海科学技术出版社,2018.

[13] Schwab S,Schellinger P,Werner C,et al.神经重症医学(双色版)[M].2版.雷霆,译.武汉:湖北科学技术出版社,2018.

[14] Heldt T,Zoerle T,Teichmann D,et al. Intracranial Pressure and Intracranial Elastance Monitoring in Neurocritical Care[J]. Annu Rev Biomed Eng,2019,21:523-549.

[15] Nag D S,Sahu S,Swain A,et al. Intracranial pressure monitoring:Gold standard and recent innovations[J]. World J Clin Cases,2019,7(13):1535-1553.

[16] 中国医师协会急诊医师分会,中国医师协会急诊医师分会循环与血流动力学学组,中华医学会急诊医学分会,等.中心静脉压急诊临床应用中国专家共识(2020)[J].中华急诊医学杂志,2020,29(6):757-764.

[17] 中国腹腔重症协作组.重症患者腹内高压监测与管理专家共识(2020版)[J].中华消化外科杂志,2020,19(10):1030-1037.

[18] 赵明曦,郭海凌,何怀武,等.ICU医护人员中心静脉压测量流程及临床应用现状调查[J].护理学杂志,2020,35(21):66-69.

[19] 中华医学会神经外科学分会颅脑创伤专业组,中华医学会创伤学分会神经损伤专业组.颅脑创伤患者脑监测技术中国专家共识[J].中华神经外科杂志,2020,36(12):1189-1194.

[20] 藏瑞,张艳,温亚.呼气末二氧化碳分压监测在昏迷患者留置胃管中的应用[J].中国护理管理,2021,21(2):307-310.

[21] 赵明曦,李奇,罗红波,等.中心静脉压测量的最佳证据总结[J].中华护理杂志,2021,56(10):1552-1560.

[22] 李志茹,王华芬,卢芳燕.危重症患者腹内压监测的最佳证据总结[J].中国护理管理,2022,22(5):750-754.

[23] 代恒茂,明伟,周志强,等.呼气末二氧化碳分压监测在全麻拔管后苏醒期患者中的应用[J].护理学杂志,2022,37(12):36-38.

[24] 王晓瑾,黄春荣,赵慧慧,等.重症患者经膀胱腹内压监测管理的证据总结[J].中华护理杂志,2022,57(15):1886-1892.

[25] 中国抗癫痫协会脑电图和神经电生理分会.危重症持续脑电图监测技术标准[J].癫痫杂志,2022,8(1):29-32.

[26] 中国抗癫痫协会脑电图和神经电生理分会.临床脑电图基本技术标准[J].癫痫杂志,2022,8(1):3-11.

[27] Hawryluk G,Citerio G,Hutchinson P,et al. Intracranial pressure:current perspectives on physiology and monitoring[J]. Intensive Care Med,2022,48(10):1471-1481.

［28］ 袁梦湄,黄晓霞,唐佳迎,等.以腹内压监测为导向的腹腔高压患者肠内营养护理方案的构建及应用［J］.中华护理杂志,2023,58(12):1413-1421.

［29］ 青岛市护理学会管路护理专业委员会,青岛市护理学会静脉血栓栓塞专业委员会,山东省护理学会疼痛护理专业委员会.成人 ICU 患者外周动脉导管管理专家共识［J］.中华现代护理杂志,2024,30(11):1401-1406.

［30］ 中华医学会急诊医学分会,北京医学会急诊医学分会,北京医师协会急救医学专科医师分会,等.成人腹腔高压和腹腔间隔室综合征诊治中国急诊专家共识(2024)［J］.中华危重病急救医学,2024,36(5):449-460.

［31］ 中国医师协会神经外科医师分会神经电生理监测学组,中国研究型医院学会临床神经电生理专委会,中国人体健康科技促进会重症脑损伤专业委员会.神经重症患者的神经电生理监测与评估专家共识(2024 版)［J］.中华医学杂志,2024,104(23):2113-2122.

［32］ 盛文兵,张永正.心输出量及血流动力学检测在心力衰竭中的应用进展［J］.系统医学,2023,8(15):186-190.

［33］ PICCO 监测技术操作管理共识专家组.PICCO 监测技术操作管理专家共识［J］.中华急诊医学杂志,2023,32(6):724-735.

［34］ 谢作华.血流动力学监测技术在脓毒性休克患者中的应用进展研究［J］.中国实用医药,2024,19(9):169-171.

［35］ 白吉佳,郑磊,朱金源,等.PICCO 和床旁动态超声对重症肺炎合并 ARDS 的临床治疗价值的对比研究［J］.宁夏医学杂志,2024,46(3):202-205.

［36］ 周敏,臧宝赫,范昊.PICCO 指导液体复苏用于重症肺炎伴感染性休克患者的临床效果［J］.川北医学院学报,2024,39(1):112-116.

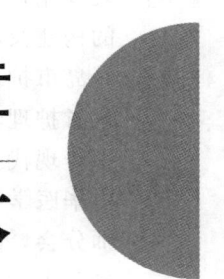

第四章

操作技术

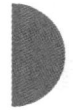

第一节　脑脊液外引流护理技术

一、概述

脑脊液外引流是神经外科常见的诊疗措施之一,特指将脑室或腰大池内的脑脊液向体外密闭系统引流,主要包括腰大池穿刺置管引流和侧脑室穿刺置管外引流;目的是减少血性脑脊液对脑膜刺激,降低颅内压,促进感染控制等,有时也可以用于监测和控制颅内压,或者经引流管注射治疗性药物。

脑室外引流(external ventricular drains,EVD)关键时刻可以挽救患者生命,一般经颅骨钻孔或锥孔穿刺侧脑室,放置引流管将脑脊液、血性脑脊液或者感染脑脊液等引流至体外。腰大池外引流(lumbar drainage,LD)是一种将脑脊液从脊髓腰部区域引流出来的手术方法。与传统脑室钻孔引流术相比,LD具有简单易行、经济、创伤小等有诸多优势。但有明确的适应证与禁忌证,一般由神经外科医生评估后实施。

二、适应证与禁忌证

(一)适应证

1. EVD适应证　①急性梗阻性脑积水及脑疝的抢救;②脑室内出血;③颅内感染的治疗;④开颅术中降低颅内压或脑室内手术后引流;⑤脑脊液漏的治疗。

2. LD适应证　LD的目的与EVD基本一致,但特别强调需首先排除严重颅内压增高,才可行LD。LD适应证主要包括:①部分Fisher3~4级的蛛网膜下腔出血;②部分脑室出血;③中枢神经系统感染的抗生素治疗;④脑脊液漏的辅助治疗;⑤为使脑组织松弛的颅内肿瘤围手术期准备等。

通过脑脊液外引流,可减轻血性脑脊液对脑和脑膜的刺激,促进脑脊液的循环和吸收,缓解脑血管痉挛,改善脑缺血状态,减轻脑水肿和脑梗死的发生。

(二)禁忌证

1. EVD禁忌证　EVD无绝对禁忌证,出(凝)血功能障碍及穿刺部位的皮肤感染为相对禁忌证。

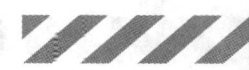

2. LD 禁忌证 脑疝为 LD 的绝对禁忌证。相对禁忌证:①颅内压严重增高者;②穿刺部位腰椎畸形或骨质破坏,造成腰椎穿刺或置管困难者;③全身严重感染(如严重脓毒症)、休克或濒于休克以及生命体征不稳的濒死者;④高颈段脊髓占位性病变,特别是脊髓功能完全丧失者;⑤脑脊液循环通路不完全梗阻者;⑥躁动不安或精神行为异常不能配合诊疗者。

三、术区位置

1. EVD 放置 EVD 的操作成功是基于解剖定位。在病变导致脑室移位时需根据头颅 CT 扫描结果做方向上的调整。脑室系统包括位于两侧大脑半球内对称的左右侧脑室,位于脑幕上中线部位,经室间孔与两侧脑室相通的第三脑室,中脑导水管以及位于颅后窝小脑半球与脑桥延髓之间的第四脑室。脑室穿刺仅指穿刺两侧侧脑室。常用穿刺部位有:①脑室前角穿刺(Kocher 点):位于鼻根后 10~11 cm,即中线旁 2.5 cm、冠状缝前 1 cm 处。最常选择非优势半球的额叶入路。当右侧脑室铸型、右侧穿刺部位污染或因其他原因不宜穿刺时,可改为左侧对称点入路,偶尔可双侧置管引流。自头皮算,导管深度一般不超过 7 cm;②后角穿刺:取侧卧位,穿刺点在枕外粗隆上 5~6 cm,中线旁 3 cm。穿刺方向对准同侧眉弓外端,深度 7~10 cm;③侧脑室下角穿刺:在耳廓最高点上方 1 cm;④三角部穿刺:在外耳孔上方和后方各 4 cm 处。垂直进针,深度 4~5 cm,将引流管经皮下潜行后引出,可有效减少颅内感染风险,延长 EVD 放置时间,建议潜行长度不短于 3 cm。

2. 床旁锥颅术 重症脑出血患者在紧急情况下会行床旁锥颅术,也就是床边紧急行 EVD,国内一般选择在手术室行 EVD,然而考虑到其增加的手术时间以及患者转运的时间,这可能并不利于颅内压增高的紧急处理。研究表明,与床旁紧急行 EVD 相比,在手术室中行 EVD 并没有显著降低出血的风险。可见,相较手术室处理,床旁紧急行 EVD 可能更为有利,尤其是对于突发病情变化的患者,减少转运手术的时间,即是为生命赢得时间。故 ICU 内应常规备紧急锥颅箱,箱内需备全床旁锥颅术中所有设备、耗材及药物,箱外粘贴封条,封条上需标注有效期、备物者与核对者,缩短床旁紧急锥颅术术前准备时间。

在操作前护士需遵医嘱行术区备皮,使手术部位充分暴露;操作过程中关注患者生命体征,有异常时及时汇报术区医生;针对躁动患者遵医嘱给予相应镇静镇痛药;同时把控术区周围环境,如暂停相邻床位护理操作,减少术区周围人员走动;操作后协助术区医生行床边环境及医疗垃圾处置。

3. LD 放置 协助患者去枕侧卧,取头膝屈曲位,躯干背部与检查床面垂直,头部尽量向胸前俯屈,双下肢尽量向胸腹部屈曲,以最大程度增大椎体间隙,选取腰 2~3 或 3~4 椎间隙进行穿刺,脑脊液可引流出,并且无神经根刺激症状即判断为穿刺成功。国外有建议在超声引导下实施 LD 以减少穿刺失败和致伤风险,操作过程中还需关注术区周围环境,尽量减少相邻床位护理操作及周围人员走动。

四、术后观察和引流管护理

(一) 术后观察

术后严密观察患者的意识水平、瞳孔变化(大小及对光反射)、有无头痛等主诉、生命体征,以及有无相关颅神经功能障碍。可遵医嘱定期进行头颅 CT 扫描或者在有如下情况时行 CT 检查:意识障碍加深、瞳孔出现异常等变化,以判断颅内是否病情变化、是否发生引流管移位或出血等。可疑颅内感染者,可遵医嘱每 1~2 天留取脑脊液标本进行相关化验与培

养检查,必要时1天内行多次检查。标本送检时护士应核对试管上是否标记采集顺序,条码粘贴时按照标注顺序第1管用于化学和免疫学检查(如蛋白质、葡萄糖等),第2管用于微生物学检查(细菌性检查),第3管用于细胞计数和分类计数(常规检查)。标本留取后应尽快送达实验室,室温下30～60 min送达为宜;避免高温、冷冻和振荡;冷冻后解冻的标本不能用于细胞学检查;细胞计数和分类计数宜在1 h内完成检查,以免细胞破损;只有用于蛋白质和核酸分析的标本,可储存于冷冻条件下(−20 ℃以下)。

(二)引流管护理

1. 穿刺口及引流装置的管理　应保持伤口敷料干燥清洁,加强引流管口周围皮肤消毒。每班应关注敷料干燥清洁情况,如有渗血、渗液应立即使用无菌治疗巾垫于头部隔绝床单位,减少感染,及时通知医生更换头部伤口敷料;穿刺口如有红肿、渗液也应及时报告医生。

敷料外端引流管需二次固定,减少脱管的风险,每班交接班观察引流管长度是否足够、是否打折受压,以及引流管位置是否妥当;适当限制患者头部活动范围,对躁动不能配合的患者,应在与其家属签订好保护性约束知情同意书的情况下给予保护性约束,遵医嘱给予镇静镇痛滴定化治疗。

按产品说明书有效期遵循无菌原则更换引流外装置,引流装置的连接处需使用无菌敷料密封包裹,有渗血、渗液及时更换。如果引流管意外断开,对患者最直接的威胁是不受控制的脑脊液漏。应立即在导管的前端使用夹子以阻断泄漏;同时汇报医生处理,系统因断开而被污染,所有远端部件都应更换为新的无菌管道,近端导管的更换会带来新的手术风险,因此在意外断开后通常不会更换。

2. 引流液管理　观察引流管内液平面是否随呼吸、脉搏波动,若在引流早期观察到引流管中的液平面无波动或每小时脑脊液排出量突然减少,首先考虑管腔堵塞,报告医生进行处理。

记录单位时间脑脊液的量和引流液颜色变化;每天脑脊液引流量不超过500 ml(正常人每天分泌量为400～500 ml),多数控制在全天引流量200 ml左右,平均引流速度15～20 ml/h。

移动患者或变动体位时,如外出检查或深静脉置管需平卧位、交接班床头角度需改变时必须先夹闭引流管,防止因体位变动导致引流量异常变动、逆流,导致颅腔和椎管腔内压力梯度改变致过度引流,同时需倾倒引流袋内引流液,避免浸湿过滤膜从而影响引流或增加感染风险;回到床旁应及时开放引流管,观察患者引流管是否脱出,引流管最高点、引流量及引流速度有无改变。

3. 高度管理　引流瓶应悬挂于床头,引流管最高点高于侧脑室平面10～15 cm(使用带水平测量仪的尺滴定高度,平卧:外眦与外耳道连线中点的水平面,即引流装置/引流管与外耳道连线中点的水平面;侧卧:正中矢状面,即引流装置/引流管与两耳连线中心(鼻尖))。

引流管要粘贴相对应名称的管道标识,注明留置时间,引流高度,对于滴定高度频繁的也可使用便利贴或空白输液瓶贴粘贴于引流袋正面,用于记录遵医嘱调整引流管高度相关信息(如日期、现引流高度),利于护士随时第一时间获取引流管的高度信息。

4. 引流液排放管理　引流液应每天倾倒干净,使用固定的量杯;倾倒前应夹闭上端引流管,端口在倾倒前后均需进行消毒处理。

（三）引流管的拔除

引流管留置时间过长是导致 EVD 发生颅内感染的危险因素。建议留置时间为 7～10 天,不应该超过 2 周。若根据病情需要延长引流时间,可拔管在其他穿刺位置重新置管。在计划拔管前 24 h,医生常规实施引流管夹闭试验,护士此时需密切观察患者意识、瞳孔、呼吸节律、血压、心率等变化,如有异常需及时汇报医生处理,并复查头颅 CT 以确保拔管成功;拔管过程中护士于床旁配合医生辅助固定头部,使穿刺部位充分暴露,利于医生操作;拔管后如有脑脊液漏,如穿刺口外观敷料见淡黄色渗液时,及时告知医生,妥善处理,以免引起颅内感染。

五、并发症观察及其处理

1. 出血 置管可导致穿刺道出血。护士在引流管留置期间密切关注瞳孔变化及生命体征趋势、引流液的性状,如出现查体意识加深,生命体征突发异常,瞳孔变化或清亮脑脊液转为血性或血性脑脊液颜色加深应立即将观察情况汇报医生,遵嘱行头颅 CT 检查。

出血相关原因包括:血管异常(如穿刺部位的脑血管畸形),引流管直径太大,抗血小板和抗凝药的使用,国际标准化比率(INR)异常升高,脑脊液过度引流等。拔管也会造成出血,原因包括:小血管长期受压后压力突然释放导致破裂,头皮出血沿 EVD 管路蔓延,脉络丛的损伤等。虽然导管相关出血多数情况下都不严重,常没有临床症状,但是一旦出血不能控制,可能导致致命后果。除了规范护理和观察引流管情况、及时行头颅 CT 扫描监测患者病情变化外,强调在穿刺置管前及引流过程中动态评估患者凝血功能及血小板情况,及时纠正出凝血功能异常(置管时保证 INR<1.2,保留引流管过程中保证 INR<1.4)。但是,对于长期使用抗凝抗血小板药物的患者,何时重启抗凝尚无共识。

2. 感染 继发性化脓性脑室炎和脑膜炎是脑脊液外引流最严重的并发症(EVD 颅内感染率为 0～32%,LD 颅内感染率为 10%～50%),也是导致患者死亡的主要原因之一。如留置引流管期间患者发热,峰值呈逐渐上升趋势;同时伴有脑脊液由澄清变为浑浊,呈毛玻璃状或悬有絮状物,或者穿刺口处敷料见渗液等,应将观察情况汇报医生,可在无菌原则下经引流管端口处留取脑脊液标本送检。

细菌侵入的最主要途径就是引流管内脑脊液。医生在置管过程中应严格无菌操作,护士在留置期间应避免引流管漏液和脑脊液逆流、防止引流管外口与脑脊液收集瓶中的液体接触,外出检查时常规夹闭引流管等,都是预防颅内感染的重要环节。

3. 脱管与堵管 脱管是管理不良事件,多与患者躁动、医护人员的不当操作相关。堵管原因包括引流管管径太小、血块或沉淀物阻塞,以及引流管位置改变等。可采取如下措施进行预防及处理脱管与堵管:严密固定引流管,选择管径稍大的引流管,合并脑室出血、可疑血块阻塞时可反复挤压引流管;若血块较大也可经引流管给予溶栓药物。若怀疑引流管位置改变,需行头颅 CT 扫描以确诊,确诊后应协助医生立即拔除,必要时另选穿刺点置管。

4. 过度引流 留置引流管期间头颅 CT 检查示裂隙脑室综合征、硬膜下积液或硬膜下或硬膜外血肿、硬膜下积液、动脉瘤再破裂、低颅压、反常性脑疝、颅内积气等应考虑存在过度引流。主要原因是脑脊液引流过多、过快,导致颅腔和椎管腔内存在压力梯度。此压力梯度使脑内容物向椎管方向移位,从而导致颅神经和脑组织受牵拉、压迫(也就是继发性脑疝);同时颅腔内脑脊液的过量丢失导致脑室塌陷(尤其是在与脑室外蛛网膜下腔的连通受阻时,如非交通性脑积水),从而使大脑半球收缩,远离颅骨和硬脑膜,造成桥静脉紧张从而导致急性硬膜下血肿。建议评估颅内压后设定引流量。去大骨瓣且有 EVD 时,可以选择加弹力绷带约束颅骨缺损处,以预防出现低颅压,同时过程中关注生命体征变化,如高血压、心动过缓或颅内压增高等。

5. 低颅压头痛 LD 常见的并发症之一。可能由脑脊液引流速度过快或引流量过多引起,亦可因穿刺部位脑脊液漏所致。建议除应常规控制脑脊液外引流量和流速外,若确定脑脊液漏应及时拔管或另选椎间隙重新置管。不推荐常规应用静脉或局部镇痛药预防或治疗腰穿后低颅压头痛;不推荐通过长时间平卧或补液的方法改善腰穿后低颅压头痛的症状。

(曾黄蓉)

第二节　硬膜外(下)引流护理技术

一、概述

硬膜外血肿是位于颅骨内板与硬脑膜之间的血肿,由脑膜血管、静脉窦和板障血管的破裂引起。硬膜外引流在引流组织液、血液及血性分泌物的同时也可引流出部分脑脊液,此时引流液性质应为血性,硬膜外引流管的放置是置入引流管于硬膜外,与颅骨内板相贴,外接引流袋(引流瓶),目的是预防开颅术后产生硬膜外血肿,或脑外伤后防止颅内压增高,引流出血性脑脊液。

硬膜下血肿位于硬脑膜和蛛网膜之间,多数由对冲性脑挫裂伤导致,少数由桥静脉或静脉窦撕裂导致。硬膜下引流管置于硬膜和蛛网膜之间,放置的引流管将血液或积液引流至体外。经颅钻孔放置引流管是临床硬膜下血肿的有效治疗方法,通过引流将血性液体排出体外,减轻脑水肿、脑膜刺激症状,起到调节控制颅内压的作用。

二、适应证

(1) 开颅术后:引流创面渗出物,防止颅内压增高,促进伤口愈合。

(2) 硬膜外(下)血肿、积液、积脓。

三、术后观察与引流管护理

(一) 术后观察

留置管道期间,护士注意观察患者的脑疝危象、意识水平,如出现头痛、恶心、呕吐、颅内压增高症状时应立即汇报医生;定期记录患者的病情观察结果,包括意识状态、瞳孔反应、肢体活动等;针对有清醒或陪护患者,留置引流管后,告知患者及陪护管道的目的和重要性,告知相关注意事项,取得配合。

(二) 引流管的护理

1. 穿刺口及引流装置护理 每班检查头部伤口敷料的情况,如发现松动、渗液或出血,及时通知医生处理。注意观察引流管插入点周围是否有红肿、渗液等感染迹象。

确保引流管固定牢固,避免牵拉和滑脱;引流管需做二次固定,能增加导管固定的牢度,

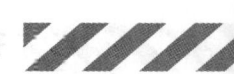

避免引流管受到外力撞击或拉扯,减少导管意外滑脱等并发症的发生,可以使用专用的引流管固定带或透明敷料固定引流管。翻身及活动时动作要轻,防止管道脱出,保持引流管通畅,避免打折、受压、扭曲等,引流管不通畅时,及时报告医生处理;外出转运时,需倾倒滴瓶内引流液,避免引流液反流浸湿微生物过滤膜从而影响引流或增加感染风险,同时需夹闭引流管,避免引流液逆行。

医生在留置引流管或更换引流袋时,遵循无菌操作原则,避免感染;护理过程中应检查引流系统连接部位是否紧密,所有连接部位均需使用无菌敷料包裹,确保无漏气或污染,如敷料有渗血渗液则及时更换;按照产品说明书定期更换引流系统中的各种连接和消毒件。在更换引流系统或进行其他操作前,务必遵循手卫生和戴手套。

2. 引流液管理 观察引流液的颜色、性状和量,记录相关数据;观察有无突然引出大量血性液,如呈全血状,有较多血凝块,应警惕活动性出血,血性引流液超过 100 ml/h 应通知医生,必要时复查头颅 CT 排除硬膜外(下)血肿产生;一般硬膜外引流量 24 h 不超过 500 ml 或者根据病情及医嘱控制引流量;引流量过多与血肿不成正比,颜色呈淡血水样,管内液面随呼吸、脉搏等上下波动时,说明与脑室相通,应汇报医生,遵医嘱滴定引流管高度。以 24 h 不超过 300 ml 为宜,如引流过多,应适当提高引流袋高度,避免引流过度导致脑室壁塌陷引起手术部位远隔区域脑组织移位,桥静脉撕脱形成硬膜下血肿。

3. 高度管理 引流管要粘贴相对应名称的管道标识,注明留置时间、引流高度,对于滴定高度频繁的也可使用便利贴或空白输液瓶贴粘贴于引流袋正面,用于记录遵医嘱调整引流管高度相关信息(如日期、现引流管高度),利于护士随时第一时间获取引流管高度的信息;每班检查引流袋的高度和位置与标识上的标记是否一致,确保引流位置适当,避免引流位置过高或过低。

4. 引流液排放管理 每天排空引流袋,避免引流袋溢满影响引流效果,引流袋排空时需夹闭前端引流管,倾倒前后应消毒端口;注意观察引流袋内的液位,确保引流袋及时排空。

(三)拔管

根据引流情况决定硬膜外引流管留置时间,一般 48~72 h 尽早拔除,不超过 7 天,不然易引起感染;或当引流量<50 ml/d 时,通知医生,考虑拔管。

(曾黄蓉)

第三节　吞咽障碍评估技术

一、概述

吞咽(swallowing)是人类重要的生理功能之一,是人类进行营养摄取和吸收的必要过程,也是人在社会沟通交往时常用的形式之一。正常的吞咽过程一般可分为口腔前期、口腔准备期、口腔期、咽期、食管期。

吞咽障碍(dysphagia,swallowing disorders)是指由于下颌、双唇、舌、软腭、咽喉、食管等器官结构或功能受损,不能安全有效地把食物由口送到胃内的异常状况。吞咽障碍指在吞咽的各个生理分期中出现的异常状态,它不是一个临床意义上的疾病诊断,而是一个综合征,它可以出现在多种疾病的进程之中或本身就是某种疾病的一种症状表现。多种疾病可导致吞咽障碍,包括中枢神经系统疾病、颅神经病变、神经肌肉接头疾病、口咽部器质性病变、消化系统疾病、呼吸系统疾病等。老年人由于牙病或者牙齿残缺,咀嚼能力下降,大块食物不易嚼碎;受年龄和疾病影响,出现反射下降、感觉减退、胃肠蠕动减弱、体位调节能力丧失等,从而引起吞咽功能失调。主要表现为咀嚼困难、口水或食物从口中流出、食物长时间停留在口腔内不吞咽、食物或水从鼻腔流出(鼻腔反流)、进食或喝水时出现呛咳、进食习惯改变、声音嘶哑、反复发作肺炎、不明原因发热、体重下降等。

二、吞咽障碍的分期

(一)认知期

认知期包括对食物的认知、正常的摄食程序及进食动作。意识障碍、情感障碍、严重高级皮质功能障碍患者,容易出现认知障碍。

(二)准备期

准备期指食物从入口腔到完成咀嚼这一过程,是为吞咽做准备的阶段。食物经由唇、齿、颌、舌、颊肌、硬腭、软腭等参与摄入口腔经咀嚼形成食团。口唇闭锁不全、口腔感觉障碍、咀嚼肌与舌肌运动障碍、牙齿异常等均可出现此期障碍。

(三)口腔期

主要由舌、腭运动障碍引起。舌前 2/3 的运动功能异常可造成上抬、塑形和推动食团障碍;舌后部回撤及抬高障碍;舌腭运动减弱则可导致食团在口腔内滞留及早溢等。

(四)咽期

根据吞咽造影检查时钡剂进入气道位置分为渗透误吸。误吸是指钡剂进入喉前庭达到声襞以下;渗透是指钡剂进入喉前庭但未到达声襞以下。最严重的异常表现是食团误入气道。患者出现渗透和误吸后不引发咳嗽或其他临床不适症状,称为隐匿性吸入。

(五)食管期

由于上、下食道括约肌肌力减弱,不能形成正常的蠕动波,食物滞留在食管内,造成机械性梗阻或食物、胃内容物反流。食管肌的过度运动可引起食管痉挛,影响食管内的食物传送。

三、吞咽障碍评估技术

吞咽障碍是临床上多学科常见的症状,易导致误吸、吸入性肺炎、营养不良等严重后果,严重者引起死亡,评估流程建议由筛查开始,并作为工作常规,初步判断是否存在吞咽障碍及其风险程度,如果有或高度怀疑有风险,则做进一步的临床功能评估和(或)仪器检查。

神经外科重症患者吞咽障碍的康复评定包括非工具性评估和工具性评估两部分。

(一)非工具性评估

通常由康复医生和熟练的言语治疗师来评定,具体包括询问详细病史、危险因素分析、口颜面舌的运动评定、吞咽测试等。吞咽测试方法包括:反复唾液吞咽测试、饮水试验、进食

评估问卷调查、容积和黏度吞咽测试等,这些方法可用于能配合的患者,不宜用于有严重认知和意识障碍患者。对于严重认知障碍或意识障碍患者,可采用口面气道治疗法对吞咽、口腔卫生、呼吸、言语表达、非言语交流进行评价,初步评估这一部分患者的吞咽状况和误吸风险。另外,可通过应用多种颜色染料测试技术,测试不同黏度的食物吞咽时的误吸状况,该方法可用于有气管切开的神经外科重症吞咽障碍患者床旁评估,尤其适宜意识障碍患者。

1. 反复唾液吞咽试验 可评估反复吞咽的能力,与误吸的相关性高,也是一种安全的筛查检查。操作方法:①患者取坐位,卧床患者应采取放松体位。②检查者将食指横置于患者甲状软骨上缘,嘱其做吞咽动作。当确认喉头随吞咽动作上举、越过食指后复位,即判定完成一次吞咽反射。当患者诉口干难以吞咽时,可在其舌上滴注少许水,以利吞咽。③嘱患者尽快反复吞咽,并记录完成吞咽次数。老年患者在 30 s 内能达到 3 次吞咽即可。一般有吞咽困难的患者,即使第 1 次吞咽动作能顺利完成,但接下来的吞咽动作会变得困难,或者喉头尚未充分上举就已下降。

2. 饮水试验 由日本人洼田俊夫在 1982 年设计后提出,通过饮用 30 ml 温开水来筛查患者有无吞咽障碍及其程度,安全快捷。操作方法:患者端坐,喝下 30 ml 温开水,观察所需时间和呛咳情况;1 级(优)能顺利地 1 次将水咽下;2 级(良)分 2 次以上,能不呛咳地咽下;3 级(中)能 1 次咽下,但有呛咳;4 级(可)分 2 次以上咽下,但有呛咳;5 级(差)频繁呛咳,不能全部咽下,结果评定:正常:1 级,5 s 之内;可疑:1 级,5 s 以上或 2 级;异常:3、4、5 级。

3. 改良饮水试验 采用饮用 30 ml 温开水筛查,降低因筛查带来的误吸风险。可在饮水试验前实施。操作方面:嘱患者取端坐位或半坐卧位,先让患者分别单次喝下 1 ml、3 ml、5 ml 水,如无问题,再让患者像平常一样自行饮下 30 ml 温开水,观察和记录饮水时间、有无呛咳、饮水状态。

4. 容积和黏度吞咽测试 由 20 世纪 90 年代西班牙的 Pere Clave 教授设计,主要用于吞咽障碍安全性和有效性的风险评估,帮助患者选择摄取液体量最合适的容积和黏度。同时也是一种敏感鉴别的临床方法,以确定吞咽困难的患者是否有误吸和营养不良等并发症的风险。操作方法:①评估患者的意识状态、病情、精神状态、合作程度、耐力、咳嗽能力、吞咽器官功能状态、对 V-VST 试验的认知程度;②解释操作的原因、目的及过程,取得配合;③准备 500 ml 温开水、水杯、增稠剂、10 ml 注射器、纸巾、血氧饱和度仪、吸痰用物及装置、手电筒;④根据患者精神状况、耐力,取坐位(端坐位),治疗巾或纸巾垫于颌下,指端佩戴血氧饱和度检测仪,检查及清洁口腔,必要时吸净分泌物;⑤调配食物,根据不同种类的增稠剂,按不同的量分别加入 3 个 50 ml 温开水杯中,调成不同黏度的食物,按照 2/1/3 号食物顺序,每种食物均按 3 ml、5 ml、10 ml 用 10 ml 注射器喂食,观察患者吞咽情况;⑥如果患者出现呛咳、清嗓,说话声音变浑浊、吞咽延迟或不吞咽,血氧饱和度 2 min 内下降超过 3%,则判断试验失败;如果未发生以上情况,则判断试验通过。

5. 染料测试 对于气管切开患者,可以利用蓝色或者绿色食用染料进行测试;染料测试是筛查有无误吸的一种方法;操作步骤:使用果绿食用色素加入温开水中,比例为 1 g:50 ml 调配成果绿汁,常用四种性状的染色食物:稀流质:水＋果绿(1 号食物);浓流质:加入增稠剂的水＋果绿(2 号食物);糊状食物:米糊＋果绿(3 号食物);固体食物:用饼干加入染色的糊状食物制作的"夹心饼干"(4 号食物);取坐位或者半坐卧位(仰角大于 30°)按照 3、2、1、4 的顺序依次进食。进食前应先给予排痰,并戴指脉氧监测氧饱和、心率。观察是否有染料食物咳出或者用吸痰机吸出,若从气管套有咳出或吸出染料食物,证明有误吸。

6. 进食评估问卷调查(eating assessment tool,EAT-10) EAT-10 有 10 项吞咽障碍相关问题。每项评分分为 4 个等级,0 分无障碍,4 分严重障碍,总分在 3 分及以上视为吞咽功能异常。EAT-10 有助于识别误吸的征兆和隐性误吸以及异常吞咽的体征。与饮水试验合用,可提高筛查试验的敏感性和特异性。

7. 多伦多床旁吞咽筛查试验(Toronto bedside swal-lowing screening test,TOR-BSST) 为护士制订的筛查工具,对于有鼻饲喂养、意识障碍和肺炎等并发症患者的评估准确度有限。要求在患者清醒、能在支撑下坐直,并能执行简单指令的情况下,进行舌的活动、咽部敏感度、发声困难(饮水试验之前、之后)检查以及 50 ml 饮水试验。TOR-BSST 共分为四个步骤:①饮水前发声,观察嗓音和舌头运动,舌肌运动是否受损。②将 50 ml 温开水分为 10 等份,每次饮用一等份 5 ml,每次饮水后都检查嗓音,观察是否存在呛咳、流涎、湿音或嘶哑等改变。③饮水后发声,观察嗓音状况,是否发声困难。④前面三项任务任意一项出现异常即被认为存在吞咽障碍。

8. 吞咽功能性交流测试评分(functional communication measure swallowing,FCM) FCM 由美国言语和听力协会(American Speech-Language-Hearing Associaton,ASHA)编制,目前已经得到国际认证并被广泛应用。FCM 能敏感地反映出经口进食和鼻饲管进食之间的变化,治疗师根据临床检查结果来确定吞咽功能是否受损。

(二)工具评估

临床上常用的成熟器械评估方法主要有视频透视吞咽检查和纤维内镜吞咽功能检查两种方法。

1. 视频透视吞咽检查(videofluoroscopicswallowingstudy,VFSS) VFSS 作为吞咽障碍诊断的"金标准",可提供吞咽过程中食团在口咽部的转运、咽部收缩、松弛和气道保护动作等信息,而成为这类患者的首选检查方法。VFSS 是在 X 线透视下,运用功能性定量的液体、糊状液体和固态钡剂,通过正位和侧位动态图像,观察口、咽、食管的活动,并测量一些参数,帮助言语治疗师发现吞咽障碍的异常原因并制订相应的治疗方案。VFSS 所采用的吞咽物质包括液体(稀钡液:水 50 ml 与钡剂 5 g 混合),黏稠液体(将水 50 ml 与 2.5 g 增稠剂、5 g 钡剂混合),糊状食物(将水 50 ml、增稠剂 5 g 和钡剂 5 g 混合)和需要咀嚼的固体食物(如蛋糕、糊状钡剂)。一般包括 3 ml、6 ml 和 10 ml 的量。检查指标有是否咀嚼困难、是否溢出口外,在口中滞留、口腔顶部有无残留物、口期时长 OTT、咽期起始延迟 PDT、喉前庭关闭起始时间 ILC、喉前庭关闭持续时间 LCD、喉入口是否渗入、是否误吸入气管、环咽肌是否开放、咽期时长 PPT、会厌谷、梨状窝是否有钡剂滞留和咽壁是否有残留物等。

2. 纤维内镜吞咽评估(fexible endoscopic evaluation ofswallowing,FEES) FEES 可以在床旁实施,用一个小柔性内镜通过鼻孔,进入咽上方,使口咽、咽腔下方及声门区能够被看见。纤维内镜的探头从鼻腔通过鼻咽进入咽喉部,患者吞咽染色的食物或与口腔分泌物颜色不同的食物,以观察患者的吞咽情况。在检查时,可以评估声带的运动、吞咽诱发的时间、梨状隐窝中的食物残留、喉部渗入、气管误吸、吞咽后咽部清除、喉部敏感度和咳嗽反射,但不能观察到吞咽中的情况,喉部敏感度可以用内镜的头部轻触会厌来测试。渗透和误吸的严重程度可按照 Rosenbek 渗透误吸量表(penetrationaspiration scale,PAS)来评定,按程度轻重分 8 级,1 级代表没有渗透,8 级为无咳嗽误吸,即为沉默性误吸。

四、吞咽障碍的治疗与护理

（一）治疗

关于吞咽障碍康复治疗的证据总体是缺乏的，针对神经外科重症患者更是如此。目前，针对神经外科重症患者吞咽障碍的治疗方法与常规吞咽障碍大致相同，主要方法包括：食物性状的调整、姿势的改变/替代技术和旨在恢复吞咽功能的康复干预。替代技术包括使用鼻饲胃管、鼻饲肠管、经皮胃造瘘管、经皮空肠造瘘管和间歇性经口至食管管饲等；恢复吞咽功能的康复干预方法包括口腔感觉运动训练（如唇舌颊的力量和运动练习、主动吞咽训练、舌肌被动训练、触觉刺激、冷/冰刺激、酸刺激、气脉冲感觉刺激、口面部震动刺激及 K 点刺激等）、吞咽肌体表低频电刺激、咽腔内电刺激、吞咽区重复经颅磁刺激、经颅直流电刺激等。K 点刺激可用于有认知障碍或意识障碍不能配合张口的患者，可改善对该刺激敏感的患者张口，为进行吞咽治疗创造条件。

鉴于神经外科重症患者个体间在病损部位、临床表现等方面的差异性，在选择治疗方案时需要予以区别。具体如下。

（1）对于意识清醒、无气管切开的吞咽障碍患者，上述康复治疗方法均可使用。

（2）对于意识清醒、有气管切开的吞咽障碍患者，在采用上述康复治疗方法的同时，为增强气道保护能力，可以练习咳嗽和声带内收训练，并可推荐使用通气说话瓣膜，该方法有助于促进吞咽及生理气道功能的恢复，减少肺炎发生。在生命体征稳定，无禁忌证的情况下还需鼓励包括体位改变在内的综合康复训练，这对早日拔除气管切开套管是有利的，同时也有利于患者气道保护能力的恢复和回归经口进食。

（3）对于有意识障碍、无/有气管切开的吞咽障碍患者，以口咽部感觉刺激和口面部被动运动为主，如口唇部冰或气脉冲刺激、咽部电刺激和舌被动运动等，以提高患者气道保护能力，防止误吸性肺炎的发生。神经外科重症患者除了可能存在吞咽障碍之外，尚可能合并存在意识、认知、言语及肢体运动障碍，所以除了针对吞咽障碍进行积极的康复治疗，尚需积极促进意识、认知、言语和肢体运动障碍的康复治疗，这些功能的改善会显著促进吞咽功能的恢复。

（二）护理

由护士执行床旁吞咽障碍筛查（nurse-performed screening，NPS）对于神经外科重症患者吞咽障碍的早期识别具有重要意义。有研究提示，护士早期执行吞咽检查，尽早开展吞咽障碍康复，能够显著提高拔除气管插管后患者在离开 ICU 时经口进食率、降低拔管后肺炎发生率及住院时间。床旁筛查是在拔管后 1 h 内分别先让患者饮水 5 ml 和 60 ml，由经培训合格的护士观察患者是否有误吸征象，包括呛咳或发出"汩汩"声，如果没有该征象，可以考虑经口进食。如果有误吸征象，则在第二天上午 6—9 时再次重复上述试验，如无误吸则可以予以经口进食，如仍有误吸，则于第三天上午 6—9 时再次重复上述试验，如仍有误吸，则将患者转介到言语吞咽治疗组。

除了参与早期吞咽障碍的筛查之外，团队中的护士尚需关注神经外科重症吞咽障碍患者口腔卫生评估和护理。研究表明，这对于改善口腔健康评估工具评分、降低肺炎的发生率具有显著意义。同时，在口腔卫生的管理过程中，也会增加口面部感觉刺激、改善患者心理状态，团队中护士也可参与到间歇性经日食管管饲（intermittent oro-esophageal tube

feeding,IOE)中,IOE 在无认知障碍、咽反射减弱的患者中操作成功率高。最后,吞咽障碍的康复宣教也需要专科护士的积极参与。

五、并发症与预后

1. 并发症 神经外科重症患者吞咽障碍一方面可因摄入减少导致患者出现营养不良、贫血和低蛋白血症;同时,矿物质和水摄入不足可引起水、电解质紊乱,如低钾血症和高钠血症等。另一方面,因为误吸可导致吸入性肺炎的发生率显著增高,引起发热、咳嗽、咳痰及精神萎靡等肺炎症状。这些均会不同程度阻碍患者康复,导致住院周期延长,再插管率、死亡率和致残率增高。神经外科重症患者吞咽障碍也可合并出现肌肉减少症。有荟萃分析表明,60 岁以上人群肌肉减少症与吞咽障碍发生呈正相关。肌肉减少症患者吞咽相关肌肉会出现萎缩,引发吞咽障碍;吞咽障碍继发的营养不良也会引起肌肉减少症。然而两者之间的确切关系尚需更多前瞻性研究来阐明。

2. 预后 神经外科重症患者吞咽障碍经过积极的康复治疗,部分患者能够拔除气管切开套管、恢复正常经口饮食、减少误吸性肺炎发生;还有部分患者由于吞咽障碍严重,气管保护能力差,可能需要长期使用袖套式气管插管,以防止误吸性肺炎的发生,以及需要长期使用非经口进食的替代营养摄入途径(如鼻饲、胃造瘘、空肠造瘘)等。

(曾黄蓉)

第四节 气管切开护理技术

一、概述

气管切开术是指切开颈段气管前壁,置入气管插管,使患者通过重新建立的通道进行呼吸的一种手术。由于气管切开术后气管插管的刺激、痰液及分泌物的污染、咳嗽的刺激,切口发生感染的概率增大,故应加强切口护理管理。

二、气管切开护理目的

(1)检查、观察伤口恢复情况。
(2)保持气管切口处干燥清洁,清除造瘘口周围的分泌物,减少细菌及分泌物的刺激。
(3)预防切口感染。
(4)保持患者气道通畅和舒适。
(5)促进创面愈合。

三、操作前评估

(1)是否为呼吸道传染性疾病。
(2)意识状态、生命体征、气道分泌物、血氧饱和度和呼吸音。
(3)患者心理和合作程度。

（4）气管切开伤口情况：皮肤是否有潮红、是否有渗血及痰液。

（5）评估气切套管的类型及材质，如单管或双管，塑料或金属材质。

（6）评估气切导管气囊压力情况及气切导管固定带松紧情况，是否需要更换固定带。

（7）评估周围环境。

四、操作前准备

1. 护士准备 着装整洁，洗手、戴口罩；有呼吸道传染性疾病患者，护士应按照 WS/T 311—2023 穿戴要求。

2. 患者准备 使患者及其家属了解操作的目的、注意事项及配合方法；患者取平卧位或半坐卧位，头略后仰。

3. 用物准备

（1）治疗车上层医嘱单：Y 形无菌纱布 2 块、一次性无菌换药盘（内含消毒棉球、生理盐水棉球、镊子 2 把）、手消毒液、气囊压力表和记录本，必要时备套管系带及人工鼻。

（2）治疗车下层：医用垃圾桶、生活垃圾桶。

4. 环境准备 操作环境干净、整洁，无粉尘和飞沫相关操作，定时消毒室内空气，在病房内换药使用屏风遮挡。

五、气管切开术后换药消毒剂的选择

气管造瘘口的消毒宜采用含碘类或醇类皮肤消毒剂，消毒剂过敏者可选用生理盐水。

六、操作步骤

（1）洗手，戴口罩，准备用物，检查用物，携用物至患者床旁。

（2）医嘱核对：通过两种以上方式有效核对，并评估。

（3）协助患者取合适体位。

（4）吸痰：先通过气切套管吸痰，再吸净口鼻腔及声门下分泌物。根据患者情况，选择浅气道吸引或者深气道吸引。

（5）气囊压力表测量气管切开套管气囊压力。

（6）用镊子去除旧 Y 形纱布，观察气切伤口皮肤情况。

（7）用消毒棉球消毒气切伤口及周围皮肤，消毒棉球进行半弧形消毒，消毒面积为气管切口伤口周围 15 cm 范围，每个棉球用一次。

（8）用生理盐水棉球清洁套管上端的痰液。

（9）镊子夹取无菌 Y 形纱布，置于气管插管下面，开口处重叠，平整。

（10）必要时更换气切套管系带；检查松紧度，以伸进一指为宜，妥善固定。

（11）操作过程遵照无菌换药原则。

（12）换药后，气囊压力表评估气管切开套管气囊压力。

（13）协助患者取舒适卧位，正确处理用物。

（14）呼吸道传染性疾病患者按照 WS/T 311—2023、WS/T 367—2012 规定执行。

（15）洗手，清理用物进行垃圾分类，记录。

七、注意事项

（1）根据患者气管切开伤口情况选择敷料。

（2）气管切开术伤口换药过程遵循无菌换药原则；换药操作动作应轻柔、准确和快速。

（3）气管切开术纱布每天更换，痰多和有分泌物污染随时更换。

（4）清洁伤口自内向外消毒，感染性伤口自外向内消毒。

（5）换药后观察套管是否通畅及气管切口情况。

（6）金属套管应更换原内套管，一手固定气管切开导管外套管，另一手持镊子或戴手套将内套管按照弧度方向取出，更换同一型号无菌内套管。气管内套管清洗应在流动水下清洗至无附着物。

（7）气管内套管消毒，应符合 WS/T 367—2012 规定。

（曾黄蓉）

 ## 第五节　电除颤技术

一、概述

电除颤，也称非同步电复律，是指室扑、室颤时，因不能分辨 QRS 波群和 T 波，而与心电图上 QRS 波群非同步发放直流电，使室扑或室颤转变为窦性心律的方法。电刺激时无须考虑患者的自主节律，所以称非同步电除颤。在心搏骤停时，为了争取时间，在不了解心搏骤停性质的情况下，立即行非同步电除颤，称盲目除颤。

二、原理

利用除颤仪在瞬间释放的高压电流通过胸壁或直接通过心脏，使全部或者大部分心肌细胞在瞬间除极，然后心脏自律性最高的起搏点，主要是窦房结重新控制心脏节律，转复为正常的窦性心律。

三、分类

（1）按除颤时电流的不同分为交流电除颤、直流电除颤（常用）。

（2）根据除颤仪按波形不同可分为单相波除颤（电流只是单方向流过心脏）、双相波除颤（电流首先从一个方向通过心脏，再逆向通过心脏）。

四、目的

通过电除颤，纠正患者心律失常，抢救心搏骤停患者（室颤、无脉性室性心动过速），恢复窦性心律。

五、适应证

（1）非同步电除颤的绝对适应证是室颤。

（2）心室扑动。

（3）无脉性室性心动过速，伴有血流动力学障碍或心室射血功能完全丧失。

（4）无法进行心电图诊断但不能排除心室纤颤或室速的心搏骤停。

六、禁忌证

(1) 洋地黄中毒引起的心律失常:洋地黄可以使直流电所致的室性心动过速的阈值下降,电击后可引起心室纤颤等严重的心律失常。

(2) 室上性心律失常伴高度或完全性房室传导阻滞,即使转为窦性心律也不能改善血流动力学状态。

(3) 伴有病态窦房结综合征。

(4) 复律后在胺碘酮维持下复发或不能耐受抗心律失常药物者。

(5) 阵发性心动过速频繁发作者(不宜多次反复电复律)。

(6) 心脏明显增大(尤以左心房扩大)者的心房颤动和(或)心房扑动者。

(7) 有动脉栓塞或心房内有栓塞而未进行抗凝治疗者。

(8) 严重低血钾:可使室颤阈值降低。

七、操作步骤

(1) 将患者摆放为复苏体位。接通电源,打开除颤仪,确定非同步相放电(室颤非同步)。

(2) 选择能量水平及充电:单向波除颤仪用 360 J,双向波除仪用 200 J。

(3) 首选电极片是自黏性电极片;如果使用电极板,电极板涂上导电糊或垫上生理盐水纱布。如果患者胸部有水或大汗或从水中救出,应快速擦干胸部。

(4) 将除颤电极片置于患者胸部,一个电极片放在胸骨右缘第 2~3 肋间(心底部)另一个放在左腋前线第 5~6 肋间(心尖部);如果使用电极板,左手:"STERNVM"电极板上缘放于胸骨右缘第二肋间(锁骨下方),右手:"APEX"电极板上缘置于左腋前线第五肋间(左乳头外侧)。

(5) 在准备给予电击时用力按住电极板,施加一定的压力;如果患者已植入起搏器,电极片不要放在起搏器的正上方;确保病人胸前无氧气导管。

(6) 按下心尖部电极板或除颤仪控制板上的充电按钮。

(7) 环顾患者四周,确定周围人员无直接或间接与患者接触(操作者身体后退一小步,不能与患者接触)。

(8) 双手拇指同时按压放电按钮电击除颤(从启用手控除颤电极板至第一次电除颤完毕,全过程不超过 20 s)。

(9) 电除颤后立即胸外按压进行 CPR 5 个周期(约 2 min),再次检查心律,如果心律仍为室颤,则立即行电除颤。

(10) 移开电极板。

(11) 旋钮回位至监护;清洁除颤电极板。

(12) 协助患者取舒适卧位,报告:密切观察生命体征变化,继续做好后续治疗;患者病情稳定,遵医嘱停用心电监护。取下电极片,擦净皮肤。

(13) 电极板正确回位;关机。

八、注意事项

(1) 对于心室纤颤波形纤细的患者,可先行胸外按压、静脉注射肾上腺素,将其转为粗颤后,再行电除颤,可提高成功率。

(2)患者去枕平卧于硬板床或硬地板上、头偏向一侧;去除患者身上金属物品、暴露电除颤部位。

(3)电除颤时远离水及导电材料。

(4)不要让导电糊涂到操作人员的手上或除颤电极手柄上,导电糊不能以酒精或超声耦合剂代替。

(5)两块电极板与胸壁摩擦使导电糊分布均匀,防止皮肤灼伤,禁止两块电极板对抹导电糊;导电糊不应在两块电极板之间的胸壁上,以免除颤无效。

(6)放置电极板部位应避开瘢痕、伤口。如装有起搏器,除颤电极板应距起搏器位置10 cm或以上。

(7)电除颤前确定周围人员无直接或间接与患者接触。

(8)放电操作时,应与患者保持绝缘隔离。

(9)严禁电极板对空放电及两电极板相对放电。

(10)使用后电极板充分清洁,及时充电备用,定期检查性能。

九、并发症

(1)皮肤灼伤:可见与电极接触部位局部红斑、水疱,尤以电极边缘处更为明显,多由电极板按压不紧、导电胶过少或涂抹不匀导致,一般不需特殊处理。

(2)心律失常:以房性或室性早搏、窦性心动过缓和房室交界性异搏常见,大多在数分钟后消失,不需特殊处理。若为严重的室性期前收缩并持续不消退或多发或多源性室性期前收缩,应静脉注射利多卡因等药物治疗,以预防发展为室性心动过速或心室颤动,若产生,可再行电除颤。电击后也可能发生显著的窦性心动过缓、窦性停搏、窦房传导阻滞或房室传导阻滞。轻症能自行恢复者可不做特殊处理,或使用阿托品、异丙肾上腺素,以提高心率,必要时需安装临时心脏起搏器。

(3)心肌损害:表现为ST段压低或抬高、血清酶升高或血压下降。

(4)呼吸抑制:主要见于因地西泮应用剂量过大或静脉注射速度过快引起的呼吸抑制,予以人工呼吸可迅速恢复。

(5)栓塞:可发生肺和体循环栓塞。其原因为心腔内未机化的血栓脱落。

(6)急性肺水肿:常见于二尖瓣或主动脉瓣病变、左心室功能减退、电除颤前输液过多或电除颤后左心室功能延迟恢复和肺栓塞等,均可促发肺水肿。

(曾黄蓉)

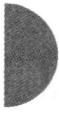# 第六节　徒手心肺复苏技术

一、概述

心肺复苏术(cardio-pulmonary resuscitation,CPR)是针对呼吸、心搏骤停者所采取的急救措施,以挽救其生命,即胸外按压形成暂时的人工循环维持患者的血液循环及呼吸,力保

器官和组织,特别是心脑功能运转,促使患者心、肺功能恢复正常。及时有效的胸外按压是CPR 的关键。

徒手 CPR 也称现场 CPR,不依靠机器和装置,仅靠人力,按压胸廓特定部位,直接按压心脏及改变胸膜腔内压力,建立人工循环,通过向患者气道吹气建立人工呼吸,单人就可以完成,具有可及性高、易于掌握、操作简单、行之有效的特点。利用除颤仪在瞬间释放的高压电流通过胸壁或直接通过心脏,使全部心肌细胞在瞬间同时除极,终止导致心律失常的异常折返或异位兴奋灶,使窦房结重新控制心律,转复为正常的窦性心律。

二、禁忌证

(1)胸壁开放性损伤。

(2)肋骨骨折致肝破裂。

(3)血气胸。

(4)胸廓畸形。

(5)心脏压塞。

三、操作要领

徒手 CPR 简单来说需要做的就是 CAB,C(circulation):建立有效的人工循环,A(airway):保持呼吸顺畅,B(breathing):口对口人工通气。持续 2 min 的高效率的 CPR,以心脏按压:人工呼吸=30:2 的比例进行,操作 5 个周期。

(1)C 是胸外按压,按压点:两乳头连线中点(胸骨中下 1/3 处),这个点就是按压点。注意两个手掌互相重合,用手掌的根部来按压这个点,双手指紧扣,双臂始终保持伸直,以整个上半身的力量按压;按压频率每分钟 100~120 次,按压深度:成人不少于 5 cm 但不超过 6 cm,婴儿约 4 cm,儿童约 5 cm,按压后胸骨完全回弹,保证有效泵血。

(2)A 是开放气道,使用仰头举颏法开放气道,包括清除口腔异物,如呕吐物、假牙等,用一手手掌压额头,另一手手指将下颌抬起(成人头后仰 90°,婴儿头后仰 30°,儿童头后仰60°),标准是下颏和耳垂垂直于地面,颈部完全伸展,此时气道充分打开。

(3)B 是人工通气。方式有三种:口对口、口对口鼻和口对鼻(适合于口腔和颜面严重损伤的)。常用口对口,一手将口腔打开,一手捏鼻,双唇紧贴并包严患者口部,进行吹气,送气完毕,松开鼻孔。连续通气 2 次,每次持续 1 s,以见到胸部起伏为宜,潮气量 500~600 ml。吹气完成后离开患者口唇鼻,倚靠胸部弹性回缩,完成整个呼吸过程。按压 30 次后进行 2 次通气算一个循环。

四、常见操作错误

(1)双手掌未紧扣,发力时不稳定,双臂不垂直,发力部位不是掌根部位,是全手掌,按压深度不够,频率过快或过慢。

(2)气道未能充分打开,或操作不当,人为造成堵塞。

(3)吹气时通气量不足或过大。

五、操作步骤

(1)判断周围环境是否安全,首要的是保护好自己和他人,尤其是在公路这些开放性的场所。

（2）判断有无禁忌证，如胸部骨折和严重的开放性损伤。

（3）判断是否属于心搏骤停。心搏骤停的判断首要是判断意识，方法是凑近患者双侧耳旁呼喊，双手轻拍肩部，呼喊要贴近耳朵，声音要大，呼喊内容不限，拍打力度也要足够。如果上述动作无反应，则可做出意识不清的判断；接下来，要判断能否触摸外周大动脉搏动，适宜的部位是颈动脉，甲状软骨外下 2～3 cm，胸锁乳突肌凹陷处，一手中指与食指从颈部正中线向外滑行，置于气管与胸锁乳突肌内侧缘之间触及颈动脉搏动，同时判断呼吸：看胸廓有无起伏，听有无呼吸音，面部感觉有无气流；两项判断应于 10 s 内完成，分秒必争。意识丧失＋大动脉搏动消失＝心搏骤停，这两点必备。

（4）明确了心搏骤停后立即行 CPR，理顺患者肢体，解开患者衣服，松解腰带，判断患者处于坚硬平坦地面上，跪于患者右侧胸旁，确定按压点（三选一）：①胸骨中下 1/3；②胸骨与双侧乳头连线交点；③剑突上两横指。将一手掌根部放于按压处，另一手掌重叠于手背，两手交叉互扣，指尖抬起、避免接触胸壁，保持肘关节伸直，按压以髋关节为支点，双臂垂直于地面，身体前倾，利用自身重量向下按压胸骨（放松时让胸廓完全复原，但手不能离开胸壁；连续按压 30 次；按压频率 100～120 次/分；按压深度 5～6 cm）；同时呼救，呼叫附近的人来帮忙及拨打急救电话，呼叫专业急救人员到场，更好地救治。如现场又恰巧有自动体外除颤仪（AED），应该先行体外除颤。如果没有则立即开始抢救，把患者摆放成合适复苏的体位，在平整的硬质地面摆成平卧位。

（5）开放气道：清除口腔异物；仰头举颏法开放气道；左手小鱼际压于患者额头，另一手抬起患者颏部，使患者下颌尖、耳垂连线垂直于地面。

（6）人工通气：拇指与食指捏住鼻子，其余三指翘起，平静吸气，吹气至胸廓上升（吹气时将患者口唇包裹无漏气）；松开捏鼻的手指，待胸廓复原后进行下一次吹气（每次吹气时间≥1 s，连续吹气两次）。

（7）循环进行按压、通气，5 个循环，按压通气比 30：2。

（8）评估患者循环和呼吸是否恢复：颈动脉有无搏动、有无自主呼吸、散大的瞳孔缩小、口唇、甲床由发绀转为红润。

（9）CPR 成功，帮助患者整理衣物，等待医护人员的到达，协助患者摆复苏体位，并密切监护患者生命体征。

六、CPR 有效评价指标

（1）脉搏恢复：患者双侧颈动脉的搏动恢复表明患者自主循环恢复。

（2）瞳孔反射正常：患者双侧瞳孔由大逐渐缩小，而且对光反射存在。

（3）口唇红润：患者口唇及甲床的颜色由发绀逐渐转变为红润。

（4）测量血压：收缩压大于 60 mmHg。

（5）神志恢复正常：发生呼吸、心搏骤停后，处于昏迷状态，呼之不应、意识丧失，自主循环建立和恢复后，神志逐渐苏醒，四肢可指定活动。

（6）恢复自主呼吸：患者恢复自主呼吸、胸廓有起伏，而且经鼻腔有气流呼出。

七、注意事项

（1）施救者应在右侧躯干处，无论跪姿还是站立，都要尽可能靠近被救者躯干，便于发

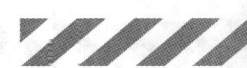

力,保证操作规范。在判断和摆放体位的同时,可以顺手迅速地解开或者剪开患者上衣,充分暴露胸部,方便操作和观察。

(2)摆放体位(仰卧位)翻身时整体转动,注意保护颈部。

(3)按压频率每分钟 100~120 次,按压时胸骨下陷深度至少 5 cm 但不超过 6 cm。

(4)按压后保证胸骨完全回弹。

(5)胸外按压时最大限度地减少中断。

(6)避免过度通气。

八、并发症

(1)胸骨、肋骨骨折。

(2)气胸、血胸。

(3)腹腔脏器破裂。

(曾黄蓉)

第七节 经外周静脉穿刺中心静脉置管及维护技术

一、经外周静脉穿刺中心静脉置管

(一)概述

经外周静脉穿刺中心静脉置管(peripherally inserted central venous catheters,PICC),顾名思义是通过外周静脉(贵要静脉、肘正中静脉、头静脉)将导管通过腋静脉、锁骨下静脉、无名静脉置入到上腔静脉的中下 1/3 和右心房交界位置,进行输液营养治疗的深静脉置管技术。PICC 适用于中长期静脉治疗,最长可留置一年;可用于任何性质的药物输注,前端开口无瓣膜 PICC 可用于监测中心静脉压。耐高压型 PICC 最大耐受压力 300 psi,最大流速可达 5 ml/s,满足高流速输液、血流动力学监测以及高压注射造影剂的需求,是中心静脉导管(CVC)很好的替代选择。

(二)适应证

(1)须长期静脉输液的患者。

(2)化疗患者。

(3)刺激外周静脉的药物输入时。

(4)缺乏外周静脉通路时。

(5)家庭病床的患者。

(6)早产儿。

(三)禁忌证(相对与绝对)

(1)患者身体条件不能承受插管操作,如凝血机制障碍,免疫抑制者慎用。

(2)已知或怀疑患者对导管所含成分过敏者。

(3)既往在预定插管部位有放射治疗史。

（4）既往在预定插管部位有静脉炎和静脉血栓形成史,外伤史,血管外科手术史。

（5）局部组织因素,影响导管稳定性或通畅者。

（6）局部组织有活动性感染者。

（7）纵隔肿瘤或淋巴结肿大导致上腔静脉压迫综合征患者。

（8）乳腺癌根治术和腋下淋巴结清扫术患者的患侧上肢。

（9）安装起搏器的同侧肢体。

（10）菌血症患者。

（11）动静脉瘘患者。

（四）注意事项

（1）所有操作应执行查对制度并对患者进行两种及以上方式的身份识别,询问过敏史。

（2）穿刺针、导管、注射器、输液（血）器及输液附加装置等应一人一用一灭菌,一次性使用的医疗器具不应重复使用。

（3）易发生血源性病原体职业暴露的高危病区,宜选用一次性安全型注射和输液装置。

（4）静脉注射、静脉输液、静脉输血及静脉导管穿刺、维护和拔管应遵循无菌技术操作原则。操作前后应执行 WS/T 313—2019 规定,不应以戴手套取代手卫生。

（5）置入 PICC 时宜遵循最大无菌屏障原则。PICC 穿刺及维护时,宜使用专用护理包。

（6）穿刺及维护时应选择符合国家要求的皮肤消毒液。消毒时应以穿刺点为中心擦拭,至少消毒 2 遍或遵循消毒液使用说明书,待自然干燥后方可穿刺。

（7）置管部位不应接触丙酮、乙醚等有机溶剂,不宜在穿刺部位使用抗菌油膏。

（8）操作中可使用血管可视化技术。

（五）操作前评估

（1）评估患者的年龄、病情、过敏史。

（2）评估穿刺部位皮肤情况和静脉条件,在满足治疗需要的情况下,宜选择管径细、管腔少的导管。

（六）PICC 穿刺操作步骤

（1）核对置管医嘱,查看相关检验、检查报告。

（2）签署置管知情同意书。

（3）宜用超声评估穿刺血管走行、深度、直径等,选择导管/静脉管径≤45% 的导管。

（4）指导配合操作,患者取舒适体位,手臂外展与躯干成 45°～90°角,测量双侧臂围和预置管长度。

（5）以穿刺点为中心消毒皮肤,直径>20 cm,建立最大化无菌屏障。

（6）用生理盐水预冲导管,检查导管完整性。

（7）在穿刺点上方扎止血带,按需要进行穿刺点局部浸润麻醉。

（8）静脉穿刺宜采用改良塞丁格技术,操作成功后,缓慢送入导管至预测量长度。

（9）抽回血,确认导管位于静脉管腔内,冲封管后应选择透明或纱布类无菌敷料固定导管,敷料外应注明日期。

（10）置管中可采用超声、心腔内电图等技术辅助定位。

（11）通过 X 线片确定导管尖端位置。

（12）应记录穿刺静脉、穿刺日期、导管刻度、导管尖端位置等,测量双侧上臂臂围并与

置管前对照。

（七）常见的导管异位

（1）导管尖端置入颈内静脉。

（2）导管血管内返折。

（3）导管进入对侧锁骨下静脉。

（4）导管置入过深。

（5）导管置入过浅。

（6）导管进入胸腔。

二、PICC维护

（一）概述

根据《血管导管相关感染预防与控制指南（2021版）》定期换药及维护，PICC至少每周维护一次，若有污染、渗血立即换药，出现相关并发症应当立即联系静脉输液小组成员以及医生进行相应的处置。切记每一根静脉导管都是保障患者疾病治疗的生命线，护士是落实专家共识、实施临床操作的主体。护士规范PICC维护，对减少并发症，延长导管使用寿命，起着非常重要的作用。

（二）维护流程

（1）注意保持局部清洁，不要擅自撕下贴膜，贴膜有卷曲、松动、潮湿时，请及时请医护人员处理。

（2）带PICC可以选择淋浴，但绝不能盆浴，洗澡时需在贴膜外包3层保鲜膜，保鲜膜外面再用干毛巾包好，干毛巾外面再包3层保鲜膜，并用胶布封闭两端。

（3）可以进行一般日常生活、工作、家务劳动、可适当做握拳、松拳运动，避免穿刺侧手臂长时间下垂，但避免插管侧提重的物体（不超过5 kg），起床时置管侧手臂不可以用力撑床。或做引体向上，托举哑铃等持重锻炼，避免游泳、打球等。

（4）穿脱衣物动作轻柔，穿衣服时先穿置管侧手臂，脱衣时先脱非置管侧手臂。

（5）睡眠时尽量避免压迫置管侧肢体，不能在置管臂上方扎止血带，测血压。

（6）冲管及封管。

①经PICC输注药物前宜通过回抽血液确定导管在静脉管腔内，以评估导管功能，预防并发症。

②PICC冲管和封管应使用10 ml及以上注射器或一次性专用冲洗装置，正压封管。

③给药前后宜用预充式冲洗液脉冲式冲洗导管，如果遇到阻力或抽吸无回血，应进一步确定导管通畅性，如行重力滴数试验，不应强行冲洗导管。

④输液完毕应用导管容积加延长管容积1.2倍以上的生理盐水或肝素盐水正压封管；可用生理盐水或10 U/ml肝素盐水。

⑤双腔及多腔导管宜单手同时冲封管。

⑥导管在治疗间歇期间应至少每隔7天维护一次。

（7）敷料的更换。

①应每天观察穿刺点周围皮肤及敷料的完整性。

②每班交接导管置入深度及是否通畅，若穿刺点出现红、肿、热、痛，应立即处理。

③无菌透明敷应在导管置入后第一个 24 h 更换,常规应每 7 天更换一次,无菌纱布敷料应每隔 2 天更换一次;若穿刺部位发生渗液、渗血时应及时更换敷料;穿刺部位的敷料发生松动、污染等完整性受损时应立即更换。

④对粘胶过敏、皮肤病变及皮肤完整性受损的患者,可选用纱布敷料,必要时可选择水胶体等治疗性敷料。

⑤每次维护需测量置管肢体的臂围以及导管深度,并记录更换时间、签名。

(8) 并发症处理。

①机械性静脉炎。a.主要原因:导管过粗过硬;医护人员操作不规范,穿刺过程中反复回扯牵拉;穿刺血管解剖结构不适宜,如走向弯、内径细、静脉瓣多。b.临床表现:置管侧手臂沿血管走向的发红、条索状改变,肿胀、疼痛、硬结。c.处理:抬高患肢,促进静脉回流,缓解症状;避免剧烈运动;热湿敷:在肿胀部位给以隔湿热敷(使用暖水袋),每次 30 min,休息 30 min 后再敷,效果更好;外敷:肿胀部位使用如意金黄散,消肿效果好;外用:喜疗妥、紫色消肿膏、水胶体敷料、扶他林。

②导管相关感染。a.原因包括:患者免疫力低下;高渗性输注液是细菌的良好培养基;体内其他部位感染时,细菌可经血液移行、黏附、定植到导管上导致感染;置管时间越长,越易发生细菌入侵;感染的发生率与留置部位有关,肘关节下静脉比肘关节上静脉感染率高。b.临床表现:穿刺点有脓性分泌物,伴发热、寒战等全身症状,严重时可引起菌血症。c.处理:留取细菌培养;使用抗生素全身抗感染治疗;每次排出局部脓性分泌物;严重时拔除导管。

③穿刺点渗血、渗液。a.临床表现:贴膜下、穿刺点周围可见渗血、渗液。b.处理:穿刺点处使用纱布覆盖,弹力绷带加压包扎;加强固定导管,减少导管自由进出;止血敷料或止血药物的应用;处理原发病。

④静脉血栓。a.原因:由于导管长期留置,纤维蛋白在此聚集,加之穿刺会对血管壁造成一定的损伤而形成血栓;接受 PICC 治疗的患者大多需要长期卧床,血液流速缓慢;肿瘤细胞分泌促凝因子使血栓更易于形成。b.临床表现:整条手臂、腋部、肩膀、颈部、胸部有无疼痛、肿胀、静脉扩张、颜色改变、皮肤温度改变、液体自穿刺点处回漏、滴速变慢、麻木刺痛。患肢肿胀、臂围增粗大于 2 cm。c.处理:硫酸镁湿敷、理疗、喜疗妥抗凝治疗、溶栓治疗、患肢制动、抬高患肢、2 周后复查超声结果评估是否拔除导管。

⑤导管断裂。a.临床表现:可见导管自穿刺点外分为 2 段。b.处理:用止血带对患者置管肢体肩部以下位置进行结扎,减少 PICC 管继续向前漂移,每隔 20 min 左右对止血带进行放松,每次放松时间控制在 30 s 左右,同时密切观察患者置管肢体末梢血液循环情况良好;即备吸氧装置、简易呼吸器等急救物品;立即对患者进行床旁 X 线摄片及四肢血管彩色多普勒超声检查;报告主管医生,联系手术室取出断裂在体内的 PICC 管。

⑥导管脱出。a.临床表现:导管外露长度增加、输液时疼痛、药物外溢、输液困难、无法冲管。b.处理:脱出的导管不能再送入,根据脱出的长度,决定导管是否保留,正确地固定、加强换药、换药护士规范培训。

⑦皮肤过敏。a.临床表现:轻度:红斑、散在丘疹,轻度瘙痒,中度:瘙痒加重,有水疱,但无皮肤破损,重度:大疱、糜烂、渗出、皮肤破损等。b.原因:季节有关、对消毒液或敷料过敏、过敏体质患者、大力反复摩擦皮肤时皮肤屏障受损。c.处理:应用不过敏敷料、纱布敷料、水胶体敷料、加强换药;选择刺激小的消毒液、皮肤保护剂的应用;外用药物:薄荷炉甘石洗剂

外涂、氧化锌软膏涂抹、氧化锌软膏＋派瑞松外涂。

（曾黄蓉）

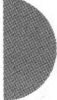

第八节　鼻肠管置管技术

一、概述

重症患者,包括大部分机械通气患者,多为昏迷或不具备吞咽功能,常进行管饲喂养,在肠内营养喂养过程中容易出现胃肠道不耐受,严重者会导致吸入性肺炎发生。实践表明,改变喂养途径,通过鼻肠管实施幽门后喂养,能够降低喂养不耐受发生率。诸多共识或专家提及并推荐胃排空障碍患者使用胃动力药物效果不佳或有明显腹胀、大量胃残留、呕吐时应给予幽门后喂养,可防止呼吸机相关性肺炎的发生,同时满足所需热量及各种营养素的供应。

鼻肠管是一种由鼻腔插入,经咽部、食管、胃,置入十二指肠或空肠,用于肠内营养输注的管道。常使用的鼻肠管有螺旋形鼻肠管、三腔喂养管和液囊空肠导管。目的是建立幽门后喂养途径,进行肠内营养,减少误吸、反流。

二、适应证

（1）反复发生胃内容物误吸、食管动力障碍且有反流史。

（2）胃排空延迟、胃十二指肠动力障碍、胰腺炎、肠鸣音减弱以及使用肌松药的患者（此时胃动力受损可能比肠道动力受损更严重）等。

三、禁忌证

（1）绝对禁忌证:小肠运动障碍、小肠吸收不良（肠梗阻、肠道出血/穿孔/坏死等）;禁止管饲营养的患者;未明确诊断的颅底骨折及头面部骨折等。

（2）相对禁忌证:盲插情况下,异位风险高者:如气管食管瘘;盲插情况下,黏膜损伤及出血风险高者:如食管胃底静脉曲张、近期性消化道手术、食管梗阻等;盲插置管困难者:如胃瘫、幽门狭窄等。

四、置管前评估与核对

（1）操作前应核对医嘱及患者信息。

（2）评估患者的意识状态、病情、吞咽功能、口鼻腔情况、胃肠功能、凝血功能、未明确诊断的颅底骨折及头面部骨折及配合程度。

（3）置管前,应与患者及其家属沟通,确认已知情同意并签署知情同意书。

五、操作前准备

（1）环境准备:宽敞明亮,符合置管要求。

（2）操作者准备:衣帽整洁、洗手、戴口罩。

（3）物品准备:鼻肠管（生理盐水润滑鼻肠管,管腔内注入 5 ml 生理盐水以润滑管腔内

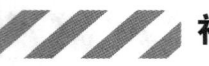

壁）、甲氧氯普胺、pH 试纸、卷尺、无菌手套、无菌治疗巾、无菌注射器（5 ml、20 ml、50 ml）；生理盐水/温开水 500 ml；液状石蜡棉球；听诊器；pH 试纸；导管固定贴、标识等。

（4）患者准备：置管前禁食 6～8 h，置管前先静脉注射甲氧氯普胺 10 mg，约 10 min 后置管。

（5）如需肌内注射，15～30 min 后进行。

六、操作步骤

（1）测量鼻尖—耳垂—剑突下缘的长度，在距离导管头端该长度处标注第一记号，在距离第一记号 25 cm 处和 50 cm 处标注第二、第三记号。

（2）按留置胃管法将导管插入至第一记号处，并确定导管进入胃腔内。

（3）改变体位，选择右侧卧位，此时幽门处于最低点，导管持续进入时，不易受到阻力，容易到达幽门口附近。

（4）继续推送鼻肠管，通过贲门的第一个刻度（45～60 cm），需要再次听诊，确定导管已经接近胃窦。

（5）注气：先确定鼻肠管已经在胃内后，注入少于 500 ml 的气体，一般 200～300 ml，能够促进胃排空及胃蠕动。

（6）过幽门（关键步骤）：60～75 cm 是幽门到十二指肠的位置，这是置管最难的地方。此处置管速度要慢，且有一个适当的旋转，这样便于通过幽门口。置管过程中遇到的阻力多由管路头端接触肠道黏膜褶皱导致，此时需耐心等待，当出现吸力时，顺势置管，如果等待 1 min 仍未有明显吸力感，需退导丝 3～5 cm，提高头端顺应性；或持续旋转导管，改变头端原来的阻力位置，以便置入导管。

（7）听诊：五步听诊法可更好地判断管道的位置。45 cm 在胃底听诊，60 cm 在胃窦部听诊，70 cm 到十二指肠球部（右上腹）听诊，80 cm 到达十二指肠水平段（下腹，在腰 2～3 椎），90 cm 空肠（左下腹）。

（8）判断鼻肠管位置：置管 85 cm 后判断鼻肠管位置，通过以下方法。①听诊法：通过听诊器气过水声判断位置。②pH 值判定法：回抽消化液查看颜色，测量 pH 质。胃内多呈淡绿色、澄清无色或棕色，pH<5.0；肠内多呈金黄色，pH>7.0。③真空试验：注入空气顺畅，回抽负压；注入适量水，回抽量少于 1/3，提示已过幽门。④导丝回抽试验：可判断导管是否在胃内盘曲。如判断已通过幽门，继续缓慢置入至 110～115 cm，如判断未进入空肠需要拔出管子至 65～70 cm 处重新置管。⑤协助拍摄 X 线片，确认导管尖端位置，鼻空肠管置入空肠内判断金标准：导管由左—右—左走行，螺旋式下降，远端管位于胃腔轮廓以外；在脊柱右侧形成十二指肠环，"C"形弯曲；在脊柱右侧鼻肠管翻转形成向右上的突起；鼻肠管下降>2 个椎体高度；穿过夹角形成十二指肠空肠曲（最高点）；符合 2 项或以上标准为置管成功，如确认已过幽门到达预期位置，撤出导丝。

（9）标注导管置入长度和日期，书写护理记录。

七、注意事项

（1）留置期间，应按规范频率观察患者的病情、管道固定与通畅情况、有无导管移位、脱出及其他并发症，做好记录。

（2）一般情况下，应依据鼻肠管使用说明书建议的使用期限更换导管。

八、置管后护理

(1)管道的体外部分,应在鼻翼及脸颊做好固定,贴好管道标识,标注置管日期及内置刻度,胶布若有松动、潮湿应及时更换。

(2)每次喂养前查看刻度并记录,判断管道是否在合适位置,怀疑导管移位应暂停喂养,通过 X 线片确认导管位置,不推荐采用听诊法、pH 值判定法进行导管位置的确认。

(3)保持管道通畅,避免堵管,对于一次性投喂或间歇性重力滴注患者,每次喂养前、后使用 20~30 ml 的溶液冲管;对于连续性经泵输注患者,每 4 h 定时使用 30 ml 溶液冲管;给药前、两种药物之间及给药后应使用 20~30 ml 溶液冲管,避免药物与营养制剂发生反应,造成制剂凝结;肠内营养中断及导管夹闭时间超过 24 h 使用 20~30 ml 溶液冲管;冲管溶液选择温开水或生理盐水,进行脉冲式冲管,即(推—停—推—停)的手法,免疫功能低下者,宜用灭菌注射用水冲管;不建议使用碳酸饮料或果汁等酸性液体冲管,酸性溶液可能与肠内营养制剂中的蛋白质结合产生沉淀从而加重堵管的发生。

(4)不推荐使用鼻肠管给药,如需给药,应查看药物使用说明书或与管床医生共同核对药物的使用方式,并对药物的形状、能否碾碎等进行评估;建议首先给予液体药物,黏稠液体药物需稀释,避免直接给予高渗透性、高黏度药物;固体片剂、胶囊制剂应充分研磨、溶解后给予,控释片、缓释片、肠溶药、舌下含服等药物不宜经鼻肠管给予。

(5)一旦发生堵管,首先使用 30~60 ml 的注射器将鼻肠管内残留的肠内营养制剂抽吸干净、然后抽取温开水正压、负压交替反复冲洗管道,不可暴力冲管;若疏通失败,可以用温开水在管道中浸泡 20~30 min 再次冲洗;若复通失败,将温开水替换成碳酸氢钠胰酶溶液进行冲洗;若复通仍失败,可考虑使用精准疏通装置,带有引导丝的疏通导管,进行堵管部位定点、精准的脉冲式正压冲洗,禁止直接插入导丝疏通导管;确认复通失败后及时告知医生,拔除鼻肠管,明确患者是否重新留置鼻肠管。

(6)输注过程中抬高床头 30°~40°,防止反流。

(7)做好口鼻腔护理,预防感染。

(曾黄蓉)

第九节 血管活性药双泵更换技术

一、概述

血管活性药指通过调节血管舒缩状态,改善血管功能,维持稳定的血流动力学从而保证重要脏器血流灌注的一类药物。其用量小、药效显著,使用不当容易导致人体血流动力学的大幅波动,易导致患者不良事件发生,需要精准控制给药速度。微量泵(即注射泵/输液泵)可以较为准确地控制输液速度和输液量,并提供报警和记录功能,实现精准、微量、稳定的输液。因此,在输注血管活性药时,使用微量泵提高静脉输液速度的精确度,有利于维持患者血流动力学稳定,提高患者安全。

血管活性药的主要分为血管收缩药和血管扩张药两种类型,血管活性药在更换过程中风险大,更换药物期间由于药液中断,对于像半衰期极短(1~2 min)的血管活性药(如去甲肾上腺素、多巴胺、硝普钠等),如果患者应用的药物浓度较大,比较敏感,容易造成血压的大幅度波动。在更换过程中,如果操作不到位,还容易导致注射器与微量泵半圆槽连接不紧密,这种不紧密的空隙往往需要微量泵推动几分钟至几十分钟,这期间一旦超过药物半衰期,药物与受体直接、间接结合减弱或影响对受体作用的递质,使药物阻滞、激动作用减弱或消失,影响心血管系统,使心脏射血能力下降,外周阻力改变(上升或下降),回心血量下降,血压改变,重要脏器特别是心、脑、肾等灌注不足,缺血缺氧发生血压改变、心律失常等并发症。所以输注血管活性药建议使用双泵单通路续泵法;双泵单通路续泵法可避免血管活性药输注过程中的中断,减少患者血流动力学波动。

二、双泵更换的适应证

(1)体外循环手术。

(2)维持血流动力学稳定。

(3)使用大剂量血管活性药。

(4)既往在续泵过程中发生过不良事件,对血管活性药特别敏感。

(5)使用循环辅助装置,如主动脉内球囊反搏(IABP)。

三、操作步骤

(1)准备一个双通道微量泵,先使用微量泵1通道泵入血管活性药,泵药前,将按医嘱连接好的血管活性药的注射器与延长管,在延长管末端增加两个三通备用。

(2)将配制完毕的药液泵入槽内,使用微量泵按快注键进行排气,见到第一滴液体滴出即可。

(3)将三通开关与患者输液管紧密连接,启动1通道的开始键,并保持1通道管路通畅,以保证血管活性药的顺利泵入。

(4)在微量泵1通道的药物泵入完毕前,提前30 min配制与微量泵1通道相同的药物,连接延长管,并安装在微量泵2通道上,使用微量泵2排气后将其延长管前端与微量泵1通道中的三通第二端连接;调节微量泵2通道,设置与微量泵1通道相同的速度,然后按暂停键备用。

(5)在微量泵1通道报警时,启动微量泵2通道的开始键,当患者心率、血压波动在持续上升的阶段时,调整微量泵1、微量泵2腔输液注射泵速,保持1+2腔输液泵速>原有输注的泵速,待血流动力学平稳时将微量泵1的泵速递减或直接降低为零,并旋转三通使三通处于微量泵2通道通畅且微量泵1通道关闭的状态,关掉微量泵1通道备用。

四、监测

(1)初始使用或剂量调整时,应每5~15 min监测一次血压、心率、心律、呼吸、血氧饱和度;稳定后宜每60 min监测一次血压、心率、心律、呼吸、血氧饱和度、末梢血液循环、尿量、药物不良反应等。

(2)应严密观察穿刺部位皮肤情况。出现药液渗出/外渗时,应遵循 WS/T 433—2023《静脉治疗护理技术操作规范》进行处理。根据外渗药液的不同和损伤程度,选择合适的处理方法,如多巴胺外渗,可在外渗后1~6 h用酚妥拉明5~10 mg加入生理盐水20 ml中,在

肿胀外渗局部做菱形封闭。

五、注意事项

（1）保持管路畅通：使用微量泵输注血管活性药时，工作人员应密切观察管路的畅通性，防止管路受压、打折以及出现回血等情况。当患者发生体位改变时，要对管路进行认真检查。输注药物时，如果患者生命体征无明显原因下降，并且在提高药物输注速度后没有升高，此时应先检查管路是否通畅，再进行相应处理，绝对不能完全依赖微量泵的报警系统。

（2）使用药物期间严密监测血流动力学变化。主要监测心率、血压、中心静脉压等调节血管活性药物的种类、用量及速度。

（3）多种血管活性药共同使用时，可以采用不同颜色和不同内容的标签对其进行有效标识。规范操作人员的工作流程，提高换泵的速度和精确度，保障输注血管活性药的安全使用。

（4）血管活性药一般提前 30 min 左右配制，保证用药的持续性，避免因时间间隔造成循环波动。

（5）选择单独血管通路输注；当变更药物时，应更换泵用注射器及输注管路；应在交接时核对累计输注量与预设输注量。

（6）应与医生确认预期治疗目标，在输注过程中、调整输注速度、更换注射器和停止给药后，应监测血压、心率及心律。

（7）应告知患者及其家属血管活性药输注过程中的注意事项。

（曾黄蓉）

第十节 鼻腔分泌物冲洗技术

一、概述

神经外科重症患者出现呼吸中枢功能不全、气道不畅、呼吸功能不全时导致缺氧，因此必须建立人工气道，脑组织对缺氧极为敏感，GCS≤8 分的患者，一般应该尽早建立人工气道。气管插管气囊到声门下形成无效腔，口鼻腔分泌物、食管反流进入声门下形成气囊上滞留物，其含菌量高，研究报道引起呼吸机相关肺炎（VAP）的病原菌中，87.5％来自囊上滞留物。鼻腔分泌物增多，导致鼻腔的纤毛结构摆动减弱，易加重坠积性肺炎。鼻腔冲洗是一种利用流动液体快速清除鼻腔表面细菌、黏液与痂皮等的护理操作，可以增强纤毛运动，改善鼻黏膜功能，还能够对患者鼻腔内的炎症因子起到良好的冲洗效果，对鼻腔内的分泌物起到机械性清除的效果，减少分泌物对鼻腔内所造成的持续性刺激等情况发生。

鼻负压置换法即鼻腔冲洗，俗称"洗鼻"，是指在负压吸引下，加快鼻窦引流速度，并将冲洗液送至鼻腔、鼻窦、鼻咽部，达到清洁鼻腔及治疗鼻部疾病目的的治疗方法。

二、适应证

（1）鼻腔围手术期患者：鼻腔围手术期患者通过鼻冲洗可以清除过多的分泌物，利于鼻

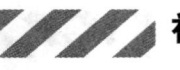

窦引流,减轻鼻塞和鼻涕倒流症状。

(2)各类鼻炎、慢性鼻窦炎患者:可通过洗鼻冲出脓性分泌物。

(3)鼻息肉患者,鼻腔肿瘤放、化疗后处理患者:萎缩性鼻炎或放、化疗后的鼻腔和鼻咽部慢性炎症,通过洗鼻可冲洗出鼻腔脓痂或坏死物,减轻鼻塞症状。

(4)长期处于粉尘较严重环境中:处于极端工作环境的人群,如从事煤矿开采、建筑工程、环卫保洁等职业的人群,需要注意保持鼻腔清洁。

(5)鼻塞及鼻腔易干燥人群、鼻腔分泌物多的患者。

三、操作前评估

(1)一般情况:年龄、合作程度、自理能力、既往是否做过鼻腔分泌物冲洗,评估患者鼻腔分泌物情况:度/量:Ⅰ度/3 级以上。

(2)全身和鼻腔局部情况。

①有血液系统、心血管系统疾病及肝肾功能异常、鼻腔黏膜存在炎症、充血、水肿、干燥、出血情况及邻近器官疾病者,遵医嘱慎行鼻腔分泌物冲洗。

②是否行鼻内镜手术、鼻腔内有无填塞物、当天是否进行鼻腔分泌物清冲、鼻腔黏膜愈合情况。

③评估患者血流动力学是否稳定。

四、操作前准备

(1)用物准备:换药碗、生理盐水注射液 250 ml、20 ml 注射器、橡胶手套、剪刀、吸引管、负压引流装置气囊压力表、手电筒。

(2)操作者准备:衣帽整洁、洗手、戴口罩、戴橡胶手套。

(3)患者准备:有人工气道者监测气囊压力;查看鼻腔情况,予无菌生理盐水棉签清理双侧鼻腔内壁附着痂性分泌物;评估鼻腔分泌物,分泌物量多先清理上气道分泌物及声门下分泌物;患者取平卧位,垫软枕于肩下,头部后仰,充分开放气道。

五、操作步骤

(1)连接负压吸引装置:吸引管前端连接专用吸鼻器或冲洗橄榄头备用。

(2)操作者位于患者头部,使用注射器抽吸氯化钠注射液经左侧鼻腔行滴入,把带有负压的吸鼻器置于左侧鼻腔外端吸引,也可同时一边轻压右侧鼻翼以封闭鼻孔,2 s 后迅速移开,进行间断吸引,以同样方法冲洗右侧鼻腔,每次吸引时间小于 15 s,间歇 3~5 s。

(3)左侧鼻腔再次滴入生理盐水,把带有负压的吸鼻器置于右侧鼻腔外端,吸出分泌物,一边滴入生理盐水,一边负压吸引达到冲洗的目的,可同时一手轻压左侧鼻翼以封闭鼻孔,2 s后急速移开,进行间断吸引,以同样方法冲洗右侧鼻腔,每次吸引时间小于 15 s,间歇 3~5 s。

(4)操作完毕后整理床单位,再次清理气道分泌物,调整气囊压力,恢复 30°头高居中位。

六、鼻腔冲洗要求

(1)频次:每天可冲洗 1~3 次。

(2)温度:冲洗液温度以接近体温为宜,宜控制在 32~40 ℃;变应性鼻炎者,冲洗液的

温度宜为 40 ℃。

（3）压力：以能顺利冲出分泌物/残余填塞物/干痂等的最小压力为宜。

（4）冲洗量：盥洗法应选择大容量冲洗（＞200 ml）。

（5）冲洗液：a. 冲洗液可选择生理盐水、高渗盐水、生理性海水、林格氏液等；b. 根据病情，遵医嘱可在冲洗液中加入糖皮质激素、中成药、中药组方，两性霉素 B、透明质酸、桉树油、丙酮酸、木糖醇、玻璃酸钠、电解质等；c. 自行配制冲洗液时，应遵医嘱或处方进行。配制液宜选择纯净水或温开水，配制用盐宜选用鼻腔冲洗专用盐，也可选用不含碘的纯净盐；d. 冲洗液可选择弱酸、中性或弱碱溶液，pH 值宜在 5.5～8.0；对于变应性鼻炎者，pH 值宜在 7.2～7.4。

（6）治疗周期：宜大于 4 周，季节性变应性鼻炎患者宜在整个花粉季节进行鼻腔分泌物冲洗。

七、注意事项

（1）遵医嘱配制冲洗液并测试温度。

（2）冲洗时，应动作轻柔，避开鼻中隔；出现鼻出血时，应立即停止冲洗，及时清理鼻腔分泌物；出血量较多时，应立即通知医生进行对症处理。

（3）出现呛咳时应暂停操作，及时清理气道分泌物，待患者缓解后再行冲洗，必要时报告医生，遵医嘱使用镇静药以减少患者不适反应。

（曾黄蓉）

第十一节 气管插管患者口腔护理技术

一、概述

气管插管术是急救工作中常用的重要抢救技术，是呼吸道管理中应用最广泛、最有效、最快捷的手段，是医护人员必须熟练掌握的基本技能，对抢救患者生命、降低病死率起到至关重要的作用。气管插管患者由于不能进食，吞咽、咀嚼功能受损，口腔的自净作用和局部黏膜抵抗力减弱，会使大量细菌在口腔内繁殖。抗组胺药、解痉药、抗抑郁药、利尿药、镇静药以及大剂量的抗生素均导致口腔黏膜干燥，加上患者病情较重，机体防御功能受损，极易出现口咽部细菌定植。胃液碱化以及其他原因（胃肠动力改变、腹内压增加、留置鼻胃管等）造成胃内细菌的逆向定植。

口咽部定植菌误吸是呼吸机相关肺炎（VAP）发生的重要机制，国内外许多指南都将高质量的口腔护理作为预防 VAP 的集束化策略之一；研究发现，插管后 4 h 内介入首次口腔护理，可明显降低患者的机械通气时间和入住 ICU 的时间，并且随着首次护理时间的向后推迟，患者的机械通气时间、入住 ICU 的时间逐渐延长。所以对气管插管者实施口腔护理可以保持口腔清洁、湿润，预防口腔感染等并发症，预防气管插管对口腔内面颊、口咽、气道的损伤；观察口腔内的变化，提供病情变化的信息；改善口腔卫生，保持口腔清洁，预防 VAP。

二、目的

(1) 保持口腔清洁、湿润,预防口腔感染等并发症。

(2) 去除口臭、牙垢,促进患者舒适。

(3) 观察口腔黏膜情况,为病情变化提供动态信息。

(4) 降低 VAP 的发生率。

三、操作前评估

(1) 应评估患者的意识、生命体征、血氧饱和度、配合程度等。

(2) 应评估气管插管有无移位及气道通畅情况。

(3) 应评估口腔卫生状况(如牙齿、牙龈、舌、黏膜、唾液、口唇、气味等)及口腔周围皮肤;有活动义齿应取下。

四、操作前准备

(1) 用物准备:生理盐水、水杯、冲吸式牙刷、口腔护理液(如 1.5% 过氧化氢、氯己定、牙膏等)、注射器、负压吸引装置(1 套)、手电筒、干纸巾/湿纸巾、手套、唇膏、气囊压力表、剪刀、插管绳、丝绸胶布、牙垫/医用麻醉咬口(必要时备压舌板/开口器及根据医嘱备口护用药)。

(2) 操作者准备:衣帽整洁,洗手戴手套、戴口罩,核对患者信息及医嘱,需双人配合进行,一人固定气管插管,另一人进行口腔护理。

(3) 患者准备:①清醒患者告知患者操作目的并取得配合,操作过程告知操作步骤,并回答患者提出的问题;②使用气囊测压仪监测患者气囊压力,使气囊压力维持在适宜范围,吸净气管及口腔内的分泌物;③协助患者取舒适卧位,通常是半坐卧位或是坐位(大于 30°),减少误吸风险;④铺治疗巾于患者颌下及枕上。

五、操作步骤

(1) 湿润口唇,协助患者去除固定带和胶布,核对口插管距离门齿的距离,固定气管插管于患者一侧口角。

(2) 使用冲吸式负压牙刷连接装有温水的注射器及负压吸引装置,调节负压范围在 0.04~0.06 MPa(300~450 mmHg)。

(3) 取适量牙膏涂于牙刷,刷洗顺序:先左后右,从内侧向门齿,纵向刷洗齿外侧面、咬合面、内侧面、舌面、硬腭部。

(4) 取适量漱口液稀释后抽吸至注射器内再次进行口腔冲洗。

(5) 彻底吸尽口、鼻腔、声门下、气道痰液,气囊压力调至正常范围。

(6) 用胶布固定气管插管于适当位置(每次口腔护理时需更换插管固定位置)。再次测量气管导管外露长度和气囊压力,观察两侧胸部起伏是否对称,听诊双肺呼吸音是否一致。

(7) 操作完毕,再次检查口腔黏膜,有溃疡时,遵医嘱给适当药物,口唇干裂者涂液状石蜡或唇膏。

(8) 整理用物,清理颜面部,男性患者刮胡子,撤去治疗巾。

(9) 协助患者取舒适卧位,整理床单位。

(10) 再次核对,交代注意事项。

（11）整理用物、洗手、签字、记录。

六、注意事项

（1）使用冲吸式负压牙刷操作时，动作需轻柔，不可损伤黏膜及舌面。

（2）操作过程中注意保护气囊，防止剪断气囊。

（3）患者牙关紧闭时，使用开口器或者压舌板时，不可在门齿使用，必须在磨牙使用，避免暴力操作导致牙齿松脱。

（4）对长期使用抗生素，激素，放、化疗患者，应注意观察口腔内有无真菌感染。

（5）对于长期插管舌苔厚重的患者可使用刮舌器辅助清理。

（曾黄蓉）

第十二节 中等长度导管置管及维护技术

一、中等长度导管置管

（一）概念

外周中等长度导管，又称中线导管（midline catheter，MC），指在无菌技术下经外周静脉（贵要静脉、肘正中静脉、肱静脉和头静脉）穿刺，将导管尖端放置于腋静脉胸段或可到达锁骨下静脉。导管长度为 20～30 cm。

（二）置管目的

（1）保护外周静脉，方便较长时间静脉输液治疗的患者。

（2）避免反复静脉穿刺给患者带来痛苦。

（3）减少静脉输液治疗并发症的发生。

（三）适应证

（1）静脉输液治疗时间为 1～4 周的患者。

（2）持续输注低刺激性、等渗或接近等渗药物的患者。

（3）外周静脉条件较差的患者。

（4）需持续注射镇静药与镇痛药的患者。

（5）短期静脉注射万古霉素的患者。

（四）禁忌证

（1）输注发疱剂药物治疗的患者。

（2）接受乳腺癌根治术和腋下淋巴结清扫术患者的患侧肢体。

（3）有动静脉瘘、安装起搏器患者同侧肢体。

（4）穿刺肢体部位有骨折、感染、血管受损、计划手术或放疗的区域。

（5）插管途径有血栓史、外伤史、血管外科手术史、高凝状态病史、终末期肾病需要静脉保护时。

（6）缺乏外周静脉通路(无合适穿刺血管)。

（五）置管操作流程

1. 置管前准备

（1）患者病史评估。

①治疗用药方案、静脉输注时长,有无置管禁忌证。

②白细胞、血小板、凝血功能等化验结果。

③过敏史、配合程度、依从性,解释置管目的及方法、置管过程及置管后的注意事项,签署知情同意书。

（2）穿刺部位评估。

①避免在关节部位置管。

②避免选择有疼痛、受损的血管及有静脉瓣的位置。

③避免在开放性损伤、感染的区域。

（3）血管评估。

①选择上臂的贵要静脉、肘正中静脉、肱静脉、头静脉,首选贵要静脉。

②超声查看血管,严格区分动脉、静脉,避免误伤动脉。超声下观察血管弹性、直径、走向,有无动脉及神经伴行,探查深度确定导针架的型号。

③穿刺血管直径:导管/静脉不高于45％的血管。

（4）置管长度测量:利用体表测量有患者平卧位,手臂外展与躯干成90°角。

①从预穿刺点沿静脉走向至腋窝水平(末端在腋静脉胸段)。

②从预穿刺点沿静脉走向至同侧锁骨中线(末端在锁骨下静脉)。

③从预穿刺点沿静脉走向至同侧胸锁骨关节减2 cm(末端在锁骨下静脉)。

（5）置管方法。

①常规穿刺或塞丁格技术穿刺:穿刺点应从肘窝处上下两横指的部位穿刺。

②超声引导下改良塞丁格技术置管:穿刺点应在肱骨内上髁至腋窝顶点中1/3(即上臂中段)的贵要静脉、肱静脉或头静脉置管。

2. 置管操作

（1）置管准备。

①环境准备:空气洁净、环境整洁、光线、温度适宜,宜在专用环境中进行。

②患者准备:排便,清洁双上肢皮肤,取平卧位,暴露置管侧肢体皮肤,手臂外展与躯干成45°～90°角。

③护士准备:着装整洁、戴口罩和帽子、洗手。

④用物准备:中长导管包、生理盐水注射液100 ml、2％利多卡因1支、2％葡萄糖酸氯己定酒精溶液或有效碘浓度不低于0.5％的碘伏和75％酒精组合使用。

（2）常规置管。

①置管时应严格遵循无菌操作原则,测量双侧臂围和预置管长度。打开中线导管包,手臂下铺护理垫,戴无菌手套,助手协助倾倒消毒液。

②皮肤消毒:以穿刺点为中心擦拭消毒整个手臂皮肤,先用75％酒精,再用有效碘浓度不低于0.5％的碘伏,以顺时针—逆时针—顺时针方向各消毒三遍,自然待干。

③手臂下铺无菌巾、放置无菌压脉带,脱手套,洗手,穿隔离衣,戴无菌手套,铺无菌巾:建立最大化无菌屏障,抽吸生理盐水预冲导管,检查导管完整性并浸泡导管。

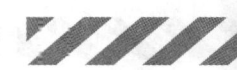

④穿刺:在穿刺点上7～10 cm处扎压脉带,穿刺鞘下垫无菌纱布,针尖斜面向上,与皮肤成20°～30°角直刺血管,见回血后降低角度5°～10°,再进针0.1～0.2 cm,右手固定针芯,左手将穿刺鞘送入静脉,松开压脉带。

⑤送管:左手拇指固定穿刺鞘,其余四指紧压穿刺鞘上方静脉,右手退出穿刺针芯后,将中长导管缓慢匀速(1 cm/s)送入预测量长度,禁止暴力送管。

⑥抽回血,脉冲式冲管,将穿刺鞘退出或撕裂,撤出导丝,导管接输液接头,正压封管。

⑦固定:清洁消毒穿刺点及周围皮肤,待干,根据导管外露情况摆放导管(L、U、C形),思乐扣固定导管翼,穿刺点用纱块加压止血,以穿刺点位置为中心,无张力粘贴敷料。再用敷料外固定,注明日期、时间。

⑧粘贴导管标签,注明置管日期,外露长度。

(3)超声引导下改良塞丁格技术置管。

①置管时应严格遵循无菌技术操作原则,测量双侧臂围和预置管长度,开中长导管包,手臂下铺护理垫,戴无菌手套,助手协助倾倒消毒液。

②皮肤消毒:以穿刺点为中心擦拭消毒整个手臂皮肤,先75%酒精再用有效碘浓度不低于0.5%的碘伏以顺时针—逆时针—顺指针方向各消毒三遍,自然待干。

③手臂下铺无菌巾、放置无菌压脉带,脱手套,洗手,穿隔离衣,戴无菌手套,铺无菌巾;建立最大化无菌屏障,抽吸利多卡因1 ml,抽吸生理盐水预冲导管,检查导管完整性并浸泡导管。

④助手协助超声探头涂一层导电糊,套上无菌保护套,无菌橡胶圈固定探头。再次使用超声定位确认穿刺点,避开动脉,探头上固定合适的导针架,放置穿刺针,针尖斜面向上。

⑤穿刺:在穿刺点上7～10 cm处扎压脉带,左手紧握探头垂直接触于皮肤(避免用力按压将血管压扁),眼睛看向B超屏幕的穿刺血管,右手持穿刺针顺着导针架角度穿刺,穿刺针下垫无菌纱布,见回血后将导丝柔软端放入穿刺针内,边放入边向内降低探头角度,导丝置入15 cm后分离导针架与穿刺针,拔除穿刺针,按压穿刺点,松开压脉带。

⑥局麻:在穿刺口用利多卡因进行局麻;扩皮:小刀片斜面向上进行扩皮;放插管鞘:沿着导丝植入插管鞘,将鞘管轻轻顺着血管走向推进,注意导丝保持外露15 cm。

⑦送管:左手小鱼际紧压插管鞘上方静脉,拇指和食指固定鞘管,右手退出扩张器及导丝,再将中长导管缓慢匀速(1 ml/s)送入预测量长度,禁止暴力送管。

⑧抽回血,脉冲式冲管,将插管鞘退出或撕裂,撤出导管导丝,导管接输液接头,正压封管。

⑨固定:清洁消毒穿刺点及周围皮肤待干,根据导管外露情况摆放导管(L、U、C形),思乐扣固定导管翼,穿刺点用纱块加压止血,以穿刺点位置为中心,无张力粘贴敷料。再用3M敷料外固定,注明日期、时间。

⑩粘贴导管标签,注明置管日期,外露长度。

二、中等长度导管维护

1. 评估

(1)评估频率:应每天评估。

(2)评估内容。

①置管肢体、肩部、颈部及胸部有无肿胀、疼痛、麻木等。

②局部皮肤有无红疹、肿胀、瘙痒。

③穿刺点有无红、肿、热、痛、脓点、渗血、渗液等。

④敷料是否在有效期内，敷料是否完整、潮湿、松脱、污染、卷边。

⑤导管是否通畅、有无损伤、脱出、移位等。

⑥患者意识是否清醒，能否配合。

2. 敷料

（1）更换时机：置管后 24 h 应更换敷料；无菌透明敷料每 7 天更换；纱布敷料应每 48 h 更换；敷料破损、污染、脱落、潮湿后立即更换；穿刺口渗血渗液时更换敷料。

（2）操作要点。

①应使用 0°或 180°方法揭除敷料。

②严格执行无菌操作原则，操作前后应洗手。

③皮肤消毒：以穿刺点为中心，上下 20 cm，左右到臂缘。先用 75%酒精，再用有效碘浓度不低于 0.5%的碘伏，以顺时针—逆时针—顺时针方向各消毒三遍，自然待干。

④粘贴敷料：摆放导管（L、U、C 形），以穿刺点为中心，无张力粘贴，敷料完全覆盖导管。导管脱出血管外部位不应再次送入血管内。

⑤透明敷料不耐受的患者，如敷料过敏应更换敷料种类，如穿刺部位出汗、出血、渗出，可用纱布敷料。

⑥更换敷料后应注明日期、时间。

⑦规范并妥善固定导管，以减少松动、移位风险。

3. 输液接头

（1）更换时机：至少每 7 天更换 1 次或根据产品说明书确定更换时间；松动、破损、污染时应更换；任何时候取下后应更换；输液接头内有血液残留或有残留物；持续输注全血、成分血或生物制剂时，宜 4 h 更换一次；三通接头应同输液装置一起更换。

（2）推荐应用螺口设计、结构简单、外观透明的恒压/正压无针输液接头。

（3）为降低感染，减少三通接头的使用。

（4）无针输液接头使用前，消毒液用力擦洗其表面不少于 15 s 或 10 次。

4. 冲封管

（1）时机。

①每天静脉输液前需进行抽回血后冲管，输液结束后应冲封管。

②输注刺激性大、黏度高的大分子药物后应冲管。

③输注不相容药物之间，应进行冲管。

④管腔有回血时应立即冲管。

⑤输注血液、血制品、肠外营养后应进行冲管，持续时间超过 4 h 者，宜每 4 h 冲管一次。

⑥单独持续微泵静脉推注维持药物时，宜每 8 h 冲管一次。

（2）操作要点。

①冲管手法：推—停—推脉冲式冲洗导管。

②正压封管：冲管剩余 4~5 ml 生理盐水后缓慢推至 1~2 ml，边推边夹毕小夹子在靠近穿刺点处，再拔除注射器。

③注射器：选择 10 ml 以上注射器。

④冲管液：应使用不含防腐剂的生理盐水，不应使用灭菌注射用水冲洗导管。

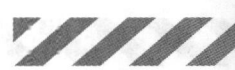

⑤冲管液量:以冲洗干净导管及附加装置内药物为目的。冲管量为导管及附加装置内容量的 2 倍以上。封管量为导管及附加装置内容量的 1.2 倍。

⑥如暂不使用静脉导管应 24 h 冲封管一次。

⑦冲管时有阻力/回抽无回血,不可强行推注。

5．患者教育

(1) 评估患者及其家属的理解程度和依从性,选择合适的健康教育方式。

(2) 告知患者导管日常活动的限制和装置保护方法。

(3) 指导患者及其家属了解导管的维护注意事项及并发症的预防措施、出现临床指征时如何报告等。

三、中等长度导管拔除

1．拔管指征

(1) 完全不需要静脉治疗时,静脉导管应尽早拔除。

(2) 静脉导管留置时间到期时:推荐留置时间 1~4 周或遵照产品使用说明书。

(3) 每天对保留导管的必要性进行评估,不需要时应尽早拔除。

(4) 如果在导管置入时或留置期间疑有神经损伤、误穿动脉,应立即拔除。

(5) 如果在非最佳无菌条件下置管,应 24 h 内或病情稳定时尽早拔除。

2．导管拔除

(1) 应由经过培训的专业人员进行导管拔除,拔管时应严格遵循无菌操作原则。

(2) 拔除导管时患者取头低仰卧位或仰卧位,将穿刺口放置低于心脏水平。

(3) 导管拔除到末端时,嘱患者深吸气,再用力呼气,在患者呼气末屏气状态下拔出。

(4) 穿刺点无菌纱布及敷料密闭 24 h。

(5) 检查导管末端完整性,核对导管置入长度与原来的一致。如发现或怀疑导管不完整,应由相关科室医生协助做进一步评估。

(6) 当拔管困难时,切勿强行拔除,可联系专业团队进行处理。

(7) 导管拔除 48 h 内,监测患者有无并发症:静脉炎、导管相关性血流感染。

3．患者教育

(1) 拔管前向患者及其家属做好解释工作,取得配合。

(2) 拔管过程做好患者心理护理,避免患者情绪紧张导致拔管困难。

(3) 嘱患者如拔管过程中出现疼痛、胸闷等不适,应及时告知。

(4) 拔管后告知患者及其家属可能出现的并发症,如有异常及时告知医护人员。

四、并发症的评估、处理与预防

(一) 静脉炎

1．评估

(1) 根据患者人群、治疗方案和风险因素,应对血管穿刺部位、穿刺静脉及周围局部皮肤组织、患者感受进行评估,至少每天一次。

(2) 使用静脉炎量表或可视化静脉炎量表进行导管静脉炎的评估(表 4-1、表 4-2)。

表 4-1 静脉炎量表

等　　级	临　床　标　准
0 级	没有症状
1 级	穿刺部位发红,伴有或不伴有疼痛
2 级	穿刺部位发红和(或)伴有水肿
3 级	穿刺部位疼痛发红,伴有条索状物形成,可触摸到条索状静脉
4 级	穿刺部位疼痛发红,伴有条索状物形成,可触摸到条索状的静脉,其长度＞2.5 cm,脓液流出

表 4-2 可视化静脉炎量表

评分	观 察 项 目	静脉炎等级	处 理 措 施
0	静脉穿刺部位正常	无静脉炎	观察
1	下列中一项明显:靠近静脉注射部位微痛或静脉注射部位轻微发红	轻微静脉炎	观察
2	下列中两项明显:静脉注射部位疼痛;红斑;肿胀较严重的炎症导致的	早期静脉炎	重置导管
3	所有下列症状均是明显的:静脉注射部位疼痛;红斑;肿胀	中度静脉炎	重置导管考虑治疗
4	所有下列症状是明显且广泛的:沿着静脉管路走行疼痛;红斑;硬化;可触及的条索状静脉	静脉炎晚期或血栓性静脉炎的早期表现	重置导管考虑治疗
5	所有下列症状是明显且广泛的:沿着静脉管路走行疼痛;红斑;硬化;可触及的条索状静脉;发热	晚期血栓性静脉炎	初步治疗

2. 处理

(1)分析静脉炎发生的原因,针对不同原因采取适合的干预措施,导管的处置可根据可视化静脉炎量表的分数进行处理。

(2)抬高患肢,使用多磺酸黏多糖乳膏、中药制剂、各种类型的水胶体敷料等措施治疗静脉炎,必要时遵医嘱使用镇痛剂。

3. 预防

(1)根据患者自身因素、治疗方案和风险因素,合理选择血管通路装置。

(2)规范评估和正确识别静脉炎的风险因素,可有效预防静脉炎的发生。

①满足治疗前提下选择最小规格的导管。

②穿刺点应避开关节部位。

③在导管置入、给药、输液过程中全程遵循无菌操作原则。

④置管及维护时消毒剂应充分待干。

⑤使用固定装置固定导管,避免导管移动。

(二)渗出

1. 评估

(1)每天评估患者穿刺点情况,置管肢体、肩部、颈部及胸部有无肿胀,感觉异常(发凉感、麻木感等),疼痛,灼烧感等症状。

（2）每天评估导管冲管阻力、抽取回血。

（3）推荐使用渗出分级量表（表4-3）。

表 4-3　渗出分级量表

分　级	临 床 表 现
0 级	没有症状
1 级	皮肤发白；水肿范围的最大处直径小于 2.5 cm；皮肤发凉；伴有或不伴有疼痛
2 级	皮肤发白；水肿范围的最大处直径为 2.5～15 cm；皮肤发凉；伴有或不伴有疼痛
3 级	皮肤发白，半透明状；水肿范围的最大处直径大于 15 cm；皮肤发凉；轻到中等程度的疼痛
4 级	皮肤发白，半透明状；皮肤紧绷，有渗出；可凹陷性水肿；皮肤变色、有瘀伤、肿胀；水肿范围的最小处直径大于 15 cm；循环障碍；中等到重等程度疼痛；任何容量的血制品、刺激性、腐蚀性液体的渗出

2. 处理

（1）应立即停止输液，保留导管，尽量回抽外渗药物。

（2）抬高患侧肢体，促进淋巴回流和吸收。

（3）测量标记渗出范围，并拍照以评估变化，观察和记录皮肤的完整性、疼痛水平、感觉和肢体远端关节的运动。

（4）评估渗出液及量，根据药物性质和组织损伤程度给予药膏涂抹或外敷、冷敷、热敷、封闭治疗和外科手术治疗。

（5）拔除导管，无菌敷料覆盖。

3. 预防

（1）置管前评估患者的血管状况，选择最佳静脉、静脉导管，插入前选择合适的静脉位置，避免多次穿刺。

（2）不应通过导管输注腐蚀性或不间断、长时间输注强刺激性药物。

（3）每天评估导管功能：冲管和抽回血。

（4）每天通过观察、触压和询问患者等方法评估是否发生渗出。

（三）导管堵塞

1. 评估

（1）评估导管通畅性：观察输液流速、输液泵堵塞报警、导管抽吸回血及注射阻力。

（2）评估堵管原因。

①机械性堵塞：导管扭曲、夹闭、过滤器或接头堵塞、夹闭综合征、纤维蛋白鞘、导管前端移位贴壁。

②药物沉淀物堵塞：输注 2 种或以上不相容的药物和液体会产生药物结晶和微粒而堵塞导管。

③血栓性堵塞：高凝状态下脉冲封管技术不规范。

2. 处理

（1）从给药装置到敷料，检查输液系统，解决机械性堵塞。

（2）根据患者化验结果、用药情况分析判断导管堵塞原因，给予相应处理措施。

3. 预防

（1）正确执行冲封管程序,包括时机、手法。

（2）输液泵或注射泵报警要及时处理。

（四）导管相关性血栓

1. 评估

（1）评估症状或体征:置管上肢、肩膀、颈部皮肤红肿;上肢臂围肿胀增粗、皮肤温度增高。

（2）评估患者主观感觉:置管侧肢体、腋窝、肩臂部酸胀疼痛等。

2. 处理

（1）无症状体征及主观感觉,单纯影像检查发现的血栓,不采取抗凝治疗,导管功能正常情况下可继续使用。

（2）有症状血栓,根据治疗需求、患者血管条件及血栓进展等情况,综合考虑保留或选择拔管时机。遵医嘱给予抗凝治疗,在拔除前进行超声筛查血栓情况。

（3）抬高患肢 20°～30°,每天测量双侧肢体肘横纹上 10 cm 处臂围,观察患侧肢体、肩部、颈部及胸部肿胀、疼痛、皮肤温度及颜色、出血倾向及功能活动情况。

3. 预防

（1）置管与维护时严格遵守无菌操作原则,避免反复穿刺,减少静脉内膜损伤。

（2）置管侧肢体早期运动,可进行正常日常活动和轻微的肢体锻炼。

（3）补充足够水分。

（五）感染

1. 评估

（1）局部感染:穿刺点有炎性分泌物,穿刺口 2 cm 内皮肤红肿热痛、硬结。

（2）导管相关血流感染:带有导管或拔除导管 48 h 内的患者出现不明原因发热（体温＞38 ℃）,可伴有寒战或低血压等症状,除血管导管外没有其他明确感染源,实验室微生物学检查显示:外周静脉血培养细菌或真菌阳性;或者从导管端和外周血培养出相同种类的病原微生物。

2. 处理

（1）局部感染:可使用抗生素治疗,72 h 抗生素治疗后,临床感染迹象无改善或患者主诉任何与导管相关的疼痛或触痛时,应拔除导管。

（2）对怀疑发生导管相关性血流感染时,在开始进行抗生素治疗前,从导管和外周静脉中同时抽取两套血培养,两者血液培养必须是一种微生物且无其他明确感染源。再根据细菌类型决定先抗生素治疗还是立即拔除导管。

3. 预防　集束化管理策略为每天评估留置导管的必要性、严格无菌操作、手卫生、最大无菌屏障、消毒液的选择、敷料及输液接头的更换时机、穿刺口皮肤及导管接口的消毒。

（六）导管移位

1. 评估

（1）每次静脉治疗前后都应确认导管外露长度有无移出或者移入。

（2）导管回抽无回血或推注有阻力或输液时滴速减慢。

2. 处理

（1）评估导管外露长度,移出导管不能再送进血管内。

（2）评估导管尖端位置及导管功能，考虑继续留置的可能性和留置时间。

（3）妥善固定导管，增加导管评估频率，做好护理记录。

3. 预防

（1）使用导管固定装置来固定导管，避免固定不良引起移位。

（2）每班观察敷料有无松脱，维护时观察导管刻度，避免牵拉脱出。

（许川徽　郭小丽　章潞潞）

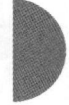
第十三节　机械辅助排痰技术

一、概述

　　机械辅助排痰技术是指根据机械性的振动松解分泌物、模拟咳嗽或两者兼而有之的技术，排除和移动肺内小气道分泌物及代谢废物。

　　机械辅助排痰设备产生的定向力可穿透皮层、肌肉、组织和体液，可将长期滞留于肺部或较深层积液经多方位振动、挤压并定向引液，使痰液排出体外，对于深度的痰液排出效果明显。其代替传统的人工胸部叩击、震颤、定向挤推进行的体位引流，解决手工排痰必须依靠患者的体位配合才能进行的问题，尤其是在重症患者无法进行体位配合时更显重要。

二、机械辅助排痰技术的原理

　　机械辅助排痰技术的原理为气道/胸壁振荡。振荡技术分为气道振荡（内振荡）技术和胸壁振荡（外振荡）技术，气道振荡技术是指向大气道持续输入高频振荡波，并向中小气道扩散，包括振荡呼气正压、肺内叩击通气、肺内振荡及肺扩张等；胸壁振荡技术主要通过定向叩击或脉冲气流产生器调节充气背心内部的充气和放气，或使用振动排痰机，产生一定频率和幅度的高频振荡并作用于胸壁，如高频胸壁振荡等。气道振荡和胸壁振荡均可使呼吸道表面黏液和代谢物松解、液化，振荡所引起的气道内气体流速变化可以产生一定强度的剪切力，促使分泌物脱离气管壁；另外，振荡还可以促进气道纤毛的摆动，推动痰液排出。

三、适应证和禁忌证

（一）适应证

　　（1）气道黏液高分泌状态：慢性气道疾病，如慢性阻塞性肺疾病、支气管哮喘、弥漫性泛细支气管炎、肺不张、肺炎、支气管扩张等。

　　（2）呼吸肌无力和咳嗽反射受损，咳嗽机制限制而导致分泌物聚集与呼吸困难：神经、肌肉疾病，如肌萎缩侧索硬化、重症肌无力、进行性肌营养不良、脊髓损伤、原发性神经疾病和肌无力等。

　　（3）外科手术后：气管切开术、胸腹部手术、头颈部手术、骨科手术、外周神经肌肉相关手术后等。

　　（4）呼吸道传染类疾病：肺结核、新型冠状病毒感染等。

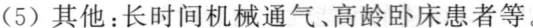

(5) 其他:长时间机械通气、高龄卧床患者等。

（二）禁忌证

(1) 血流动力学不稳定（心率<60 次/分或>130 次/分,收缩压<90 mmHg 或>180 mmHg,或平均动脉压<60 mmHg 或>100 mmHg)。

(2) 不稳定型心绞痛或心律失常、心脏内附壁血栓。

(3) 出血性疾病或凝血机制异常有出血倾向。

(4) 可疑或存在活动性咯血。

(5) 未经引流的气胸、肺结核、胸腔积液及胸壁疾病。

(6) 肺部血栓、肺部肿瘤及血管畸形、未局限的肺脓肿、肺出血及咯血。

(7) 接触部位皮肤及皮下感染。

四、常见机械辅助排痰设备应用

（一）机械辅助排痰仪的应用

机械辅助排痰仪是根据物理定向叩击原理设计,通过叩击、震颤、挤推、振动的模式促进呼吸道黏膜表面黏液和代谢物液化、松动,在顺利排出痰液的同时,还能缓解支气管痉挛,改善肺部的血液循环问题,提高指脉氧饱和度。机械辅助排痰仪使用时要选择合适的叩击头,设定叩击频率。使用时应注意以下几点。

(1) 将叩击头贴靠在患者胸前或背后,避开心脏、乳房、脊柱等部位,轻加压力,依次由外向内,由下向上进行。

(2) 从低频率开始,循序渐进,每个部位叩击 30 s 左右,5 min 为 1 个周期。

(3) 治疗时间一般为每次 15~30 min,每天 2~4 次,振频可在 10~60 Hz,根据患者不同的情况,遵医嘱设定,一般一周为一个疗程。

(4) 机械辅助排痰应在餐前 1~2 h 或餐后 2 h 进行,治疗前进行 20 min 雾化治疗,治疗后 5~10 min 根据患者情况进行吸痰效果更佳。

(5) 治疗时,要使叩击接合器上的红箭头对着患者的主气管。

(6) 治疗后应用 75% 酒精擦拭叩击头、机箱及导线等。

(7) 机械辅助排痰仪应放置在通风干燥的地方,防高温、防潮。

（二）呼吸道清除系统仪的应用

目前,临床上应用较为广泛的是呼吸道清除系统仪,即背心式高频振动排痰仪,由空气脉冲主机与可充气背心两部分构成,利用气动脉冲发生器能快速对背心进行充气和放气,对胸壁进行挤压和振动,此过程称为高频胸壁振荡(high frequency chest wall oscillation, HFCWO),可诱发微咳,促使呼吸道黏液及各个肺叶深部代谢物松弛、液化、脱落,增加其流动性,并促其向中央气道聚集排出。临床应用时注意以下几点。

(1) 采用平卧位或半坐卧位（床头抬高 15°~30°）,病情稳定时亦可采用坐位,治疗过程中应加强人工气道固定与支撑,防止意外脱管。

(2) 充气背心可依据患者体形调节松紧度,以免影响呼吸运动或使用效果。

(3) 正确设置参数和模式,治疗频率从较低频率(4~16 Hz)开始逐渐递增,压力为 2~6 mmHg,一次治疗时间为 10~30 min。

(4) 治疗过程中密切观察患者病情变化,配合雾化吸入治疗,促进气道分泌物清除。

（三）咳痰机的应用

近年来，机械吸-呼技术（mechanical insuffaltion-exsuffaltion，MI-E）逐渐受到临床医护人员的关注。咳痰机是目前应用 MI-E 的一种辅助咳嗽设备，是应用正负压交换引流的工作原理，模拟并支持生理性咳嗽，兼有气流振荡功能和咳嗽触发功能，吸气时向气道施加正压，呼气时引发并放大咳嗽效应，具有负压抽吸效果，并可将振动气流直接作用于气道内壁，使痰液松动。机械通气模式可设置为自动或手动，"吸气—呼气—暂停"即为 1 个咳嗽周期，连续治疗 4～6 个周期，继续通气待生命体征稳定，再重复上述操作 4～6 次。咳痰机辅助排痰在临床中逐渐普及，但在人工气道患者中的应用还较少，同时对咳痰机应用于人工气道患者撤机拔管成功率、VAP 发生率以及咳痰机使用的长期疗效和患者舒适度等相关指标还需进一步大样本的研究。使用时要注意以下几点。

（1）咳痰机管路直接与人工气道连接，需暂停机械通气，无自主呼吸或自主呼吸能力差、严重低氧血症的患者不适宜应用。

（2）使用时应严密观察患者生命体征及耐受度，观察峰流速、吸气量等参数变化，随时进行调整。

（3）正确设置吸气、呼气、暂停时间、气流振荡等参数，吸-呼气压力设置在 ±40 cmH_2O 较为适宜。

（4）选择空腹或餐后 2 h 进行，以免造成胃内容物反流吸入呼吸道。

（5）指导患者配合深吸气可提高效果，治疗过程中气道分泌物可能直接被吸出，需及时清理。

（许川徽 肖楚瑶 丘韦维）

▶▶ 参考文献

[1] 张文武.心脏电复律[J].中国医刊,2007,42(11):74-77.

[2] 吴永萍,王盛标,周秋桂,等.ICU 微量泵连续使用续泵方式的探讨[J].当代护士（学术版）,2008(10):100-101.

[3] 李虎.侧脑室额角穿刺术 1 例体会[J].中外医学研究,2011,9(27):53.

[4] 刘鹃.经颅钻孔侧脑室穿刺外引流的临床护理[J].基层医学论坛,2011,15(15):440-447.

[5] 沈守荣.临床技能学[M].北京:人民卫生出版社,2011.

[6] 静脉治疗护理技术操作规范[J].中国护理管理,2014,14(1):1-3.

[7] 徐娟.改良版 Bass 刷牙法的冲吸式口腔护理在经口气管插管患者中的应用效果[J].现代中西医结合杂志,2016,25(24):2724-2727.

[8] 原鑫鑫.微量泵泵入血管活性药物安全隐患与对策的研究进展[J].当代护士（中旬刊）,2016(11):9-10.

[9] 中国吞咽障碍康复评估与治疗专家共识组.中国吞咽障碍评估与治疗专家共识（2017年版）第一部分 评估篇[J].中华物理医学与康复杂志,2017,39(12):881-892.

[10] 张馨,胡小懿,龚磊磊.脑脊液外引流术围手术期的护理进展[J].中西医结合护理（中英文）,2018,4(11):220-222.

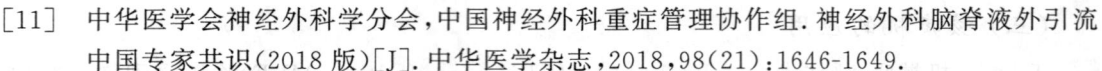

[11] 中华医学会神经外科学分会,中国神经外科重症管理协作组.神经外科脑脊液外引流中国专家共识(2018 版)[J].中华医学杂志,2018,98(21):1646-1649.

[12] 余欢欢,黄秋云.PDCA 循环法在心内科微量泵操作规范性中的应用[J].心血管病防治知识,2019,9(33):94-96.

[13] 梁群好,朱志辉,李燕钰,等.改良负压鼻腔冲洗治疗儿童慢性鼻-鼻窦炎临床观察[J].中外医学研究,2020,18(32):30-32.

[14] 李劲勋,孙晓阳.脑室外引流在脑出血中的应用进展[J].医学综述,2020,26(17):3439-3443.

[15] 中华医学会神经病学分会感染性疾病与脑脊液细胞学学组.脑脊液细胞学临床规范应用专家共识[J].中华神经科杂志,2020,53(11):875-881.

[16] 商冬丽.阿托品联合氯解磷定持续微量泵入治疗重度有机磷农药中毒的疗效观察[J].现代诊断与治疗,2020,31(6):892-893.

[17] 吕云霞,冯少娟,刘正伟,等.气管切开术后非机械通气患儿早期气道并发症预防的最佳证据总结[J].护理学报,2021,28(13):46-51.

[18] 刘芳,龚立超,魏京旭,等.成人重症患者经鼻肠管喂养的护理实践总结[J].中华现代护理杂志,2021,27(15):1973-1979.

[19] 齐洪武,曾维俊,郭洪均,等.腰大池外引流治疗创伤性脑损伤所致颅内高压的研究进展[J].国际神经病学神经外科学杂志,2023,50(5):80-83.

[20] 中国康复医学会吞咽障碍康复专业委员会.中国吞咽障碍康复管理指南(2023 版)[J].中华物理医学与康复杂志,2023,45(12):1057-1072.

[21] 石海燕,刘爱华,马骁,等.《成人鼻肠管的留置与维护》团体标准解读[J].中华急危重症护理杂志,2023,4(11):1011-1015.

[22] 孙建华,罗红波,李尊柱,等.成人重症患者床旁超声引导鼻肠管置入的证据总结[J].中华护理杂志,2023,58(8):986-992.

[23] 余玲,吕丽敏,陈亚丹.临床护士《血管活性药物静脉输注护理》团体标准的执行情况[J].中国卫生标准管理,2023,14(7):7-12.

[24] 陈焕兴,欧阳丽梅,邓宝丽,等.改良式鼻腔冲洗对鼻塞式无创通气患儿通气效果的影响[J].齐鲁护理杂志,2023,29(21):162-164.

[25] Perman S M,Elmer J,Maciel C B,et al. 2023 American Heart Association Focused Update on Adult Advanced Cardiovascular Life Support:An Update to the American Heart Association Guidelines for Cardiopulmonary Resuscitation and Emergency Cardiovascular Care[J]. Circulation,2024,149(5):e254-e273.

[26] 中华医学会呼吸病学分会,中国老年保健医学研究会呼吸病学分会,中国呼吸医师分会呼吸职业发展委员会呼吸治疗师工作组,等.机械气道廓清技术临床应用专家共识[J].中华结核和呼吸杂志,2023,46(9):866-879.

[27] 胡越空,周亚馨,罗泽汝心,等.机械吸入-呼出排痰技术在气道廓清物理治疗临床应用中的新进展[J].中国康复医学杂志,2024,39(5):722-726.

第五章

气道管理

第一节　气道评估

一、概述

神经外科重症患者往往因中枢神经系统病变或非中枢神经系统疾病的影响,常有不同程度的意识障碍,且多数患者存在呼吸功能障碍,气道分泌物排出不畅,造成低氧血症和呼吸衰竭,进而加剧其病情,甚至对生命构成威胁。

气道评估可以判断有无困难气道,包含但不限于以下一种或多种情况:面罩通气困难、喉镜暴露困难、声门上气道通气困难、气管插管困难或失败、气管拔管困难或失败、有创气道建立困难或失败及通气不足。充分的气道评估对于及时识别潜在的困难气道至关重要,这是降低意外发生困难气道情况的关键措施。同时,准确评估气道情况是处理困难气道问题并做好全面准备的基础。

二、气道评估

(一)病史评估

了解患者一般情况、现病史和既往史,包含:年龄、性别、身高、体重、体重指数,头颈部有无创伤、牙齿有无异常、呼吸情况(呼吸音、呼吸频率、呼吸深度)、咳嗽反射情况、打鼾史、放疗史、气管受压、插管困难史、气道解剖结构是否扭曲。某些先天性疾病或后天性疾病,如阻塞性睡眠呼吸暂停综合征、强直性脊柱炎、类风湿关节炎、糖尿病、会厌炎、声门下狭窄、甲状腺肿或扁桃体肥大、头颈部肿瘤、Klippel-Feil 综合征、Goldenhar 综合征、Treacher-Collins 综合征、Pierre Robin 综合征和 Down 综合征同样存在喉镜显露和气管插管困难的情况。

(二)体格检查

一些体格检查被证实可以预测困难气道。

1. 张口度(inter-incisor gap,IIG)　IIG 指患者口张最大时上下切牙切缘之间的距离。IIG<3.5 cm 提示患者可能存在困难气道。

2. 上唇咬合试验(the upper lip bite test, ULBT) ULBT 被证实是喉镜检查困难的良好预测指标,指患者用下切牙尽量去咬上嘴唇来评估下颌活动度(表 5-1)。

表 5-1 上唇咬合试验及表现

分 级	表 现
Ⅰ级	下切牙完全覆盖上唇的红唇边缘
Ⅱ级	下切牙咬到上唇,但不能延伸至红唇边缘
Ⅲ级	下切牙不能咬上唇
Ⅱ至Ⅲ级患者可能存在困难气道	

对于没有牙齿的患者,可以通过观察其下嘴唇是否能覆盖上嘴唇来评估下颌活动度。

3. 颈部活动度(Neck range of motion) 可用颈部屈伸度和颈部关节伸展度来衡量颈部活动度。颈部屈伸度是指患者做最大限度屈颈到伸颈的活动范围。正常值大于 90°,若最大后仰小于 80°,易发生困难气道。

4. 甲颏间距(Thyromental distance, TMD) TMD 指患者颈部完全伸展时,甲状软骨切迹至颏凸的距离(表 5-2)。

表 5-2 甲颏间距及表现

距 离	表 现
>6.5 cm	无插管困难
6.0～6.5 cm	可能存在喉镜显露/气管插管困难
<6.0 cm	无法完成喉镜显露/气管插管

5. 改良 Mallampati 试验(modified Mallampati test, MMT) MMT 用于评估舌头和咽部大小的关系,是预测插管困难的常用检查。MMT 要求患者取坐位,头部处于中立位,嘴完全张开,舌头最大限度地突出,不发声(表 5-3)。

表 5-3 改良 Mallampati 试验及表现

类 型	咽 部 结 构
Ⅰ级	软腭、咽腭弓、悬雍垂可见
Ⅱ级	可见软腭,咽腭弓、悬雍垂部分被舌根挡住
Ⅲ级	只有软腭可见
Ⅳ级	仅硬腭可见
Ⅰ级、Ⅱ级无插管困难,除非头后仰受限。Ⅲ级或Ⅳ级通常与插管困难有关	

6. 颈围(neck circumference, NC) NC 指患者取直立坐位时,以颈后第 7 颈椎上缘,颈前甲状软骨水平,用软尺绕一周所测的周长。NC>40 cm 与面罩通气困难、喉镜检查困难和气管插管困难有关。

7. 甲颏高度(Thyromental height, TMHT) TMHT 指患者取仰卧位且嘴闭合时,测量甲状软骨前缘和颏前缘的垂直距离。TMHT≤5 cm 时,与气管插管困难相关。

8. 喉头显露分级 观察会厌与声门暴露的程度(表 5-4)。

表 5-4　喉头显露分级及表现

分　级	表　现
Ⅰ级	可显露会厌和声门
Ⅱ级	可显露会厌和部分声门
Ⅲ级	仅能看见会厌
Ⅳ级	看不见会厌

注：Ⅰ级、Ⅱ级一般无插管困难，Ⅲ级可能存在插管困难，Ⅳ级非常困难。

（三）综合评估

MACOCHA 评分已被验证是预测重症患者气道评估的可行工具（表 5-5）。

表 5-5　MACOCHA 评分

因　素		分值/分
患者因素	M：改良 Mallampati 试验Ⅲ级或Ⅳ级	5
	A：阻塞性呼吸睡眠暂停综合征	2
	C：颈椎活动度降低	1
	O：张口度有限，<3 cm	1
病理因素	C：昏迷	1
	H：严重缺氧（$SpO_2<80\%$）	1
操作者因素	A：未培训的麻醉师	1

注：包括三方面共七项，评分≥3 分预示插管困难。

（四）影像学评估

颈部 X 线、CT、MRI、床旁超声、床旁内窥镜检查，虚拟仿真喉镜/支气管镜技术以及 3D 打印技术。

第二节　非人工气道管理

神经外科重症患者是发生呼吸系统相关并发症的高危人群，危险因素包括意识障碍、气道保护性反射降低、气道机械性梗阻、中枢性呼吸肌无力等。此外，食物反流引起误吸是吸入性肺炎的重要危险因素。实施非人工气道管理，来预防呼吸系统相关并发症至关重要。非人工气道管理是指对未建立气管插管、气管切开等人工气道患者进行综合管理，包括体位管理、促进排痰、预防误吸、口腔护理、咳嗽训练、湿化雾化等多方面内容。

一、体位管理

（一）体位管理概述

体位管理在神经外科重症非人工气道患者的管理中尤为重要。体位管理是运用身体位置的摆放来优化氧的转运，它主要利用重力对肺和心血管功能产生的效应来达到效果。

体位管理的目的：①预防卧床制动对身体带来的负面影响：肌肉活动的减少、压力性损伤、深静脉血栓形成、误吸、疼痛。②帮助主动排痰困难的患者被动清除分泌物（体位引流）：黏膜纤毛运输功能的加强、将健侧放在下方后非依赖性的肺泡通气提高。③用于改善患者的心肺功能以及氧转运功能：通气量、通气血流灌注比、弥散功能、血流动力学。

（二）体位对患者的影响

1. 仰卧位　重力对循环系统的作用减少，回心血量增加，可能会导致血管内淤血，顺应性降低，产生肺水肿。因重力影响，肺功能残气量降低导致相关气道关闭。长时间保持仰卧位会改变胸廓外形、膈肌的位置、胸腔内压、负压、心脏功能等。仰卧位时间过长时过多分泌物潴留在气道内，改变气道内环境，上呼吸道可能变得干燥，给患者增加肺部感染及气道阻塞的风险。因此，除了一些危重患者外，建议尽量采取其他体位。

2. 半坐卧位　床头抬高30°，利于颅内静脉回流，减轻脑水肿。保持颈部和躯干轴线，通过增加静脉回流来降低颅内压；可借助重力使膈肌下降，胸腔容积相对增大，患者肺活量增加，有利于气体交换，降低肺部并发症的发生率。

膈肌下降，减少呼吸时的阻力，增加吸气肺扩张时胸膜腔的负压，有利于肺扩张和改善通气功能。

经鼻肠内进食时，需抬高床头至少30°，进食后继续保持该体位30～60 min，此体位有利于食物通过幽门进入小肠，减少胃内容物潴留，从而有效减少胃内容物反流，避免口咽部分泌物误吸、反流，如有需要及时清除气道内的分泌物，以免鼻饲后吸痰引起的呛咳、憋气使腹内压增高引起反流。鼻饲后禁止立即翻身、叩背或外出检查，以免因搬动患者使胃肠受到机械刺激而引起反流。

3. 直立位　常见于生理和解剖体位，它能够使肺容积和肺容量最大化，因重力原因，胸膜内压负值减小，肺尖部比肺底部的初始容积大、顺应性小，从而使肺底部的顺应性更好，在通气过程中有更大的容积改变。

4. 侧卧位　依赖侧胸壁横断面偏移来代偿胸廓前后的扩张，由于下方内脏挤压，膈肌位置向头侧偏移，可使呼吸运动更大地偏移，从而促进肺通气和肺气体交换。侧卧位常常在临床上采用。单侧肺疾病的成人建议采用健侧卧位，双侧肺部疾病患者建议采用右侧卧位。

5. 俯卧位　俯卧位时移动了胸腔和腹腔内非固定的组织结构，能增强动脉氧合作用，减少心血管及肺功能障碍的患者的呼吸做功。俯卧位在重力作用下，使得潮气量在胸腔内的分布更加均匀，多在背侧胸腔，促进患者背部肺泡复张，调节前胸壁灌注，改善通气血流比例，从而提高氧合指数、改善治疗效果，已成为急性呼吸窘迫综合征患者肺保护性通气策略的重要组成部分。

（三）体位引流

体位引流是根据气管、支气管的解剖特点，将患者摆放于一定的体位，通过重力的影响，使各肺叶或肺段分泌物向大气道移动的治疗方法。基本原则是使病变部位处于高位，引流支气管的开口方向朝下，以促进分泌物的引流，改善动脉血氧，缓解呼吸困难。

目的：促进气管内分泌物的流出；改善肺通气，提高通气血流比例；帮助患者改善肺功能。

适应证：适用于肺脓肿、支气管扩张等有大量痰液排出不畅者。

禁忌证。①所有体位的体位引流禁忌证：颅内压＞20 mmHg；头部和颈部受伤稳定前；活动性出血伴血流动力学不稳定；近期有脊柱外科手术（如椎板切除术）或急性脊髓损伤；活

动性咯血;脓胸;支气管胸膜瘘;与心力衰竭相关的肺水肿;大量胸腔积液;肺栓塞;年老、意识不清或焦虑者;肋骨骨折,伴或不伴连枷胸;手术伤口或愈合组织。②头低脚高位体位引流的禁忌证:出现颅内压增高的患者;未得到控制的高血压;腹胀;食管手术;近期肺癌的大量咯血者;不可控的气道吸气风险。

由肺部听诊和胸部 CT 确定病变部位后,将患者安置在适当的体位,并在该体位下给患者感到舒适的支撑,常见病变部位的引流体位见表 5-6。

表 5-6　常见病变部位的引流体位

病 变 部 位	引 流 方 法
肺上叶病变	取半坐卧位,腰臀、膝后垫上厚枕,身体偏向健侧 60°左右,患侧下肢弯曲,腹肌松弛后引流
肺上叶尖后段	取舒适坐位,俯身,双腿伸直抱枕头后引流
右肺中叶和下叶	取左侧卧位,枕头垫高髋部后引流(左肺相同肺段引流原则相同)
肺下叶	取头低足高(约 30°)俯卧体位,双手垫于额下,枕头垫高髋部,髋部高于胸部后用约束带固定,腹下垫软枕,下肢伸直后引流
左和右肺下叶的后侧部	取俯卧位,腹部和膝盖垫软枕,髋部高于胸部后引流
肺部背侧	采取俯卧位引流

(四) 注意事项

(1)治疗期间应实时监测氧合状况:血氧饱和度、口唇及皮肤颜色;呼吸深度、频率和节律,是否存在胸腹矛盾运动;血流动力学情况;主观感受:胸痛、呼吸困难等;颅脑外伤者应监测颅内压。

(2)进行体位引流时,每个位置应维持 5～15 min,当需引流部位集中在某片肺叶时,如患者耐受,可适当延长持续时间,操作时间总体不超过 45 min,以免产生疲劳。如果体位引流与其他气道廓清技术相结合,在各体位上的时间可减少。

(3)鼓励患者在自主引流时进行深呼吸和咳嗽。

(4)在雾化吸入后 5～10 min 且在饭前(鼻饲前进行体位排痰),此时痰液已被药物稀释,较容易被引流出,且空腹不易导致呕吐等情况发生。

(5)引流频率:按照分泌物的量而定,分泌物少的患者,每天 2 次,上、下午各 1 次;分泌物量多的患者每天 3～4 次。

二、口腔卫生管理

神经外科重症患者往往因吞咽功能障碍、偏瘫、昏迷等神经功能不同程度的受损,影响清除口腔残留物的能力,使用抗生素、鼻饲等原因导致口臭、口腔溃疡、口腔感染甚至肺部感染,患者口腔卫生健康面临重大的挑战,提高口腔护理质量对患者康复有着重要的影响。

(一) 口腔卫生评估

(1)评估工具:建议使用改良版 Beck 口腔评分表(modified Beck oral assessment scale,MBOAS)、口腔健康检查表(oral health assessment tool,OHAT)作为口腔卫生的评估工具。

(2)每天进行口腔护理前,需对患者的口腔卫生进行评估,重点评估口腔内舌根部有无食物残渣、痰痂、异物等。

（二）口腔护理方法

1. 刷牙频率 每天刷牙 2 次，每次至少 2 min。

2. 口腔护理溶液的选择 根据口腔卫生状况，选择合适且有效的口腔护理溶液，在减少患者口腔致病菌聚集、降低口腔感染率，防止肺部感染、控制医院感染方面具有重大意义，同时还能减少抗生素的使用量，防止耐药菌的增加（表 5-7）。

表 5-7 常见口腔护理溶液

口腔护理溶液名称	作用及适用范围
生理盐水	清洁口腔，预防感染
碳酸氢钠溶液	通过改变口腔环境 pH 值，从而达到杀菌的作用，预防真菌感染
过氧化氢溶液	当遇到有机物时，会释放出新生氧，形成氧化作用强的自由基，具有抗菌、防臭、防腐的作用，适用于口腔感染有溃疡、坏死组织者
聚维酮碘溶液	具有降低菌斑附着力，有效减少龈沟液的分泌，促进牙龈毛细血管收缩，降低血液流速的作用，从而有效减少和预防牙龈出血
500 mg/L 的碘伏护理液	降低口腔感染
复方硼酸溶液	抑菌，清除口臭
呋喃西林	清洁口腔，具有广谱抗菌作用
醋酸溶液	用于铜绿假单胞菌感染
氯己定溶液（洗必泰溶液）	清洁口腔，具有广谱抑菌作用
硼酸溶液	酸性防腐溶液，抑菌和清除口臭
甲硝唑	用于厌氧菌感染

3. 体位 端坐卧位；对于不能耐受端坐卧位者可协助患者取半坐卧位，同时头偏向一侧；偏瘫的患者头偏向健侧，避免误吸。

4. 护理方法 ①擦拭法：使用棉签、棉球、纱布等。②牙刷法：使用牙刷和牙膏在牙齿表面进行刷洗，清洁附着在牙齿表面的牙菌斑，清除口腔残留物和分泌物，从而改善口腔环境。③负压吸引牙刷：压力 30～55 kPa 连接抽吸式牙刷，用注射器向患者口腔内缓慢注射生理盐水进行冲洗，边冲、边刷、边抽吸，将冲洗液吸走，根据患者口腔清洁度清洗至冲洗液澄清。

5. 活动义齿清洁 每天至少清洗活动义齿 1 次，清除食物残渣，夜间摘除活动义齿，用温热水浸泡或用活动义齿清洁片清洁浸泡。

三、气道廓清技术

（一）气道廓清技术概述

气道廓清技术是利用物理或机械方式作用于气流，帮助气管、支气管内的痰液排出或诱发咳嗽使痰液排出。气道廓清技术可以有效地清除气道分泌物，维持气道通畅，改善呼吸功能，降低肺部感染发生率。

气道廓清技术的适应证：①气道黏液高分泌（＞30 ml/d）：支气管扩张、哮喘、肺炎、囊性纤维化。②气道分泌物滞留的患者：神经肌肉疾病引起呼吸肌无力和咳嗽受损、长期卧床、高龄卧床患者、胸腹部术后、慢性阻塞性肺疾病、肺不张。

禁忌证:①血流动力学不稳定;②颅内压增高超过20 mmHg;③不稳定型心绞痛或心律失常;④可疑或存在活动性出血;⑤不稳定的骨折;⑥不稳定的头颈部损伤;⑦可疑或存在活动性咯血;⑧未经引流的气胸;⑨不稳定的深静脉血栓或肺动脉栓塞。

操作时间:管饲或饭后至少30 min后、支气管扩张药物吸入发挥作用后、处于最佳的放松状态且呼吸频率减缓至合适程度后、适当的镇痛后。

(二)气道廓清能力的评估及意义

1. 主观咳嗽功能评估 咳嗽反射减弱或消失,误吸的可能性大大增加。半定量咳嗽强度评分(semiquantitative cough strength score,SCSS)是通过观察患者的咳嗽强度来得出相应的分值,有一定的主观性。

操作方法:嘱患者尽可能地多次咳嗽,对咳嗽强度从弱到强采用0~5分(表5-8)。

表5-8 非人工气道半定量咳嗽强度评分

分　　数	表　　现
0分	没有咳嗽
1分	没有咳嗽,但可以听见口腔里的气流声
2分	可弱(勉强)听到咳嗽
3分	可清楚听到咳嗽
4分	较强的咳嗽
5分	连续咳嗽

将0~2分的患者归为咳嗽力度弱,需进行气道廓清;将3~5分归为咳嗽力度强,可进行简单咳嗽指导

2. 咳嗽峰流速(peak cough flow,PCF)或呼气峰流速(peak expiratory flow,PEF) 患者在咳嗽过程中最大呼吸流量,是反映患者咳嗽能力的最重要和最常用的量化指标,可使用便携式肺功能仪、呼气峰值流量计、呼吸机评估PCF或PEF。主动咳嗽峰流速(voluntary cough peak flow,CPFv):健康成人PCF正常值是470~600 L/min。非人工气道患者,CPFv≥270 L/min可防止肺部并发症的发生(<270 L/min作为开始气道廓清的指标)。

3. 呼吸肌力 ①最大吸气压(maximal inspiratory pressure,MIP):无人工气道的神经肌肉疾病或外伤患者,行肺功能检查时,若MIP小于正常预计值的30%,易出现呼吸衰竭。②最大呼气压(maximal expiratory pressure,MEP):无人工气道患者,MEP正常值为男性>100 cmH$_2$O;女性>80 cmH$_2$O;MEP<60 cmH$_2$O,提示患者无效咳嗽。

(三)咳嗽

咳嗽是重要的呼吸系统保护性反射之一,也是气道廓清技术重要的方法之一,可清除较大气道中过多的黏液和异物,有助于黏液纤毛正常转运清除,确保气道通畅。正常人咳嗽可以有效清除大气道分泌物,但是慢性感染或气道阻塞的患者咳嗽可能会使狭窄的气道过早闭合,反复咳嗽导致气道反复受压,降低了呼气流速,限制了咳嗽的有效性。

有效咳嗽有助于气道远端分泌物、痰液排出,从而改善肺通气,维护气道通畅,改善患者肺功能,促进康复。

1. 有效咳嗽的4个阶段 ①充分吸气:需要充分将空气吸入肺部,足量的空气为有效咳嗽形成强而有力的气流提供支持,从而将分泌物冲出气道。②声门关闭:在吸气末屏气,

声门迅速关闭,此阶段涉及关闭声门(声带)和准备腹部和肋间的肌肉。③提高胸膜腔内压和腹内压:腹肌和胸部辅助呼吸肌收缩,增加腹腔内的压力,产生高速气流后,将气流迅速从气道中排出。④声门开放:声门突然开启,产生高速气流,气道内的痰液被高速气流冲击,从而排出体外。

2. 指导进行有效咳嗽　①患者取坐位或半坐卧位,屈膝,身体前倾,双肩放松。②进行深而慢的腹式呼吸3~5次,在最后一次吸气末屏气3~5 s。③身体前倾,用力收缩腹肌进行2~3次短促有力的咳嗽;对于咳嗽无力者,医护人员可将双手掌放在患者的下胸部或上腹部,在患者咳嗽时给予加压辅助,帮助痰液咳出。④停止咳嗽,缩唇将剩余气体缓慢呼出。⑤缓慢深吸气,重复2~3次以上动作。

(四) 主动循环呼吸技术

主动循环呼吸技术(active cycle of breathing technique,ACBT)是一种灵活、可自主控制的胸部物理治疗方法,是呼吸训练中气道廓清的一种常用方法,涵盖了呼吸控制、胸廓扩张训练和用力呼吸技术,通过打开气道,肺泡充分扩张,增加分泌物的可松动性和清除气道,改善患者的肺通气功能。

1. 呼吸控制(breathing control,BC)　呼吸时膈肌松弛和收缩使腹腔内压变化,从而增加潮气量和最大吸气量,通过缩唇呼吸延长呼气时间,增加气道压力,延缓气道塌陷,避免气道痉挛。

操作方法:取舒适坐位或半坐卧位,身体稍前倾,双肩放松,一手放于腹部,感受腹部起伏,一手平放于胸部,限制胸部活动。经鼻深吸气,吸气时腹部隆起、胸部不动,吸气后屏气3 s,呼气时嘴唇呈口哨状,腹部凹陷,控制吸、呼比保持在1∶3或1∶2。连续操作3~5次。

2. 胸廓扩张训练(thoracic expiratory exercises,TEE)　可以改善呼吸肌力量,增加胸廓活动度及气道的气流量,从而松动气道黏液和促进肺组织的重新扩张。

操作方法:双手放在胸廓两侧,缓慢用鼻深吸气,感受胸廓隆起,屏气2~3 s,用嘴缓慢呼气,连续操作3~5次。

3. 用力呼气技术(forced expiration technique,FET)　扩张塌陷的气道,增加有阻塞但未闭合气道的气流,移动并清除分泌物。

操作方法:用鼻缓慢深吸气,打开声门,收缩前胸部和腹部肌肉,张口呼气时,先做1~2次缓慢哈气动作(像哈镜子一样),再重复深吸气,呼气时努力做1~2次短促而用力的哈气动作。连做3~5次后,再进行呼吸控制。

4. 注意事项　①主动循环呼吸技术三步骤的训练顺序随机组合、灵活运用,次数不定,可根据患者病情灵活调整,如有不适应立即停止。②情况允许下,鼓励患者每次重复3~5个循环,每次坚持15~20 min,每天至少2次。③应在餐前或餐后1~2 h进行训练,观察和记录痰液的颜色、性状和量。④在训练过程中,需密切观察患者的生命体征,若有不适,立即停止。

(五) 自体引流

自体引流(autogenic drainage,AD)是一种以呼吸控制为特征的气道廓清技术,利用不同肺容积的控制呼吸,使分泌物向中央气道松动、聚集和排出。目的是最大限度地增大气道内的气流,以改善通气功能,并清除气道分泌物。低呼吸量以松动周围气道分泌物,中等(潮气)呼吸聚集分泌物于中心气道,大呼吸量使呼出气流达到最大,分泌物从中心气道排出,或者通过咳嗽动作排出。

1．操作方法　采用坐位或仰卧位。

（1）第 1 阶段（"松动"阶段）：利用腹式呼吸进行一个正常的吸气；吸气末屏气 2～3 s，以确保通过侧支通气使肺段的充盈度相等；收缩腹部，随后尽可能深地呼气，直至气体呼尽；重复 3～4 次，进入第 2 阶段。

（2）第 2 阶段（"聚集"阶段）：缓慢深吸气至中等水平吸气量，不需要用力深吸气；屏气 3 s；用力呼气，重复 3～4 次，促进黏液移动到大气道。

（3）第 3 阶段（"排出"阶段）：由更深的吸气组成，利用腹式呼吸缓慢深吸气，直到吸不动为止；屏气 3 s；用力呼气，或高容量"哈气"，重复 3 次，适当提高呼气速度，促进分泌物排出。气道阻塞严重或者有动态气道塌陷的患者，可适当减慢呼气流速，防止气道塌陷。初学者可使用缩唇呼吸，以避免压缩气道。

2．注意事项　①自主引流每个阶段的持续时间取决于分泌物的位置。每个周期的持续时间取决于分泌物的量和黏稠度。平均治疗时长为 30～45 min。②开始年龄大于 10 岁，不可以同时进行雾化治疗。

（六）叩击、振动和摇动

目的：用有节奏的手法叩击胸壁或用机械装置使胸壁振动，以松动气道分泌物。

（1）叩击，被称为胸部叩拍，是一种清除气道分泌物的传统方式，与体位引流结合更佳。在涉及的肺段部分，操作者五指并拢，掌指关节弯曲，呈空心掌状态，指腹与大、小鱼际肌接触患者背部，利用腕关节的力量，由外向内、由下向上有节奏地叩击患者背部。在叩击的过程中注意不要叩击患者的骨突处，避开椎骨的棘突、肩胛骨、脊柱和锁骨。也应该避免在浮肋和乳房组织上进行。叩击声音应为空，叩击频率为 120～180 次/分，力量的强弱以患者能承受为宜。

（2）振动是在所涉及的肺段，通过在胸壁施加压力，双手重叠放置于外胸壁，靠治疗者肩部和手臂肌肉力量，在患者呼气的同时进行振动，帮助气道分泌物排出。

（3）摇动比振动更有力，与振动的应用场景类似，并且被描述为一个反弹动作，称为"肋骨弹跳"，是给胸壁提供一个并发压缩的力。在整个呼气的过程中，持续压迫胸壁，并在呼吸末加压，然后迅速松开双手，吸气动作被触发。

（七）机械气道廓清技术

1．呼气正压

（1）呼气正压概述：呼气正压（positive expiratory pressure，PEP）装置由一个面罩或咬嘴和一个连接阻力器的单向活瓣组成，有的还包含压力计用于测量压力，使用固定或可变孔径的装置产生 10～20 cmH$_2$O 的阻力。患者呼气时对抗一定的阻力，在气道内形成一定的呼气相正压，从而维持气道在呼气相的开放，避免早期肺泡闭合，帮助痰液松动，以促进分泌物排出和改善通气。

振动正压呼气（oscillatory positive expiratory pressure，OPEP）是在 PEP 的基础上，通过振动装置产生 6～26 Hz 的气流振动，引起气道的共振，从而达到松动并排出分泌物的作用。

（2）常用设备。

①Acapella：采用磁铁和配重系统产生振动。使用该装置吸气时，尾部阀门打开，空气进入。呼气时，阀门关闭，产生 PEP，扩张气道；通过振动和阻力的作用，使黏滞的分泌物松动

并脱落,分泌物向大气道排出。

操作步骤:a. Acapella无特定的体位要求,患者可选取舒适的体位。b. 设定好振动和阻力刻度盘。c. 用嘴唇完全包绕住咬嘴,必要时可用鼻夹或呼吸面罩,用腹式呼吸进行正常吸气量吸气,屏气2~3 s。d. 保证嘴唇与咬嘴的紧密闭合,持续呼气3~4 s。e. 继续通过咬嘴吸气,准备下一次呼气,保证吸气与呼气时间比为1:3或1:4。f. 每组10~20下呼吸,再进行2~3下有效咳嗽,建议2~3次/天,1~2组/次。

②Flutter:由管状结构组成,内部有不锈钢球,一端有咬嘴,在呼气过程中,球振动而产生气道振荡,间歇性增加支气管内的压力,增加呼气流速。

(3)优缺点:①PEP治疗不具备体位引流和叩击等传统气道廓清技术的局限性,适用于更广泛的患者群体。②PEP适合急性发作的住院患者以及慢性肺疾病患者长期使用。对慢性阻塞性肺疾病和囊性纤维化的患者,PEP能有效、便捷地清除气道分泌物,减少气道塌陷,改善肺部通气。③急性鼻窦炎、耳部感染、鼻出血以及最近口腔或面部手术或外伤的患者在使用呼气正压前应进行仔细的评估。④在治疗期间应监测压力,以确保应用于气道的PEP的有效性和安全性;PEP/OPEP有增加气胸的风险,对严重肺大疱的患者治疗前需要准确的评估。面罩PEP可能会诱发幽闭恐惧症,治疗前应询问患者的病史。

2. 其他 见本章第八节气道分泌物管理:仪器辅助排痰的应用。

(八)经口鼻吸痰

指经口腔、鼻腔将气道分泌物吸出,以保持气道通畅的方法,经口鼻吸痰注意事项见表5-9。

表5-9 经口鼻吸痰注意事项

项　目	口 腔 吸 痰	鼻 腔 吸 痰
操作前	检查口腔清洁情况,去除痰痂	用棉签清洁鼻腔
湿化气道	生理盐水雾化吸入(咬嘴或面罩)	生理盐水雾化吸入(面罩)
吸引部位	峡部/会厌上/舌下	无胃管侧鼻孔
辅助工具	口咽通气道/压舌板/张口器	

第三节　人工气道管理

神经外科重症患者由于意识和肌力下降,导致气道保护能力减弱,气道不通畅,致使患者缺氧,发生气道和肺部并发症,从而加重病情甚至危及生命,因此建立人工气道至关重要。人工气道是将特定的导管通过患者的口腔、鼻腔或气管切开路径直接进入人体气管中所建立的一个气体通道,是保证气道通畅的有效手段。

人工气道管理包括人工气道评估、氧疗、人工气道的建立、维护和撤除,呼吸支持治疗及人工气道并发症的防治等,其主要目的在于预防和纠正患者缺氧、引流痰液和防止误吸等。

一、人工气道的建立

人工气道按照建立的途径可分为咽部气道、喉罩、气管内气道(气管插管、气管切开)等。

（一）咽部气道

咽部气道分为口咽通气道和鼻咽通气道。

1. 口咽通气道（oropharyngeal airway，OPA）

（1）概述：OPA又称为口咽通气管，是一类经口置入患者咽部的人工气道，由橡胶或塑料制成的扁管形人工气道，呈弯曲状，其弯曲度与舌及软腭相似。主要作用是预防舌后坠、保持气道通畅、辅助吸痰、与气管插管联用气道起到牙垫的作用，但其不能封闭气道，无法长时间使用。

（2）OPA的适应证：①呼吸道梗阻者；②气道分泌物增多时便于吸引；③癫痫发作或抽搐时保护舌齿免受损伤；④气管插管时，取代牙垫作用；⑤需较长时间解除舌后坠者；⑥手法托下颌无效者。

（3）OPA的禁忌证：①呼吸肌麻痹或中枢性呼吸衰竭者；②下呼吸道梗阻者；③需要进行机械通气者；④呕吐频繁者；⑤喉头水肿、气管内异物、哮喘、咽反射亢进者；⑥心血管疾病者（不宜长期使用）；⑦四颗门齿有断裂或脱落风险者；⑧有误吸风险者；⑨口腔内及上下颌骨创伤、咽部气道占位性病变、咽部有异物者。

（4）并发症：①悬雍垂损伤；②烦躁不安；③窒息；④口咽部的创伤或出血；⑤应激性反应；⑥门齿断裂；⑦胃内容物反流。

（5）型号的选择：随着型号增大，其形状和长度逐渐增加，以满足不同年龄和不同体形的患者使用。

①长度：从门齿至耳垂或下颌角的距离。

②合适的OPA：末端位于上咽部，将舌根与口咽后壁分开，使下咽部到声门的气道通畅。

③足够的宽度：以能接触上颌和下颌的2～3颗牙齿为最佳。

④较为安全的选择：宁长勿短、宁大勿小，OPA太短不能经过舌根，起不到开放气道的作用，口咽通气管太小容易误入气管。

（6）放置用法。

①直接放置：将OPA的咽弯曲部分沿舌面顺势送至上咽部，使舌根与口咽后壁分开。

②反向插入法：将OPA的咽弯曲部分朝向腭部插入口腔（可先用压舌板压住舌），当其内口接近口咽后壁时（已通过悬雍垂），立即将其旋转180°，趁着患者吸气时顺势向下推送，弯曲部分下面压住舌根，弯曲部分上面抵住口咽后壁。后者比前者操作难度大，但在开放气道及改善通气方面更为可靠。

③意识不清者：操作者先用手将患者的上、下唇齿分开，另一手将OPA从后臼齿处插入，操作时动作轻柔、准确。必要时使用开口器协助张口。

（7）注意事项。

①严密观察患者病情变化，随时记录，备好各种抢救物品和器械，必要时配合医生行气管插管术。

②严格掌握适应证、禁忌证，防止并发症，选择合适的OPA型号。

③妥善固定，防止脱出，保持OPA的通畅，防止舌或唇夹于牙和OPA之间。

④及时吸痰，清理气道，防止误吸甚至窒息，吸痰前后吸入高浓度氧，达到清理气道的目的。

⑤保持口腔清洁，定时护理口腔，检查牙齿是否松动，有无牙齿脱落，唇部、舌体有无损

伤及出血。

2. 鼻咽通气道(nasopharyngeal airway,NPA)

(1)概述:NPA又称为鼻咽通气管,是经一侧鼻孔置入患者咽部的一种简便的人工气道,形状类似较短的无套囊气管导管,质地较软。

(2)NPA的适应证:①存在或可能存在口咽阻塞者;②舌根后坠造成的不完全呼吸梗阻者;③呼吸困难,通过鼻咽管进行氧气吸入者(如睡眠呼吸暂停低通气综合征患者);④吸痰无力,需要上呼吸道引流者,如血管病延髓麻痹患者、慢性阻塞性肺疾病急性加重(AECOPD)患者气管插管脱机后;⑤牙关紧闭或口咽有损伤者。

(3)NPA的禁忌证:①有出血倾向,凝血机制异常者;②鼻腔炎症,鼻腔肿物,鼻腔畸形,有明显的鼻中隔偏曲、鼻骨骨折、鼻通道堵塞者;③颅底骨折有脑脊液耳漏、鼻漏者;④饱食者。

(4)并发症:①鼻出血;②气道损伤;③恶心、呕吐、误吸;④气道阻塞;⑤喉痉挛。

(5)型号选择:置入适当的内径和深度才可支撑起咽后壁,从而解除上呼吸道梗阻,保持气道通畅。

①长度:从鼻尖到耳垂的距离。

②大小:成人男性为 Fr30～34(即内径 7.5～8.5 mm),成人女性为 Fr24～28(即内径6.0～7.0 mm)。

(6)放置方法:向前、向上托下颌,头、颈、身体在一条直线上,呈"嗅花位"开放气道,液状石蜡润滑 NPA 的前 2/3 段,弯曲面向下,顺势向鼻腔内缓慢轻柔推送,遇阻力适度旋转,使 NPA 斜面避开鼻前庭障碍,轻柔置入。

(7)注意事项。

①严密观察患者病情变化,随时记录,备好各种抢救物品和器械,必要时配合医生行气管插管术。

②严格掌握适应证、禁忌证,防止并发症,选择合适的型号。

③插管时与插管后出现咳嗽等不适症状时应及时调整或拔出。

④定期观察鼻腔有无破损、出血。

⑤妥善固定,防止脱出,保持鼻咽通气道的通畅,定期湿化,防止堵管。

⑥严格按照气管内吸痰操作要求,防止交叉感染。

(8)NPA 的优缺点。

相较于 OPA,NPA 置入后患者舒适度高,刺激小,血流动力学稳定,有利于有效咳嗽,易于固定、便于护理。

NPA 的刺激使口咽分泌物增多,同时导管内径小,容易堵管。在保持气道通畅且通气功能恢复满意后,若不尽早去除 NPA,则易引发频繁的吞咽、咳嗽现象。对于有牙关紧闭、舌咬伤风险者,应配合使用牙垫,妥善固定,定期更换。若为呼吸肌麻痹患者或中枢性呼吸衰竭患者,即便放置人工气道,也不能改善呼吸情况。

(二)喉罩(laryngeal mask airway,LMA)

(1)概述:LMA 主要是由前端可充气的通气罩和尾端硬质通气管组成的一种简便人工气道。前端的通气罩呈椭圆形,置于喉咽腔,气囊充气后可包绕会厌及声门,在声门上形成一个密封的通气空间。

(2)LMA 的类型:按照特点及用途分为普通 LMA(用于麻醉中维持自主呼吸)、加强型

LMA(用于控制呼吸)、插管型 LMA(辅助气管插管)和双腔 LMA。

（3）LMA 型号的选择（表 5-10）：根据年龄、体重选择合适的型号。

表 5-10 喉罩型号的选择

年龄、体重	型号
新生儿（<4 kg）	1.0 号 LMA
婴儿（4～<10 kg）	1.5 号 LMA
儿童（10～<20 kg）	2.0 号 LMA
儿童（20～<30 kg）	2.5 号 LMA
成人（30～<50 kg）	3.0 号 LMA
成人（50～<70 kg）	4.0 号 LMA
成人（70～<100 kg）	5.0 号 LMA
成人（≥100 kg）	6.0 号 LMA

（4）适应证：①不需要肌肉松弛的体表、四肢全麻手术；眼科手术适宜用 LMA，因较少引起眼压升高，眼压波动较小；②当插管困难时，作为紧急有效的通气管或作为气管插管的向导；③可用于纤维光导支气管镜激光烧灼声带、气管或支气管内小肿瘤手术；④对颈椎不稳定的患者行气管插管困难时可使用 LMA；⑤急救复苏时可使用 LMA，迅速建立有效气道，争取抢救时间。

（5）禁忌证：①胸腔手术、脑外科手术；②饱食，腹内压过高，有呕吐、反流误吸高度危险者；③有习惯性呕吐、反流史者；④咽喉部存在感染、出血或其他病理改变者；⑤必须持续正压通气的手术；⑥张口度<1.5 cm。

（6）LMA 的优缺点。

①优点：操作简单；插管成功率高；刺激小、分泌物少，能较好地维持气道自洁作用，术后肺部并发症少；可避免咽喉、声带及气管损伤。

②缺点：密闭性较差，容易发生胃胀气；LMA 与食管间隔离不充分，容易发生食管反流、呕吐、误吸的风险；部分类型的 LMA 置入吸痰管不畅，造成吸痰困难。

（三）气道内气管

1. 气管插管术

（1）概念：气管插管术是将一特制的气管内导管通过口腔或鼻腔，经声门置入气管的一项急救技术，是抢救呼吸功能障碍患者的重要措施，目的为解除气道梗阻，保证气道通畅，清除气道分泌物，防止误吸，进行辅助或控制呼吸等提供最佳条件。气管插管按照途径分为经口气管插管和经鼻气管插管。

（2）型号的选择：较细的气管增加了对气流的阻力，4 mm 的气管气流阻力是 8 mm 气管的 16 倍，因此应选择适合特定患者的最大直径的气管。成人男性多用内径（ID）7.5～8.5 mm，成人女性多用 ID 7.0～8.0 mm。鼻腔插管多选 ID 7.0～7.5 mm。

（3）插入深度：成人男性经口插入 22～24 cm，经鼻插入 26 cm；成人女性经口插入 20～22 cm，经鼻插入 24 cm。

（4）适应证：①上呼吸道梗阻、损伤、狭窄等影响正常通气者；②自主呼吸、心搏骤停或呼吸微弱、意识障碍、血流动力学不稳定，紧急建立人工气道，进行机械通气和治疗者；③中

枢性或周围性呼吸衰竭,不能满足机体通气和氧供的需要,需要机械通气者;④不能自主清除上呼吸道分泌物、胃内容物反流或胃出血随时有误吸者。

(5)禁忌证:在致命性呼吸衰竭的情况下,无绝对禁忌证。①有喉头严重水肿、气道急性炎症、喉头黏膜下血肿、插管创伤引起的严重出血者;②咽喉部烧灼伤、肿瘤或异物存留者;③主动脉瘤压迫气管者,插管有可能造成动脉瘤破裂为相对禁忌证;④鼻道不通畅、鼻息肉、鼻咽部血管瘤、有反复鼻出血史,禁忌经鼻气管插管者;⑤有严重凝血功能障碍、严重出血倾向者(如血友病、血小板减少性紫癜等患者)。

(6)并发症:①气管插管操作过程中,呼吸、心搏骤停;②反复气管插管,易导致喉头水肿、气管狭窄、气道黏膜损伤,甚至气管食管瘘;③口腔舌咽部损伤出血及血肿形成;④牙齿脱落、寰枢关节脱位、气管软骨脱位;⑤插管过深,造成单肺通气、肺不张;⑥患者肺功能差导致呼吸机依赖而难以脱离呼吸机;⑦误入食道;⑧长时间应用呼吸机可能导致肺部感染、肺不张。

(7)经口/鼻气管插管的区别:见表5-11。

表 5-11　经口/鼻气管插管的区别

区别项目	经口气管插管	经鼻气管插管
部位	口腔	鼻腔
插管难易程度	简单	操作难度相对较大
对口腔的影响	长时间插管对口腔黏膜造成较大的损伤,被咬管的风险大,对患者吞咽等口腔功能影响较大	相对较小、不影响口内的手术操作,咬不到管,吞咽动作较好。对鼻腔损伤较大
清醒患者耐受性	相对较好、舒适感较好	难以忍受、舒适感相对较差
口腔护理	相对困难	容易耐受,易于固定
固定	相对容易	容易移位

2. 气管切开术

(1)概念。

气管切开术是切开颈段气管,放入金属气管插管和硅胶套管的一种手术。对于需要进行较长时间机械通气的患者可在7～10天行气管切开术。因中枢神经系统疾病导致昏迷的患者,由于其短时间内难以恢复自主清除分泌物的能力,可以在更早时间行气管切开术。

(2)气管切开术的分类。

①开放性气管切开术(open tracheostomy,OT):在颈部气管前壁切开一个切口,并插入气管插管,以建立新的人工气道,从而改善患者的通气功能,缓解呼吸困难或保持气道通畅。

②经皮气管切开术(percutaneous dilatational tracheostomy,PDT):通过在颈部气管前壁进行穿刺,然后逐步扩张穿刺通道,最后置入气管插管,从而建立人工气道的方法。相较于传统的开放性气管切开术,经皮气管切开术具有创伤小、操作简便、手术时间短、并发症相对较少等优点。

③环甲膜切开术:在环状软骨与甲状软骨之间的环甲膜处进行穿刺或切开,然后置入气管插管或其他通气装置,以迅速恢复患者的通气功能,挽救其生命。

(3)常用气管的类型:气管的类型可以从以下几个方面进行区别。①末端有无气囊;②是否有内套管;③是否有孔;④套管材质。

（4）常见气管。

①带气囊气管：带气囊气管插管末端有一个柔软气囊，充气时起封闭气道的作用。

②带囊上吸引型气管：声门下腔易成为来源于尾部和咽喉部病原菌的繁殖场所，因此在气囊上方开吸引孔，使气囊上方的分泌物可被吸出，能有效降低呼吸机相关性肺炎发生率。

③可调节型气管：也称加长型气管，适用于颈部生理异常或异常肥胖、消瘦及组织肿胀患者。

④金属气管：一般用于长期带管不需要机械通气的患者；壁薄有内管，可去除内管进行消毒，但易引起气管壁的机械损伤。不能连接呼吸机进行机械通气。

（5）适应证。

①任何原因引起的上呼吸道阻塞，包括呼吸道上段的严重狭窄，尤其是病因不能快速解除的严重阻塞，如喉头水肿、咽喉部肿瘤等。

②气道保护能力差：严重颅脑病变、重症肌无力、重症肺炎等原因导致下呼吸道分泌物潴留；不能纠正的反复误吸状态，如鼻咽癌放、化疗后，舌体、喉部部分切除术后等；某些口腔、鼻咽、颌面、咽、喉部大手术前预防性气管切开。

③长时间机械通气：出现延迟撤机患者，特别是首次自主呼吸试验（spontaneous breathing trial，SBT）后 7 天仍不能撤机的经气管插管机械通气患者，应考虑行气管切开术。

（6）禁忌证：没有绝对禁忌证。①血流动力学不稳定；②颅内压增高（颅内压＞15 mmHg）；③严重缺氧：PaO_2/FiO_2＜100 mmHg，呼气末正压＞10 cmH_2O；④未纠正的出血性疾病：血小板 $1.5×10^9/L$，和（或）部分凝血酶原时间＞2 倍正常值等；⑤患者和（或）其家属拒绝；⑥患者处于濒死状态或已放弃继续积极治疗。

（7）并发症：①出血；②皮下气肿、纵隔气肿、气胸；③切口感染；④导管移位或脱出；⑤套管堵管；⑥形成气管肉芽肿；⑦气管食管瘘；⑧声门下狭窄；⑨吞咽问题；⑩拔管困难。

二、人工气道的评估

1. 人工气道的固定

（1）常用的固定材料：绳带、胶带和各种气管、导管的固定装置等。在临床工作中，根据患者的情况（如神志情况、躁动状况、肌力情况、皮肤情况、面部毛发情况等）综合考虑人工气道的固定材料及方法。

（2）固定的注意事项。

①注意密切观察患者皮肤、黏膜情况，防止皮肤、黏膜损伤。

②进行口腔护理时，注意牙垫应每天更换，及时观察口腔、鼻腔黏膜情况，实时评估插管型人工气道置入深度。

③每天更换绳带（胶带），保持患者脸部清洁。胶带的黏度、绳带的松紧度以与颈部间隙 1～2 指为宜，防止意外脱管。

④对带气囊气管，应 6～8 h 进行压力监测。

2. 人工气道的通畅性

（1）密切观察患者有无喘憋、口唇及甲床发绀等表现，判断管路是否通畅。

（2）人工气道的内壁常常因痰液黏附造成气道狭窄甚至阻塞，痰液黏稠、气道湿化不充分和痰液引流不充分是主要原因。

（3）根据患者痰液情况进行气道湿化、温化。

（4）按需进行气道内吸引，清除气道内分泌物。

3．人工气道的耐受性

（1）应密切观察患者使用该人工气道后，呼吸、通气、氧合是否改善，缺氧是否得到缓解。

（2）根据患者的耐受程度，给予适当的镇痛和镇静治疗，并约束四肢。

第四节 气道湿化及雾化吸入管理

一、气道湿化

人工气道的建立使吸入气体失去了上呼吸道正常的加温、加湿及细菌滤过机制，增加了气道堵塞的风险。进行科学、适度的气道湿化是人工气道管理的重要环节，也是保持患者气道通畅、预防肺部感染等并发症的有效措施。

（一）气道湿化概念

（1）气道湿化（airway humidification）：通过特定的装置或仪器将各种溶液和（或）药液分散成细小微粒，气道吸入含足够湿度和温度的气体，使气道黏膜湿润、痰液被稀释、纤毛保持正常运动和维持廓清功能的一种物理疗法。

（2）湿化：向特定容积气体中加入额外的水蒸气。

（3）绝对湿度（absolute humidity，AH）：在单位体积气体中存在水蒸气的量，单位为mg/L。

（4）绝对饱和湿度（absolute humidity at saturation，AHS）：在一定温度下，单位体积气体达到完全饱和所需的水蒸气量，又称为最大绝对湿度，单位为 mg/L。

（5）相对湿度（relative humidity，RH）：气体绝对湿度与绝对饱和湿度的百分比，单位为%。

（二）气道湿化的重要性

生理状态下，鼻腔、咽喉部及气道黏膜对吸入空气有加温、加湿的作用。正常健康的生理气道将吸入的气体加温、加湿，经过鼻咽和口咽时温度达 32 ℃、相对湿度为 90%，到达肺部时温度达 37 ℃，相对湿度为 100%，成为等温饱和界面（ISB），位于隆突以下 5 cm 左右。

人工气道的建立破坏了上呼吸道的加温、加湿功能，吸入气体要由下呼吸道来加温、加湿，因而下呼吸道分泌物的水分丢失增加，造成气道分泌物黏稠、纤毛运动能力下降，导致肺炎、肺不张等并发症。适度的气道湿化是人工气道管理的重要环节，也是保持患者气道通畅、预防肺部感染等并发症的有效措施。

（三）湿化方式

人工气道是通过加湿器进行湿化的，加湿器是增加水蒸气含量、加温的装置。如果具有外部的热源、水和流量，则为主动湿化；如果使用来自患者呼出气体的温度和水分，则为被动湿化。

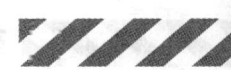

1. 加热加湿器（heated humidifier，HH）——主动湿化装置

（1）伺服控制型湿化器（湿化器自主调节并显示输送给人体气体的温度）：由湿化器底座、湿化罐、温度监测传感器、带加热丝的呼吸管路组成。对湿化器和呼吸回路均采用加热湿化方式，通过监测湿化罐和Y形管处的温度进行反馈调节，为患者提供温度37℃、相对湿度100%、绝对湿度44 mg/L的湿化气体。维持湿化器出口处气体在37℃，回路内的加热丝会对气体经过管路时产生的冷凝水加热使其蒸发为气体，使气体到管路末端时约为40℃。由于延长管内无加热丝，气体输送过程中温度逐渐降低，确保最终输送到人工气道的气体温度处于接近人体温度（37℃）的最佳状态。

（2）非伺服控制型湿化器（通过调节挡位产生不同程度的温湿化效果）：由加热器和湿化罐组成，通过调节湿化器的温度挡来调节机器功率及温度，以产生不同温度及湿度的气体（表5-12）。但因管路中无加热丝，呼吸回路内无温度传感器，到达气管末端的温度并不稳定。然而，管内实际温度、湿度无从监测，可能引起气道灼伤和湿化不足，且管道内易产生冷凝水，引起感染和液体污染的风险高。

表 5-12　非伺服控制型湿化器挡位与温度的调节

名　　称	项　　目	管理前置短管温度/℃	湿化罐底盘温度/℃
温度挡	1～4挡	23～27	45
	5～7挡	28～31	60
	8～9挡	>35	70
指示灯	1灯亮	25～26	45
	2灯亮	30～33	60
	3灯亮	>37	70

2. 热湿交换器（heat and moisture exchanger，HME）——被动湿化装置　又称为人工鼻，它是一种双向的空气过滤器，是通过模拟人体解剖湿化的功能，在呼气时保存患者呼出气体的热量和湿度，并在下一次吸气时将70%的热量和温度返还给患者的装置，起保护气道和过滤吸入气体的作用。热湿交换器分为疏水型、吸湿型和结合型3种类型。

该装置适用于短期（≤96 h）机械通气患者及转运患者，不适用于痰多、痰液黏稠、潮气量过高或过低、脱水和体温过低的患者。神经外科重症患者应用HME时更需要规范使用、定时评估、及时更换，若发现痰液变黏稠，提示湿化不足时，需要更换湿化方式。

（1）气泡式氧气吸入湿化法：气泡湿化器是氧疗患者常用的湿化装置，该方法的湿化效果主要取决于气泡湿化器的设计构造、水量和氧流量。氧气通过筛孔后形成小气泡，通过增大氧气与水的接触面积，达到湿化目的。湿化器产生的水泡越小，氧气与水接触的总面积越大，湿化效果越好。气泡式氧气吸入湿化法无加热功能，且湿化效能较低，不建议留置人工气道的重症患者长期使用该湿化方式。

（2）气道滴注湿化法：包括间断气道滴注湿化法及持续气道滴注湿化法。不推荐常规使用气道滴注进行气道湿化。直接将湿化液滴入人工气道湿化，液滴直径大，无法进入细支气管，无加温作用，会引发一系列并发症：①湿化液在气道内分布不均、湿化不充分；无法满足人工气道患者的湿化需求；②增加气道刺激，引起咳嗽、支气管痉挛、呼吸困难、氧合降低、

心动过速、颅内压增高等并发症;③气管导管内壁细菌生物膜下移至下气道,增加感染风险等。

(3)湿纱布覆盖湿化法:该方法需要将2~4层无菌纱布经湿化液浸湿,覆盖于气管插管口,利用湿纱布中的水分湿化吸入气体,防止空气中的灰尘、微粒进入气道。其优点是方便、便宜。缺点:①纱布容易干燥,湿化效果欠佳,需频繁更换或者直接往纱布上滴注湿化液,这大大增加了肺部感染的风险;②患者咳嗽、翻身时,纱布容易掉落,需要频繁更换,致使护理工作量大大增加;③会减少通气面积,阻碍气流通过,还有纱布掉入气管切开套管内的风险。不建议将此方法作为人工气道湿化的常规手段。

(4)文丘里氧疗湿化系统。文丘里原理:涉及流体物理学中的连续性方程及伯努利定理,利用氧射流产生负压,从侧孔带入一定量的空气,稀释氧气达到要求的浓度,产生的气流通过恒温加湿器后,使吸入气体达到饱和湿化状态,使得痰痂形成减少,刺激性咳嗽的发生频率降低,有效地降低了肺部间断感染的发生率。

(四)湿化液的选择

(1)灭菌注射用水:属于低渗液体;经由湿化吸入的方式,能够为气道黏膜补充水分,让黏膜-纤毛系统的正常功能得以维持;主要适用于气道分泌物黏稠、气道失水多以及高热、脱水的患者。灭菌注射用水可避免因加热导致的溶质析出,是主动加热湿化的首选湿化液。

(2)不同浓度的氯化钠注射液:0.9%氯化钠溶液(生理盐水)、0.45%氯化钠溶液等,采用持续气道滴注湿化法或湿纱布覆盖湿化法时选用0.45%氯化钠溶液,这样患者舒适度更高、并发症更少。

(3)碳酸氢钠注射液:1.25%碳酸氢钠溶液用于湿化时,能够让气道局部形成碱性环境,对黏稠的痰液或痰痂产生皂化作用,促使痰痂软化,痰液变稀薄,从而达到促进痰液排出的目的。然而,当用量大时,可能引发组织水肿、肌肉疼痛、抽搐、碱中毒,进而加重肺水肿,因此不建议将其作为人工气道的常规湿化液。

(4)雾化用药:根据患者痰液黏稠度、病情等,遵医嘱选用相应的化痰或治疗药物进行雾化湿化和治疗。

(五)湿化效果评价

根据患者气道分泌物的量、形状及呼吸支持水平等确定所需湿化水平,并及时评估气道湿化效果,包括评估患者心率、呼吸、血气指标以及痰液黏稠度、气道黏膜出血、痰痂形成、肺部感染情况等。

1. 气道湿化效果分级法

(1)湿化满意:痰液稀薄,能够顺利吸出或咳出,导管内不存在痰痂,听诊无干啰音或痰鸣音,气道通畅,患者安静。

(2)湿化过度:痰液过度稀薄,需要频繁吸引,听诊气道内痰鸣音多,患者频繁呛咳,烦躁不安,人机对抗,可能会出现缺氧性发绀、血氧饱和度下降及心率、血压等的改变。

(3)湿化不足:痰液黏稠,不易吸出或咳出,听诊气道内有干啰音,导管内可形成痰痂,患者可出现突然性的呼吸困难、烦躁、发绀及血氧饱和度下降等。

2. 痰液黏稠度判断标准 痰液黏稠度判断标准见表5-13。

表 5-13　痰液黏稠度判断标准

痰液黏稠分度	痰液性状	痰液颜色	吸痰后负压连接管内壁痰液情况
Ⅰ度	稀痰	米汤或白色泡沫样	无痰液滞留
Ⅱ度	较Ⅰ度黏稠	白色或黄白色黏稠	有少量痰液在负压连接管内壁滞留,但易被水冲净
Ⅲ度	明显黏稠	黄色	吸痰管常因负压过大而塌陷,负压连接管内壁上滞有大量痰液,且不易用水冲净

3. 人工气道最佳湿化标准　①吸入气体温度:37 ℃。②绝对湿度:44 mg/L。③相对湿度:100%。④分泌物稀薄,能顺利吸引。⑤听诊无干啰音或大量痰鸣音。

二、雾化吸入

雾化吸入(气溶胶吸入疗法)是应用专用装置将药物制成气溶胶,以气溶胶或雾的形式通过鼻、口或人工气道输送入气道和肺,从而达到治疗疾病或缓解症状的目的。

（一）雾化吸入目的

(1)湿化气道:常用于气道湿化不足、痰液黏稠、气道不通畅者。

(2)控制呼吸道感染:消除炎症、减轻呼吸道黏膜水肿,稀释痰液,帮助祛痰。

(3)改善通气功能:缓解气道痉挛,保持气道通畅。

(4)预防呼吸系统并发症。

（二）适应证

(1)气管插管术或气管切开术后,湿化气道。

(2)慢性气道疾病急性发作:慢性支气管炎急性喉炎、支气管哮喘、慢性阻塞性肺疾病急性加重(AECOPD)、支气管扩张等。

(3)气道损伤性疾病:急性气道梗阻、吸入有毒有害气体或机械性因素造成的气道损伤等。

(4)各系统疾病合并的肺部感染:气道内痰液黏稠不易咳出或痰量较少,导致留取标本困难时,进行雾化,使痰液稀释,便于咳出。

(5)其他:喉镜、支气管镜、胸部外科手术及相关检查等。

（三）禁忌证

雾化吸入疗法选择药物时应注意以下情况:①患者对吸入药物成分过敏;②患者无法耐受(呼吸困难、心律失常等);③药物的配伍禁忌;④患者基础疾病用药禁忌。

（四）雾化吸入装置种类

1. 小容量雾化器(small volume nebulizer,SVN)　小容量雾化器是指经空气、氧气或其他气体压缩器,或电力驱动的气雾发生器,将药物溶液或悬浮液转化为气雾的装置。小容量雾化器分为喷射雾化器、超声雾化器、振动筛孔雾化器。

(1)喷射雾化器(jet nebulizer):又称射流雾化器或者压缩气体雾化器,由压缩气源和雾化器两部分组成,通过压缩空气或压缩泵作为驱动源来产生及传导气雾。雾化器利用文丘里原理,利用压缩气体形成高速气流在通过狭窄的孔道后,在小开口处形成局部负压,吸起

药液撞击前面的挡板,药液被分散成细小的雾状,大药雾颗粒通过挡板回落至药液中,小药雾微粒随着气流输送至患者端。

喷射雾化器适用于下呼吸道出现病变或感染、气道分泌物较多,且伴有小气道痉挛倾向、存在低氧血症的严重气促者。气管插管者通常会选择喷射雾化器雾化吸入支气管舒张剂治疗支气管痉挛,由于气管插管会对气溶胶进入下呼吸道造成影响,若想达到相同的疗效,一般需要更大的药物剂量。

(2)超声雾化器(ultrasonic nebulizer,UN):由超声换能器产生超声波进行振动,并透过雾化杯底部的薄膜,将雾化杯中的药液振动传导至溶液表面,使药液剧烈振动,破坏其表面张力和惯性,形成无数细小的气溶胶颗粒,到达患者的病灶部位。

超声雾化器释雾量较大,但由于药物容量大,药雾颗粒输出效能较低,不适用于哮喘等喘息性疾病的治疗。

(3)振动筛孔雾化器(vibrating mesh nebulizer,VMN):结合了超声雾化器的特点,通过压电陶瓷片的高频振动,利用挤压技术使药液通过固定直径的微小筛孔而形成无数细小的雾化颗粒,吸入气道内到达肺泡,减少超声振动液体产热对药物的影响。

与喷射雾化器和超声雾化器相比,振动筛孔雾化器的储药罐可位于呼吸管路上方,方便增大药物剂量时使用。

2. 大容量雾化器(large volume nebulizer) 能进行持续射流雾化,且容量常为 $1\sim 2$ L,其所装的液体可供高流量气雾的长时间连续输出。

3. 压力定量吸入器(pressurized meter-dose inhaler,pMDI) 由贮药腔、定量阀和气雾启动装置三部分组成。压力定量吸入器将药物、辅料和抛射剂共同灌装在具有定量阀的耐压容器中,通过揿压阀门,药物和抛射剂便以气溶胶形式喷出,由抛射剂提供形成和释放气溶胶所需的能量。压力定量吸入器分为溶液型、混悬型和共悬浮型三类,在使用前需要先混匀。

4. 干粉吸入器(dry powder inhalation,DPI) 将药物微粒吸附在载体后装入胶囊/泡囊或给药装置中形成的制剂,患者通过吸气驱动吸入,使用时口含装置咬嘴用合适力量和时间将药物微粉以气溶胶的形式吸入肺内的装置。

(五)常见雾化吸入药物

1. 吸入性糖皮质激素(inhaled corticosteroid,ICS) 目前最强的气道局部抗炎药物。其通过对炎症反应中一系列细胞和分子产生影响而发挥抗炎作用,可有效控制局部炎症、消除水肿、改善症状,是哮喘长期治疗和慢性气道炎症常用的首选药物,目前临床上常用布地奈德和丙酸倍氯米松。

2. 支气管扩张剂 哮喘患者预防或缓解症状的必需用药。常用的支气管扩张剂有 β_2 受体激动剂和胆碱受体拮抗剂。

(1)β_2 受体激动剂:分为短效 β_2 受体激动剂(SABA)和长效 β_2 受体激动剂(LABA),临床上常用的是 SABA,起效迅速,作用时间短。代表药物有特布他林和沙丁胺醇。β_2 受体激动剂主要用于重症支气管哮喘发作以及慢性阻塞性肺疾病(COPD)有明显支气管痉挛的患者。

(2)胆碱受体拮抗剂:代表药物为异丙托溴铵。其主要用于 COPD 急性发作以及支气管哮喘急性发作。

3. 祛痰药

（1）吸入用乙酰半胱氨酸溶液（N-乙酰半胱氨酸）：快速溶解黏稠痰液，提高纤毛的清除能力，使痰液更容易排出，还有抗氧化、抗炎作用。吸入用乙酰半胱氨酸溶液广泛应用于呼吸道感染、COPD急性加重期（AECOPD）及特发性肺纤维化疾病。

（2）盐酸氨溴索：一般选择静脉输入，雾化吸入有诱发哮喘发作的风险，故不主张雾化吸入该药。

4. 抗生素　根据细菌培养及药敏试验结果，选用可雾化吸入的敏感抗生素。

（六）雾化吸入注意事项

（1）雾化体位：采取舒适的坐位或半坐卧位，床头抬高30°～40°；雾化治疗时间以15～20 min为宜，吸入时从小剂量开始，密切观察患者有无不良反应，及时对症处理。

（2）使用氧源驱动雾化者，应调整氧流量至6～8 L/min，并观察出雾的情况，嘱患者用口吸气，用鼻呼气，使用面罩时尽量与面部贴合，避免药物进入眼睛；使用糖皮质激素者，治疗后需漱口，减少药物对口腔黏膜的刺激。

（3）充分了解各种药物在同一雾化器中配伍使用的相容性和稳定性，应尽量避免不同雾化药液混合使用，同时需要进行几种药物的雾化吸入时，每种药物应尽量分开进行雾化。

（4）避免交叉感染，雾化装置专人专用，使用后及时清洗、消毒、晾干备用。

（5）雾化吸入后指导患者进行有效咳嗽，翻身拍背，必要时吸痰，保持气道通畅。

（6）氧气雾化吸入过程中应严禁烟火和易燃物。

第五节　经鼻高流量给氧管理

一、概念

经鼻高流量给氧（high flow nasal oxygen，HFNO）是由文丘里空氧混合阀、加温湿化系统和加热管路组成的一种无创氧疗技术。其主要特点为高流量、FiO_2恒定、加湿、加温。

二、HFNO 的生理效应

（1）HFNO属于高流速供氧系统，可以提供21％～100％的稳定氧浓度。

（2）持续高流量气体能够产生一定水平的气道正压，类似呼气末正压效应。当患者闭口时，流量设置为35 L/min，平均气道压能够达到2.7 cmH_2O；流量设置为60 L/min时，平均气道压达到8.7 cmH_2O，这有助于提升患者呼气末肺部容积，增加肺部残气量，防止肺泡坍陷，改善通气血流比例。

（3）良好的加温、加湿使黏膜纤毛清理功能处于最佳状态，对气道内分泌物进行有效稀释，让患者的气道维持湿润与通畅，提高患者的舒适度与耐受度。

（4）高流量气体可以对患者生理解剖无效腔起到冲洗作用，有效减少CO_2的重复吸入，提高通气效率，间接提高患者氧合指数。

三、HFNO 的使用方法

HFNO的使用方法：①连接氧源，开机；②安装湿化罐及加热氧管路；③将灭菌注射用

水与湿化罐相连接,手动注水型湿化罐水位不要超过水位标志线;④根据患者实际情况选择鼻塞导管、气管导管或面罩连接至加热氧管路中;⑤设置参数,流量、氧浓度、温度(31 ℃、34 ℃、37 ℃三挡温度,经鼻为 34 ℃,经气道为 37 ℃,根据患者的舒适度及气道分泌物性质调整);⑥为患者佩戴鼻塞导管或将氧疗连接管与人工气道连接,即可进行氧疗;⑦氧疗结束,长按关机键关机。

四、HFNO 的特点

(1) HFNO 能提供稳定浓度的氧气,气体流量最高达 80 L/min,满足患者吸气流速需求,减少呼吸做功,提高治疗效果,缓解呼吸困难情况。

(2) 能提供接近人体温度的氧气,减少对气道的刺激,避免气道痉挛发生;维持黏膜纤毛正常运动,促进痰液排出;降低因吸入干冷气体所致的纤毛损伤、气道水分丢失进而导致气道炎症,保护支气管的分泌功能。

(3) 提供经过湿化的氧气,能够让气道保持湿化状态,降低气道阻塞的发生率。

(4) 提供加湿、加温气体能提升患者的舒适感。

五、HFNO 的适用人群

(一) 适应证

①用于轻度、中度的低氧血症(如急性呼吸窘迫综合征、间质性肺病、肺部感染、心源性肺水肿等所致的低氧血症);②低氧性呼吸衰竭;③辅助气管镜检查或其他侵入性操作;④COPD;⑤拔管后的呼吸支持;⑥外科术后,如心、胸/血管外科术后。

(二) 禁忌证

①严重低氧血症(氧合指数＜100 mmHg)者;②伴高碳酸血症的急性呼吸衰竭慎用;③重症肌无力;④气道分泌物多且自主排痰能力差者;⑤鼻腔外伤或堵塞者。

六、高流量氧疗护理

(1) 密切观察患者生命体征、血氧饱和度、血气分析、精神症状等。

(2) 监测气道湿化情况及氧气温度。氧气温度过高会使气道黏膜上的纤毛运动减弱,从而造成气道烫伤、喉痉挛等情况;干冷的气体则会刺激气道黏膜,导致患者产生不适感。因此,在加温、加湿氧疗护理期间,要及时观察加温、加湿装置运行情况,及时补充灭菌注射用水并调节气体温度,以防并发症的发生。

(3) 监测氧浓度和氧流量:在治疗期间,注意观察氧气流量表的设定,确保稳定浓度的氧气供给。同时,应根据患者的病情、血氧及血气分析情况来监测及调节氧浓度,避免长期提供高浓度氧气,以降低氧中毒、肺不张、呼吸抑制等并发症的发生。

(4) 保持气道通畅:协助患者翻身、排痰,防止气道出现分泌物积聚的情形,从而防止气体潴留、肺不张等并发症的发生,以免加重患者病情。

(5) 加强面部皮肤护理:使用面罩及鼻塞导管时,应保持松紧度适宜,避免面部发生压力性损伤情况,同时注意避免面部发生过敏。

第六节　机械通气管理

机械通气（mechanical ventilation,MV）是借助呼吸机建立气道口与肺泡间的压力差,完全或部分替代患者的呼吸动作,改善或维持通气和换气功能,纠正低氧血症和高碳酸血症及其导致的病理生理和代谢改变的一种呼吸支持技术,它为原发病或诱发因素的治疗提供时机。机械通气用于各种原因所致的呼吸衰竭及大手术后的呼吸支持与治疗,是临床急危重症患者气管功能支持的重要救治措施。

一、机械通气工作原理

机械通气是借助机械力量产生或增强患者的呼吸动作和呼吸功能。吸气时,呼吸机将气体压入患者的气管、支气管和肺内,产生或辅助肺间歇性地膨胀;呼气时,可以依靠肺和胸廓的弹性回缩,使肺或肺泡自动萎缩,排出气体产生呼气,也可在呼吸机的帮助下排出气体产生呼气。

二、机械通气目的

（一）维持适当的肺泡通气,改善通气功能

通过呼吸机正压通气维持患者足够的潮气量,维持二氧化碳分压在理想范围内,纠正呼吸性酸中毒。

（二）改善换气功能,纠正低氧血症

机械通气时使用呼吸末正压（PEEP）通气、持续气道正压通气（CPAP）等方法可防止肺泡塌陷,使肺内气体均匀分布,改善气体交换功能,纠正缺氧和二氧化碳潴留,预防和改善肺不张,缓解呼吸窘迫。

（三）减少呼吸功耗,缓解呼吸肌疲劳

机械通气能够有效降低患者呼吸肌做功,减少呼吸肌耗氧量,缓解呼吸肌疲劳。

（四）为安全使用镇静药和肌松药提供通气保障

对于需要抑制或完全消除自主呼吸的患者,如接受手术或某些特殊操作者,呼吸机可为镇静药和肌松药的使用提供通气保障。

（五）稳定胸壁

在某些情况下（如肺叶切除、连枷胸等）,由于胸部完整性受到破坏,通气功能严重受损,机械通气可通过机械性扩张使胸壁稳定,以保证充分通气。

三、机械通气类型

1. 无创通气（NIV）　经鼻/面罩实施正压机械通气的方法,是指通过呼吸面罩和无创呼吸机,无须建立人工气道,为患者提供呼吸支持,一般用于阻塞性睡眠呼吸暂停低通气综合征（OSAHS）、中枢性睡眠呼吸暂停综合征、慢性呼吸衰竭或急性加重期、急慢性左心功能不全等患者或者病情相对较轻、意识清醒、可以配合的患者。

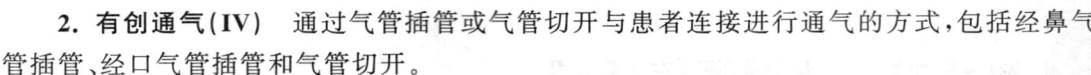

2. 有创通气(Ⅳ)　通过气管插管或气管切开与患者连接进行通气的方式,包括经鼻气管插管、经口气管插管和气管切开。

四、机械通气适应证

(1)心肺复苏。

(2)呼吸衰竭:任何原因导致的呼吸动力不足,包括颅内病变,神经-肌肉疾病或胸廓疾病,药物中毒,严重肺实质、肺间质病变,肺水肿,气道阻塞等。

(3)预防性机械通气:为麻醉中镇静药和肌松药的安全使用提供通气保障,减少全身和心肌耗氧,过度通气降低颅内压等情况。

五、机械通气禁忌证

无绝对禁忌证,如果在出现致命性通气和氧合障碍的情况下,应积极处理原发病(如尽快实施胸腔闭式引流,积极补充血容量等),及时应用机械通气。

(1)气胸及纵隔气肿未行引流。

(2)肺大疱和肺囊肿。

(3)低血容量性休克未补充血容量。

(4)严重肺出血及大咯血。

(5)气管食管瘘。

六、机械通气的模式及参数设置

(一)三种机械通气方式

三种机械通气方式见表5-14。

表5-14　机械通气方式

机械通气方式	何时吸气(触发)	何时呼气(切换)	如何送气(目标)
控制通气(C)	机(时间)	机(时间)	机(压力/容量)
辅助通气(A)	人(压力/流速)	机(时间)	机(压力/容量)
支持通气(S)	人(压力/流速)	人(流速)	机+人(压力)

(二)机械通气常见呼吸机模式

机械通气常见呼吸机模式见表5-15。

表5-15　机械通气常见呼吸机模式

模　式	分　类	适 用 范 围
A/C辅助/ 控制模式	P-A/C	整合了控制和辅助的特点,达到触发阈值给予辅助通气,达不到阈值且满足时间触发时给予控制通气。适用于以下情况:患者无自主呼吸、处于麻醉状态、患者有自主呼吸但非常微弱,不足以满足患者需求时
	V-A/C	
SIMV同步间歇 指令通气模式	P-SIMV	包含指令通气和自主呼吸,适用于具有一定自主呼吸能力的患者,逐步降低呼吸频率,常作为撤机前的过渡措施
	V-SIMV	

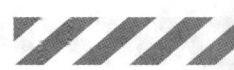

续表

模　式	分　类	适　用　范　围
自主呼吸模式	CPAP（持续气道正压）	呼吸由患者发起，整个呼吸过程均由患者完成
	PSV（压力支持通气）	

（三）参数的设置

1. 呼吸频率（RR）　一般为 12～20 次/分，根据 $PaCO_2$ 进行调节，将 $PaCO_2$ 维持在正常范围。呼吸频率过快，会导致呼吸性碱中毒、内源性 PEEP、气压伤等；呼吸频率过低，则会出现低通气、低氧血症、增加呼吸功。

2. 吸呼比　根据患者情况进行设置；吸气时间增加有助于气体分布，改善氧合，但会导致人机不同步，通常吸气时间为 0.8～1.2 s。吸呼比一般为 1:（1.5～2）。

3. 呼气末正压（PEEP）　呼气末气道内压保持高于大气压的水平，能防止肺泡塌陷，促进氧合。对于大多数接受机械通气的患者，施加少量的 PEEP，如 3～5 cmH_2O 来减轻呼气末肺泡塌陷。施加 PEEP，没有绝对的禁忌证；然而，对以下患者施加 PEEP 可能有不良效果（特别高水平 PEEP 时），应该慎用：颅内异常患者、单侧或局灶性肺部疾病患者、低血压患者、低血容量患者、无气流受限的动态过度充气患者，或支气管胸膜瘘的患者、未经引流的气胸患者等。

4. 氧浓度（FiO_2）　根据患者 PaO_2 及 SpO_2 进行调节，保持 $SpO_2 > 96\%$，PaO_2 为 80～100 mmHg。

5. 潮气量（VT）　根据小潮气量通气要求，按照 6～8 ml/kg 设置。女性标准体重＝身高－110，男性标准体重＝身高－105。

6. 吸气压力（Pi）　压力控制通气时，吸气压力的调节根据呼吸频率和潮气量的大小，以满足 MV。根据肺保护性通气的原则，设置要求：Pi≤15 cmH_2O。

7. 压力支持（PS）　压力支持水平根据患者情况进行设置，一般 PS≤15 cmH_2O，逐渐调整压力支持水平，降至 5～6 cmH_2O 时可以考虑停用 PS。

8. 触发灵敏度　呼吸机感知患者的吸气努力并启动呼吸，触发方式分为流量触发与压力触发。

压力触发：－2～－0.5 cmH_2O；流速触发：1～3 L/min。以确保触发灵敏但不至于容易触发为准。

9. 流速（flow）　流速一般设置为 40～60 L/min。

七、常见呼吸机报警处理

呼吸机报警是机械通气过程中，超过所预设的要求及安全范围发出的警示信号。美国呼吸治疗学会（AARC）推荐根据优先和紧迫程度将呼吸机报警分为三个等级。第一等级：立即危及生命的情况，重要，红色声光报警，需紧急处理；第二等级：可能危及生命的情况，重要，黄色声光警报，需及时处理；第三等级：不危及生命的情况，不那么重要，黄色声光报警，关注处理。

1. 气道压力过高

（1）呼吸机：工作异常（吸气阀/呼气阀故障、压力传感器损坏等）。

（2）呼吸回路或气道原因。气道：狭窄，扭曲，打折，分泌物阻塞；位置改变：脱出、插管

过深、开口紧贴气管壁等;呼吸回路:扭曲,打折,受压,冷凝水积聚。

(3)患者:咳嗽;有气道分泌物;支气管痉挛;肺顺应性降低;气胸;人机对抗等。

(4)设置:设置不当,如高压报警上限设置过低。

2. 气道压力过低

(1)呼吸回路或气道原因:呼吸机管道老化出现裂纹,呼吸机管路脱落,接口松动漏气,气囊漏气,加湿器或水口未接或温度探头脱落。

(2)患者:辅助呼吸时患者病情加重,自主呼吸减弱或停止;触发灵敏度过低,不能触发呼吸机。

(3)设置:低压报警设置过高,潮气量、分钟通气量设置过低,气道峰值压力限制过低。

3. 分钟通气量过低

(1)呼吸机:回路或气囊漏气;流量传感器损坏等。

(2)患者:气体不易吹入;患者病情加重,自主呼吸减弱,触发灵敏度过低而不易触发呼吸机;痰液阻塞。

(3)设置:分钟通气量的报警设置不当;呼吸机模式及参数设置不当。

4. 分钟通气量过高

(1)呼吸机:流量传感器进水阻塞。

(2)呼吸回路:呼吸机管路内积水。

(3)患者:如急性呼吸窘迫综合征(ARDS)或其他原因(缺氧、通气不足、气管内吸引后);体温升高;疼痛刺激、烦躁不安甚至呼吸频率增快。

(4)设置:潮气量或呼吸频率设置过高,分钟通气量报警阈值设置过低。

5. 窒息

(1)呼吸机:仪器故障,流量传感器监测功能不良或损坏,定时板等机械故障。

(2)呼吸环路:呼吸管路及连接处脱开或漏气。

(3)患者:自主呼吸模式下患者无自主呼吸或自主呼吸频率过低。

(4)设置:设置窒息报警参数不恰当;流量传感器安装位置不合适;分钟通气量设置太小等。

八、机械通气撤机

撤机是逐渐减小呼吸支持的强度和减少呼吸支持的时间,逐步恢复自主呼吸能力,直至完全脱离呼吸机的过程,是从机械通气开始、治疗到结束整个过程中都需考虑的问题。

(一)机械通气撤机条件

(1)导致机械通气的原发病得到解除或控制(首要因素);能进行有效咳嗽;气道分泌物不多。

(2)患者氧合稳定:$FiO_2 \leqslant 50\%$,$PaO_2 \geqslant 60$ mmHg,$PEEP \leqslant 8$ cmH$_2$O,$PaO_2/FiO_2 \geqslant 150$ mmHg,pH$>$7.25。

(3)血流动力学稳定:不使用血管活性药物或使用小剂量血管活性药(多巴胺或多巴酚丁胺$\leqslant 5$ $\mu g/(kg \cdot min)$,去甲肾上腺素$\leqslant 0.1$ $\mu g/(kg \cdot min)$);收缩压为$90 \sim 180$ mmHg。

(4)患者在自主呼吸下有足够的潮气量。

(5)心率$<$140 次/分;无活动性的心脏病,无心律失常。

(6)呼吸频率$\leqslant$35 次/分;MIP$\leqslant -20$ cmH$_2$O。

（7）体温≤38 ℃。

（8）意识：无镇静药或适当使用镇静药时意识状态合适，或颅内情况稳定。

（二）撤机试验

自主呼吸试验（spontaneous breathing trial，SBT）是一项评估性试验，用来判断患者是否可以成功脱机。SBT 是指人工气道机械通气撤离前，让患者通过自主呼吸或在不同支持水平下呼吸，通过短时间（一般为 30～120 min）的密切观察，判断其自主呼吸能力的恢复程度。

（1）压力支持通气模式（PSV）：患者在原氧气浓度不变的情况下，压力支持水平设置为 5～7 cmH$_2$O，不需要脱离呼吸机，若需终止试验，可以迅速返回试验前的通气模式，给予适当的通气支持，安全性高。

（2）持续气道正压（CPAP）：在患者原氧气浓度不变的情况下，设置 PEEP 水平为 5 cmH$_2$O，COPD 和左心功能不全患者更适合此方法。

（3）T 管试验法：将 T 管与气管插管或气管切开的导管直接相连，完全中断呼吸机支持，需全部依赖患者自身吸气努力及克服人工气道阻力，存在增加呼吸负荷发生呼吸困难、呼吸肌疲劳而导致撤机失败的风险。

（三）SBT 失败的标准

在 SBT 过程中，需密切观察患者的情况，如出现表 5-16 中的任意指标应停止 SBT。

表 5-16　SBT 失败的标准

主观指标	躁动、焦虑、意识状态模糊、大汗、发绀；呼吸肌做功增加（如呼吸困难、辅助呼吸肌参与、胸腹矛盾运动），伴随呼吸窘迫的面部表情	
客观测量指标	PaO$_2$≤60 mmHg，SPO$_2$<90％，FiO$_2$≥50％
	PaCO$_2$>50 mmHg 或较试验前增加了 8 mmHg
	pH<7.32 或较试验前增加大于 0.07
	F/VT>105
	RR>35 次/分或较试验前增加了 50％
	HR>140 次/分或较试验前增加了 20％
	SBP>180 mmHg 或较试验前增加了 20％
	SBP<90 mmHg

（四）拔管

对通过 SBT 的患者，应进行气道保护能力评估、气道分泌物情况评估及上呼吸道梗阻风险评估，之后再考虑是否拔除气管导管。

第七节　气囊管理

一、气囊管理概述

人工气道是保证气道通畅的有效手段，气管导管气囊的安全管理是人工气道护理的重

要组成部分。人工气道的建立在一定程度上对机体正常的生理解剖功能造成了损伤和破坏。由于吞咽功能和食管贲门括约肌丧失,口腔分泌物及胃食管反流物在气囊上聚积形成气囊上滞留物,被细菌污染的气囊上滞留物通过气囊与气道之间的间隙被微量吸入下呼吸道,这是呼吸机相关肺炎(VAP)的主要致病机制。合理的气囊压力可以封闭导管和气管壁之间的间隙,固定导管,保证潮气量的供给,还可预防口咽部分泌物进入下呼吸道,能有效预防胃内容物反流,避免误吸,从而保障通气和减少肺部感染等并发症的发生。

气囊压力不足时会导致漏气、误吸,气囊压力过高会导致气管黏膜缺血性损伤甚至坏死。

（一）气囊类型

（1）低容量高压力气囊(low volume high pressure cuff,LVHP):球形气囊,与气管壁接触面积小,且内部压力大,故气囊壁无褶皱形成,大大降低了漏气和误吸的风险;但因气管壁单位面积承受的压力过大,易导致声门损伤、气管壁坏死、溃疡形成等并发症。

（2）高容量低压力气囊(high volume low pressure cuff,HVLP):充气后呈圆柱形,与气管壁接触面积大,内部压力较低,导致气囊与气管壁接触易形成褶皱,口咽部内容物顺着褶皱缝隙向下渗漏,造成误吸;但因其对气管壁的压力较小,不容易造成气管黏膜水肿、出血、坏死、溃疡等并发症。

（3）等压气囊:通过活瓣与外界相通,当活瓣口被打开时气囊自动充盈,并能随外界大气压力自动调节气囊的充盈度,其囊内外的压力相等,均为大气压,所以对气管壁的压力较小,避免了漏气、黏膜损伤、气管溃疡等情况,也避免了因难以消毒、维护及护理操作不当导致病情加重,甚至死亡的现象。但由于经济原因,使用时较复杂,在临床应用较少。

（二）气囊的材质

（1）聚氯乙烯(polyvinylchloride,PCV):HVLP应用PCV最为广泛,气囊壁较厚(50 μm),材料越厚,气囊与气道壁之间的褶皱越多,褶皱通道就越大,分泌物的渗漏越多。

（2）聚氨酯(polyurethane,PU):PU材质气囊,临床上称为超薄气囊,气囊壁厚度只有7 μm,其更符合气管的形状特点。相比PCV,PU只需更低的气囊压力就可以密封气道,防止空气和分泌物的渗漏。

（三）气囊的形状

气囊的形状:①圆柱形气囊;②圆锥形气囊;③球形气囊;④双气囊。圆柱形气囊与气管壁接触面积大,压力低,有研究表明,在降低ICU患者的呼吸机相关性肺炎的发生率上,圆柱形气囊并没有比传统气囊更好。

二、气囊压力管理

（一）气囊的合理压力

理想的气囊压力应在保持有效封闭气道的同时,又可防止气囊对黏膜的压力性损伤。国内外指南大多推荐气囊压力范围为25～30 cmH$_2$O,若患者有呼吸道传染性疾病,处于高气道压力时,气囊压力要比吸气峰值压力高5 cmH$_2$O。当气囊压力小于20 cmH$_2$O时,气体会从气囊周围渗漏,导致通气不足;口咽部分泌物和胃内容物沿着气囊褶皱及气管壁进入肺部,引发肺部感染。当气囊压力大于30 cmH$_2$O时,气管黏膜毛细血管血流开始减少,达到50 cmH$_2$O时气管黏膜血供完全被阻断。

（二）气囊压力监测方法

1．间断监测技术

（1）估测法。

①手指捏感法（touch judge method，TJM）：也称触摸法、指触法，是一种经验性判定充气的气囊监测方法，通过注射器将空气注入气囊，以手捏气囊压力感觉"比鼻尖软，比口唇硬"的程度为宜。TJM适用于有丰富临床经验者，操作简单，适用于紧急判断，但因个体感觉存在很大差异，通常会导致气囊压力过高，不推荐常规使用。

②定量充气法：也称容积法、定容法。临床常在高容量低压力气囊（HVLP）时选用。一般使用注射器对气囊充气5～12 ml。但因个体和气管导管型号不同而无法统一充气量。不能精确控制气囊压力的大小。操作简单快捷，适用于紧急抢救。

（2）听诊法。

①最小漏气法（minimum leak technique，MLT）：患者持续正压通气时，一人将听诊器置于患者甲状软骨处监测吸气末漏气声，另一人向气囊缓慢注气直至听不到漏气声，再换用1 ml注射器从0.1 ml开始抽出气体，直至在吸气高峰时有少量气体从气囊周围逸出而患者通气量无明显改变。

②最小闭合容积法（minimal occlusive volume，MOV）：该方法与最小漏气法不同之处是，在听不到漏气声之后，每次抽出0.5 ml气体直至呼气时听到轻微漏气声，再从0.1 ml开始注气，直至吸气时听不到漏气声。

听诊法可使气囊刚好封闭气道且充气量最小，可预防气囊对气管壁的损伤。但由于有少量漏气，往往不能有效防止气囊上滞留物进入下呼吸道，会增大肺部感染的发生率。且操作烦琐，需双人配合，听诊易受环境影响，不作为常规监测方法。

（3）实测法（手动气囊压力表测量法）：将引导球囊连接到校准的气囊压力表上来监测气囊压力。该法可安全、准确、有效地监测气囊压力，并已经成为测量气囊压力的标准测量技术。而手动气囊压力表直接断开引导球囊时会引起气囊压力下降，导致咽部内容物的无声吸入。分离测压管时会有2～3 cmH₂O的气体泄漏，因此每次手动测压时充气压力宜高于理想值2 cmH₂O，以补偿漏气。当气囊内有积水时，气囊内实际压力比监测压力小，因此应注意观察并及时清理气囊内积水。

2．持续监测技术

（1）一次性压力传感器持续监测：该装置由气管导管气囊、三通接头、气囊压力表、一次性压力传感器以及心电监护仪组成，持续监测气囊压力，通过报警信号及时将气囊压力校正至正常范围。将监测有创血压的传感器末端连接在人工气道气囊的单向阀上，它的数值就投射在监护仪上。一次性压力传感器持续监测法只能起实时监测、动态监测效果，它并不能自动地充气或者放气，需要手动通过气囊压力表连接三通接头进行充气或者放气。

（2）手持测压器持续监测：一种可持续监测气囊压力的产品，其操作过程：用注射器连接手持测压器的单向进气阀注入气体，红色标识在两个大小绿色标签之间的区域视为正常，通过观察红色标识即可持续监测气道压力是否在正常范围内。

（3）自动调节气囊压力持续监测：包括电动和气动装置。由电源/压缩气体进行驱动，设置气囊处于合适的压力范围，当气囊压力超出设定范围时，放气或充气就会被触发，从而维持气囊压力处于设定范围。

（4）智能气道管理系统的应用：基于声门下CO₂水平监测的自动气囊压力控制，可连续监测和调节最佳气囊压力,并实施声门下吸引。该装置能精确控制气囊压力,有助于避免气囊过度膨胀,显著降低气道黏膜病变的发生率。同时可以定时对气囊上滞留物进行抽吸与冲洗,有效引流,降低呼吸机相关肺炎(VAP)发生率。

不能采用更具经验判定充气的指触法给予气囊充气;建议使用气囊压力表客观测量气囊压力;推荐采用自动充气泵维持气囊压力;不宜采用最小闭合容积法给气囊充气,最小闭合容积法仅在无法测量气囊压力的情况下可采用。

(三)气囊充气时机

机械通气患者应定期监测气管内导管的气囊压力,无自动充气装置时,应每隔 $6\sim8$ h 重新测量气囊压力。同时注意避开以下常规护理操作的影响因素。

(1)负压吸引和咳嗽:在吸痰过程中由于痰液或吸痰管尖端对气道黏膜的刺激,多数患者会出现不同程度的咳嗽,在咳嗽过程中呼吸肌收缩,胸廓上提,形成向上的气流,气囊压力短暂性升高,最高值可达 79.8 cmH$_2$O。在吸痰结束后,有些气囊压力会逐渐恢复至吸痰前水平,部分气囊压力由于气管壁对气囊的挤压力度增大,以及咳嗽过程中向上的气流对气囊的冲击,气囊压力较吸痰前下降,需要对气囊压力重新进行调整。

(2)口腔护理:在进行口腔护理前,需将气道及口腔内的分泌物吸净。在口腔护理过程中会导致患者咳嗽,因此在该过程中气囊压力的升高可能与吸痰及咳嗽有关。同时在口腔护理过程中需要解开气管导管固定带,导管务必妥善固定,避免导管的深度因此发生改变。

(3)体位的影响:不同体位对气囊压力的影响是不同的,压力由低到高依次为半卧位、平卧位、左侧卧位、右侧卧位。不同体位导致气囊压迫气管黏膜的位置也不同,平卧位时气管后壁受压迫,气管后壁的膜性结构缺少前侧壁软骨结构的支撑,压迫后易出现黏膜损伤,发生人工气道严重的并发症——气管食管瘘,临床中注意避免平卧位。左侧卧位时对气管左侧壁产生的压力较大,右侧卧位时对气管右侧壁产生的压力较大,半卧位时所测气囊压力最小。

(4)翻身:翻身时因身体倾斜的角度不同,气管壁对气囊挤压的位置和力度不同,导致气囊压力的变化不同。翻身后气囊压力恢复至翻身前水平,翻身并不会对气囊压力产生持久的影响。

(5)吞咽:由于气管导管的存在,患者会出现口渴、咽痛等不适,为了减轻不适,患者会频繁地进行吞咽。患者在吞咽时食管扩张,对相邻的气管壁产生一定的压力,气管壁受到挤压,导致气囊压力出现一过性升高,吞咽结束后气囊压力即可恢复至原水平。对于存在吞咽反射的患者,由于气囊压力相对增高,漏气速度较常压时加快,因此需要及时进行气囊压力的调整,以防止气囊漏气及 VAP 的发生。

(6)其他因素。①海拔因素:气囊压力会随着海拔升高而增大,为确保患者安全,在海拔升高时,要注意调整气囊压力。②使用时间:长期带管会导致气囊压力增大,但气囊容积的变化不明显。

(四)影响气囊密闭性的因素

气囊密闭性除了与气囊充气量及压力有关外,还与导管在气道内的位置、导管型号、机械通气设定的参数和模式有关。气管插管置管过浅,最严重的情况是气囊骑跨声门,有可能造成声门损伤,且不能有效封闭气道,导致漏气和误吸。当有明显漏气,插管深度不足时,需要考虑此原因,不可盲目调整深度或单纯增大气囊压力,需要在喉镜直视下调整气管插管。

气管切开术患者也会有气囊过浅的情况,见于牵拉和固定带过松,也可见于气切套管选择不恰当,如肥胖颈短的患者选择过短的气切套管。

若气管导管型号过大,气囊充气后横截面积比患者气道的横截面积大时,容易形成褶皱缝隙,造成漏气和误吸。若气管导管型号过小,气囊难以封闭气道,也容易造成漏气和误吸。

三、气囊漏气评估

(一)气囊漏气评估方法

医护人员通过对患者、呼吸机、气管导管位置和气囊的临床评估以及胸部 X 线检查来区分气囊漏气的原因。对于不同类型的气囊漏气,采用不同的处理方法。以下为气囊漏气判断依据。

(1)呼吸机低通气量、低潮气量或气道压力过低报警。

(2)呼吸机容量-时间曲线提示。

(3)听诊有漏气声(常在患者咽喉部听到漏气声)。

(4)气囊压监测装置显示气囊压力过小。

(5)口鼻及气管切口处有泡沫状分泌物或发出哮鸣音。

(二)气囊漏气原因

1. 人员方面

(1)缺乏人工气囊管理的专业知识培训,气囊压检测及管理意识缺乏。

(2)临床工作繁忙,未能有效检测气囊压力变化。

(3)气管食管瘘:气囊多次充气,仍能闻及漏气声以及潮气量过低现象,气囊压力超出正常值,患者突然出现不明原因的腹胀以及氧合指数下降现象。

2. 材料方面

(1)气囊材质和气囊种类的差异性导致气囊隐形漏气。

(2)气囊使用时间过长,气囊管或囊体破裂。

3. 技术方面

(1)对于长期带管的机械通气的患者,没有选择合适的插管及套管型号。

(2)没有关注气囊充气的时间和频率、充气量、充气方法及没有重点检测气囊压力。

(3)缺乏气囊漏气的监测和专业处理技术。

(4)气囊位置原因:气囊位置过高(位于声门上)。

(三)气囊漏气后处理

(1)立即使用气囊压力表给气囊充气至合适范围。

(2)如出现频繁充气才能维持气道封闭的情况,有可能是气囊破损:常规做好紧急更换人工气道的必要准备,备好同样型号或偏小的气管插管及气切套管,一旦漏气,及时更换导管。

(3)气囊充气活塞处漏气:在气囊管末端连接一个三通管代替阀门。

(4)导管位置不正确,气囊位于声门以上:调整插管及管理的位置。

(5)气管食管瘘:若出现气管食管瘘,应暂禁食,或使用特殊的双气囊胃管,一只气囊压迫食管上端,另一只气囊压迫贲门处,这样可以从胃管内注入少量的食物和药物,每次注入量不超过 50 ml;使用食管支架封闭瘘口,避免胃酸进入,可取得较好的治疗效果。一般愈合十分困难,必要时行手术缝合。

四、气囊漏气试验

对于符合拔管标准但有拔管后喘鸣高风险的患者,需采用气囊漏气试验(cuff leak trial,CLT)评估上呼吸道通畅度。ICU 患者拔管后喉部水肿导致喘鸣的发生率为 2%～26%,容易造成再次插管,从而导致 ICU 患者气道并发症的发生率增大、机械通气时间以及住院时间延长。所以,在拔管前,对有上呼吸道梗阻风险的患者进行评估尤为重要。

（一）气囊漏气试验方法

（1）充分清除口腔内、气囊上和气道内分泌物。

（2）选用容量控制的 A/C 模式(VT 10 ml/kg IBW)。

（3）监测吸入潮气量和呼出潮气量,保证两者相差小于 20 ml。

（4）将监测波形转换为容量-时间曲线。

（5）完全排空气囊,在呼吸型态稳定的情况下,再连续记录 6 次呼出潮气量的大小,取其中最小 3 个数的平均值。

（6）将气囊充气,测量并维持合适的气囊压力,恢复原来参数及模式。

（7）计算吸入潮气量与呼出潮气量的差值或相差率,并据此判断气囊漏气试验是否为阳性。

（二）气囊漏气试验评价

（1）定性评价:有或无漏气声响。

（2）定量评价:漏气量的大小。

①绝对漏气量＝吸入潮气量－呼出潮气量

②相对漏气量＝(吸入潮气量－呼出潮气量)/吸气潮气量×100%

目前,临床大多数用漏气声响、Vte 均值前－Vte 均值后≥110 ml、(Vte 均值前－Vte 均值后)/Vte 均值前×100%≥15% 作为阴性标准。需要注意的是,检测结果受患者呼吸力学指标、体位、气管导管口径大小和气道结构形态等多种因素影响,因此不推荐常规进行气囊漏气试验,仅对于拔管后有发生上呼吸道梗阻的高危因素的患者才行气囊漏气试验。

高危因素包括:插管时间延长(≥36 h～6 d),年龄＞80 岁,女性,管径过大(男性＞8 mm,女性＞7 mm),插管管径＞气管管径的 45%,APACHE-Ⅱ 分数升高,GCS＜8 分,困难插管或创伤性插管,哮喘,插管后固定不当导致人工气道频繁滑脱,镇静不足或未镇静,放置胃管,误吸等。

对于拔管后有喘鸣危险因素的患者,如果气囊漏气试验阳性,建议在拔管至少 4 h 前给予急性短期糖皮质激素治疗。典型治疗方案包括:拔管前每 4 h 静脉给予 1 次甲泼尼龙(20 mg),共 4 剂,或拔管前给予单次甲泼尼龙 40 mg。气囊漏气试验阴性不能完全排除拔管后呼吸道阻塞,拔管后仍需密切监测患者。

五、气囊上滞留物的清除

详见本章第八节"气道分泌物清除"相关内容。

第八节 气道分泌物管理

一、气道分泌物概述

人工气道的建立破坏了上呼吸道的防御屏障功能,使纤毛运动功能受损,患者咳嗽能力减弱,导致清理气道无效,排痰不畅,不仅影响救治效果,而且增加了VAP及气道并发症的发生率,甚至危及生命。气道内分泌物的滞留会增加气道阻力和呼吸做功,可能导致低氧血症、高碳酸血症、肺不张和感染等。

气道分泌物管理对有人工气道的患者尤为重要。在气道湿化的基础上,根据患者病情及气道状况,积极采用有效的气道廓清技术(airway clearance therapy,ACT),通过恰当的体位引流、胸部叩击、应用辅助排痰仪器等方法,使痰液稀释、松动,并通过气道内负压吸引,清除气道分泌物,保持气道通畅,以控制肺部感染,预防相关并发症,促进患者康复。气道廓清技术是指通过人工、药物或机械等方法清除气道淤积分泌物,维持气道通畅的治疗手段。

二、气道分泌物的评估

(一)痰液量及痰液黏稠度评估

通过对痰液量及痰液度进行量化评估,可评价气道湿化和治疗措施是否有效(表5-17)。

表5-17 痰液量及痰液黏稠度评估

分泌物情况			形 状
分泌物的量	普通分级: 无人工气道患者	少	24 h痰量<10 ml
		中	24 h痰量为10~150 ml
		多	24 h痰量>150 ml
	人工气道患者 痰量分级:有 人工气道患者	0级	没有或只在吸痰管外侧有少量痰迹
		1级	只在吸痰管顶端内侧有痰液
		2级	吸痰管内充满痰液
		3级	吸痰时间<12 s(两个呼吸周期)
		4级	大量痰液,吸引时间≥12 s

(二)吸痰时机的评估

吸痰是清除气道分泌物的常用方法之一,美国呼吸治疗学会建议采用按需吸痰的方式,定时吸痰缺乏对患者情况的评估,频繁吸痰可能增加气道黏膜损伤、出血感染等并发症的发生,加重低氧血症甚至可能引发心血管事件。

1. 正确评估吸痰指针 正确评估吸痰指针包括:①肺部听诊:听诊肺部有明显的大水泡音,或听到/见到气道内有明显的分泌物。②心率、脉氧饱和度:心率增快、血压升高或脉氧饱和度下降。③无有效的自主咳嗽能力或呼吸窘迫。④气道压力:呼吸机提示气道压明显升高、潮气量或通气量下降。⑤动脉血气分析:显示二氧化碳分压急剧升高。⑥患者自主呼吸与呼吸机抵抗,出现烦躁不安、出汗、呼吸急促、咳嗽。⑦呼吸机波形显示流速曲线有锯

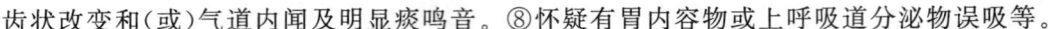

齿状改变和(或)气道内闻及明显痰鸣音。⑧怀疑有胃内容物或上呼吸道分泌物误吸等。

2. 分泌物聚积的原因 分泌物聚积的原因包括:①肺部感染:如细菌、病毒或真菌引起的肺炎。②慢性阻塞性肺疾病或其他慢性肺部疾病。③心力衰竭导致的肺水肿。④其他原因:吸入有害物质、过敏反应等。

（三）咳嗽能力评估

咳嗽通过产生高速呼气气流,排出气道的分泌物,确保气道通畅以及避免误吸的发生。气道通畅和良好的气道保护能力是人工气道成功拔除的关键因素,对于重症患者,特别是神经系统疾病和机械通气患者,咳嗽能力的评估有重要意义。目前咳嗽能力评估有以下几种方法。

1. 半定量咳嗽强度评分(SCSS) 通过观察患者的咳嗽强度来得出相应的分值,有一定的主观性。操作方法:嘱患者尽可能地多次咳嗽,将咳嗽强度从弱到强采用0~5分进行评估(表5-18)。

表5-18　人工气道半定量咳嗽强度评分(SCSS)

分　　数	表　　现
0分	无指令咳嗽
1分	气管内可闻及气流声但无咳嗽声
2分	可闻及很弱的咳嗽声
3分	可闻及清晰的咳嗽声
4分	可闻及强有力的咳嗽声
5分	可进行多次强有力的咳嗽

注:咳嗽力量弱(0~2分)的患者拔管失败率是咳嗽能力中到强(3~5分)的4倍。

2. 咳嗽评分(cough strength score,CSS) 插管患者可通过咳嗽强度评分(0~5分)评估咳嗽能力和预测患者再插管风险(表5-19)。

表5-19　咳嗽评分(CSS)

分　　级	表　　现
0分	指令下不咳嗽
1分	指令下听到气管插管内空气运动,但不可闻及咳嗽声
2分	弱(勉强)可闻及咳嗽声
3分	可闻及咳嗽声
4分	可闻及强咳嗽声
5分	可闻及多次连续强咳嗽声

注:咳嗽力量弱(0~2分)的患者气道廓清能力下降,拔管失败率是咳嗽能力中到强(3~5分)患者的4倍。

3. 咳嗽/呼气峰流速 若普通机械通气患者 PCF<60 L/min,神经肌肉疾病的机械通气患者 PCF<160 L/min,提示患者咳嗽能力下降,可能撤机失败。临床上对于非气管插管患者也可测定 PCF 来判定其咳嗽能力,研究显示,PCF>160 L/min 才能够主动清除气道分泌物以达到成功拔管的最低要求,并且 PCF 至少需要达到 270 L/min 来防止上呼吸道感染期间肺部并发症的发生。

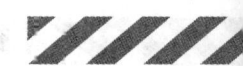

4. 肺功能测定 肺通气功能及呼吸肌功能测定用于评价患者的气道廓清能力,以用力肺活量(forced vital capacity,FVC)、肺活量(vital capacity,VC)、第一秒用力呼气容积占用力肺活量的百分比(FEV1/FVC)等肺功能指标的变化来评价治疗前后的变化,FVC 小于1/3的预计肺活量预示着患者咳嗽流速的下降,肺膨胀受限。

5. 压力指标 最大吸气压(MIP)、最大呼气压(MEP)等呼吸肌功能指标的变化可用于评价实施气道分泌物清除技术的效果。①有人工气道,MIP<-30 cmH$_2$O,提示患者撤机成功率较高。②有人工气道,MEP<40 cmH$_2$O,提示存在气道廓清障碍。

6. 白卡试验(white card test,WCT) 通过白色卡片是否潮湿来判断患者的咳嗽力度。

操作方法:在气管拔管之前,在气管内导管末端1～2 cm 处放置 1 张白色卡片,让患者进行 3～4 次咳嗽,随后观察白色卡片上是否潮湿。如果卡片上存在潮湿情况,判定为阳性,这表明患者的咳嗽力度尚可。研究表明,对于 3～4 次咳嗽仍无潮湿情况发生的患者,其拔管失败的可能性是有潮湿情况发生的患者的 3 倍。白卡试验具有简便、便宜等优点,但也存在主观性较强的缺点。

7. 气管插管气囊压力变化(endotracheal tube cuff pressure,ΔPcuff) 可用于测量咳嗽力度以预测拔管成功与否。

操作方法:将患者气管插管内痰液抽吸干净,床头摇高 30°～45°,让患者进行 3 次自主咳嗽,用气囊压力表对气囊进行取样后,取最好的一次咳嗽数据。在患者咳嗽之前,需设置一个基线气囊压力(Pcuff),每例患者每次咳嗽得到一个 Pcuff,ΔPcuff 为咳嗽测量值减去基线压力值。

8. 膈肌活动度 有研究表明,咳嗽力度的强弱与膈肌偏移有关,可用于对患者的咳嗽力度进行测评。

三、气道分泌物清除

(一)仪器辅助排痰的应用

促进气道分泌物的排出可采用间歇性分泌物清除疗法,包括机械性的振动松解分泌物、模拟咳嗽。建立人工气道的患者,自主咳嗽能力弱,应在准确评估的基础上采用振动和叩击、高频胸壁振荡、辅助咳嗽等气道廓清技术。运用机械气道廓清技术可清除气道淤积的分泌物、改变气道气流、改善肺通气/肺换气功能、促进肺复张,改善氧合。

1. 机械咳痰装置(MI-E) 也称为咳嗽辅助装置或"咳痰机"。MI-E 是一种辅助咳嗽技术设备,应用正压支持、负压引流交替使用的工作原理,模拟人体生理咳嗽时呼吸系统的运动过程。兼有气流振荡功能和咳嗽触发功能,在吸气阶段提供正压通气,使肺部扩张,松动呼吸道内的分泌物和栓块,在呼气阶段快速切换到负压,呼气时引发并放大咳嗽效应,具有负压抽吸效果,并可将振动气流直接作用于气道内壁,使痰液松动,并通过压力差,推动分泌物向大气道移动,从而有效清理气道分泌物。

使用时需注意:①咳痰机管路直接与人工气道相连,需暂停机械通气,不适合无自主呼吸或自主呼吸能力差、严重低氧血症的患者。②使用时应严密观察患者生命体征及耐受程度,观察峰流速、吸气量等参数变化,随时进行调整。③正确设置吸气、呼气、暂停时间、气流振荡等参数,吸-呼气压力设置在±40 cmH$_2$O 较为适宜,呼吸时间为 2 s,间隔时间为 1 s。④选择空腹或餐后 2 h 进行,以防胃内容物反流吸入气道。⑤指导患者配合进行深吸气能够提升效果,治疗过程中气道分泌物可能直接被吸出,需及时清理(表5-20)。

表 5-20　MI-E 的适用证与禁忌证

适 应 证	禁 忌 证
分泌物黏稠堵塞	存在正压增高的禁忌 （如气胸、血胸、咯血、肺气肿、皮下肺气肿、肺大疱、气压伤）
预防性气道清除	近期手术（肺、胸、腹、神经）
咳嗽峰值流量降低或咳嗽力量不足	$FiO_2>0.6$ 或 PEEP>10 mmHg 或 Ppeak>40 mmHg
神经肌肉疾病或脊髓损伤	严重的支气管痉挛、慢性阻塞性肺疾病或哮喘
以往在家使用过	血流动力学不稳定
脱机失败	活动性肺结核
肺不张	颅内压增高（>25 mmHg）
呼吸衰竭	外伤（面部、颅骨、肋骨骨折）
ICU-AW ICU 获得性衰弱	姑息治疗、颈静脉导管血液过滤、妊娠、痉挛、恶心、呕吐
需要气管内吸痰	—

2. 振动排痰仪　根据临床胸部物理治疗原理，在患者身体表面产生特定方向周期变化的治疗力，其中垂直方向治疗力产生的叩击、震颤可促使气道黏膜表面黏液和代谢物松动和液化；水平方向治疗力产生的定向挤推、震颤帮助已液化的黏液按照选择的方向（如细支气管→支气管→气管）排出体外。振动排痰仪还能缓解支气管痉挛，改善肺部的血液循环问题，提高脉氧饱和度。

适用人群：外科术后患者；气管切开术者；哮喘患者；支气管扩张症患者；慢性阻塞性肺气肿患者；慢性支气管炎患者；急性肺炎患者；其他：职业性肺部疾病患者、肺囊性纤维性病变患者、老年病患者。

3. 高频胸壁振动排痰系统（HFCWO）　又称气道清除系统仪或背心式高频振动排痰仪。

该系统包括可充气背心或束胸（胸带）及与之通过导气管相连的空气脉冲主机。利用气动脉冲发生器快速对背心进行充气和放气，对全胸壁进行挤压和振动，从而使得黏稠的痰液松动、脱落、稀释、聚集；改变胸腔容积，形成被动的微气流，刺激气道壁纤毛摆动，痰液被转移至气管和口腔被排出，以保持气道的通畅。研究发现，HFCWO 用于长期行机械通气（MV）患者，能增加每日排痰量，提高肺通气质量，改善呼吸功能，是一种安全、舒适、有效的气道廓清方式。

适应证：气道痰液过多，过于黏稠，咳痰无力者；建立人工气道，需机械通气者；慢性阻塞性肺疾病急性加重，肺不张，肺部感染者；支气管扩张，囊性肺纤维化伴大量咳痰者；年老体弱、长期卧床者；外科术后患者；疼痛引起深呼吸、咳嗽困难者；肺炎、昏迷、重症肌无力、职业性肺部疾病者。

禁忌证：血流动力学不稳定的活动性出血患者、肋骨骨折患者、近期新发的心肌梗死患者、以胸部为主的骨质疏松或肋骨骨髓炎患者、支气管胸膜瘘患者、胸部开放性创伤患者、胸背部烧伤患者等，房颤、室颤；不能耐受震动的患者，肺挫伤患者。

4. 多功能气道管理系统　集雾化、气道清除、肺膨胀治疗于一体的多功能治疗设备，采用系统方法增强黏液清除能力和预防肺不张。该系统有三种模式：CHFO（连续高频振荡）、

CPEP(持续呼气期正压)、雾化(仅用于气雾剂输送)。

(二)气道内负压吸引法

人工气道患者自主排痰困难,在应用仪器辅助排痰的基础上,需结合气道内负压吸引清除气道分泌物。

1．负压吸痰技术

(1)吸痰方式。

①开放式气道内吸引:将患者的人工气道与呼吸机的连接断开后,将吸痰管通过人工气道置入气道内进行吸引的方法。

②密闭式气道内吸引:将吸引装置与呼吸机结合,允许患者在呼吸机不断开的情况下,吸痰管通过人工气道置入进行吸引的方法。一般情况下应选择开放式气道内吸引。

若患者出现以下情况,则选择密闭式气道内吸引:①呼气末正压≥10 cmH$_2$O;②平均气道压≥20 cmH$_2$O;③吸气时间≥1.5 s;④吸氧浓度≥60%;⑤断开呼吸机将引起血流动力学不稳定;⑥有呼吸道传染性疾病,如肺结核;⑦呼吸道感染多重耐药菌。

③密闭式吸痰:无须将呼吸机断开,能够保持呼气末正压,避免因肺泡萎陷而造成严重的通气血流比例失调,降低吸痰所导致的心律失常发生率,增强通气效果,在肺容量、颅内压方面优于开放式吸痰。还能够完全隔绝因吸痰操作时产生的气溶胶对空气的污染,减少医护人员的职业暴露,能减少外部感染源进入气道内引起的呼吸道感染。同时也有研究表明,采用密闭式吸痰对氧分压、二氧化碳分压、VAP 发生、MV 时间、ICU 住院时间及病死率无明显影响。

(2)吸痰管大小:吸痰管过小,不能在短时间内将气道分泌物充分吸尽;吸痰管过大,使吸引压力增大而增加气道黏膜损伤的危险,同时会使气道内压力和呼气末肺容积明显下降。推荐根据人工气道型号选择适宜型号的吸痰管,吸痰管管道外径不超过人工气道内径的50%。

(3)吸痰压力:适宜的负压可有效清除痰液,减少对气道和肺泡的损伤。吸痰时负压控制在-150～-80 mmHg,痰液黏稠者可适当增加负压。

吸痰时间过长容易引起缺氧、呼吸困难而导致窒息。每次抽吸时间不超过 15 s,连续吸痰次数不超过 2 次,吸痰前、后通过输送 100%氧气(至少 30 s),进行氧储备以防吸痰时血氧饱和度显著降低。

2．纤维支气管镜吸痰　机械通气患者使气管内分泌物更多滞留在远端气道和肺泡腔,常规吸痰难以彻底地清除气道内分泌物,且易损伤气道黏膜。纤维支气管镜可在直视下准确而彻底地清除分泌物,还可通过支气管肺泡灌洗有效吸除气道远端分泌物,能较好地避免气道损伤,有助于改善通气,控制炎症,改善肺部感染的治疗预后。

(三)气囊上滞留物清除

上呼吸道分泌物可聚集于气管导管气囊上方,造成局部细菌繁殖,为预防 VAP 发生,应定期清除气囊上滞留物,尤其在气囊放气前必须将其完全清除。临床上采用的方法为声门下分泌物引流和气流冲击法。

1．声门下分泌物引流(subglottic secretion drainage,SSD)　一种通过附带于气管导管壁内的引流管,对声门下-气囊上方的滞留物予以间断或持续负压引流的操作,包括持续吸引和间断吸引两种方法。声门下分泌物引流可有效地清除积聚在气囊上方的分泌物,降低 VAP 的发生率,延迟 VAP 的发生时间,减少抗生素的使用,缩短 MV 时间。

持续声门下分泌物引流：负压吸引压力为 20～60 mmHg，如果持续负压过大，会导致气道黏膜损伤，引起出血、溃疡、坏死、咽部水肿等。

间断声门下分泌物引流：包括间歇负压吸引泵吸引、中心负压吸引以及注射器手动抽吸。吸引负压为 100～150 mmHg。研究表明，间隔 4 h 在声门下进行吸引，可较好地减少气囊上滞留物，使气囊上气道黏膜能充分地休息，缓解负压对气道黏膜的损伤，减少刺激呛咳，并能避免吸引管堵塞情况。

建议清除气囊上滞留物可采用带 SSD 的人工气道，对于建立人工气道的患者应行 SSD。推荐选择间歇性声门下分泌物引流。

2. 气流冲击法 是利用高速的气流将附着在气囊上方的分泌物冲刷到口咽的方法。气流冲击法是在清除气道内痰液的基础上，通过呼吸机或简易呼吸器经人工气道给予较大的潮气量，使肺充分膨胀扩张达到饱满状态，在患者呼气时，借助肺的弹性回缩力将气体由气管插管与气道内壁之间的空隙由下向上冲出，将气囊上滞留物冲击至咽部后吸出，反复操作 2～3 次，直至清理干净。气流冲击法主要包括呼吸机吸气屏气键联合气囊充放气法和采用简易呼吸囊联合人工法两种方法。两者均能有效降低 VAP 的发生率，但呼吸机吸气屏气键联合气囊充放气法在操作过程中对生命体征影响更小，患者的耐受程度更高，更有利于医护人员掌握与配合。

（唐白茶　田湘红）

▶▶ 参考文献

[1] 高学,薛富善.困难气道管理研究进展[J].中华实用诊断与治疗杂志,2023,37(3)：217-220.

[2] 胡梦阳,米元元,吴为,等.ICU 患者气道廓清治疗最佳证据的应用审查及障碍分析[J].中华现代护理杂志,2023,29(29)：3985-3993.

[3] 胡恩慧,沈小芳,李红艳,等.预防卒中相关性肺炎非人工气道护理方案构建[J].中华护理杂志,2023,58(1)：15-22.

[4] 郭桂华,许小明,王海靓,等.脑卒中呼吸系统感染患者气道管理的最佳证据总结[J].中华护理杂志,2023,58(1)：31-38.

[5] 罗若屿,景继勇.预防呼吸机相关性肺炎的口腔护理研究进展[J].护理研究,2023,37(14)：2589-2592.

[6] 龚思媛,廖春莲,刘继红,等.《成人重症监护病房口腔护理专家共识》解读[J].护理研究,2023,37(3)：388-391.

[7] 中国医学装备协会呼吸病学装备专业委员会,中国残疾人康复协会肺康复专业委员会中青年肺康复专业学组,中国康复医学会危重症康复学组.气管切开患者的管理和康复治疗推荐意见[J].中华结核和呼吸杂志,2023,46(10)：965-976.

[8] 中国医学装备协会呼吸病学专委会吸入治疗与呼吸康复学组.稳定期慢性气道疾病吸入装置规范应用中国专家共识(2023 版)[J].中华结核和呼吸杂志,2023,46(11)：1055-1067.

[9] 李童,刘卫东,韩宏月,等.高流量湿化氧疗的临床应用研究进展[J].国际麻醉学与复苏杂志,2023,44(4)：411-415.

[10] 舒越,毕蒙蒙,李星茹,等.人工气道气囊管理预防呼吸机相关性肺炎的研究进展[J].护理研究,2023,37(24):4417-4422.

[11] 秦雪,王永婷,张金枝,等.呼吸机气囊压力优化管理方案的构建[J].护理研究,2023,37(11):2029-2032.

[12] 舒越.ICU患者人工气道气囊管理的循证实践[D].南昌:南昌大学,2023.

[13] 中华医学会呼吸病学分会,中国老年保健医学研究会呼吸病学分会,中国呼吸医师分会呼吸职业发展委员会呼吸治疗师工作组,等.机械气道廓清技术临床应用专家共识[J].中华结核和呼吸杂志,2023,46(9):866-879.

[14] 刘雨睿,王勇,李静静,等.2022年美国麻醉医师协会《困难气道管理实践指南》解读[J].临床麻醉学杂志,2022,38(6):643-647.

[15] 曹均艳,乔建歌,杨青敏.认知障碍病人口腔护理循证实践方案的构建[J].护理研究,2022,36(6):941-946.

[16] 滕娇,秦寒枝,郭文超,等.ICU成人患者人工气道湿化管理的最佳证据总结[J].中华急危重症护理杂志,2022,3(6):550-555.

[17] 吴为,黄海燕,李菠,等.呼吸机雾化吸入疗法护理实践专家共识[J].现代临床护理,2022,21(4):8-17.

[18] 徐珊珊,张琳琳,周建新.神经重症患者脱机拔管研究进展[J].中华危重病急救医学,2022,34(9):1004-1008.

[19] 牛亚芳,种萌,马鑫,等.经鼻高流量氧疗在急危重症患者中成功应用的早期影响因素分析[J].中国急救医学,2022,42(7):553-560.

[20] 蒯冀.经鼻高流量氧疗在急性重型颅脑损伤者中的临床研究[D].恩施:湖北民族大学,2022.

[21] 舒越,毕蒙蒙,张超,等.ICU患者人工气道气囊管理的最佳证据总结[J].中华护理杂志,2022,57(24):3038-3045.

[22] 石广志,张洪钿,黄齐兵.神经重症监护学精要[M].中国科学技术出版社,2021.

[23] 胡伟芳,吕文儿,郑玲燕,等.主动循环呼吸技术对老年心血管疾病合并肺部感染的干预效果[J].中华老年病研究电子杂志,2021,8(3):44-47.

[24] 董漪,叶婷,董强.卒中后呼吸系统感染气道管理专家指导意见[J].中国卒中杂志,2021,16(6):602-610.

[25] 夏欣华,张紫君,王宇霞,等.预防呼吸机相关性肺炎集束化护理方案的构建[J].中华护理杂志,2021,56(3):353-359.

[26] 严玉娇.成人危重症患者气道管理最佳证据的临床应用[D].荆州:长江大学,2021.

[27] 严玉娇,丁娟,刘晁含,等.成人危重症患者气道管理的最佳证据总结[J].护理学报,2021,28(3):39-45.

[28] 中华医学会呼吸病学分会.雾化祛痰临床应用的中国专家共识[J].中华结核和呼吸杂志,2021,44(4):340-348.

[29] 刘湉,李庆印.护士主导机械通气患者程序化撤机的研究进展[J].中华现代护理杂志,2021,27(24):3352-3352.

[30] 中国医师协会急诊医师分会,中华医学会急诊医学分会,中国急诊专科医联体,等.急诊成人经鼻高流量氧疗临床应用专家共识[J].中华急诊医学杂志,2021,30(9):

1041-1050.

[31] 项丽君,曹猛,宋学梅,等.人工气道气囊压力监测装置及技术研究进展[J].护理研究,2021,35(13):2362-2366.

[32] 宋申敏,赵明曦,孙建华,等.气管插管患者咳嗽力度评估方法及应用研究进展[J].护理学杂志,2021,36(13):111-113.

[33] 陶毅,王凯飞,解立新.人工气道管理研究进展.国际呼吸杂志,2021,41(15):1121-1121.

[34] 中华医学会神经外科学分会,中国神经外科重症管理协作组.中国神经外科重症管理专家共识(2020版)[J].中华医学杂志,2020,100(19):1443-1458.

[35] 柴文茹,国春花,崔怡,等.呼吸抗阻训练联合主动循环呼吸技术在下颈髓损伤患者护理中的应用[J].中华现代护理杂志,2020,26(19):2574-2574.

[36] 葛慧青,孙兵,王波,等.重症患者气道廓清技术专家共识[J].中华重症医学电子杂志(网络版),2020,6(03):272-282.

[37] 隗强,邵换璋,常薇,等.机械通气雾化吸入治疗临床路径[J].中华危重病急救医学,2020,32(12):1409-1413.

[38] 马莎莎,许红梅,熊银环,等.气道湿化临床实践指南的质量评价[J].护士进修杂志,2020,35(14):1285-1289.

[39] 张金秋,刘钰,潘菲,等.人工气道气囊压力影响因素及监测方法的研究进展[J].中华现代护理杂志,2020,26(30):4161-4165.

[40] 杨阳,武淑萍,袁熹娜.机械通气患者气道分泌物清除的临床实践与进展[J].中华现代护理杂志,2020,26(30):4149-4155.

[41] 陈红梅,杨相梅,罗艳,等.困难气道评估方法研究进展[J].中国呼吸与危重监护杂志,2020,19(3):312-316.

[42] 邵小平,杨丽娟,叶向红,等.实用急危重症护理技术规范[M].上海:上海科学技术出版社.2020.

[43] 中华医学会创伤学分会神经损伤专业组.创伤性脑损伤患者气道雾化吸入治疗中国专家共识[J].中华创伤杂志,2020,36(6):481-485.

[44] 中国康复医学会心血管病预防与康复专业委员会.慢性心力衰竭心脏康复中国专家共识[J].中华内科杂志,2020,59(12):942-952.

[45] 王乾贝.脑卒中住院患者口腔护理的循证实践[J].护理研究,2019,33(2):223-228.

[46] 胡娜,厉春林,杜晓亮,等.神经外科昏迷患者人工气道管理方案的制订及实践[J].中华护理杂志,2019,54(6):839-843.

[47] 杜光,赵杰,卜书红,等.雾化吸入疗法合理用药专家共识(2019年版)[J].医药导报,2019,38(2):135-146.

[48] 杨梅,钟就娣,张俊娥,等.老年肺癌手术患者主动循环呼吸技术训练自信心培养的效果评价[J].中华护理杂志,2018,53(5):523-527.

[49] 李凡,张会芝.雾化吸入治疗的应用及效果评价研究进展[J].护理研究,2018,32(18):2838-2842.

[50] 樊华,宋瑰琦,陈霞,等.两种气流冲击法对清除气管插管气囊上滞留物的效果研究[J].中华护理杂志,2018,53(5):553-557.

[51] 朱蕾.机械通气[M].上海:上海科学技术出版社,2017.

[52] 任红.鼻咽通气管在神经外科通气障碍患者应用中的护理研究[J].实用临床医药杂志,2017,21(20):182-183.

[53] 蒋真真,许红梅,王梅林,等.重度颅脑损伤病人气管切开气道湿化方式研究进展[J].护理研究,2017,31(31):3919-3921.

[54] 刘晓瑜,胡艳宁.经鼻高流量湿化氧疗的临床应用研究进展[J].护理研究,2017,31(30):3786-3788.

[55] 吴彦烁,宿桂霞,尹彦玲,等.4种临床因素对人工气道气囊压力的影响[J].中华护理杂志,2017,52(8):934-937.

[56] 廖婵娟.重症脑卒中患者口腔护理进展[J].实用临床护理学电子杂志,2017,2(49):217-218.

[57] 中华医学会神经外科学分会,中国神经外科重症管理协作组.中国神经外科重症患者气道管理专家共识(2016)[J].中华医学杂志,2016,96(21):1639-1642.

[58] 谷红俊,张洁,樊茹,等.振动筛孔雾化器在有创机械通气患者中的应用效果观察[J].护理研究,2016,30(35):4411-4413.

[59] 姜曼,敖薪.人工气道管理标准的研究与应用现状[J].中华护理杂志,2016,51(12):1479-1482.

[60] 汪欢,乐革芬,王羡科,等.气道湿化在气管切开患者呼吸道感染中的应用研究进展[J].护理研究,2016,30(23):2824-2827.

[61] 魏文举,张强,那海顺.经鼻高流量氧疗在成人患者中的应用进展[J].中华护理杂志,2016,51(7):853-857.

[62] 江伟,杨建平,陈星玲.鼻咽通气道的临床应用进展[J].护士进修杂志,2015,30(1):42-45.

[63] 李妮,曹励民.ICU患者使用口腔护理液的研究现状[J].护理学报,2015,22(10):20-22.

[64] 徐春芳,董文平.人工气道患者气道湿化方法的研究进展[J].护理研究,2014,28(3):260-262.

[65] 中华医学会呼吸病学分会呼吸治疗学组.人工气道气囊的管理专家共识(草案)[J].中华结核和呼吸杂志,2014,37(11):816-819.

[66] 中华医学会呼吸病学分会呼吸治疗学组.成人气道分泌物的吸引专家共识(草案)[J].中华结核和呼吸杂志,2014,37(11):809-811.

第六章

营养管理

第一节 基础知识

一、概述

神经外科重症患者因为创伤、感染、休克等原因,使机体处于严重应激状态。应激状态下,机体释放出大量的儿茶酚胺,引起交感神经兴奋,后出现内脏血管痉挛,胃肠道血流灌注减少,故而肠道缺血、缺氧,造成胃肠道功能损伤。当应激状态缓解时,胃肠道血流恢复,胃肠道组织受到血流的再灌注,加重了胃肠道功能损伤。此外,在脑-肠轴(指中枢神经系统和肠神经系统之间的双向信息交流通路,包括中枢神经系统、肠神经系统、自主神经系统、神经内分泌系统和免疫系统等)的调节反应下,中枢神经系统疾病会导致患者胃肠道水肿、黏膜萎缩、胃肠道菌群发生变化,如双歧杆菌丰富度减少。因为双向的关系,肠道菌群失调也会加重颅内的炎症,所以肠道内稳态有助于维持肠道和大脑的健康。

约85%的神经外科重症患者存在胃肠道功能损伤,并且急性期内持续存在。神经外科重症患者除了存在胃肠道功能损伤外,机体还处于高分解、高代谢状态。此外,神经外科重症患者常出现意识障碍、认知障碍、吞咽功能障碍、留置气管插管或气管切开,部分患者机械通气、基础疾病多(如常合并糖尿病、高脂血症)等。以上问题的存在,会导致患者进食困难、营养摄入不足或营养消耗增加,引起患者营养风险增加或营养不良。营养不良会增加并发症的发生,影响患者的预后,延长住院时间,所以营养支持治疗对神经外科重症患者而言,至关重要。总体来说,营养的管理包括营养支持治疗团队的构建与建立、营养评估、营养方案制订、营养方案实施、营养监测以及并发症管理等。

二、营养支持治疗团队的构建与建立

营养支持专业人员(nutrition support professionals,NSP)指主要提供肠内营养和肠外营养支持治疗和管理的专业人员,可以是医师、营养师、药师或护师。NSP 的工作模式可以是相互独立或形成一支多学科团队相互合作的营养支持治疗团队或营养支持小组(nutrition support team,NST)。NST 根据每个医院的特点和人力资源而有所不同,但其担

任角色及工作内容都是一致的,都是在临床中对患者进行营养评估,根据评估结果为患者制订营养方案并实施,在实施的过程中监测营养状况及预防或处理并发症。Lopes 等的研究表明,营养支持小组对神经外科重症患者的肠内营养起到积极的影响作用,并建议 ICU 中应设置 NST,因为它有助于患者康复和降低治疗成本。

护士作为神经外科重症患者的直接照顾者,在营养评估与筛查、支持治疗及效果评价等方面发挥着重要作用。同时护士也在营养管理多学科团队工作的启动、运行和各成员之间的沟通过程中起着不可替代的作用,所以在 ICU 中由护士主导的营养护理专科小组应运而生,并且发挥着越来越重要的作用。营养护理专科小组的组织架构应包括组长 1 名、副组长或秘书 1~2 名,组员根据科室人力资源设定,建议不少于 2 名。组长由工作五年以上的护士长或主管护士及以上职称护士担任,副组长或秘书由营养专科护士或本科(研究生)以上学历护士担任。组长职责为组织、协调及汇总等工作,副组长工作职责为开展营养护理管理,组织小组成员共同制订营养相关规定、流程、循证及培训督导实施,整理及汇总营养管理资料等工作。小组成员工作职责为协助组长及副组长共同制订相关规定、流程及对科内护士进行培训,并在组长及副组长的带领下对本科室患者实施营养管理及反馈。

营养护理专科小组培训内容分理论培训及技能培训。理论培训内容包括营养风险筛查与评价、营养管理与监测、危重患者的营养支持、肿瘤患者的营养支持、肠内外营养制剂的临床选择与使用、肠内外营养支持护理、肠内外营养支持并发症的预防与护理、临床膳食相关知识、中心静脉导管(CVC)及外周中心静脉导管(PICC)在肠外营养中的作用等。技能培训主要包括鼻饲置管操作、鼻肠管置管的方法、营养泵的使用技术、中心静脉导管维护、人体成分分析仪的使用等。

小组成员根据营养相关规定就流程对科室的患者进行营养管理,并将管理结果及时反馈至组长及主管医生,协助主管医生进行营养方案的调整、落实及结果的追踪。

三、营养相关定义

1. 营养风险(nutritional risk) 指现有或潜在的与营养有关的导致患者出现不良临床结局(如感染相关并发症的发生率增高、住院时间延长、住院费用增加等)的风险。存在营养风险的患者最需要相关营养支持治疗,同时也是通过营养支持治疗最能改善临床结局的人群。

2. 营养风险筛查(nutritional risk screening) 指使用快速量表在人群中识别存在营养风险的患者。筛查的目的是降低营养不良发生率及其相关的不良预后。

3. 营养评定(nutrition assessment) 指临床营养专业人员通过膳食调查、人体组成测定、人体测量、生化检验、临床检查等方法,对患者的营养代谢、机体功能等进行全面检查和评估。从而为确定营养治疗适应证、制订营养治疗计划以及预测可能出现的不良反应等提供依据。

4. 营养不良(malnutrition) 广义营养不良包含营养不足和营养过剩,指由于营养摄入不足、营养代谢过程受损或营养摄入过度,对人体组成、生理功能以及临床预后造成不良影响的状态,临床中主要针对营养不足的患者。低体重营养不良诊断标准为体重指数(body mass index,BMI)<18.5 kg/m²,伴一般状况较差。

5. 营养支持治疗(nutritional support therapy) 经肠内或肠外途径为不能正常进食的

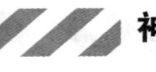

患者提供适宜营养素的方法。目前临床上营养支持治疗主要包括经口营养、肠内营养和肠外营养。

6. 肠内营养（enteral nutrition，EN） 经胃肠提供代谢需要的营养素及其他各种营养素的营养支持治疗方式。根据给予途径的不同，肠内营养分为经口肠内营养和管饲肠内营养。

7. 肠外营养（parenteral nutrition，PN） 为无法经胃肠摄取或摄取营养素不足的患者，经静脉提供包括氨基酸、脂肪、糖、维生素及矿物质在内的营养素的营养支持治疗方式。

8. 全肠外营养（total parenteral nutrition，TPN） 全部营养素从静脉途径供给。

9. 补充性肠外营养（supplementary parenteral nutrition，SPN） 肠内营养不足时，部分营养素由静脉途径来补充的混合营养支持治疗方式。

10. 口服营养补充（oral nutritional supplement，ONS） 当膳食提供的能量、蛋白质等营养素在目标需要量的50%～75%时，应用EN制剂或特殊医学用途配方食品进行口服补充的一种营养支持方法。

（许川徽　黄凤爱）

第二节　营养评估

一、营养风险筛查

（一）概述

营养风险是指与营养相关的导致患者出现不良临床结局的风险，而不是指"发生营养不良的风险"，营养风险更多的是强调营养素对患者健康状况和治疗结果的影响。对有营养风险的患者，应给予规范化、个体化的营养支持治疗以改善临床结局，从而真正使患者获益。为了识别和评估患者的营养风险，通常会使用特定的营养风险筛查工具。

营养风险筛查和营养状况评估是营养支持管理的第一步。使用营养风险筛查工具筛查出有营养风险的患者后，再通过营养状态评估，明确患者的营养问题、患者的营养不良类型及严重程度，进而制订个体化的营养支持方案。

（二）营养风险筛查工具

目前，临床上应用的营养风险筛查工具有很多，如营养风险筛查2002（nutrition risk screening 2002，NRS 2002）、危重患者营养风险（nutrition risk in critically ill patients，NUTIRC）评分、微型营养评估（mini-nutritional assessment，MNA）等。但是针对一般住院患者和各类型的特殊住院患者，并没有与之完全相适应的"金标准"筛查工具。NRS 2002在2003年被推荐用于住院患者，经过充分的验证，NRS 2002具有较高的信度和效度，最具有代表性和适用性，是目前进行营养风险筛查的首选工具。而NUTRIC评分，是加拿大学者Heyland等人，于2011年开发并验证的一种专为ICU患者设计的营养风险评估工具，NUTRIC评分是基于年龄、急性生理和慢性健康评估Ⅱ（acute physiology and chronic

health evaluation，APACHE-Ⅱ）、序贯器官衰竭评估（sequential organ failure assessment，SOFA 评估）、合并症数量、入住 ICU 前住院天数以及白介素-6（IL-6）这 6 个指标来评估，它表现出更高的蛋白质、热量不足的预测价值。此外它还能辨别出，ICU 中处于营养不良或存在营养不良风险并能从积极进行蛋白质、热量供应中获益更多的患者，能够较好地预测重症患者预后及病死率，有研究表明，NUTRIC 评分越高，28 天及 6 个月后的病死率越高。所以它对于神经外科重症患者而言，在营养风险筛查上可能更具有优势。而改良重症患者营养风险（modified nutrition risk in critically ill patients，mNUTRIC）评分是 Rahman 等在 2014 年提出的，mNUTRIC 评分是在 NUTRIC 评分的基础上删除了白介素-6（IL-6）这一不容易获得的指标，剩余 5 个指标。mNUTRIC 评分较 NUTRIC 评分更简单易行，更适合临床应用。并且经研究，mNUTRIC 评分和 NUTRIC 评分在评估营养风险和预后方面没有显著差异。多个国家和地区的临床实践指南推荐使用 NRS 2002 和（或）NUTRIC 评分/mNUTRIC 评分来评估重症患者的营养风险。例如，欧洲临床营养与代谢协会（The European Society for Clinical Nutrition and Metabolism，ESPEN）、美国肠外与肠内营养学会（American Society for Parenteral and Enteral Nutrition，ASPEN）以及美国重症医学会（Society of Critical Care Medicine，SCCM）的指南中均有提及。

1. 营养风险筛查 2002（NRS 2002）　见表 6-1。

表 6-1　营养风险筛查 2002（NRS 2002）

1. 疾病严重程度评分：0 分［　］，1 分［　］，2 分［　］，3 分［　］。

临床主要疾病诊断：

1.1　正常营养需要量　□　（0 分）

1.2　营养需要量轻度增加（可多选）　（1 分）
□髋骨骨折　□一般恶性肿瘤　□慢性阻塞性肺疾病　□血液透析　□肝硬化　□糖尿病
□慢性疾病急性发作或有并发症，虚弱但能下床活动

1.3　营养需要量中度增加（可多选）　（2 分）
□腹部大手术　□血液恶性肿瘤　□重度肺炎　□脑卒中
□慢性疾病急性发作或有并发症，虚弱且卧床，不能下床活动

1.4　营养需要量重度增加（可多选）　（3 分）
□颅脑损伤　□骨髓移植　□APACHE-Ⅱ评分＞10 分的住重症监护室（ICU）者
□住重症监护室（ICU）靠机械通气支持者
（注：只取上述评分项中的最高分。）

2. 营养状况损伤评分：0 分［　］，1 分［　］，2 分［　］，3 分［　］。

人体测量（空腹、免鞋、单衣）：身高（　　）m，现体重（　　）kg
体重指数（BMI）（　　）kg/m²，平常体重（　　）kg，体重减少/增加（　　）%
2.1　□BMI≥18.5 kg/m²　（0 分）　□BMI＜18.5 kg/m² 且一般状况差　（3 分）
2.2　□1～3 个月体重没有下降　（0 分）　□3 个月内体重下降＞5%　（1 分）
□2 个月内体重下降＞5%　（2 分）　□1 个月内体重下降＞5%　（3 分）
2.3　□1 周内进食没有减少　（0 分）　□1 周内进食较从前减少 25%～50%　（1 分）
□1 周内进食较从前减少 51%～75%　（2 分）　□1 周内进食较从前减少 76%～100%　（3 分）
（注：只取上述评分项中的最高分。）

3. 年龄评分:0 分[　],1 分[　]。

□年龄<70 岁　(0 分),□年龄≥70 岁　(1 分)

4. 营养风险筛查总评分:　　　分
□存在营养风险,需营养支持治疗　□无营养风险,暂不需营养支持治疗
注:营养风险总评分=疾病严重程度评分+营养状况受损评分+年龄评分

(1) 适用人群:18~90 岁。

(2) 评估要求:<3 分,无营养风险,1 周后再次评估;≥3 分,表明有营养风险,需进行营养评定,制订营养支持方案。

(3) 注意事项:《营养风险筛查疾病严重程度评分专家共识》中补充了神经外科重症患者的评估事项。在疾病严重程度评分中,严重的头部受伤评分为 3 分,颅骨疾病、颅内肿瘤、脑血管病变评分为 3 分,脊髓疾病、周围神经病评分为 0 分,因为其热量及蛋白质的需要量没有明显增加。在营养状况损伤评分中,体重丢失>5%是指体重减少的千克数占过去体重的百分比超过 5%。例如,患者 3 个月前体重 70 kg,3 个月内体重减少 5 kg,5/70=7.1%,7.1%>5%,评分为 1 分;1 周内进食量减少是与正常营养需要量相比,而非与 1 周前的进食量相比。

2. 重症营养风险评分(NUTRIC 评分)及改良重症营养风险评分(mNUTRIC 评分) 见表 6-2。

表 6-2　NUTRIC 评分与 mNUTRIC 评分

指　　标	范　　围	NUTRIC 评分/分	mNUTRIC 评分/分
年龄	<50 岁	0	0
	50~74 岁	1	1
	≥75 岁	2	2
APACHE-Ⅱ评分	<15 分	0	0
	15~19 分	1	1
	20~27 分	2	2
	≥28 分	3	3
SOFA 评分	<6 分	0	0
	6~9 分	1	1
	≥10 分	2	2
并发症数量	0~1 个	0	0
	≥2 个	1	1
入住 ICU 前住院天数	0~1 天	0	0
	>1 天	1	1
IL-6(白介素-6)	<400 ng/L	0	—
	≥400 ng/L	1	—

续表

指 标	范 围	NUTRIC 评分/分	mNUTRIC 评分/分
		总分:0~10 分	总分:0~9 分
意义		≤5 分为低营养风险	≤4 分为低风险
		>5 分为高营养风险	>4 分为高风险

二、营养状态评估

（一）概述

ASPEN 对营养状态评估的定义:通过病史、用药史、营养史、体检、人体测量学方法以及实验室数据等方法全面诊断营养问题。而 ESPEN 认为,营养状态评估是营养筛查的进一步措施,定义为通过病史、实验室检查、体格检查,并结合患者的适应证、饮食习惯、用药史、心理状态等,根据患者的营养需求,做出准确的预测并制订科学的治疗以及护理方案,给予个体化的营养支持,改善营养状况。

营养状态评估的常见方法:膳食调查、单一评估指标、复合评估工具、辅助参考指标(如人体成分分析仪)等。膳食调查包括称重法、记账法、24 h 回顾法等。单一评估指标包括人体体表组织或结构指标、生化实验室指标、免疫学指标。常用的复合评估工具有主观全面评定法(subjective global assessment,SGA)和微型营养评估简表(mini nutritional assessment short form,MNA-SF)。营养单一评估指标均不能很好反映个体的营养状态,需进行综合判断。近年来,复合评估工具提高了营养评估的准确性、可行性、可靠性、敏感性和特异性(图 6-1)。

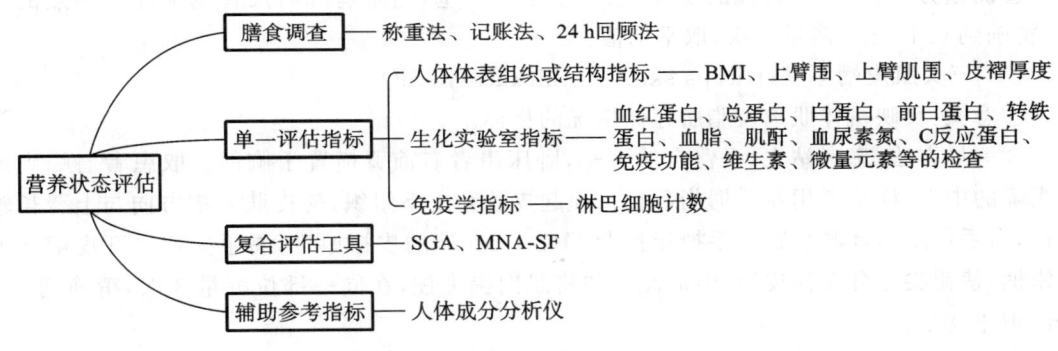

图 6-1 营养状态评估思维导图

（二）膳食调查

1. 称重法 也称称量法,是指运用标准化的称量工具对食物进行称量,了解调查对象当前食物消费情况的一种方法。通过准确称量,掌握调查对象在调查期间(3~7 天)每天每餐各种食物的消耗量,从而计算出每天的营养素摄入量。此法适用于个人、家庭或集体单位的膳食调查。

2. 记账法 指通过记录一定时期内的食物消耗总量,并根据同一时期进餐人数,计算每人每天对各种食物的平均摄入量。此法耗费人力少,适用于家庭、幼儿园、中小学及部队等的膳食调查。

3. 24 h 回顾法 又称询问法,通过询问调查对象过去 24 h 实际的膳食摄入状况,对其

膳食摄入量进行计算的一种方法,此法适用于个人的膳食调查。

（三）单一评估指标

1. 人体体表组织或结构指标

（1）体重指数（body mass index，BMI）：国际上常用的衡量人体胖瘦程度以及是否健康的一个标准,但单一使用 BMI,并不能全面地反映机体的营养状况以及患者的营养摄入变化趋势,它只能揭示患者当前的营养状态,需结合其他指标综合评估（表 6-3）。计算公式：BMI＝体重（kg）÷[身高（m）]^2。

表 6-3　BMI 标准

BMI 分类	中国参考标准
体重过低	BMI<18.5 kg/m^2
正常范围	18.5 kg/m^2≤BMI<24 kg/m^2
超重	24 kg/m^2≤BMI<28 kg/m^2
肥胖	BMI≥28 kg/m^2
Ⅰ度肥胖	28 kg/m^2≤BMI<30 kg/m^2
Ⅱ度肥胖	30≤BMI<40 kg/m^2
Ⅲ度肥胖	BMI≥40 kg/m^2

（2）上臂围（mid-upper arm circumference，MAC）。

①意义：又称上臂中段围,反映臂部肌肉及脂肪储备情况。

②测量方法：采用无弹性的皮尺,患者手自然下垂,测量肩峰与尺骨鹰嘴连线中点的周径,精确到 0.1 cm。测量 3 次,取平均值。

（3）三头肌皮褶厚度（triceps skinfold thickness，TSF）。

①意义：反映机体肌肉及脂肪存储情况的指标。

②测量方法：患者站立,手臂自然下垂,卧床患者右前臂横置于胸部。取患者肩峰到尺骨鹰嘴的中点,检测者用左手拇指和食指捏起皮肤和皮下组织,使皮肤皱褶方向与上臂长轴平行,右手握皮褶计测量距左手拇指捏起部位 1 cm 处的皮褶厚度,右手拇指松开皮褶计卡钳钳柄,使钳尖充分夹住皮褶,但需注意勿将肌肉提夹住,在同一部位测量 3 次,精确到 0.1 mm,取平均值。

③正常范围：男性 11.3 mm≤TSF≤13.7 mm；女性 14.9 mm≤TSF≤18.1 mm。

④结果判断：测量值＞标准值的 90%为营养正常；测量值为标准值的 80%～90%为轻度营养不良；测量值为标准值的 60%～80%为中度营养不良；测量值＜标准值的 60%为重度营养不良。

（4）上臂肌围（arm muscle circumference，AMC）。

①意义：反映机体肌肉及脂肪存储情况的指标,间接反映体内蛋白质的储备情况。

②计算公式：AMC（cm）＝MAC（cm）－0.314×TSF（cm）。

③正常范围：男性 22.8 cm≤AMC≤27.8 cm；女性 20.9 cm≤AMC≤25.5 cm。

④结果判断：测量值＞标准值的 90%为营养正常；测量值为标准值的 80%～90%为轻度营养不良；测量值为标准值的 60%～80%为中度营养不良；测量值＜标准值的 60%为重度营养不良。

2. 生化实验室指标

（1）血清白蛋白（albumin，ALB）：机体处于应激状态时，肌肉组织处于分解状态，进而形成血液中的急性时相反应蛋白，用于维持生命活动和代谢的运行。当肌肉组织消耗到一定程度时，急性时相反应蛋白水平会下降，血清中各种蛋白质是机体急性时相反应蛋白的重要组成部分。所以，ALB能反映患者的营养状态。

ALB在肝脏合成，半衰期约为18天，一般不作为急性期的营养评价指标。它是反映机体营养状态和基础疾病严重程度的指标之一。持续的低白蛋白血症是患者营养不足的可靠指标，患者的免疫力会存在不同程度的下降，也是肿瘤患者预后不佳的重要指标。

ALB正常范围为40～55 g/L；ALB<35 g/L为轻度营养不良；ALB<30 g/L为中度营养不良；ALB<25 g/L为重度营养不良。但需强调的是，单一指标并不能很好地反映机体整体的营养状态，需进行综合判断。

（2）前白蛋白（prealbumin，PA）：PA的半衰期为2～3天，PA和视黄醇结合蛋白可作为蛋白质营养状况的指征，由于半衰期短，对蛋白质摄入的改变是敏感的，一旦患者营养不良，PA会迅速下降，但肾脏疾病患者会出现假阳性。

PA正常范围为200～400 mg/L；PA<200 mg/L为轻度营养不良；PA<160 mg/L为中度营养不良；PA<120 mg/L为重度营养不良。

3. 免疫学指标 常用的免疫学指标有外周血淋巴细胞计数和总血淋巴细胞计数，但是这两项指标都易受疾病的影响，故而特异性差，准确性低。

（四）复合评估工具

MAN-SF和SGA既是营养筛查工具，也是营养评估工具。有研究表明，在筛查营养支持的患者时，MAN-SF灵敏度高于SGA，而筛查是否存在营养不良时，SGA优于MAN-SF。MAN-SF更适用于65岁以上并且意识清醒的老年人。

1. 微型营养评估简表（MNA-SF） 见表6-4。

表6-4 微型营养评估简表（MNA-SF）

指　标	分　值			
1. 近3个月体重丢失	>3 kg 0分	不知道 1分	1～3 kg 2分	无 3分
2. 近3个月有应激或急性疾病	是 0分	否 2分		
3. 活动能力	卧床 0分	能活动，但不愿意 1分	外出活动 2分	
4. 精神疾病	严重痴呆抑郁 0分	轻度痴呆 1分	没有 2分	
5. 近3个月有食欲减退、消化不良、咀嚼困难等	食欲严重减退 0分	食欲轻度减退 1分	无这些症状 2分	
6.1 体重指数（BMI）（kg/m²）	<19 0分	9～21 1分	21～23 2分	>23 3分

续表

指　标	分　值		
6.2　若不能取得BMI,请参考小腿围(CC)(cm)	<31 0分		≥31 3分

总分14分:营养状况良好(12~14分);有营养不良风险(8~11分);营养不良(0~7分)

（1）适用人群:65岁以上并且意识清醒的老年人,对于不能站立或不能称重的老年人更适用。

（2）注意事项:在无法得到BMI的情况下,可由小腿围(CC)代替,如已经测得BMI,则不需要测量小腿围。

2. 主观全面评定法(SGA)　见表6-5。

表6-5　主观全面评定法(SGA)

指　标	A级	B级	C级
1. 过去2周内体重变化情况	无变化或体重增加	体重减少<5%	体重减少>5%
2. 过去1周内饮食减少情况	无变化	饮食减少	不进食或低热量流质饮食
3. 胃肠道反应	无或有轻微的食欲不振	轻微的恶心呕吐、腹胀或大便(2~3)次/天	严重的恶心呕吐、腹胀或大便>3次/天
4. 活动能力改变情况	无明显改变或仅有轻微活动能力减退	能下床走动但活动量及范围小	仅能卧床
5. 应激反应	无或有轻微应激反应	中度应激反应(低度发热或慢性腹泻)	高度应激反应(有高热或大量出血)
6. 肌肉消耗情况	无	轻度	重度
7. 三头肌皮褶厚度	>8 mm	<8 mm	<6.5 mm
8. 踝部水肿	无水肿	轻度	重度

评估结果:当8项评判中

（1）B和C分级不足5个时,评为A级;

（2）有≥5个B级评判,或有C级但不足5个C级时,评为B级;

（3）有≥5个C级评判时,评为C级;

（4）SGA评分等级如下。

A级:营养良好(大部分是A,或明显改善)

B级:轻-中度营养不良

C级:重度营养不良(大部分是C,明显的躯体症状)

（五）辅助参考指标

人体成分分析仪主要应用生物电阻抗分析法技术进行测量,利用微电流对人体进行测量。其测量结果能反映患者细胞内液、细胞外液、总体水分、脂肪组织以及无脂组织等情况,

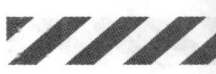

进而了解患者的水分含量、肌肉容积以及脂肪储备。根据人体成分分析仪测量结果针对性地给予患者营养支持治疗和康复指导。

（许川徽 黄凤爱）

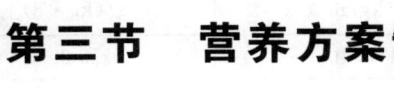

第三节 营养方案制订

一、营养治疗目标

（一）概述

神经外科重症患者在疾病早期处于应激高代谢状态,部分患者因脑损伤或者手术出现中枢性高热、肌张力增高、肌强直等交感神经兴奋性增高症状,导致基础代谢增加。在镇静镇痛治疗管理下,代谢率也可能明显下降,尤其是严重颅内压增高患者使用深度镇静或亚低温治疗时,代谢率仅为非低温患者的 $60\%\sim70\%$,在计算患者的营养目标时都应加以考虑。

（二）能量及蛋白质目标

推荐基于神经外科重症患者营养消耗的水平来设立营养治疗目标。神经外科重症患者的营养消耗需要取决于患者全身情况、自身营养状态及所处疾病时期等因素。间接测热法是测定能量消耗(energy expenditure,EE)的金标准,但目前并未普及。机械通气患者还可通过呼吸机推算的二氧化碳生成量来测定能量消耗(resting energy expenditure,REE) $[REE(kcal/d)=8.19\times V_{CO_2}(ml/min)]$ 。目前国内普遍采用的是简单易用的预测公式(表6-6、表6-7)。

表6-6 轻症患者预测公式

轻症 (GCS>12 分或 APACHE-Ⅱ≤16 分)		
能量需求/[kcal/(kg·d)]		蛋白质需求/[g/(kg·d)]
非卧床 25~35	卧床 20~25	1.2~2.0

注:GCS 为格拉斯哥昏迷评分。

表6-7 重症患者预测公式

重症 (GCS≤12 分或 APACHE-Ⅱ>17 分)			
BMI/ (kg/m²)	热量需求/ [kcal/(kg·d)]	BMI/ (kg/m²)	蛋白质需求/ [g/(kg·d)]
>30	(25~30)a	<30	1.2~2.0
30~50	(11~14)b	30~39	2.0a

重症 (GCS≤12 分或 APACHE-Ⅱ>17 分)			
BMI/ (kg/m²)	热量需求/ [kcal/(kg·d)]	BMI/ (kg/m²)	蛋白质需求/ [g/(kg·d)]
>50	(22~25)a	≥40	最高 2.5a

a：由 IBW 计算得出，IBW 为理想体重(kg)＝身高－105；

b：由 ABW 计算得出，ABW 为调整体重(适用于肥胖患者)＝(实际体重－IBW)×0.33＋IBW

蛋白质的消耗可通过氮平衡公式如下：

氮平衡(g/d)＝摄入蛋白质(g/d)/6.25－[尿液中的尿素氮(g/d)＋4]

采用预测公式法，7 天内进行低热量营养(不超过 70% EE 值)，7 天后逐渐增加到等热量营养。

二、营养支持途径选择

(一)吞咽功能评估

1. 概述 脑卒中是世界范围内致残率、致死率较高的疾病之一。吞咽障碍是脑卒中后常见的临床并发症之一，50%～67%的脑卒中患者有吞咽障碍，40%的脑卒中患者并发误吸性肺炎。误吸性肺炎患者的 30 天死亡率为 21%～30%。吞咽障碍是脑卒中后肺炎的主要危险因素。脑卒中后吞咽障碍和误吸可引起多种并发症，包括肺炎、营养障碍、脱水、体重减轻及生活质量下降等，故应及时对患者进行吞咽障碍筛查，筛查结果异常，须 24 h 内进行吞咽障碍评估。吞咽筛查需在患者进第一口水和食物前进行(入院 24 h 内)。而对于那些当天不能进行吞咽筛查的患者，此后应该每天进行筛查。常见筛查工具：3 盎司饮水试验、急性脑卒中吞咽障碍筛查、洼田饮水试验等，均具有较好的评定者信度和预测效度。《神经重症患者肠内营养护理专家共识》(2022 版)推荐：使用改良洼田饮水试验进行早期吞咽功能评定(1 级证据，A 级推荐)。

吞咽障碍的评估包括床旁评估和仪器评估两个部分。通常床旁评估应包括：①吞咽障碍的相关主诉；②全面口腔检查：吞咽器官的感觉、运动、反射等的相关体格检查；③试验性吞咽评估：让患者吞咽不同容积及黏度的食物，通常包括水、糊状食物、固体这 3 种食物，从而观察吞咽过程，评价吞咽障碍的特征。目前常用的临床吞咽障碍评估量表有容积-黏度吞咽测试(volume-viscosity swallowing test，V-VST)、Gugging 吞咽筛查等。V-VST 是临床常用的吞咽功能评估方法之一，主要用于评估吞咽障碍患者经口进食的安全性和有效性，帮助患者选择最合适的食物容积和黏度。最常用的仪器评估包括吞咽造影录像检查和吞咽纤维内镜检查。

吞咽功能评估的护理流程如下。

①吞咽功能筛查：采用格拉斯哥昏迷评分(GCS)判断患者的意识状态，中、重度意识障碍患者(GCS 为 3～11 分)，无须进行吞咽功能筛查，通过鼻胃管或鼻空肠管喂养，意识清楚患者(GCS 为 15 分)及轻度意识障碍患者(GCS 为 12 分～14 分)，初次经口进食、水、药物前采用改良洼田饮水试验进行吞咽功能筛查。

②吞咽功能评估：改良洼田饮水试验结果为 1～2 级的患者可经口进食，结果为可疑 2

级或 3 级及以上患者推荐使用食物容积-黏度吞咽测试(V-VST),进一步确定经口进食最适合的食物容积和黏度。有条件者可通过吞咽造影录像检查或吞咽纤维内镜检查进一步评估吞咽功能。

③进食途径选择:V-VST 评估无安全性受损、伴或不伴有效性受损的患者,选择治疗性经口进食;能主动配合、但 V-VST 评估存在安全性受损(伴或不伴有效性受损)、经口进食不能达到目标营养需要量 60% 的患者,宜选择间歇经口至食管管饲法;而对于不能主动配合、不耐受间歇经口至食管管饲的患者,宜选择留置鼻胃管或鼻空肠管。

2. 洼田饮水试验 详见第四章操作技术第四节。

3. 容积-黏度吞咽测试(V-VST) 详见第四章操作技术第四节。

(二)肠内营养

1. 经口进食 能经口进食,但摄食量不达营养目标需要量的患者,《中国卒中肠内营养护理指南》建议,选择口服营养补充剂(ONS),对严重吞咽困难且预计多于 7 天者,或需要机械通气并伴意识水平下降的重症患者,建议尽早开始管饲喂养。

2. 管饲喂养

(1)鼻胃管:留置鼻胃管,《神经重症患者肠内营养护理专家共识》推荐:置入时测量眉心到脐的距离,使胃管末端达到或接近幽门。多个国内的综述建议鼻胃管的插管长度在常规测量基础上增加 10~15 cm,以避免因人为测量误差、体位改变、咳嗽等原因造成的管道末端移位,也确保鼻胃管尖端部分所有侧孔都在胃内,减少由于鼻胃管最末侧孔停留在食管而引起食物反流。鼻胃管留置长度在常规测量基础上增加 10~15 cm,可降低食道反流发生率(正常成人鼻腔前庭至食管起始处长度为 25~28 cm,食管起始处至贲门长度为 25~27 cm,贲门至幽门长度为 5~12 cm,则鼻腔经食管、胃体至幽门长度为 55~67 cm)。

(2)鼻空肠管:高误吸风险患者建议幽门后进食,高误吸风险定义:神志障碍、胃潴留、肠道麻痹、连续使用镇静药或肌松药等临床医生判断有误吸风险的状况。目前针对神经外科重症患者,缺乏统一的有效可行的误吸风险评估量表。

《2016 美国成人重症营养指南》指出,以下情况考虑高误吸风险:无法保护的气道、机械通气、年龄在 70 岁以上、意识水平下降、神经功能受损、仰卧位、胃食管反流、搬运出 ICU、间歇推注给予肠内营养、口腔护理不佳以及护士/患者比例不足;《中国神经外科重症患者营养治疗专家共识》(2022 版)中补充到,高误吸风险的患者还有吞咽功能障碍、声门或贲门关闭功能不全、合并神经系统或精神类疾病以及使用镇静药或肌松药的患者。此外,国内也有学者提出,顽固性呃逆与恶心呕吐也是高误吸风险患者。

(3)管饲选择流程图:见图 6-2。

(三)肠外营养

1. 概述 肠外营养(PN)主要是帮助不能正常进食或高代谢情况下的患者维持良好的营养状况,改善胃肠道功能损失患者的生活质量,已成为现代医学的重要组成部分。肠外营养分为全肠外营养(TPN)和补充性肠外营养(SPN)。

2. 适应证 肠外营养的适用范围包括不能通过肠内途径提供营养素者,或肠内营养无法满足热量与蛋白质目标需要量者。临床常见需应用肠外营养的疾病:胃肠道梗阻、难治性呕吐和腹泻、胃肠道消化与吸收功能障碍(包括肠缺血、炎性肠病、短肠综合征、高流量肠瘘、严重放射性肠炎等)、胃肠道出血、重度胰腺炎、腹膜炎、腹腔间室综合征、肿瘤恶病质、高度

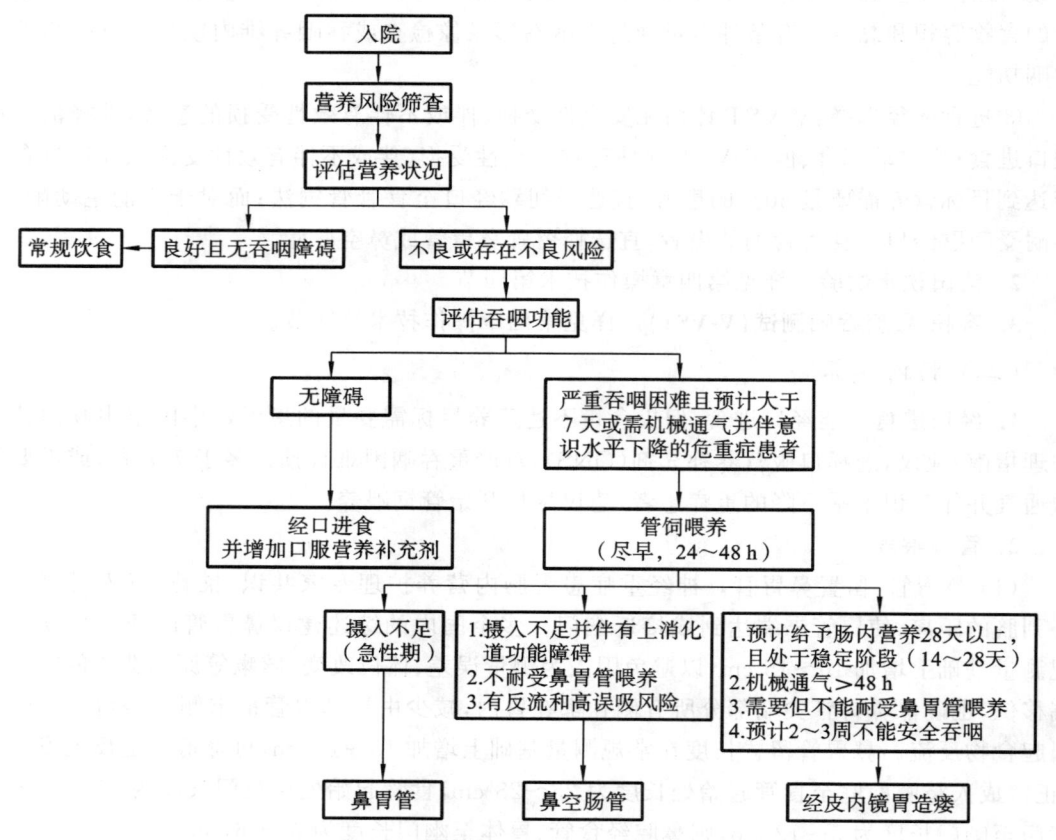

图 6-2　神经外科重症患者肠内营养途径选择流程图

应激或严重分解代谢等。

3. 输注途径

（1）葡萄糖浓度≤10％，蛋白质浓度＜5％或全营养混合液，渗透压摩尔浓度不超过 900 mOsm/kg，预期使用肠外营养≤10 天，应选择上肢外周静脉（留置针、中长导管）输注。外周输注速度宜慢，将滴速控制在 50～60 滴/分，可降低静脉炎的发生率。

（2）肠外营养超过 10 天和（或）输注高渗透摩尔浓度（≥900 mmol/L），推荐经中心静脉途径输注，置管路径包括锁骨下静脉、颈内静脉、股静脉和经外周静脉穿刺中心静脉置管。

（3）需肠外营养的化疗患者推荐静脉输液港。

（4）中心血管通路装置可用于所有类型输液治疗的给药。

（四）五阶梯治疗原则

五阶梯治疗原则见图 6-3。

通常当下一阶梯不能满足或预计不能满足 60％目标热量需求 3～5 天时，应选择上一阶梯。

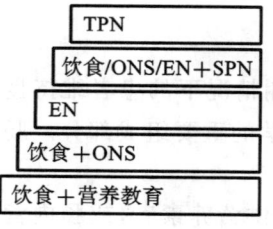

图 6-3　五阶梯治疗原则图

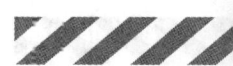

三、营养制剂选择

(一)肠内营养

1.概述 目前国内市场销售的肠内营养药品均为成人配方,剂型包括粉剂、混悬液和乳剂。粉剂常用于口服营养补充剂(ONS),也可用于肠内营养(EN);混悬液和乳剂常用于EN,也可用于ONS。肠内营养配方的选择主要基于总营养需求、液体限制要求及营养物消化、吸收功能受损的程度。

2.分类 肠内营养制剂分类见表6-8。

表6-8 肠内营养制剂分类

名 称	代 表 意 义
TP(total protein)	整蛋白型
SP(short protein)	短肽型
AA(amino acid)	氨基酸型
F(fiber)	膳食纤维:有助于促进肠道菌群生长,抑制腹泻
MCT(medium chain fatty acid)	中链甘油三酯:适用于脂肪泻或脂肪吸收不良患者
HE(high energy)	高热量:适用于高分解代谢患者
D 或 DM(diabetes)	适用于糖尿病患者
T(tumor)	适用于肿瘤患者

(1)整蛋白型(TP):标准配方(TP 或 TPF),即非要素型配方,标准配方的组成是基于健康成人的膳食,因此适用于绝大多数患者。其基础特征是15%~20%热量来源于整蛋白,约30%热量来源于脂肪(主要是长链甘油三酯,long chain triglyceride,LCT),50%~55%热量来源于糖(主要是低升糖指数的),含 10~20 mg/mL 膳食纤维(也可不含膳食纤维),可充分补充维生素和微量元素,此外,约含 85%的水,能量密度约为 1 kcal/mL,渗透压为 200~350 mOsm/kg。

①特点:这类制剂以整蛋白为氮源,以低聚糖、麦芽糖糊精或淀粉为碳源,以植物油为脂肪来源,含有矿物质、维生素和微量元素。该型制剂进入胃肠道后,可刺激消化腺体分泌消化液,促进消化吸收,体内消化吸收过程与食物类似,可提供人体必需的营养素和热量。

②适用人群:适用于胃肠道功能较好者,面部或颈部创伤者、颅颈部手术者、咀嚼和吞咽功能性或神经性损害者、意识丧失者和(或)接受机械通气者,以及高分解代谢者,如癌症患者、烧伤和颅脑创伤患者、神经性厌食患者等。

③注意事项:不宜用于 1 岁以下婴儿,急腹症、急性胰腺炎、胃肠道功能严重障碍、消化道出血及严重肝肾功能不全等患者。管饲喂养时,输入过快或过量,可能出现恶心、呕吐或腹泻等不良反应。

(2)短肽型(SP)。

①特点:要素型配方,制剂中的氨基酸主要以多肽(含 2~50 个氨基酸的肽段)形式提供,部分脂肪以中链甘油三酯形式提供,糖较少由多聚物组成,不含纤维素。这类制剂的氮源来源于蛋白质水解物,在小肠中有运输低聚肽的体系,低聚肽经小肠黏膜刷状缘的肽酶水

解后进入血液,容易被机体利用。主要成分为水、麦芽糊精、乳清蛋白水解物、植物油、矿物质、维生素和微量元素等。此类营养制剂不含膳食纤维和乳糖,且渗透压较高,易引起腹泻和脂肪代谢障碍等一系列不良反应。

②适用人群:适用于整蛋白型不能耐受但仍需使用 EN 者、胃肠道功能严重损伤者,空肠给予肠内营养(重症监护或重症急性胰腺炎患者)和短肠综合征、肠瘘、肠道炎性疾病、放射性肠炎、化疗、感染 HIV 等患者,也可作为营养不良者围手术期营养支持及肠道准备。

③注意事项:不宜用于肠道功能衰竭及严重腹腔内感染等患者;孕妇及哺乳期妇女使用应遵医嘱。不宜与其他药物混合使用。该类制剂经空肠喂养时,可能出现腹胀、腹痛、腹泻等消化道症状。长期应用需要注意添加膳食纤维产品(如菊粉、低聚果糖)。

(3)氨基酸型(AA)。

①特点:这类营养制剂主要为低脂无渣粉剂,对胰腺外分泌系统和消化液分泌刺激较小,不需要消化液或极少消化液就可以吸收。主要成分为游离氨基酸、脂肪及糖。同时添加人体必需的多种维生素、矿物质和微量元素,体内吸收完全,排泄量较小。由于短肽较氨基酸吸收更好,渗透压更低,因此氨基酸型制剂在成人中不常用。

②适用人群:肠道功能减退患者,如胰腺炎、消化道瘘、短肠综合征、炎性肠病等患者;也可用于术前肠道准备以及其他需要肠内营养的患者。

③注意事项:不宜用于 10 岁以下儿童;肝肾功能异常者、糖尿病患者慎用;口感差,建议通过管饲喂养。

(4)含膳食纤维营养制剂(F)。

特点:膳食纤维有可溶性膳食纤维和不溶性膳食纤维两种。可溶性膳食纤维除了能延缓糖的吸收,降低血糖,还能干扰胆固醇在小肠的吸收,降低血脂水平。另外可溶性膳食纤维还能被大肠中的细菌酵解,使肠道内 pH 发生变化,调节肠道菌群,溶于水后可吸水膨胀,对于腹泻和便秘有双向调节作用。

(5)含中链甘油三酯营养制剂(MCT)。

特点:中链脂肪酸具有不需要肉毒碱转运直接进入肝脏线粒体氧化、较少免疫抑制、代谢速率快等特点,适用于肝功能较差患者。中链甘油三酯营养配方可快速被小肠吸收、肝脏代谢,易被消化,可改善胃排空,部分降低胆囊收缩素、胰高血糖素样肽-1 等胃肠激素分泌。

(6)高热量型(HE)。

特点:每毫升所含能量密度更高,约为 1.5 kcal/ml。该类制剂适用于需要高蛋白、高热量、易消化脂肪,且限制液体摄入量的患者,如严重创伤(尤其是大面积烧伤)、心功能不全、持续性腹膜透析等患者。

(7)糖尿病专用型(D 或 DM)。

特点:此类制剂多使用木薯淀粉和蜡质谷物淀粉等缓释淀粉,以果糖等为碳源,并添加适量膳食纤维,它能降低空腹和餐后血糖水平,增加周围组织胰岛素的敏感性,减少糖尿病患者与糖耐受不良患者的葡萄糖负荷。

(8)肿瘤专用型(T)。

特点:添加了含 ω-3 脂肪酸的鱼油。ω-3 脂肪酸可与细胞膜上的磷脂结合,抑制血小板聚集、平滑肌收缩和白细胞趋化,调节炎症因子产生以及减轻免疫抑制作用。有研究发现,ω-3 脂肪酸对恶性肿瘤有明显的抑制作用。

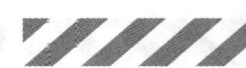

3. 思维导图 肠内营养制剂选择思维导图见图 6-4。

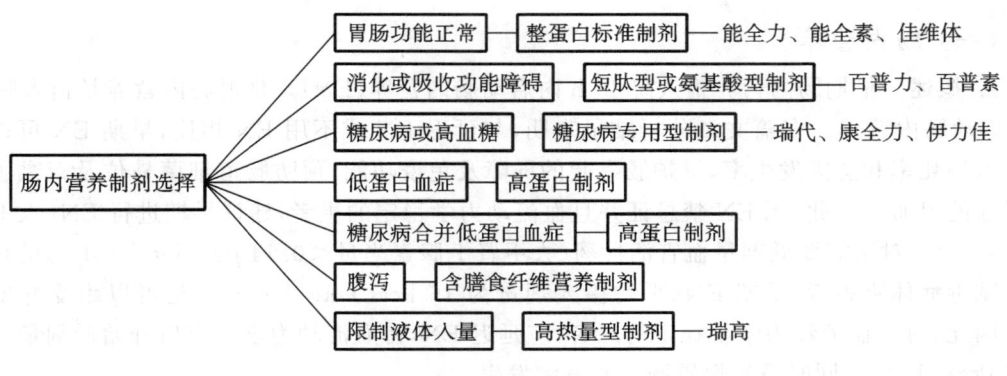

图 6-4 肠内营养制剂选择思维导图

（二）肠外营养

1. 概述 肠外营养配方应包括葡萄糖、氨基酸、脂肪乳、矿物质和维生素等成分；重症或外科术后患者急性期应激期避免过高的糖脂比，以免加重糖代谢紊乱。通常，用双能源体系（葡萄糖和脂肪乳）提供机体所需热量，同时补充氨基酸来作为氮源。反之，如果我们无法确定患者基础热量是否足够时，而单独输注氨基酸，可能大部分氨基酸会被挪用来提供热量。

2. 处方

（1）氨基酸：分为平衡型氨基酸注射液和疾病适用型复方氨基酸注射液。

①平衡型氨基酸注射液：18AA、18AA-Ⅰ、18AA-Ⅱ、18AA-Ⅲ、18AA-Ⅳ、18AA-V 等，一般患者可以选择平衡型氨基酸注射液。

②疾病适用型复方氨基酸注射液：肝病适用型（支链氨基酸/芳香氨基酸的比更高，20AA、6AA、17AA-Ⅲ）、肾病适用型（必需氨基酸含量更高，如 18AA-Ⅸ、9AA）和创伤适用型（氨基酸浓度、必需氨基酸含量、支链氨基酸含量更高，如 18AA-Ⅶ、15HBC）。

（2）脂肪乳：高脂血症（甘油三酯<3.5 mmol/L）和脂代谢异常的患者，根据代谢情况决定是否使用脂肪乳剂，重度高脂血症（≥5.6 mmol/L）患者，避免使用脂肪乳剂。临床常用的脂肪乳剂有长链脂肪乳（C14~C24）、中/长链脂肪乳（C6~C24 或 C8~C24）、结构脂肪乳、ω-3 鱼油脂肪乳、多种油脂肪乳等。中长链脂肪乳剂优于长链脂肪乳。

（3）矿物质：氯化钾注射液、氯化钠注射液、氯化钙注射液、葡萄糖酸钙注射液、硫酸镁注射液、门冬氨酸钾镁注射液、甘油磷酸钠注射液、复合磷酸氢钾注射液、多种微量元素注射液等。

（4）维生素制剂：注射用水溶性维生素、注射用脂溶性维生素（Ⅰ）、注射用脂溶性维生素（Ⅱ）、注射用多种维生素（12）、注射用多种维生素（13）、小儿注射用多种维生素（13）、注射用脂溶性维生素（Ⅱ）-注射用水溶性维生素组合包装等。

（5）微量元素缺乏会增加出现相关营养素缺乏或并发症（如现心力衰竭、贫血和白细胞减少）的风险。

四、营养治疗启动时间

(一) 肠内营养

1. 概述 早期肠内营养指入院 48 h 内启动肠内营养(EN)。延迟肠内营养是指入院 48 h 后启动肠内营养。多篇文章分析结果表明,与延迟 EN 或不用 EN 相比,早期 EN 可以显著降低病死率和感染发生率,维护肠黏膜的屏障及免疫功能,预防肠道细菌易位及胃黏膜病变引起的出血。因此,无 EN 禁忌证并且血流动力学稳定的患者,建议早期进行 EN(入 ICU 24～48 h)。对于需要低剂量血管活性药(去甲肾上腺素当量 $<0.14\ \mu g \cdot kg^{-1} \cdot d^{-1}$)的机械通气脓毒症休克患者,早期 EN(平均摄入剂量为 16 kcal $\cdot kg^{-1} \cdot d^{-1}$)是可以耐受并安全的。因此,对于血流动力学不稳定的患者,应延迟 EN,待血流动力学稳定后开始低剂量((10～20)kcal/h)EN,同时需警惕胃肠道并发症发生。

所有患者在实施 EN 前均应评估胃肠道功能。推荐使用急性胃肠道功能损伤(acute gastrointestinal injury,AGI)分级系统评估胃肠功能。建议 AGI 分级为Ⅰ～Ⅱ级患者可考虑启动 EN,AGI 分级Ⅲ级患者需谨慎地从小剂量 EN 开始尝试,AGI Ⅳ级患者需延迟 EN 的启动。

2. 急性胃肠道功能损伤(AGI) 急性胃肠道功能损伤分级见表 6-9。

表 6-9 急性胃肠道功能损伤(AGI)分级

AGI 分级	定 义	表 现	干 预 手 段
AGI Ⅰ级	存在胃肠道功能障碍或衰竭的风险	• 腹部术后恶心或呕吐 • 肠鸣音缺失 • 休克早期肠蠕动减少	• 早期启动肠内营养,胃肠道受损后 24～48 h • 限制使用损伤胃肠道动力药物(如儿茶酚胺、阿片类)
AGI Ⅱ级	胃肠道功能障碍	• 胃瘫伴高度胃潴留或反流 • 肠麻痹 • 腹泻 • 腹高压Ⅰ级,腹内压 12～15 mmHg • 胃内容物或粪便可视性出血 • 喂养不耐受,不能 72 h 内肠内喂养到达 20 kcal $\cdot kg^{-1} \cdot d^{-1}$	• 小剂量起始肠内营养 • 胃瘫,不能使用促动力药,则幽门后喂养 • 防治胃肠道功能衰竭:治疗腹高压,促肠动力药
AGI Ⅲ级	胃肠道功能衰竭	• 持续喂养不耐受 • 高胃潴留 • 持续肠麻痹 • 腹胀,腹高压Ⅱ级,腹内压 16～20 mmHg • 低腹腔灌注压(<60 mmHg)	• 挑战性考虑小剂量起始肠内营养 • 即使 EN 喂养不足,避免早期 PN(入 ICU 7 天内),因增加院内感染 • 监测治疗腹高压 • 停用促进肠麻痹药物

续表

AGI 分级	定　义	表　现	干预手段
AGI Ⅳ级	胃肠道功能衰竭伴远隔器官功能障碍（多器官功能障碍综合征/休克）	• 肠缺血伴坏死 • 消化道出血导致失血性休克 • 腹腔间隙综合征	• 停止营养 • 救命治疗：开腹或急诊干预

3. 流程图 根据急性胃肠道功能损伤（AGI）分级进行肠内营养途径选择流程见图6-5。

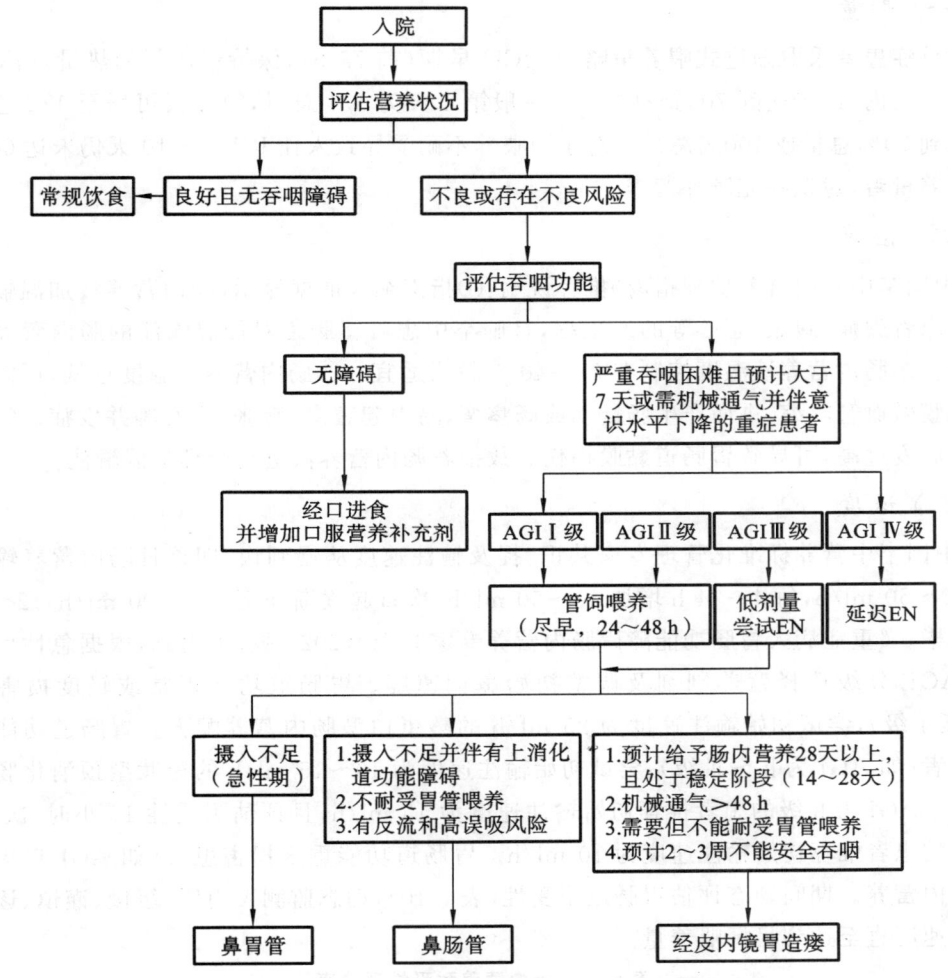

图 6-5　根据急性胃肠道功能损伤分级进行肠内营养途径选择流程图

（二）肠外营养

（1）NRS 2002≥5 分,48～72 h EN 无法满足机体需要的 60％时,给予 SPN;对于胃肠道功能严重障碍且不能使用 EN 的重度营养不良患者,建议尽早启动 PN。

（2）3 分≤NRS 2002＜5 分，EN 支持治疗 7 天后仍不大于目标喂养量的 60％时，应给予 SPN。

（许川徽　黄凤爱）

第四节　营养方案实施

一、肠内营养

（一）剂量

对重症患者采取渐进式喂养策略，在 ICU 早期（前 72 h），保持＜70％的热量目标；ICU 住院第 1 周内，逐步达到 70％～100％。一般第 1 天为 1/4 总量，第 2 天可增至 1/2 总量，3 天后达到 70％总量或 100％总量。对于因喂养不耐受导致入住 ICU 7～10 天仍未达 60％的目标喂养量者，建议补充肠外营养。

（二）温度

《中国卒中肠内营养护理指南》推荐说明：①指南纳入证据显示，肠内营养液加温输注能够降低患者腹痛、腹胀、恶心等的发生率，且脑卒中患者胃肠道对加温输注的肠内营养液更易耐受。②肠内营养液温度控制在 37～40 ℃较为适宜。③肠内营养液温度过低，可能会导致肠黏膜微血管收缩，进而产生肠蠕动或肠痉挛，易引起腹痛、腹胀、恶心等并发症。④肠内营养液温度过高，可导致胃肠道黏膜损伤。故推荐肠内营养液进行合理加温输注。

（三）速度

《中国卒中营养标准化管理专家共识》提及输注速度从慢到快，即首日肠内营养输注速度为 20～50 ml/h，每 4～24 h 增加 10～50 ml/h，次日起逐渐加至 80～100 ml/h，12～24 h 输注完毕。《重症病人胃肠功能障碍肠内营养专家共识》（2021 版）中提到，根据急性胃肠道损伤（AGI）分级选择营养制剂及调整初始鼻饲速度。胃肠道功能正常或轻度损害患者（AGI≤Ⅰ级），尝试初始输注速度为 25 ml/h 的整蛋白型肠内营养配方。胃肠道功能中度损害患者（如 AGI 为Ⅱ～Ⅲ级）：尝试初始输注速度为 10～15 ml/h 的短肽型预消化肠内营养配方。AGI 为Ⅱ级的患者推荐初始输注速度为 15 ml/h，且评估耐受性 12 小时/次，AGI 为Ⅲ级的患者推荐初始输注速度为 10 ml/h。胃肠道功能重度损害患者（如 AGI Ⅳ级）：暂无法肠内营养。期间动态评估胃肠道耐受性（表 6-10），动态监测腹内压，缓慢、谨慎、逐步增加输注速度直至达到目标喂养量。

表 6-10　肠内营养耐受性评分表

评估内容	计分标准					
	0 分	1 分	2 分	3 分	5 分	9 分
腹痛	无痛	轻微疼痛	不适疼痛	窘迫疼痛	严重疼痛	剧烈疼痛

续表

评估内容	计分标准					
	0分	1分	2分	3分	5分	9分
腹泻	正常	<4次 量<500 ml	4~6次 量500~ 1000 ml	>6次， 量>1000 ml， 水样便	—	腹泻伴血流 动力学改变
恶心、呕吐	无	轻微恶心、 无呕吐	恶心明显， 无内容物吐出	—	严重呕吐	—
肠鸣音	正常	<4次 或>5次	—	>10次或 肠鸣音消失	—	无肠鸣音且 确定存在肠梗阻
腹内压 （mmHg）	0~ 11 mmHg	12~ 15 mmHg	16~ 20 mmHg	21~ 25 mmHg	—	>25 mmHg
误吸	无	—	—	—	—	气管内吸出 胃内容物
血流动力学	—	—	—	—	—	血压<90 mmHg 或乳酸水平 >2 mmol/L

注：①≤4分，继续治疗，可增加量；②5~7分，继续治疗，维持原输注速度；③8~12分，继续治疗，减慢输注速度，2 h后复评；④≥13分，停止治疗，症状改善后复评；⑤任意两项相加≥9分，立即停止治疗。

（四）浓度

肠内营养制剂的渗透浓度主要取决于游离氨基酸和电解质的含量，非要素型肠内营养制剂的渗透浓度较要素型低。肠内营养制剂分为等渗制剂（<350 mOsm/kg）、中等高渗制剂（350~550 mOsm/kg）和显著高渗制剂（>550 mOsm/kg），非要素型肠内营养制剂一般为等渗制剂。制剂的渗透浓度与胃肠道耐受性密切相关，高渗制剂容易引起腹泻、腹胀或其他胃肠道反应，等渗制剂一般胃肠道耐受性良好。

（五）床头高度

《中国卒中肠内营养护理指南》推荐，病情许可者将床头抬高不小于30°（1A），并在行肠内营养后继续维持原体位30 min以上（2D）。推荐说明，脑卒中患者给予肠内营养时，床头抬高不小于30°能明显降低患者并发症发生率，且在行肠内营养后维持原体位30 min以上时临床效果更好。故推荐给予肠内营养时，病情许可者床头抬高不小于30°，且在行肠内营

养后继续维持原体位 30 min 以上,但应排除低颅压等特殊情况。

（六）保存

营养制剂开封后,宜在常温下使用或保存<4 h（4 级证据,A 级推荐）；4 ℃下保存<24 h,防止腹泻发生。配制的 EN 制剂常温保存不宜超过 4 h,超过 4 h 应置于冰箱冷藏,24 h 未用完应弃去（1 级证据,A 级推荐）。营养液与静脉药液分开放置。

二、肠外营养

（一）输注方式

推荐使用工业化多腔袋（包括三腔袋和双腔袋）,也可使用医院配制的"全营养混合液"。避免单瓶、多瓶平行或序贯串输等形式输注。

多腔袋的优势如下。

（1）简化静配环节,减少微粒和微生物污染,减少感染并发症。

（2）节省人力成本。

（3）各种营养素充分混合,使之达到合理的配比,更加符合病理生理需求。

（二）输注速度

持续输注速度应保持在 40～150 ml/h,间歇输注速度可高达 200～300 ml/h,含有葡萄糖的肠外营养输注速度为 5～7 mg/（kg·min）。对于接受肠外营养的糖尿病患者,葡萄糖输注速度应<4 mg/（kg·min）。长期肠外营养且伴脂肪乳输注时,应将每日剂量控制在 2.5 g/（kg·d）以下,输注速度不超过 0.11 g/（kg·h）。全肠外营养输注<24 h；静脉输注脂肪乳剂<12 h 或遵照说明。

（许川徽　黄凤爱）

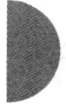 # 第五节　营养监测

一、概述

营养支持过程中须加强营养支持相关指标监测以此确保营养支持安全、有效。对于接受肠内营养支持治疗的患者,每天都要通过体格检查监测肠鸣音、排气排便情况、腹部形态和液体容量等情况。给予肠内营养时,应密切监测恶心、呕吐、腹泻、腹胀、呕血、黑便等消化道症状,以及误吸的症状体征。还应定时监测管饲深度和胃残余液量、颜色和性状等。

二、监测内容

重症患者肠内营养监测思维导图如图 6-6 所示。

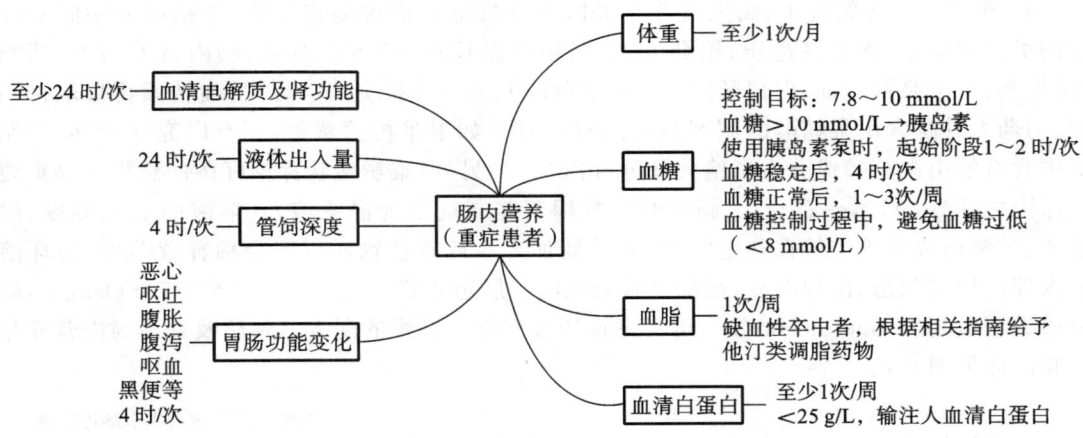

图 6-6 重症患者肠内营养监测思维导图

（许川徽 黄凤爱）

第六节 并发症管理

一、肠内营养并发症

（一）腹泻

1. 概述 腹泻是胃肠营养支持治疗常见的并发症之一。其中 2%～63% 的腹泻发生在鼻胃管饮食期间,腹泻的发生会引起电解质紊乱、大便失禁、压力性损伤等临床问题,增加患者的医疗负担。

2. 定义 目前关于腹泻的定义没有统一标准,普遍根据排便频率、性状及量来进行判断。重症监护营养组织将腹泻定义为 24 h 内出现 3～5 次排便或粪便量≥750 ml。肠内营养相关性腹泻指的是患者在接受肠内营养治疗 2 天后出现的腹泻。

3. 评估

（1）《中国危重症患者肠内营养治疗常见并发症预防管理专家共识》推荐采用 Hart 腹泻计分表来评估（表 6-11）,总分为当天每次排便的分数之和,24 h 累计总分≥12 分则判断为腹泻。

表 6-11 Hart 腹泻计分表

形　态	估计容量		
	<200 ml	200～250 ml	>250 ml
成型	1 分	2 分	3 分
半固体	3 分	6 分	9 分
液体样	5 分	10 分	15 分

（2）对可能导致腹泻的感染性或其他疾病进行评估,评估内容包括腹部检查、排便量、粪便性状、粪便细菌培养、电解质检查、药物治疗的使用等。

4. 干预　一般情况下,肠内营养相关腹泻并发症由多种因素造成,包括配方中膳食纤维的类型和数量、配方渗透压、给药方式、肠道应激反应、低蛋白血症、肠内营养污染、药物(抗生素、质子泵抑制剂、促胃肠道动力药、降糖药、非甾体抗炎药、选择性血清素再摄取抑制剂、泻药尤其是含山梨糖醇的制剂)和传染性病因(如艰难梭菌感染)。有研究显示,营养制剂中含有的山梨糖醇成分占了绝大部分(占55%);另外,难辨梭状芽孢杆菌的感染也是重要的原因之一(占17%～22%)。肠内营养常用营养制剂多为混悬液,其溶液的 pH、黏度、渗透压、矿物质成分等维持在稳定状态,若重新加入水或有色物质可能会稀释营养液,破坏溶液内部的稳定状态,出现沉淀,增加堵管的风险。肠道正常渗透压为 127～357 mOsm/L,配方渗透压过高(>350 mOsm/L),可考虑选用含有膳食纤维的配方。预防及处理肠内营养相关腹泻详见图6-7。

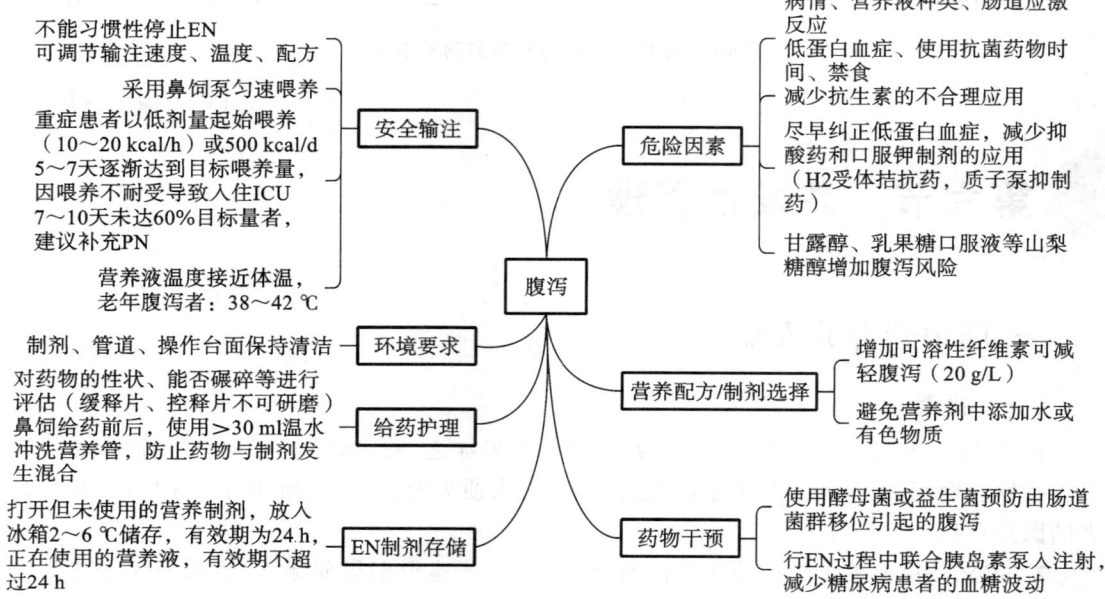

图6-7　预防及处理肠内营养相关腹泻思维导图

5. 处理

(1)处理流程图:见图6-8。

(2)腹泻的分级和管理(表6-12)。

表6-12　腹泻的分级和管理

分级	定　　义	处　　理
Ⅰ度	大便次数<4 次/天,量<500 ml,轻度湿软	保持或减少输注速度
Ⅱ度	大便次数 4～6 次/天,量>1000 ml,大便较湿且不成型	保持输注速度 6 h 复查
Ⅲ度	大便次数≥7 次/天,量>1000 ml,稀便或水样便	减少输注速度的 50%。通过喂养管给予止泻药,回顾药物治疗,记录抗生素、其他泻药,对粪便进行毒素化验,症状>48 h,转向短肽型制剂喂养
Ⅳ度	腹泻伴血流动力学改变,危及生命	停止输注 EN,药物治疗,24 h 复查

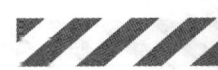

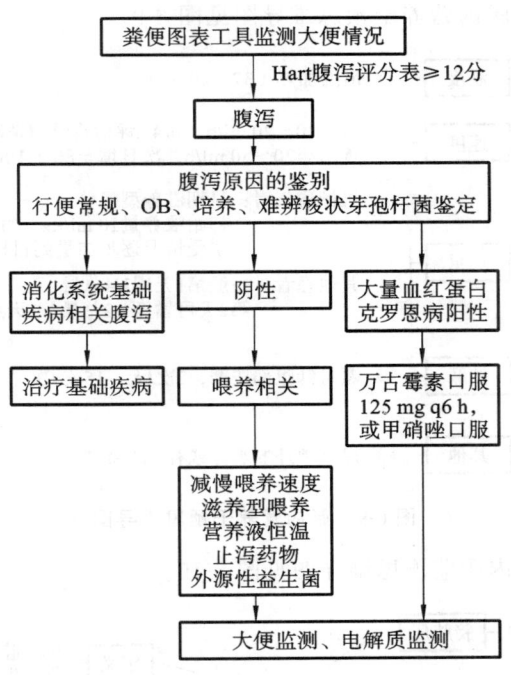

图 6-8 腹泻处理流程图

（二）腹胀

1. 概述 重症患者长时间卧床由此造成的胃功能紊乱极易引起腹胀,常表现为肠蠕动减弱,肠胀气及由此引起的呕吐及呼吸困难等并发症。

2. 定义 清醒者主诉腹部有胀气感,或查体腹部膨隆,叩诊呈明显鼓音,触诊较硬、移动度下降、紧张度增高或 3 h 内腹围≥3 cm(或腹围较鼻饲前增大且腹部触诊较硬、移动度下降、紧张度增高)。

3. 评估

(1) 腹围值:腹围测量采用 150 cm 软尺,测量的起点是受试者的肚脐,用防水铅笔在受试者的腰部做标记,并在每次呼气时在相同地方测量腰围。神经外科重症患者往往伴有意识障碍,监测频率应取决于患者的喂养情况,但建议多于 1 次/天。

(2) 浅触诊和深触诊:通过施加足够的压力,使浅触诊形成 1~2 cm 的凹陷,深触诊形成 2.5~7.5 cm 的凹陷。如果腹部柔软、活动、不紧张,则认为没有腹胀;腹部坚硬则认为腹胀。

(3) 胃肠道功能:胃胀、呕吐、腹泻。

(4) 体格检查:胃残余体积、听肠音、观察腹胀。

4. 干预及处理

(1) 体位:患者出现呕吐或腹胀,推荐使用甲氧氯普胺及床头抬高 30°~45°。

(2) 用药。

①益生菌能改善胃肠道功能和营养状况,减少腹泻、腹胀、呕吐、便秘的发生率。

②腹胀、便秘或顽固性便秘,可使用比沙可啶等刺激性缓泻药;胃排空延迟可使用甲氧氯普胺,以预防或治疗腹胀。

（3）肠内营养干预:肠内营养干预思维导图见图 6-9。

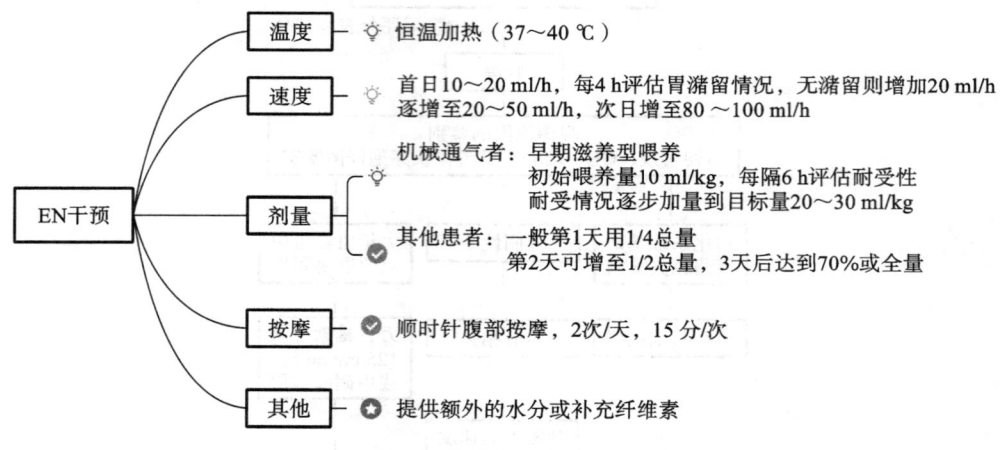

图 6-9　肠内营养干预思维导图

（4）腹内压监测:腹内压监测思维导图见图 6-10。

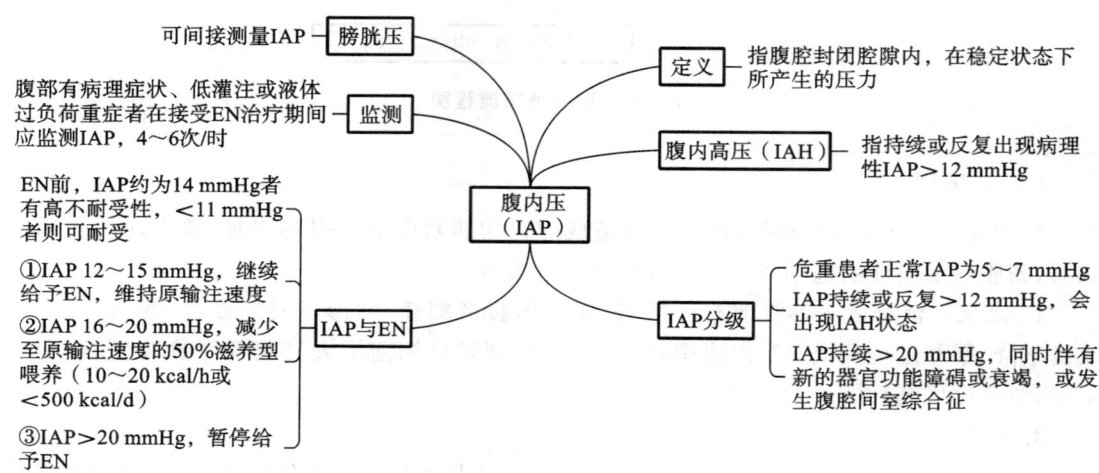

图 6-10　腹内压监测思维导图

膀胱测压法:患者取平卧位,排空膀胱,注入无菌生理盐水 25 ml,30～60 s 保持导尿管与测压管相通,以腋中线髂嵴水平为零点,用标尺测量水柱高度,在患者呼气末读数,测量结果以 mmHg 为单位(1 mmHg＝1.36 cmH₂O)。

（三）误吸

1. 概述　误吸是指进食或非进食时,在吞咽过程中有数量不等的液体或固体的食物、分泌物、血液等进入声门以下的呼吸道的过程。住院患者中,发生率可达 15.9%,重症患者是其 2.63 倍,脑卒中患者中误吸的发生率可达 52%。误吸是发生吸入性肺炎最常见的原因,吸入性肺炎发生率为 10%～43%,是重症患者第三大死因。神经外科重症患者大多病情危重,伴意识障碍,神经反射迟钝,一般会采取人工气道和机械通气,留置胃管,是误吸的高发人群,易出现吸入性肺炎。而实施有效的防治与管理策略有助于减少误吸的发生,减缓误吸所造成的肺部损伤。

2．分类

（1）显性误吸：患者发生误吸时，出现刺激性呛咳、气促、发绀，甚至窒息或气道分泌物中可见胃内容物，占8.8%～22.45%。病情发展快、易诱发重症肺炎、急性左心衰、急性呼吸衰竭。

（2）隐性误吸：口咽部内容物进入声门以下的呼吸道，但未引起咳嗽反射，不出现任何外部体征，往往直到出现吸入性肺炎才被觉察，有的患者仅表现为精神萎靡、神志淡漠、反应迟钝，纳差等，原因多为吞咽反射减弱，咳嗽反射减弱以及伴脑血管和其他中枢神经系统疾病。机械通气患者隐性误吸发生率高达88%。

3．评估

（1）误吸风险评估表：误吸风险评估表见表6-13。

表6-13　误吸风险评估表

评价内容	评价计分标准		
	1分	2分	3分
年龄	10～49岁	50～80岁	＞80岁或＜10岁
神志	清醒	清醒＋镇静	昏迷
痰	少	多＋稠	多＋稀薄
合并老年痴呆、脑血管意外、重症肌无力、帕金森病	无	1种	1种以上
饮食	禁食	普食	流质或半流质饮食
体位	半卧≥30°	半卧＜30°	平卧
饮水试验	1级	2级	3级及以上
人工气道、机械通气	无	有	—
总分			

（2）评价标准。

①10～12分为低度危险。

②13～18分为中度危险。

③19～23分为重度危险。

（3）评估要求：入院（转入）、手术（介入）、病情变化（护理级别更改为上一级、医嘱变更饮食）时；评分10～18分（低中度危险），1次/周；评分≥19分（重度危险），1次/天，重度危险者建议幽门后喂养。

4．识别

（1）显性误吸：观察到患者痰液出现胃内容物或肠内营养液，可判断患者出现显性误吸。

（2）隐性误吸：目前，临床上常将胃蛋白酶浓度＞200 ng/ml或α淀粉酶水平＞1586 UI/L作为隐性误吸的判断标准。但与胃蛋白酶相比，α淀粉酶在诊断隐性误吸方面不够准确。

（3）关注呼吸系统症状。

①当泵注期间患者突然出现呼吸急促、口唇发绀等，检查口腔、鼻腔有无出现鼻饲液。

②急性呼吸道梗阻：患者出现呼吸困难，呼气较吸气明显，迅速出现窒息，呈现缺氧、发绀，同时血压骤升、脉搏细速；晚期则两者均下降。

③Mendelson 综合征：误吸发生后不久或 2～4 h 出现哮喘样综合征，即在误吸 pH＜2.5，容量＞0.4 ml/kg 的胃容物后，患者出现发绀、心动过速、支气管痉挛、呼吸困难等临床表现，可听到哮鸣音或湿啰音，伴肺水肿表现。

④气道梗阻和不张导致吸入性肺炎：表现为恶心、嗳气、呕吐、剧烈咳嗽后呼吸加快、与呼吸机对抗等，甚至发展为肺脓肿。

⑤胸部 X 线片：提示有新内容物渗出。胸部 X 线片的特点是受累肺野呈不规则、边缘模糊的斑状片影，一般多在误吸发生后 24 h 才出现。出现发热，体温＞38 ℃。

5. 干预与处理

（1）干预。

①人工气道管理。

a. 建立人工气道时，采用带锥形或圆锥形气囊的气管导管。

b. 气管导管的囊内压维持在 25～30 cmH$_2$O。

c. 可采用自动充气泵维持气囊压，无该装置时每隔 6～8 h 重新手动测量气囊压，每次测量时充气压力宜高于理想值 2 cmH$_2$O，并及时清理测压管内的积水。

d. 患者气道压较低或自主呼吸较弱时，宜适当增加气囊压。

e. 吸痰时，宜适当增加气囊压，吸痰结束后恢复正常气囊压。

f. 体位改变后，重新测量气囊压。

g. 常规采取间断声门下吸引，以清理气囊上滞留物。吸引时间为 2～4 h，特别是对于机械通气预计时间＞48 h 的患者。

h. 气囊放气或拔除气管插管前，尽可能清除气囊上滞留物。

②体位管理。

a. 在病情允许情况下，对于 ICU 机械通气患者和（或）肠内营养支持患者，推荐采取半卧位，床头抬高 30°～45°。清醒、经口进食者取直立坐位或抬高床头 45°～60°。

b. 具有潜在腹内高压风险的患者，推荐采取半卧位，床头抬高 25°～30°。

③镇静与镇痛。

a. 在病情允许的情况下，尽可能降低患者的镇静/镇痛水平。建议 Ramsay 镇静评分维持在 2～3 分，即患者保持平静，可以合作或听从指令。Ramsay 评分＜2 分，建议补充镇静药；Ramsay 评分 3～4 分，建议停止使用镇静药。若病情允许，可行每天唤醒。

b. 在病情允许的情况下，尽量减少患者 ICU 外出的诊断检查和程序。

④管道管理。

a. 每 4 h 评估管道外露长度及位置。

b. 胃管置入管道深度：在常规深度上增加 10～15 cm，或测量发际线到脐的位置。

c. 误吸高风险者（如机械通气患者、年龄在 70 岁以上者、重型颅脑损伤患者、重型脑出血患者、重型脑卒中（GCS≤8 分）患者、吞咽功能障碍患者、声门或贲门关闭功能不全患者、合并神经系统或精神类疾病患者、使用镇静药或肌松药者、顽固性呃逆与恶心呕吐者建议幽门后喂养。

⑤药物管理。

a. 对于高误吸风险患者，建议使用促胃肠道动力药（甲氧氯普胺、红霉素）或止吐药（甲

氧氯普胺)或抗反流药物(枸橼酸莫沙必利片)来防止误吸。

b. 对于高误吸风险的脑卒中患者,建议使用血管紧张素转化酶抑制剂促进咳嗽和吞咽反射,进而减少误吸。

⑥腹胀管理:详见腹胀篇章管理流程。

⑦高胃残留量管理:详见高胃残留量篇章管理流程。

(2)处理。

①清理呼吸道,停鼻饲泵,头偏向一侧,牙关紧闭者,经鼻腔反复进行吸引,并需立即行气管插管。

②吸氧,牙关紧闭者,面罩给氧,出现呼吸衰竭者需进行机械通气。

③必要时使用纤维支气管镜清洗气道内误吸物。

④病情严重者,可预防性使用抗生素。如在误吸 48～72 h 未发生肺部浸润等胸片表现,可停用抗生素。

⑤已留置胃管者,改为经鼻空肠管喂养,胃管不拔除,并 q4h 监测胃残余量。

(四)高水平胃残余量

1. 概述 重症患者常伴有不同程度的胃肠道功能障碍,同时镇静药或镇痛药的应用也在一定程度上抑制了胃肠蠕动,易出现胃内容物潴留、反流等并发症,接受肠内喂养的患者常由于摄入不足而存在营养不良的危险,主要原因是肠内营养的频繁中断,其中重要因素之一便是胃残余量(gastric residual volume,GRV)。及时正确监测 GRV 是预防肠内营养并发症的重要手段。GRV 被认为是肠内营养喂养期间或之后,能预测胃肠道功能障碍的替代参数。但目前国内外对于 GRV 的监测,争议颇多。赞成监测 GRV 的学者,认为 GRV 监测能反映胃排空的状态,医护人员可以尽早判断出患者的胃排空能力,针对状态采取相应的措施。而反对监测 GRV 的学者认为,GRV 会引起肠内营养的中断,导致营养摄入量减少,进而增加病死率以及其他并发症。国外的一项研究显示,GRV 200 ml 和 500 ml 停止肠内营养的两组患者比较,胃肠道的并发症发生率无统计学意义。

2. 定义 目前国内外对于胃残余量的阈值说法不一,《中国危重症患者肠内营养治疗常见并发症预防管理专家共识》(2021 版)中关于高水平 GRV 的定义是,当患者连续 2 次监测 GRV>250 ml 或 GRV 监测值超过前 2 h 喂养量的 50% 时,即可视为高水平的 GRV。

3. 评估 推荐每 4 h 使用注射器抽吸法或胃超声监测法对高误吸风险的重症患者进行 GRV 监测。目前较常用的 GRV 监测方法有抽吸法和超声法等。注射器抽吸法操作简便、节约时间,是目前常用的无创测量方法。但是目前关于注射器抽吸法仍无统一的标准,并且注射器抽吸法受多种因素影响,如体位、胃管的尖端位置、胃管的直径大小,注射器的规格以及医护人员的操作等,这些因素会造成抽吸到的 GRV 准确性不明确。此外注射器抽吸法还存在使营养制剂受到污染,增加医护人员的工作量等问题。

胃超声监测法是利用超声通过对胃窦面积测量的方式来对 GRV 进行间接的估算,可非侵入性评估胃内容物,能避免注射器抽吸法的相关并发症,并且精确性高。但操作人员须经过培训并且该法并未全面普及。

4. 干预及处理

(1)干预。

①高水平 GRV 者,推荐使用胃肠道动力药物,可选择幽门后喂养。

②推荐采用营养输注泵,以均匀速率进行持续的肠内营养。

③推荐在患者翻身、拍背、吸痰前暂停鼻饲喂养。

④GRV 与 EN 的关系:EN 速度可根据 GRV 的量来调整,GRV<200 ml,给予低速 EN;GRV 200~500 ml,给予滋养型喂养(滋养型喂养指维持机体的最低喂养量,其目的是保护小肠上皮细胞、增强免疫功能、防止菌群移位等,通常被设定为 10~20 kcal/h 或不超过 500 kcal/d);GRV>500 ml,暂停 EN。

(2)处理:腹胀处理流程图见图 6-11。

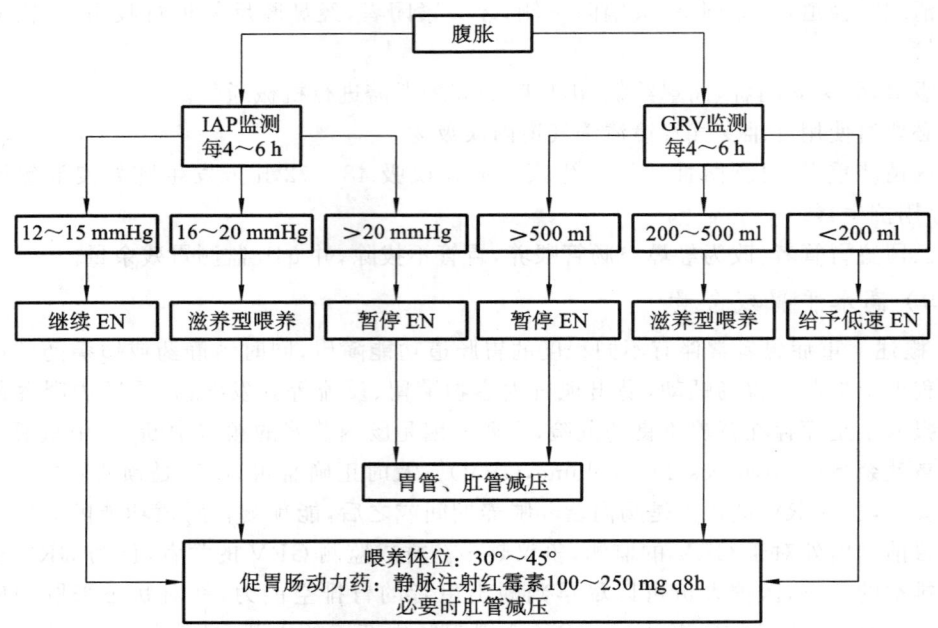

图 6-11　腹胀处理流程图

二、肠外营养并发症

(一)静脉炎

(1)观察:血管通路部位有无疼痛/压痛、红斑、肿胀、脓肿或可触及的静脉条索等静脉炎症状。

(2)处理:拔除外周静脉导管,可暂时保留 PICC,并通知医生给予对症处理,抬高患肢,制动避免受压,根据需要提供止痛、消炎等药物干预,必要时停止在患肢静脉输液。

(二)导管堵塞

(1)预防:输注前回抽,并用无防腐剂生理盐水冲管以评估静脉导管装置的通畅性。

(2)处理:堵塞时不应强行推注生理盐水,外周静脉导管应立即拔除,PICC、CVC、PORT 应遵医嘱及时处理并记录。

(三)感染

(1)观察:穿刺部位有无红斑、水肿、疼痛、压痛、渗液、硬结、皮肤破损和(或)体温升高等静脉导管相关感染的迹象和症状。

(2)处理:除核心体温升高外,无其他与导管相关感染症状时,不建议拔除功能状态的中心静脉通道装置。可疑血管导管相关感染时,应立即停止输液,拔除外周静脉导管,暂时

保留 PICC、CVC、PORT,在抗菌治疗前,遵医嘱给予抽取血培养样本等处理。

(四)血糖异常

(1)应用全营养混合液时,不建议在营养混合液中常规加入胰岛素(易出现附壁现象,造成血糖波动大),如需补充胰岛素建议使用胰岛素泵静脉单独输注。

(2)监测:肠外营养输注患者每 4～6 h 床旁测量并记录血糖水平。

(3)血糖正常患者 24～48 h 行床旁血糖监测,监测时机依据临床状况而定。

(4)无糖尿病病史患者,若血糖值低于 7.8 mmol/L(1.4 g/L),在达到预期热量摄入后 24～48 h 未接受胰岛素治疗,可停止床旁血糖监测。

(5)血糖≥7.8 mmol/L(1.4 g/L)患者,且持续需要(12～24 h)胰岛素校正的患者应开始胰岛素治疗。

(五)脂肪乳过敏

(1)观察:有无瘙痒、体温轻微升高、寒战、食欲不振和恶心/呕吐、皮肤潮热、疼痛等。

(2)处理:过敏轻微者暂停肠外营养输注,去除脂肪乳后重新开始输注;过敏严重者则停止肠外营养输注,并进行过敏反应检测,以确定过敏成分。

(3)监测:定期监测血清甘油三酯水平,当甘油三酯水平高于 2 g/L 时,慎用脂肪乳。

(六)脂肪超载综合征

(1)定义:由于脂肪乳输注速度和(或)剂量超过机体的脂肪廓清能力,以甘油三酯升高为特征的症候群,常见症状包括头痛、发热、黄疸、肝、脾大、呼吸困难和自发性出血等,常见于儿童、老年人、肿瘤终末期的脂肪代谢障碍患者。

(2)预防:控制脂肪乳每日输注总量,脂肪乳日使用量应控制在 0.7～1.3 g/kg,输注速度应控制在 1.2～1.7 mg/(kg·min)。对长期应用脂肪乳剂、输注量较大或脂肪廓清能力受损的患者,应定期做血清浊度试验和监测血脂水平。

(3)处理:立即停用脂肪乳,加强监测血脂,根据病情给予针对性的支持治疗。若无效则血浆置换清除多余血脂。

(许川徽 黄凤爱 谢健仪)

第七节 胃造瘘护理技术

一、概念

经皮内镜下胃造口术(percutaneous endoscopic gastrostomy,PEG)是在内窥镜引导下,经腹部皮肤穿刺放置胃造瘘管,直接给予胃肠道营养支持,提高患者生活质量的一种手术。

二、适应证

(1)中枢神经系统引起的吞咽困难脑卒中、脑外伤植物人。

(2)头颈部肿瘤放疗或手术前后。

(3)呼吸功能障碍气管切开者。

（4）食管穿孔、食管吻合口瘘患者。

（5）腹部手术后胃瘫、胃肠道郁积者。

（6）重症胰腺炎、胰腺囊肿、胃排空障碍患者。

三、禁忌证

大量腹腔积液、严重门静脉高压症、腹膜炎、既往腹部手术史炎症致解剖异常、咽或食管梗阻妨碍内窥镜通过、肠梗阻无法行肠内营养等患者。

四、常用胃造瘘管的型号

（1）不含气囊皮内镜造瘘管：尖端带有可变形蕈状顶端，不含气囊和阀门。

（2）含气囊皮内镜造瘘管：尖端含有气囊，近端末端有阀门，水通过阀门可填充气囊。

五、使用期限

胃造瘘管的使用期限主要取决于胃造瘘导管的材质，与平时的护理也直接相关。

（1）普通硅胶导管的使用时间：三个月及三个月以上，导管可能会被腐蚀。

（2）医用硅橡胶导管的使用时间：胃造瘘导管的老化速度与平时的护理也直接相关。规范使用导管可以使用 1 年以上。

六、术后护理

（一）瘘孔护理

（1）术后 1 周内每天 1～2 次对瘘孔进行消毒，用纱块覆盖进行保护，并给予胶布固定。

（2）每天观察皮肤状态（有无发红等），确认有无局部的疼痛。

（3）观察有无异常浸出液或感染的症状。

（4）若无感染、渗漏等并发症，术后 1 周后，可不进行瘘孔的消毒及保护。

（二）管道护理

（1）胃造瘘管外固定装置应与皮肤保持 0.5 cm 间距，首次置管后标记导管外露刻度或使用不可擦除的记号作为参考点，每天检查导管的位置，查看导管有无易位。

（2）避免过度牵拉、挤压造瘘管，避免锐器刺损造瘘管，每次使用造瘘管上的调节器后应更换夹闭位置，避免长期在同一位置夹闭管道，导致局部耗损、断裂。

（3）使用过程中如果发生管道阻塞，切记不可暴力操作。

（4）患者休息、活动、沐浴时，应将造瘘管固定在胸壁上，避免晃动、牵拉引起患者不适或疼痛。沐浴后，应使用消毒棉签擦干造瘘管皮肤周围，并涂上抗生素软膏。

（三）饮食护理

1. 喂食　术后 24 h 听诊有肠鸣音可先输注 50 ml 温开水，如无异常再开始输注肠内营养液，以少量低浓度开始，逐渐增加肠内营养液的量及浓度。选择新鲜、营养丰富、温度适宜的流质或半流质食物，以易消化食物为主，避免油腻、过冷、过热、过硬的食物。

2. 卧位　管饲过程采用半坐卧位，床头抬高 30°～60°，使胃内食物通过重力作用进入小肠，减少反流。管饲完保持半坐卧位 30～60 min，避免反流。

3. 管饲量　注食前先回抽，抽出胃残余物，如果残余量＞50 ml，则表明胃排空时间延

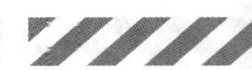

缓,注食时间需推后;残余量＞100 ml,考虑营养不耐受,及时报告医生。每次注食不得超过300 ml,每天可喂食 4～6 次,全量 1500～2000 ml/d。喂食前后用温开水 30～50 ml 冲管。另外,药物饲入时应与肠内营养液间隔,给药前停止肠内营养液的输入,使用 15 ml 温开水冲管。给药结束时,用等量的水冲洗导管,并等待 30～60 min 重新启动肠内营养液。

4. 温度　肠内营养液温度应保持在 37～40 ℃,过冷及过热都会刺激胃黏膜,引起不适,可用温度计量好温度后进行喂食。灌注用物保持清洁干净。

5. 速度　输注速度不宜太快(输注时间大于 20 min)。

(四) 并发症护理

1. 造瘘口周围皮肤感染

(1) 原因:营养液外渗致细菌繁殖,置管时间过长,淋浴等。

(2) 护理:沐浴时要避免淋湿造瘘口,保持造瘘口清洁干燥,定期检查腹部情况,避免腹胀发生,一旦造瘘口周围出现感染,如红肿、疼痛或有脓性分泌物,先用2%过氧化氢清洗,再用生理盐水清洗后涂氢化锌软膏保护,必要时按医嘱使用抗生素治疗。

2. 造瘘口肉芽组织生长

(1) 原因:胃内容物从造瘘口渗出、长期刺激造瘘管。

(2) 护理:平时每天早、中、晚用 10% 氯化钠溶液清洗局部可以预防肉芽组织生长所引起的局部出血。

3. 脱管

(1) 原因:患者烦躁自行拔管、使用时间过长水囊破裂、翻身不慎拉脱。

(2) 护理:烦躁的患者用腹带固定、包扎,动作轻柔。若使用的是一次性水囊为造瘘管,最好每隔 3～4 个月更换一次,发现管道变软等异常情况时应及时更换,一旦发生脱管,应立即停止喂食,取半卧位。用安尔碘或 75% 酒精消毒造瘘口外周。

4. 腹胀、腹痛

(1) 原因:喂食量过多、胃肠道功能异常、炎症。

(2) 护理:每 3～4 h 抽吸胃液,如残余量大于 150 ml,应暂停喂养并及时通知医生。同时,避免进容易产生腹胀的食物("FOODMAPS"食物),此针对胃造瘘患者。常见高"FOODMAPS"食物如下。

蔬菜类:洋葱、芦笋、葱、花椰菜、大蒜、豌豆、蘑菇等。

水果类:苹果、樱桃、油桃、桃子、梨、西瓜等。

奶和奶制品:牛奶、酸奶、炼乳等。

面包类:小麦、黑麦、大麦面包等。

甜味剂:果糖、蜂蜜、玉米糖浆等。

坚果豆类:腰果、开心果及大多数豆类。

5. 腹泻

(1) 原因:营养液的配制及食物存放不当、温度过低、乳酸或脂肪过多及营养液的渗透压过高、长期大量使用广谱抗生素使肠道菌群失调。

(2) 护理:营养素的合理搭配,防止食物污染,使用加热装置,使之保持 37～40 ℃,注意腹部保暖,防止受凉。

七、指导患者居家护理注意事项

（1）教导患者选择合适的食物。

（2）营养素的选择：采用经济实惠的瘦肉汤、鱼汤、牛奶、鸡蛋、新鲜蔬菜、果汁等调制，或适当选用营养素。

（3）早上起床在造瘘管道内注入 100～200 ml 温开水，冲洗管腔；睡前在管腔内注入 20～30 ml 苏打水（或碳酸饮料），停留约 10 min，再注入 100 ml 温开水冲洗管腔；每次饲食完毕，要求用 50～100 ml 温开水冲洗管道，避免食物残留。

（4）出院后若出现胃造瘘问题，及时到医院寻求帮助。

（许川徽　赖婷婷）

 参考文献

[1] 侯亚甜,陈思诺,刘孟慧,等.机械通气患者隐性误吸识别与预防的最佳证据总结[J].护理学报,2023,30(18):36-41.

[2] 胡博玄,刘子华,赵小云,等.创伤性脑损伤中"脑-肠轴"调节机制的研究进展[J].神经损伤与功能重建,2023,18(10):601-603,617.

[3] 杨富,方芳,王秋莉,等.NUTRIC 及改良 NUTRIC 评分在危重症患者中应用的研究进展[J].中国中西医结合急救杂志,2023,30(2):241-244.

[4] 中华医学会重症医学分会.中国成人 ICU 患者营养评估与监测临床实践指南[J].中华危重病急救医学,2023,35(11):1121-1146.

[5] 张滢滢,王海芳,王玉宇,等.ICU 不同进食方式的患者误吸发生现状及特征比较[J].中华护理杂志,2022,57(3):265-271.

[6] 浙江省医师协会营养医师专业委员会,浙江省临床营养中心,浙江省医学会肠外肠内营养学分会,等.营养风险筛查疾病严重程度评分专家共识[J].浙江医学,2022,44(13):1351-1355,1361.

[7] 中华护理学会重症护理专业委员会,北京医学会肠外肠内营养学分会护理学组.神经重症患者肠内喂养护理专家共识[J].中华护理杂志,2022,57(3):261-264.

[8] 中华医学会肠外肠内营养学分会护理学组.肠外营养安全输注专家共识[J].中华护理杂志,2022,57(12):1421-1426.

[9] 中国抗癌协会肿瘤营养专业委员会,中华医学会肠外肠内营养学分会.肠外营养安全性管理中国专家共识[J].肿瘤代谢与营养电子杂志,2021,8(5):495-502.

[10] 米元元,黄海燕,尚游,等.中国危重症患者肠内营养治疗常见并发症预防管理专家共识(2021 版)[J].中华危重病急救医学,2021,33(8):903-918.

[11] 四川大学华西循证护理中心,中华护理学会护理管理专业委员会,中华医学会神经外科学分会.中国卒中肠内营养护理指南[J].中国循证医学杂志,2021,21(6):628-641.

[12] 亚洲急危重症协会中国腹腔重症协作组.重症病人胃肠功能障碍肠内营养专家共识(2021 版)[J].中华消化外科杂志,2021,20(11):1123-1136.

[13] 苗继文,程波,李娜,等.脑-肠轴调节机制的研究进展[J].中华神经医学杂志,2020,19(4):422-426.

[14] 王小雪,杨永丽,马丁,等.NUTRIC 评分和 mNUTRIC 评分在危重症患者中的研究现状[J].临床急诊杂志,2020,21(10):848-852.

[15] 王拥军,赵性泉,王少石,等.中国卒中营养标准化管理专家共识[J].中国卒中杂志,2020,15(6):681-689.

[16] 张博寒,田莉,焦帅,等.神经外科 ICU 患者误吸防治与管理的最佳证据总结[J].中华现代护理杂志,2020,26(6):741-748.

[17] 孙乔.不同营养评估方法对重症患者的适用性研究[D].青岛:青岛大学,2020.

[18] 张滢滢.成人 ICU 患者误吸风险评估量表的构建及评价[D].苏州:苏州大学,2020.

[19] 中国医师协会呼吸医师分会危重症专业委员会,中华医学会呼吸病学分会危重症医学学组,《中国呼吸危重症疾病营养支持治疗专家共识》专家委员会.中国呼吸危重症患者营养支持治疗专家共识[J].中华医学杂志,2020,100(8):573-585.

[20] 中国卒中营养标准化管理专家委员会.中国卒中营养标准化管理专家共识[J].中国卒中杂志,2020,15(6):681-689.

[21] 中国卒中吞咽障碍与营养管理共识专家组,中国卒中学会,国家神经系统疾病临床医学研究中心,等.中国卒中吞咽障碍与营养管理手册[J].中国卒中杂志,2019,14(11):1153-1169.

[22] 彭南海,黄迎春.临床营养护理指南——肠内营养部分[M].2 版.南京:东南大学出版社,2019.

[23] 陈莲珍,费小非,李璐,等.肠内营养制剂产品配方评价[J].临床药物治疗杂志,2019,17(4):43-46,64.

[24] 王秀梅.急性脑卒中合并吞咽困难患者留置胃管长度的临床研究[J].中国继续医学教育,2018,10(25):156-158.

[25] 王文筱,韩瑜,刘聪聪,等.营养护理专科小组的建立与营养支持护士的培养[J].中国实用护理杂志,2017,33(21):1641-1646.

[26] 刘思彤,王新颖,彭南海.人体成分分析仪在临床上的应用[J].中国医疗设备,2016,31(8):144-146.

[27] 虞文魁.急性胃肠功能障碍的认知与困惑[J].医学研究生学报,2015,28(5):449-453.

第七章
体温管理

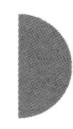

第一节　基础知识

一、体温基本概念

体温是指人体内部的平均温度,是四大生命体征之一,反映了人体的代谢状态和健康状况。体温调节是通过平衡热量产生和热量损失来维持核心体温稳态的能力。体温调节中心位于下丘脑,不断接收来自位于下丘脑和皮肤的温度感受器的输入,监测内部和外部温度。人体通过自主神经系统控制血管扩张和收缩、汗腺分泌以及肌肉的寒战来调整散热和产热,以维持体温稳定。正常成人的体温范围为 36.5～37.2 ℃,但这个范围可能因个体差异、时间、测量方法等因素而有所不同。体温的微小变化可能会导致炎症和免疫功能的变化,对患者的预后产生不同的影响。

二、体温测量的方法

常用的体温测量方法包括口腔测温法、腋下测温法、直肠测温法,其中直肠测温法最准确,但受到大便及测量深度的影响,而耳温枪则适用于快速测量,比较便捷,影响因素较多,测量时要注意测量结果的准确性。目前 ICU 为了方便病情的观察常采用持续核心温度的监测,核心温度监测的方法有直肠温度监测法、血管内温度监测法、膀胱温度监测法、食道温度监测法等,可根据病情的需要及实际的条件选择合适的温度监测方法。

三、体温异常原因及危害

1. 体温异常的基本概念　体温异常包括发热和低体温。异常体温提示可能存在感染、炎症、代谢紊乱或其他病理状态。核心体温大于 38.0 ℃通常被定义为发热,而体温低于 36.0 ℃通常被定义为低体温。

2. 发热的原因及危害　发热常见于感染或炎症反应的患者,也可见于体温调节中枢功能异常的患者。神经外科重症患者由于其基础疾病的复杂性和严重性,易出现体温异常。脑损伤(如脑出血、脑梗死或脑炎)可以直接影响下丘脑的体温调节功能,导致体温不稳定。高热或发热是脑卒中急性期患者常见的并发症(>50%),与不良预后相关。研究表明,近70%的创伤性脑损伤(traumatic brain injury,TBI)患者出现发热,并与脑血容量增加、颅内

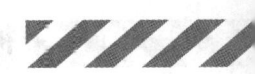

压升高、代谢增强和缺血性损伤恶化有关。对 TBI 患者发热对预后影响的荟萃分析表明,发热与不良预后之间存在一致的关联,包括较高的死亡率、更多的残疾、较长的重症监护和住院时间。高热可以增强脑细胞的代谢,导致缺氧和能量消耗增加,从而加重神经损伤;高热也会使心率增快和血压升高,从而增加心脏负担,甚至可能导致心力衰竭。

3. 低体温的原因及危害 低体温可能由环境因素、代谢问题或某些药物引起。颅脑手术患者若术中体温监测及保暖措施不到位,容易出现低体温,术中低体温的预防引起了普遍重视。神经外科重症患者体温调节中枢功能受损也可能导致低体温出现。低体温会影响脑电活动和代谢,降低意识水平,增加并发症的风险,如凝血障碍、感染、药物作用时间延长、寒战、心肌缺血、心律失常、代谢和内分泌紊乱等。低体温使交感神经兴奋,血浆去甲肾上腺素浓度增加,进而引起代谢率升高和高血压,这会增加心肌耗氧量。

总之,体温异常可能干扰正常的代谢过程,如蛋白质合成、酶活性和激素分泌,进而影响整体生理状态。在神经外科重症患者中,有效的体温管理变得更加复杂,即需要减少体温异常导致全身的并发症,也要避免对神经系统的进一步伤害。

第二节 目标体温管理

一、目标体温管理的概念

目标体温管理(targeted temperature management,TTM)是一种控制患者体温以促进恢复或减少脑损伤的方法,包括治疗性低温(therapeutic hypothermia,TH)、正常体温控制和发热治疗。治疗性低温就是应用物理和(或)药物方法将人体的核心温度快速降到目标温度,维持一定时间后,缓慢恢复至正常体温,并且避免体温异常升高的过程。治疗性低温在某些疾病中能降低死亡率,改善患者的预后,但同时,也会影响人体各组织器官的代谢及功能,产生较严重的并发症而影响治疗效果。正常体温控制是指将核心温度控制在 36.0～37.5 ℃,其目的是预防发热,而不是对发热的反应性治疗。TTM 作为神经保护的方法在 ICU 中广泛使用。目前有大量证据表明,应用治疗性低体温可改善心脏骤停后患者结局,现有的证据并不足以推荐在脑卒中或颅脑损伤后持续应用治疗性低体温,但仍需更大量样本研究。

二、目标体温管理及治疗性低温的分类

(一)根据体温控制范围分类

目标体温分为正常体温(36.0～37.5 ℃)、轻度低温(34.0～36.0 ℃)、中度低温(32.0～34.0 ℃)、中深度低温(30.0～32.0 ℃)和深度低温(<30 ℃)。治疗性低温(也有文献称亚低温治疗)通常是指轻度及中度低温。

(二)根据管理时程分类

目标体温管理分为短时程(≤72 h)体温管理、中时程(72 h～5 d)体温管理、长时程(≥5 d)体温管理。

(三)根据降温范围分类

治疗性低温分为选择性局部低温和全身低温。

三、目标体温管理神经保护作用的机制

目标体温管理中治疗性低温通过多种机制改善神经系统结局并降低死亡率,这些机制可以改变全面缺血后发生的有害代谢、细胞和分子变化的级联反应。主要作用机制:①降低脑代谢,温度每下降 1 ℃,脑氧代谢率可下降 6%～7%,降低代谢率可减少组织对氧与葡萄糖的需求,阻止乳酸产生,从而避免酸中毒,缺氧以及乳酸和其他厌氧代谢废物的积累,是缺血性脑细胞死亡进展的核心。②调节脑血流量,预防再灌注相关的脑水肿或脑出血,减少氧自由基的产生。随着体温下降,脑血流量与耗氧量降低,有利于维持大脑自动调节功能;体温降低也可减少充血,进一步保护病变附近脑组织。③降低颅内压,抑制基质金属蛋白酶活性,保护血脑屏障,以减少继发性脑水肿及颅内压升高等。④减少脑细胞凋亡,抑制细胞凋亡通路激活,减少脑细胞凋亡。⑤减轻脑组织炎症反应和全身炎症反应综合征。

四、目标体温管理的适应证及禁忌证

（一）适应证

所有神经外科重症患者均适合目标体温管理,下列疾病适合实施治疗性低温。

（1）重型或特重型颅脑损伤（GCS 3～8 分）,伴顽固性颅内压升高（颅内压≥30 mmHg,1 mmHg=0.133 kPa）。

（2）其他神经疾病引起的常规处理无效的中枢性高热。

（3）心搏骤停复苏自主循环恢复后昏迷患者,新生儿缺血缺氧性脑病。

（4）大脑半球大面积（≥大脑中动脉供血区 2/3 面积）脑梗死。

（5）Hunt 和 Hess 分级Ⅳ级或Ⅴ级蛛网膜下腔出血。

（6）幕上大容积脑出血。

（7）难治性及超难治性癫痫持续状态。

（8）急性细菌性脑膜炎或脑膜炎伴颅内压升高。

（二）绝对禁忌证

（1）伴严重复合多发伤或已处于全身衰竭期患者。

（2）合并低血压、休克尚未纠正患者。

（3）活动性出血,或怀疑有颅内血肿、正处于观察阶段患者。

（4）严重心肺功能障碍患者。

（5）恶性心律失常未有效控制患者。

（6）脑死亡患者。

（三）相对禁忌证

（1）GCS 为 3 分,双侧瞳孔散大,无自主呼吸。

（2）血小板减少（$<50×10^{12}/L$）。

（3）凝血功能障碍。

（4）长时间心搏骤停（>60 min）。

第三节 实施与监测

一、体温监测

体温监测不准确可能对患者的治疗和结局产生负面影响,目标体温的管理重点是降低脑温,既起到保护神经的目的,又可减少全身并发症,所以要做好脑温的监测。脑温的测量包括直接测量和间接测量两种方式。直接测量就是将温度监测探头置入脑实质、脑室或硬膜下测量温度。由于颅内温度分布的不均一性,通常以侧脑室脑脊液温度为脑温的"金标准"。

脑温监测为有创性操作,有出血或感染的风险。当没有直接测量脑温时,建议用核心温度替代,改为间接测量方式。核心温度测量部位包括食道、膀胱、直肠和血管内,以肺动脉导管监测为"金标准",鉴于其使用率不高,可选择其他部位。尽可能选择血液灌注量高的部位监测核心体温,相较于身体其他部位,这些部位的温度较高且均匀。考虑不同部位测定体温数值的稳定性、可靠性、持续性及可行性,有文献建议,在 TTM 的所有阶段使用食道温度测量方法,若食道温度监测不可用,建议选择膀胱温度监测。直肠温度监测因测量时间滞后、探头脱位率高和潜在的尴尬等原因,被广泛认为是不切实际的测量方法,因此需根据实际情况选择合适的核心温度测量方式,实施正常体温控制的患者也可用体表温度监测。

二、TTM 的常用降温方法

降温方法包括局部降温和全身降温。

(一)局部降温

TH 理想的降温方法,可以降低脑温,而不降低身体其他部位的温度,从而起到脑保护作用,又减少 TH 带来的全身并发症。其降温方法有选择性头部外部冷却、鼻咽部脑部冷却和区域动脉内冷盐水灌注。选择性头部外部冷却(如冰帽),虽然有助于降低脑温,但很难将脑温降至目标温度,可作为辅助降温的方法。有文献报道,经鼻温度调节设备在神经外科重症患者中可能是一种有效的方法,具有减少发抖和减少止颤干预的优势,但目前国内临床上并没有广泛使用。

(二)全身降温

全身降温方法包括体表降温技术、药物降温技术和血管内降温技术。体表降温技术又包括传统体表降温技术与新型体表降温技术。

1. 传统体表降温技术 冰袋、酒精擦浴、普通冰毯等是最容易实施、最简单和最具成本效益的方法。其优点是易于使用,可由现场的护士启动,被认为是一种安全的低温诱导方法,还可以作为更先进的冷却方法的辅助手段,以提高冷却速率。缺点是劳动强度相对较大,很难控制降温速度,不容易达标或出现过度降温,不能有效维持目标温度,也不容易控制复温速度。

2. 新型体表降温技术 新型体表降温技术的设备有温度自动反馈调控系统,通过循环冷水或冷空气达到降温目的,使用包裹在患者周围的毯子或垫子来循环冷却空气或液体。

首先,在仪器上设定目标温度,该设备根据机器本身配备的温度探头监测患者体温,自动调节降温毯或降温垫的温度,从而达到控制体温的目的。通常使用探头监测腋下或直肠温度。当温度探头监测的体温高于目标温度,机器自动降低降温毯或降温垫的温度;当监测的体温低于目标温度,机器自动加热,直到监测的体温达到目标温度。该技术的优点是容易操作,且能快速启动 TH。缺点是易造成患者皮肤冻伤,以及在诱导阶段有超过目标温度的风险。为了预防皮肤冻伤及烫伤,该体表降温仪的降温毯或降温垫温度变化范围为 4～42 ℃,在使用过程中,要注意观察降温毯或降温垫与皮肤接触部位的情况,发现皮肤局部发红要考虑冻伤的可能,需要局部进行皮肤保暖或减少接触,并采取其他降温措施。注意肢端的保暖,垫高双手及双足,避免直接接触降温毯或降温垫,影响末梢血液循环。其次,不管是直肠温度还是腋下温度监测,探头均容易移位而影响温度的控制,因此温度探头要固定妥当,不能松脱,同时关注患者的核心温度的目标温度和降温仪设定的目标温度之间的差距。

3. 药物降温技术　常用的是冰生理盐水输注降温技术。冰生理盐水能快速诱导体温下降,也可以用作辅助方法以快速达到目标温度,但不能长时间地维持目标温度,此方法有引起肺水肿、心力衰竭或再次心搏骤停的风险,对温度调控的精确度较差,有时候容易降到目标温度以下。4 ℃冰生理盐水一般用于院前急救,用量为 20～30 ml/kg,总量不超过 2000 ml,但目前不建议心搏骤停后转运至医院的途中输注大量冷生理盐水启动 TTM。研究表明,院外心搏骤停患者静脉滴注冰生理盐水降温没有明显获益,且会增加并发症的发生率。在实际应用中,我们应权衡其利弊,谨慎选择。

4. 血管内降温技术　又称体内降温技术。血管内降温设备通过置入中心静脉的热交换导管来诱导低温。这种设备能严密地控制核心温度的改变,包括快速降温速率、恒温期温度稳定及控制性复温,且温度变异度最小。血管内降温技术的最快降温速度能达到 1.5～4.5 ℃/h,能快速达到目标温度。其不利因素主要为置管时的侵入性操作及与导管相关的副作用,如血栓形成或血流相关感染等,需要专门的血管内降温的设备。有使用体外膜肺氧合治疗或血液净化治疗的患者,可以使用体外膜肺氧合治疗和血液净化治疗降温和控制体温,降温速度快,体温控制较好,但目前这两种装置没有温度自动反馈调控系统。建议优先选择具有温度自动反馈调控系统的新型体表降温技术或血管内降温技术进行 TTM。如不具备条件,也可选择传统体表降温技术(普通冰毯、冰帽、冰袋)进行降温,但需要严密监测核心温度。

临床上血管内降温设备有多种品牌,主要相关产品有 Celsius 控制系统(美国 Innercool Therapies 公司)、Reprieve 系统(美国 Radiant Medical 公司)及 CoolGard 系统(美国 ZOLL 医疗公司)等,3 种品牌的工作原理相似,都具有持续监测体温和自动控制温度功能,主要不同点为降温导管的设计。在使用这些设备时,需对医护人员进行专业培训,以确保安全有效地进行体温管理。具体护理措施包括:①首先确认患者是否适合进行血管内降温,评估项目包括生命体征、实验室检查结果等。②确保降温设备和监测设备正常工作,并准备必要的耗材,如导管等。③选择合适的导管:根据患者情况选择合适的降温导管(如球囊导管)。④做好管道的维护:选择合适的部位置管,通常选择大静脉(如股静脉、颈静脉)置入导管;无菌操作:严格遵循无菌操作规范,防止感染;每班评估管道导管的位置,做好管道的固定,防止移位;观察置管部位的情况,是否有红肿、渗出、感染等迹象。⑤使用专门的温度探头监测患者核心温度,同时监测外周体温,以评估降温效果和防止过度降温。⑥温度控制:根据医生指示设定目标温度;降温速度一般建议每小时降温 0.25～0.5 ℃(这一速度相对安全,能够有效降温而不引起过度的生理应激反应),根据患者的具体情况和反应,对降温速度进行个体

化调整;复温尽可能缓慢,设置为 0.10～0.25 ℃/h。⑦监测与调整:实时监测患者核心温度和生命体征,必要时调整降温速度和方法。

三、实施前准备

在启动 TH 之前,需进行如下准备工作。

(1)实施前要评估和维持患者血流动力学稳定,并进行血流动力学监测。持续监测心率、血氧饱和度、呼吸频率、血压,定时或持续监测中心静脉压。因低温时镇痛药、镇静药、利尿剂等作用的影响,患者血压易出现波动,建议进行有创血压监测,可动态反映血压的变化,同时方便抽血检查。有条件可以监测颅内压、脑电图、脑氧等。

(2)保证患者气道安全,氧合和通气最佳。协助医生建立人工气道和机械通气,关注患者通气和氧合的情况。

(3)基线实验室检查项目包括动脉血气分析、心肌酶、电解质、血常规、脑利尿钠肽、国际标准化比值(INR)、凝血酶原时间(PT)/凝血激活酶时间(PTT)、肌酸磷酸激酶(CPK)、肌钙蛋白和乳酸。

(4)镇痛镇静:建议深镇静,Richmond 躁动-镇静评分达－4 分为宜;建议保留患者的咳嗽及自主呼吸。

(5)建立有效的静脉通道,建立中心静脉通道以保证镇痛药、镇静药及血管活性药等及时输入。

(6)置入鼻胃管或鼻肠管:因 TH 启动后,患者的胃肠功能明显被抑制,胃肠蠕动减弱,易出现胃潴留或反流、误吸,应提前置入鼻胃管或鼻肠管。

(7)选择合适的持续脑温或核心温度监测方法,如食道、直肠或膀胱温度监测。

(8)备好降温设备和加温系统:选择普通冰毯、包裹式冰毯或血管内热交换导管等。如果温度下降超标,则使用加热系统,如暖风机或具有加热功能的温控仪等。

(9)工作人员准备:对 TH 实施团队成员进行相关知识培训和考核,团队成员必须掌握目标体温管理的相关知识,团队中需有一名副主任或以上职称医师负责整个过程,需有一名护士负责整个过程中护理相关内容。

四、TTM 的实施

(一)启动时间

TTM 启动越早、降温速度越快,其治疗效果越好。心搏骤停患者建议尽可能在自主循环恢复后 8 h 内开始 TTM。急性颅脑损伤、缺血性脑卒中、出血性脑卒中患者也应尽早(6～72 h)开始 TTM 治疗,或者根据继发性神经功能损伤程度确定 TH 的开始时间。文献报道:脑出血、动脉瘤性蛛网膜下腔出血或急性缺血性脑卒中患者的神经源性发热会对患者的预后产生不利影响。一旦发现发热反应,应在首次发热识别的 1 h 内启动目标温度管理。

(二)目标温度及持续时间

1. 目标温度 目前没有一个适用于所有患者的目标温度,应根据患者的颅内情况进行设定及调整。文献报道,一旦发现脑出血、动脉瘤性蛛网膜下腔出血或急性缺血性脑卒中患者发热,应该控制目标温度在 36～37.5 ℃;无颅内高压的细菌性脑膜炎昏迷患者、严重缺血性脑卒中患者早期阶段、脓毒症休克患者、重型颅脑损伤患儿均推荐 TTM 为正常体温;重型脑损伤或自发性脑出血昏迷患者目标温度建议为 35～37 ℃;合并颅内高压的细菌性脑膜炎昏迷患者,目标温度为 34～36 ℃;大面积脑梗死患者推荐目标温度为 33～36 ℃;药物治疗后仍顽固性颅内高压的全身放射治疗目标温度控制在 34～35 ℃;难治性或超级难治性癫痫持续状态的患者,目标温度设定为 32～35 ℃,以控制癫痫发作。温度控制的精度至关重要,将温度变化控制在每小时小于 0.5 ℃和 24 h 小于 1 ℃,以优化 TTM 期间的患者结果。

2. 持续时间 对于重型颅脑损伤伴颅内压不小于 30 mmHg 的患者,因脑水肿高峰期多在颅脑损伤后 3～5 天,维持 5 天以上的长时程 TTM。心肺复苏后自主循环恢复患者至少维持 TTM(32～36 ℃)24 h,且昏迷患者为避免发热(>37.7 ℃)至少维持 TTM 72 h。急性缺血性脑卒中患者的目标温度维持时间为 24～72 h,以降低颅内压,出血性脑卒中患者为3～5 天。难治性癫痫持续状态患者为 3～5 天,热射病患者为 24～72 h,或者根据患者的病理生理监测及影像学检查结果来决定。大面积脑梗死患者维持目标温度时间为 24～72 h。

（三）实施

TTM 的实施分为 4 个阶段:诱导、维持、复温和正常体温控制阶段。

1. 诱导阶段

(1) 原则:①尽快达到目标温度。②保持呼吸、循环、脑灌注压(60～80 mmHg)、电解质水平等稳定。③防治寒战、低血压等并发症。

(2) 操作及注意事项:①设定个体化目标温度。②镇痛镇静:建议在开始 TTM 之前就应用镇痛药及镇静药以预防寒战发生,按医嘱使用冬眠合剂或丙泊酚、咪达唑仑等镇静药,维持 Richmond 躁动-镇静评分为－4 分,脑电双频指数为 30～50;芬太尼(瑞芬太尼或舒太尼)微量泵入,以防治寒战,同时保留患者自主呼吸、咳嗽功能。③重视患者寒战的观察和预防,出现严重寒战时可使用神经肌肉阻滞剂。

(3) 护理重点:①持续监测患者的生命体征(心率、血压、呼吸频率、脉搏、血氧饱和度、核心温度等),定期监测中心静脉压、颅内压、脑灌注压,观察瞳孔变化。②每 1～2 h 进行血气分析,维持患者水、电解质及酸碱平衡,控制目标 pH 为 7.35～7.45、氧分压为 80～120 mmHg、动脉血二氧化碳分压为 35～40 mmHg、钾离子浓度为 3.5～5.3 mmol/L,此阶段易出现低钾血症,按医嘱及时补钾,应注意监测血钾浓度。③4 h 后检测血常规、凝血功能。④血糖维持在 7.8～10.0 mmol/L。

2. 维持阶段 达到目标温度后进入维持阶段,持续 24 h 以上,根据病情及颅内压情况决定维持的时间。

(1) 原则:①维持核心温度稳定,与目标温度的最大温度偏差为 0.2～0.5 ℃。②每天评估是否符合复温条件。

(2) 操作及注意事项:①明确每天目标温度,根据颅内压或复查 CT 结果调节目标温度。②药物治疗:根据患者躁动、寒战、Richmond 躁动-镇静评分、麻醉深度、自主呼吸、咳嗽等情况,相应调整镇痛药及镇静药剂量。③启动肠内营养:根据胃残余量及肠鸣音情况,从 5～10 mL/h 逐渐加量。每班评估患者肠鸣音及腹部情况,监测胃残余量,肠蠕动功能差的患者,最好置入鼻肠管。④观察患者痰液及氧合指数情况,若痰液较多、变黄,氧合指数降低,配合医生及早行气管切开术。

(3) 护理重点:①持续监测患者的生命体征(心率、血压、呼吸频率、脉搏、血氧饱和度、核心温度等),定期监测中心静脉压、颅内压、脑灌注压,观察瞳孔变化。②监测液体出入量。③每 8～12 h 监测血气分析,目标值同诱导阶段。④每 24 h 检测血常规、凝血功能、肝肾功

能等,根据血糖水平调整血糖检测频率。⑤定期配合医生行各项检查,痰涂片、细菌培养、药敏及炎症指标、神经损伤标志物如神经元特异性烯醇化酶、颅脑 CT、TCD、胸片、双下肢深静脉超声检查等。⑥冰毯降温的患者,翻身时要注意避免冰毯与身体的接触面积较大的改变;重视患者躁动和寒战的预防,避免因此而造成患者体温大幅度的波动。若使用冰毯、冰敷且已最大体表面积接触患者降温,若体温波动范围大(超过 0.5 ℃),及时报告医生,调整镇静药的使用。

3. 复温阶段 复温是 TH 最关键的阶段,符合复温条件的患者,及时复温。

(1) 复温条件:分为主动复温条件和被动复温条件。①主动复温条件:颅内压<20 mmHg,影像学检查示脑水肿减轻,鞍上池、侧裂池、桥前池、脑沟等显示良好,中线无明显移位。脑顺应性好,脑血管自动调节功能恢复。②出现下列情况,需被动复温:严重感染、严重血流动力学不稳定、严重凝血功能障碍、严重血小板减少、腹腔高压、双侧瞳孔散大等。③颅内高压时,应避免早期复温,此时早期复温可能会导致反跳性颅内高压和不良的远期预后。

(2) 原则:①尽可能缓慢复温,复温速度为 0.10~0.25 ℃/h,也有文献报道,核心体温每小时逐渐升高 0.2~0.5 ℃,临床上常见的复温速度不大于 0.25 ℃/h。复温速度过快可能会导致全身血管扩张、低血压,导致颅脑灌注压降低,从而减少脑血流,引起脑水肿及颅内压升高,从而加重颅脑损伤,抵消了 TH 的益处。②复温持续时间一般为 24~48 h。③复温的目标为正常核心温度(36.0~37.5 ℃)。④若复温过程出现颅内压明显增高,则暂停复温,降温至先前设定的水平。

(3) 复温实施:可采取控制性缓慢复温或阶梯式复温方法。① 应用血管内降温设备时,设置复温速度为 0.10~0.25 ℃/h;应用包裹式冰毯时,可先设置比目标温度高 0.5 ℃,在 24~48 h 复温至 36.0~37.5 ℃。但在实际实施过程中,因为个体差异,治疗、护理等各种干扰因素,控制匀速的体温上升存在挑战,尤其对于使用冰毯控制体温的患者。总之,复温速度要缓慢,理想的复温速度为 0.10~0.25 ℃/h,最快复温速度不能超过 0.5 ℃/h。为了有效地复温,可采取阶段式复温,每天复温 0.5~1 ℃。可设定一定时间段的目标温度,达到逐步复温的目的,如患者低温治疗目标温度维持阶段为 34 ℃,复温最初的 4 h,设定温度的目标范围为 34.3~34.5 ℃,接下来 4 h 要求温度控制在 34.5~34.8 ℃,以此类推,逐步复温,该方法相对来说更方便临床护士控制患者体温,避免其体温波动过大。②同时将冬眠合剂、咪达唑仑、镇痛药等逐渐减量,加用短效的丙泊酚或右美托咪啶。③先撤除血管内降温设备或体表降温装置再停用冬眠合剂等药物,并给予患者普通冰毯。

(4) 护理重点:①实时监测生命体征(心率、血压、呼吸频率、核心温度、脉搏、血氧饱和度等),定期监测中心静脉压、颅内压(注意:复温阶段易出现颅内压升高)、脑灌注压、皮肤温度,观察瞳孔变化。②每 8 h 监测血气分析。

4. 正常体温控制阶段 将核心温度控制在 36.0~37.5 ℃,持续 3~5 天。避免复温后发热,可予降温毯或降温药物预防。患者复温后,只要大脑仍处于危险状态,就应维持正常体温,避免发热。

第四节 不良反应及并发症的处理

TTM 的常见不良反应及并发症包括寒战、电解质紊乱、循环系统受累、感染、胃肠道功

能障碍、凝血功能障碍等,临床医护人员需及早识别及处理这些可能的并发症,以降低由此导致的不良预后。不同阶段的并发症不同,关注并发症发生原因及临床表现,及时发现并处理。

一、寒战

寒战是在 TH 过程中因体温下降导致的生理反应,由于核心温度低于下丘脑体温调定点而引发的体温调节反射,是与 TH 相关的最常见的不良反应。寒战会导致患者达到目标温度的速度减慢,氧和代谢的需求增加,引起脑缺氧和继发性脑损伤加重,因此使用成熟可靠的工具来监测并处理寒战十分重要。TTM 期间 40% 的患者会发生寒战。肌电图可持续客观地监测寒战是否发生,临床上寒战程度的评估可采用寒战评估量表(表 7-1)。对于寒战的处理,通常采取物理与药物相结合的治疗方式。物理措施为皮肤保暖(如加盖被服、使用暖风机等),这不仅有助于升高体表温度,降低寒战的阈值,还能有效减少皮肤受到的冷刺激。在实施血管内降温技术时,体表保温可发挥最大作用。但在实施体表降温技术时,这种物理方法的效果会受到限制,需使用体表降温联合药物治疗。药物包括解热药、镇痛药、镇静药等。寒战干预方案应在寒战评估量表的帮助下确定,并逐步升级,平衡寒战治疗与镇静治疗,目标是用最少的镇静药最大限度地缓解寒战,肌松药保留到最后的一线治疗。

表 7-1　寒战评估量表

评　　分	类　　型	描　　述
0 分	无	无寒战
1 分	轻度	仅颈部及胸部见寒战
2 分	中度	除颈部及胸部外,上肢也出现寒战
3 分	重度	躯干及四肢均见寒战

二、电解质紊乱

低温会引起钾、镁和磷酸盐离子从细胞外向细胞内转移,从而导致低钾、低镁和低磷血症。文献报道,低钾血症的发生率为 13%～18%。低温也能降低葡萄糖对胰岛素的敏感性以及减少胰岛素的分泌,导致高血糖,故需监测血糖并予以强化胰岛素治疗,目标血糖为 7.8～10.0 mmol/L。

在复温过程中,钾离子从细胞外向细胞内的转移过程被逆转,钾离子向细胞外转移,易出现反跳性高钾血症。为了预防高钾血症,复温应以缓慢且受控的速度进行,这使肾脏能够更有效地排出多余的钾。对于少尿患者,在复温之前,应开始肾脏替代治疗。此外,所有患者在复温前都应停用含钾液体,注意加强血钾的监测。复温过程中,胰岛素的敏感性恢复,易出现低血糖。所以,TH 过程中要严密监测血钾及血糖,及时按医嘱进行处理,维持机体内环境的稳定。

三、循环系统受累

低温可导致心动过缓、心肌收缩力降低、舒张末期容积增加及中心静脉血氧饱和度提高。应用镇痛药及镇静药可能会引起血管扩张,另外,受脱水剂及冷利尿作用的影响,患者

可出现血容量不足,血压下降。冷利尿的原因:低温过程中由于低温刺激血管收缩,增加静脉回流,从而促进心钠素的释放,降低了抗利尿激素水平,导致尿量增加。

复温阶段电解质被移回细胞外,由此产生的细胞外离子(尤其是钾离子)的增加可导致致命的心律失常。复温会使外周血管舒张和血液重新分布,导致低血压,从而减少组织氧输送。可以通过在复温前4～8 h用生理盐水进行容量补充来预防。因此,在TTM过程中要密切监测血流动力学,常规评估患者的心率、血压、尿量和血清乳酸的水平。

四、感染

TH期间由于镇痛药及镇静药的应用,患者的咳嗽能力和气道保护机制受到抑制,纤毛运动也减弱;因胃肠道功能障碍可能导致胃食道反流、误吸的风险增加;低温引起的炎症抑制会影响患者对感染的反应,TH会增加感染性并发症的发生风险,最常见的感染类型是肺部感染,其次是血流感染。

因TH期间患者体温被抑制,若发生感染,不会出现发热等症状,容易被忽略,鉴于此,建议定期对患者进行胸片复查、痰涂片及细菌培养检查,以及血常规等感染指标的监测。在不影响原发病治疗的情况下,护理过程中要落实好呼吸机相关肺炎及导管相关感染的防护措施,可采取机械辅助排痰、体位引流等方法促进痰液的排出。

五、胃肠功能障碍

TH期间因镇痛、镇静、冷刺激,患者会出现胃肠蠕动减慢、胃残余量增多、腹胀等表现,所以实施TH时建议置入鼻胃管或鼻肠管,给予胃肠动力药、缓泻剂鼻饲或灌肠,也可进行腹部保暖,必要时请康复科实施胃肠电刺激,可给予滋养型喂养。护士每班评估肠鸣音、胃残余量及腹胀情况,以确保及时采取相应的护理措施。

六、凝血功能障碍

TH有可能导致患者凝血功能异常和血小板功能障碍,需定期复查凝血功能或血栓弹力图。在护理过程中,每班都应仔细观察患者神志改变及瞳孔对光反射的灵敏性;检查皮肤黏膜有无出血点;留意大小便的颜色;以及监测血红蛋白及红细胞比容等指标,以便及时发现并处理可能的凝血功能障碍。

目标温度管理是一种复杂的治疗方法,可以减少继发性损伤,改善患者的长期神经功能预后。然而,各种疾病状态下实施TTM时的理想目标温度、持续时间、体温监测的部位以及实施的方法,仍然存有争议,临床上需根据神经损伤类型、严重程度等制订个体化的体温管理方案。在实施TTM过程中,要动态评估患者的情况,采取合适目标温度及降温措施,减少体温大幅度波动,控制并发症,最大限度地促进患者神经功能的恢复。

(申叶林)

▶▶ 参考文献

[1] Badjatia N, Strongilis E, Gordon E, et al. Metabolic impact of shivering during therapeutic temperature modulation: the bedside shivering assessment scale[J]. Stroke, 2008, 39(12): 3242-3247.

［2］ Madden L K，Hill M，May T L，et al. The implementation of targeted temperature management：an evidence-based guideline from the neurocritical care society［J］. Neurocrit Care,2017,27(3):468-487.

［3］ Cariou A，Payen J F，Asehnoune K，et al. Targeted temperature management in the ICU：Guidelines from a French expert panel［J］. Anaesth Crit Care Pain Med,2018,37 (5):481-491.

［4］ 李晓丹,马青变.目标体温管理在成人心脏骤停后脑复苏中应用的研究进展［J］.中华脑血管病杂志(电子版),2020,14(2):70-75.

［5］ 张玉曼,宋春霞,郑晓丽,等.心搏骤停患者目标体温管理的最佳证据总结［J］.中华护理杂志,2020,55(4):621-627.

［6］ 高建新,黎檀实.血管内降温技术及其治疗热射病的有效性和安全性研究进展［J］.解放军医学杂志,2021,46(2):207-211.

［7］ 中国医师协会神经外科分会神经重症专家委员会,北京医学会神经外科分会神经外科危重症学组,中国神经外科重症管理协作组.神经重症目标温度管理中国专家共识(2022 版)［J］.中华神经医学杂志,2022,21(7):649-656.

［8］ Drewry A，Mohr N M. Temperature management in the ICU［J］. Crit Care Med, 2022,50(7):1138.

［9］ 盖恬恬,李紫梦,崔钰,等.ICU 脑损伤患者目标体温管理的最佳证据总结［J］.中华护理杂志,2023,58(21):2653-2661.

［10］ Lavinio A，Andrzejowski J，Antonopoulou I，et al. Targeted temperature management in patients with intracerebral haemorrhage,subarachnoid haemorrhage, or acute ischaemic stroke：updated consensus guideline recommendations by the Neuroprotective Therapy Consensus Review(NTCR)group［J］. Br J Anaesth,2023, 131(2):294-301.

［11］ Binda D D，Baker M B，Varghese S，et al. Targeted temperature management for patients with acute ischemic stroke：a literature review［J］. J Clin Med,2024,13 (2):586.

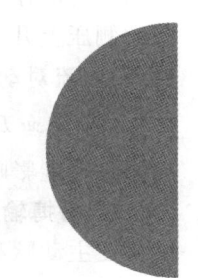

第八章
血压管理

第一节　基础知识

一、相关定义

（1）血压（blood pressure，BP）：血液在血管内流动时对单位面积血管壁的侧压力。血压根据所处的血管，分为动脉血压、静脉血压和毛细血管压，一般所说的血压指动脉血压。

（2）收缩压（systolic pressure）：心脏收缩时，动脉内的压力不断上升，中期时动脉内压力达到最高，此时血液对血管壁的侧压力称为收缩压，也称高压。

（3）舒张压（diastolic pressure）：心脏舒张时，动脉血管弹性回缩，主动脉压下降，在舒张末期动脉血压处于最低值，此时血液对血管壁的侧压力称为舒张压，又称低压。

（4）脉压（pulse pressure）：收缩压和舒张压的差值。

（5）平均动脉压（mean arterial pressure，MAP）：在一个心动周期中，动脉血压的平均值，约等于舒张压加 1/3 脉压。

二、正常血压

（一）血压的产生机制

1. 血压形成的四要素

（1）血容量：足够量的血液充盈是产生动脉血压的前提条件。

（2）心脏收缩射血：血压形成的基本因素，是形成动脉血压的动力源泉。

（3）外周阻力：血压形成的基本因素，是小动脉和微动脉对血流形成的阻力。它所起的作用是收缩期阻碍血液全部流向外周，舒张期防止血液瞬间全部回流至心脏。只有在存在外周阻力的情况下，左心室射出的血量（每次 60～80 ml），只有 1/3 是流向外周，其余 2/3 会暂存在主动脉和大动脉内，形成较高的收缩压，若无外周阻力，左心室射出的血量会全部流向外周，而不能产生动脉血压。

（4）血管壁弹性：对动脉血压的变化起缓冲作用，健康的动脉每次随着心脏射血而扩大，帮助缓解血管壁上的血压，同时使心室的间断射血变成动脉内的持续血流。

2. 血压的产生　血压的产生分两个阶段。第一阶段是心脏的收缩，射血入主动脉加上

外周阻力的作用,血容量 1/3 是流向外周,其余 2/3 储存在主动脉和大动脉内,血流对动脉壁的侧压上升至最高值,即收缩压。第二阶段是心脏的舒张,大动脉回弹,将存储的血推向外周,血流对动脉壁的侧压下降到最小值,即舒张压。

（二）血压的影响因素

凡是能影响心排血量和血管外周阻力的因素,都可影响血压。

1. 每搏输出量 每搏输出量增加,收缩压会明显升高,当外周阻力和心率变化不大时,储存在主动脉和大动脉内的血液会增多,但舒张期这些血液会流向外周,所以舒张末期滞留在动脉内的血液并没有增加很多,相应地,舒张压只是稍增加,脉压增大。所以,收缩压的高低主要反映每搏输出量的多少。

2. 外周阻力 外周阻力的改变对收缩压和舒张压都有影响,对舒张压的影响更为显著。因为当心排血量不变而外周阻力增大时,舒张期血液流向外周的速度会减慢,舒张末期滞留在动脉内的血液会增多,则舒张压明显增高。而外周阻力增加时,因为血压的增高而使血流速度增快,故而收缩压的增高没有舒张压显著,脉压减小。高血压病患者由于动脉硬化会使外周血管阻力增高,进而导致血压(特别是舒张压)的显著升高。

3. 血管壁弹性 随着年龄的增长,老年人很多血管的弹性纤维和平滑肌逐渐被胶原纤维所取代,血管壁的弹性下降,血管壁弹性所起到的缓冲血压升高的作用相应地减弱,从而导致血压上升。

4. 循环血量 循环系统平均充盈压约 7 mmHg,正常生理情况下此数值变化不大,所以不是血压显著升降的重要因素。但在严重失血时,如失血量＞30％,循环血量不能维持心血管系统的充盈状态,循环系统平均充盈压会下降到不能推动足够的血量回心脏,回心血量不足,则心排血量减少。严重时循环系统平均充盈压可降至 0,由此可见,循环血量是决定血压的重要因素。

5. 其他因素

（1）血液黏度:血液黏度增高,外周阻力则增大。

（2）其他:精神状态、生活节奏、个人差异、饮食习惯、药物、遗传、天气变化等。

（三）血压的生理变化

1. 正常血压 测量时以肱动脉为标准,正常收缩压的范围为 90～139 mmHg,舒张压的范围为 60～89 mmHg,脉压范围为 30～40 mmHg。

2. 生理变化

（1）年龄:血压随年龄的增长而增高,年龄与血压的关系见表 8-1。

表 8-1　年龄与血压的关系

年　　龄	血压/mmHg
1 个月	84/54
1 岁	95/65
6 岁	105/65
10～13 岁	110/65
14～17 岁	120/70
成人	120/80
老年人	140～160/80～90

（2）性别：女性在更年期前，血压低于男性。更年期后，血压较更年期前升高，与男性差别较小。

（3）身高：身高越高，心脏射血时需要的压力越大。

（4）体位：血压随体位而变化，站立位的血压＞坐位的血压＞躺位的血压，与重力的代偿机制有关。

（5）身体不同部位：右上肢的血压高于左上肢 10～20 mmHg，因为右侧肱动脉来自主动脉弓的第一大分支无名动脉，而左侧来自第三大分支的左锁骨下动脉。下肢的血压高于上肢 20～40 mmHg，因为股动脉管径较肱动脉粗，流动的血量大。

（6）环境：寒冷时末梢血管收缩，血压稍升高；高温时，血管扩张，血压稍下降。

（7）昼夜：凌晨 2～3 时血压最低，上午 6—10 时及下午 4—8 时血压处于高峰，晚上 8 时后血压呈下降趋势。

三、异常血压

（一）高血压

1. 定义　高血压（hypertension）是指在未使用降压药的情况下，18 岁以上成人收缩压≥140 mmHg 和（或）舒张压≥90 mmHg。

2. 分类　根据引起高血压的原因不同分类。

（1）原发性高血压：患者高血压的病因不明称为原发性高血压，约占 95％。发病机制与遗传因素、交感神经活性增强、肾素-血管紧张素-醛固酮系统激活、钠盐摄入过多、胰岛素抵抗、肥胖等有关。交感神经活性增强是原发性高血压的主要发病机制。

（2）继发性高血压：血压升高是某种疾病的一种临床表现，称为继发性高血压，约占 5％。病因包括肾实质性高血压、肾血管性高血压、原发性醛固酮增多症、嗜铬细胞瘤、库欣综合征、主动脉缩窄、甲状腺或甲状旁腺功能异常和药物性高血压等。

3. 中国高血压分类标准　见表 8-2。

表 8-2　基于诊室血压的血压分类和高血压分级

分　级	收缩压/mmHg		舒张压/mmHg
正常血压	＜120	和	＜80
正常高值	120～139	和（或）	80～89
高血压	≥140	和（或）	≥90
1 级高血压（轻度）	140～159	和（或）	90～99
2 级高血压（中度）	160～179	和（或）	100～109
3 级高血压（重度）	≥180	和（或）	≥110
单纯收缩期高血压	≥140	和	＜90
单纯舒张期高血压	＜140	和	≥90

（二）低血压

1. 定义　成人收缩压＜90 mmHg 和（或）舒张压＜60 mmHg。

2．病因

（1）快速型：大量出血、脱水、感染、过敏等可导致短期内血压快速降低。

（2）缓慢型：心脏病和内分泌疾病会引发缓慢且逐渐加重的血压下降。

（3）药物：血管扩张药、α受体阻断药、神经节阻断药等。

（4）其他：形体瘦弱、遗传因素可能会引起原发性低血压或体位性低血压，此外帕金森病、心脏病、糖尿病等也可引起低血压。

四、血压的监测

血压监测是评估血压水平、诊断高血压及观察降压疗效的根本手段和方法。血压监测可分为直接监测和间接监测，即有创血压监测（invasive blood pressure monitoring，IBPM）和无创血压监测（non-invasive blood pressure monitoring，NIBPM）。

（一）无创血压监测

1．概述　无创血压监测是应用血压计间接测量血压，根据血液流过狭窄的血管时形成涡流发出响声而设计的，是目前临床上广泛应用的血压监测方法。

2．工作原理

（1）收缩压：血压袖带缠于测量部位，加压时会使动脉完全闭塞，缓慢放气，当放气至袖带内压力与心脏收缩压相等时，血液通过袖带，听到血液流过的最大响声，此时对应的压力即收缩压。

（2）舒张压：获得收缩压后，继续放气。当袖带内压力低于心脏收缩压但高于舒张压时，这一段时间内，心脏每收缩一次，便可听到一次声响。但当袖带压等于或稍低于心脏舒张压时，血流恢复通畅，这时声响会变弱或消失，此时对应的压力即舒张压。

3．测量方法

（1）肱动脉。

①手臂位置（肱动脉）与心脏在同一水平面。坐位时平第四肋，仰卧位时平腋中线水平。当肱动脉高于心脏水平时测得的血压会偏低，低于心脏水平时测得的血压偏高。

②避免衣袖过紧，必要时脱袖，以免衣袖过紧而影响血流，进而影响血压。

③缠袖带前需挤出袖带内的空气，将袖带平整置于上臂中部，袖带下缘距离肘窝 2～3 cm，松紧度以能插入 1 指为宜。因为当袖带缠得太松，充气后会呈气球状，则有效面积变窄，使得血压测量值偏高，而当袖带缠得太紧时，未注气便已经受压，使得血压测量值偏低。

④使用水银血压计时，充气时，充气至肱动脉搏动消失后再升压 20～30 mmHg。放气时，缓慢放气，速度以水银柱每秒下降 4 mmHg 为宜。

（2）腘动脉。

①取仰卧位、俯卧位或侧卧位，一般不采取屈膝仰卧位。

②血压袖带缠于大腿下部，袖带下缘距腘窝 3～5 cm。

③其余操作同肱动脉。

（二）有创血压监测

详见第三章第九节。

（三）有创血压监测与无创血压监测的对比

1．概述　有创血压通常被认为是血压测量的金标准，尤其是在 ICU 内。有创动脉血压

监测中,足背动脉收缩压可能比桡动脉高10 mmHg,比舒张压低10 mmHg。左侧卧位的血压低于平卧位及右侧卧位,一般随着床头角度的增大,有创动脉血压会逐渐升高。而在高血压患者中,有创血压的收缩压可能会比无创血压高5～20 mmHg。神经外科重症患者推荐进行有创血压监测,Up To Date的《动脉置管有创监测的应用指征、置管技术和数据解读》中,提及连续的有创血压监测比振荡式的无创血压监测更易发现低血压(<65 mmHg),并且无创血压监测在休克、心律失常、体循环血管阻力严重升高(如使用缩血管药)等患者中是不够准确的。

2. 平均动脉压 在有创血压和无创血压的对比中,一般来说,有创血压高于无创血压,有研究提出翻转现象,翻转的临界值是有创血压的收缩压为(95.34±6.47)mmHg,即当有创血压收缩压为90～100 mmHg时,有创血压与无创血压的绝对值最小,即两者最接近。而当有创血压的收缩压<90 mmHg时,测量的无创血压收缩压比有创血压高,即翻转现象。在重度低血压时无创血压的测量值高于实际值,而在重度高血压时则会低于实际值。那么临床工作中究竟以有创血压为准,还是以无创血压为准?有研究提出,有创收缩压>无创收缩压、有创舒张压<无创舒张压、有创脉压>无创脉压,而有创血压监测的平均血压约等于无创血压监测的平均血压。采用平均动脉压较采用收缩压和(或)舒张压可以消除有创监测和无创监测之间的差异,有创血压监测的平均血压与无创血压监测的平均血压结果较一致,比收缩压更适合用于指导ICU患者的治疗。

对于平均血压,65～70 mmHg是保障器官灌注的初始目标。神经外科重症患者还需要关注脑灌注压,一般平均血压维持在80 mmHg以上时可以确保良好的脑灌注压。脑灌注压需维持在60～70 mmHg,因为当脑灌注压不足50 mmHg时,脑缺血发生率增加,而当平均血压>70 mmHg时,急性呼吸窘迫综合征发生率增加,蛛网膜下腔出血患者的脑灌注压可以适当稍高。脑灌注压=平均动脉压-颅内压,患者颅内压需维持在5.26～22 mmHg。

3. 减少误差 当有创监测的血压与无创监测的血压差异过大时,需考虑以下因素,并力所能及地排除可能造成误差的因素。①患者方面的因素:如动脉粥样硬化、外周血管疾病、动脉栓塞、体位、严重血管收缩与休克、体外循环后复温周围血管扩张、主动脉夹层、心律失常等;②无创监测方面的因素:如袖带太小、袖带的松紧度、外源性袖带受到压迫、肢体相对心脏的位置等;③有创监测方面的因素:导管内有阻塞(气泡、血栓、打折)、未对应到零点位置等。

五、神经外科疾病对血压的影响

原发性高血压的发病机制主要与交感神经活性增强有关,而交感神经活性主要受下丘脑室旁核、延髓尾端腹外侧、延髓头端腹外侧、孤束核核团等的调控,与这些核团相关的疾病可引起血压的变化。交感神经系统兴奋性长时间增强可导致外周血管平滑肌收缩,血管口径缩小,血管阻力增加,心率加速,血压升高。此外,肾素-血管紧张素-醛固酮系统、钠潴留、原发性醛固酮增多症等也会引起高血压。

(颜红波 黄凤爱)

第二节 目标血压管理

针对神经外科疾病血压的管理，目前发表了众多的指南、共识、证据总结等，如《中国脑血管病临床管理指南》(第 2 版)、《中国神经外科重症管理专家共识》(2020 版)、《颅内动脉瘤破裂出血患者血压管理策略的证据总结》等，为医护人员在神经外科疾病血压管理上提供了指导意见。但也正如《中国脑血管病临床管理指南》(第 2 版)文中所提，指南、共识等提及的建议并不能代替医生的临床判断和治疗方案的决策。对于患者的血压管理，必须由医疗工作者根据患者的具体病情而定。

神经外科重症患者常伴有血流动力学不稳定。高血压可引起血管源性脑水肿，使颅内压升高，增加再出血、预后不良的风险。过度降压可能会导致缺血性并发症，例如脑卒中、心肌梗死等。此外，低血压是预后不良的独立危险因素。有研究表明，收缩压每降低 10 mmHg 或舒张压每降低 5 mmHg，患者发生心力衰竭的风险可降低 40%，脑卒中的风险可降低 35%，死亡风险可降低 10%~15%，所以血压管理是救治神经外科重症患者的重要策略之一。

一、缺血性脑卒中

1. 概述 脑血管病居于我国居民死亡原因的第一位，2019 年全球疾病负担研究数据表明，我国缺血性脑卒中发病率约为 145/10 万，且中国人群的终生脑卒中患病风险居世界首位。缺血性脑卒中在所有脑卒中住院患者中占 81.9%，其中大血管闭塞导致的脑卒中病情重、预后差，会给个人、家庭、社会带来重大的医疗负担。

缺血性脑卒中(ischemic stroke,IS)是指因脑部血液循环障碍，缺血、缺氧所致的局限性脑组织缺血性坏死或软化。缺血性脑卒中是血流量减少或血管完全阻塞所致。血流量减少可能是血管严重狭窄或闭塞、全身灌注减少所致，而全身灌注减少发生于低血压、心力衰竭、大量失血等。缺血性脑卒中发生的主要原因是血栓的形成、栓塞以及小血管疾病所致的腔隙性梗死。

缺血性脑卒中好发于老年人，占脑卒中患者总数的 60%~70%。临床多表现为头痛、头晕、肢体麻木、无力等，治疗方式有开颅手术治疗、介入治疗等。一般大面积梗死或因脑水肿导致脑室受压、脑疝形成等可能选择手术治疗；脑梗死伴脑出血的患者，出血灶小的可选择保守治疗，出血灶大、有脑室出血的行血肿清除术；介入治疗一般包括动脉溶栓、经皮血管扩张成形术等。

据研究显示，约 70% 的急性缺血性脑卒中患者会有血压升高，所以需加强血压管理，但也不能过度地控压，避免加重缺血的发生。因为脑部极为敏感，加上脑部自身的能量储存极少甚至没有，而脑部需接受约 20% 的心排血量，所以缺血持续时间长会导致脑组织发生不可逆性的损伤及坏死。

2. 血压管理 缺血性脑卒中患者的血压管理见表 8-3。

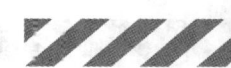

表 8-3　缺血性脑卒中患者的血压管理

文　献　主　题	推荐意见		
	溶栓前	溶栓后	术后
《中国脑血管病临床管理指南》(第2版)(2023版)第4章:缺血性脑血管病临床管理推荐意见	收缩压<180 mmHg,舒张压<105 mmHg	≤180/105 mmHg	溶栓时及治疗后24 h内维持<180/105 mmHg。 长期管理目标: ①<130/80 mmHg ②颅内大动脉狭窄(狭窄率70%～99%)的缺血性脑卒中或短暂性脑缺血发作患者,推荐<140/90 mmHg
《中国急性缺血性卒中早期血管内介入诊疗指南》(2022版)			血管完全再通者,收缩压维持在120～140 mmHg
《中国高血压急症诊治规范》(2020版)	1. 溶栓者:立即降压,第1 h平均动脉压降低15%,目标收缩压<180 mmHg,舒张压<110 mmHg。 2. 不溶栓者:当收缩压>220 mmHg,舒张压>120 mmHg 时,第1 h平均动脉压降低15%		

3. 急性缺血性脑卒中(acute ischemic stroke,AIS)处理流程图　见图8-1。

二、脑出血

1. 概述　脑出血(intracerebral hemorrhage,ICH)是神经外科常见的难治性疾病之一,2019年全球疾病负担研究数据显示我国脑出血发生率为59.6/10万,其临床表现取决于出血部位和出血量,如壳核出血可引起偏瘫、偏身感觉障碍、同向偏盲等,出血量大时会出现昏睡或昏迷;尾状核出血会引起急性意识模糊、记忆障碍、人格改变、短暂性对侧肢体无力或麻木等,当出血破入脑室时还可能出现头痛、嗜睡等;内囊出血可引起构音障碍、感觉障碍和对侧轻度偏瘫等;小脑出血可能导致无法行走,甚至会引起枕部头痛、呕吐、昏睡等;丘脑出血会出现轻度偏瘫、偏身感觉障碍,偶尔出现短暂性同向偏盲,还可能出现无反应性瞳孔缩小伴凝视麻痹;脑叶出血常累及额颞顶枕叶,额颞顶枕叶出血可能会出现对侧下肢轻瘫或瘫痪,一般上肢相对不累及,而枕叶出血会出现非常严重的对侧同向偏盲,并且脑叶出血患者癫痫的发生率更高;脑桥出血通常在数分钟内会导致昏迷,瞳孔针尖样缩小,清醒者会出现面瘫、眼球浮动、耳聋、构音障碍等。

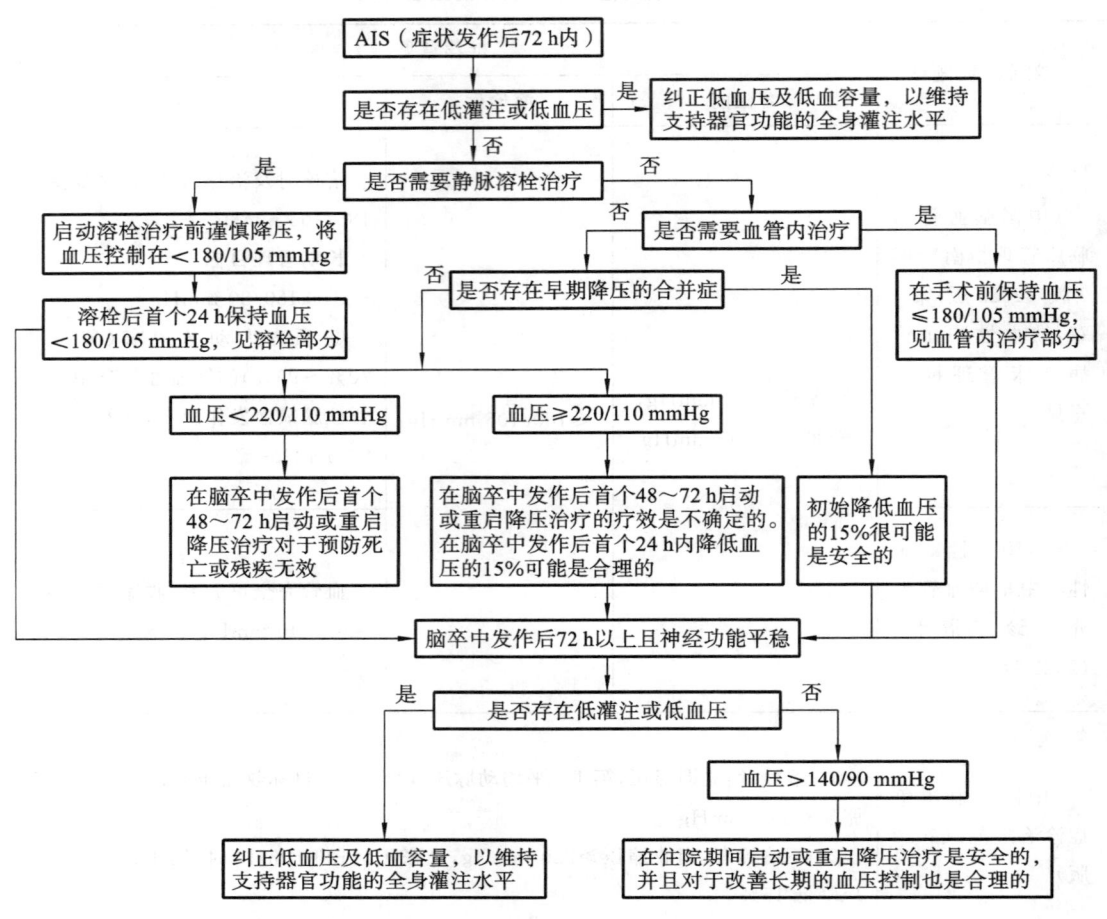

图 8-1　急性缺血性脑卒中处理流程图

脑出血的危险因素多见于高血压、颅内动脉瘤、脑淀粉样血管变性、脑动静脉畸形、凝血功能障碍、出血性梗死等。目前国际上尚无公认的分类,欧洲将 ICH 分为原发性脑出血、继发性脑出血和原因不明性脑出血。原发性脑出血是指无明确病因的脑出血,多数合并高血压。在我国虽未进行大样本的流行病学调查,就现有文献资料分析,原发性脑出血合并高血压者高达 70%~80%,所以我国一直沿用"高血压脑出血"来命名。

脑出血在脑卒中各亚型中的发生率位居第 2 位,仅次于急性缺血性脑卒中。脑出血致脑损伤的机制是血肿的扩大以及病灶周围的水肿会对脑实质产生原发性的机械损伤。血肿和水肿产生占位效应并造成颅内压升高,进而引起脑灌注减少和缺血性损伤。当出血量多时还可造成脑疝,此外,出血量可能还会继续增加,一般发生在脑出血发作后的数小时内。所以脑出血多病情危重,致死率、致残率高。

目前国内外对于高血压脑出血的治疗策略尚存在诸多争议,首选保守治疗,其治疗策略多集中在通过控制血压以及药物逆转相关凝血障碍来限制血肿的扩大,所以血压管理至关重要。而当保守治疗无效以及患者病情达到手术指征时,可进行外科手术治疗。

2. 血压管理　脑出血患者的血压管理见表 8-4。

表 8-4　脑出血患者的血压管理

文献主题	推荐意见			
	150～220 mmHg	>220 mmHg	备注	脑卒中复发预防
中国脑血管病临床管理指南（第2版）（2023版）第5章：脑出血临床管理	轻中度 ICH：紧急降至 140 mmHg 以下，并维持在安全范围 130～150 mmHg	轻中度 ICH：在持续血压监测下积极降压	①发病后 2 h 内开始治疗，1 h 内达到目标血压值。②降压治疗期间监测血压，谨慎滴定降压药剂量，力求持续、平稳地控制血压，有助于改善功能预后	①ICH 患者，推荐控制血压以预防脑出血复发。②控制血压的目标为<130/80 mmHg
	出血量较大、严重或需手术减压的 ICH，强化降压的安全性和有效性尚不明确			
脑出血患者血压管理的证据总结（2021 年）	<140 mmHg	目标收缩压：140～160 mmHg，每 5 min 监测一次血压	①血压控制应延长至脑出血后第 1 周。②血压超过目标值<20/10 mmHg，推荐单药治疗。③血压超过目标值≥20/10 mmHg，推荐联合治疗	长期血压控制目标值为<130/80 mmHg
高血压性脑出血中国多学科诊治指南（2020版）	①急性期：<140 mmHg。②围手术期：120～140 mmHg	应根据患者高血压病史长短、基础血压值、颅内压（ICP）情况及入院时血压情况个体化决定降压目标		

注：表格中血压为收缩压。

三、颅内动脉瘤

1. 概述　颅内动脉瘤（aneurysm）是指颅内局部血管异常改变产生的脑血管瘤样突起。目前临床上多是以颅内动脉瘤所累及的血管或部位来命名颅内动脉瘤，如大脑中动脉瘤、颈内动脉瘤、前/后交通动脉瘤等。

颅内动脉瘤的发生率为 0.4%～6%，女性发生率高于男性，约为 1.3：1，可能与激素状态有关。并且 20%～30% 的颅内动脉瘤是多发性的，女性是男性的 5 倍。颅内动脉瘤破裂出血是引起自发性蛛网膜下腔出血的主要原因，(3～25)/10 万人会出现动脉瘤性蛛网膜下腔出血，破裂的平均年龄为 50～55 岁，多数动脉瘤性蛛网膜下腔出血发生在 40～60 岁。动脉瘤形成的危险因素有遗传因素、高血压、吸烟、喝酒等，破裂的因素与家族史、动脉瘤的大小及位置、诱发事件（如高强度体力活动）、既往出血等因素有关。目前认为大多数颅内动脉瘤是短期形成的，可能是数小时、数日或数周。位置上，后循环动脉瘤，包括大脑后动脉瘤、

椎基底动脉瘤、后交通动脉瘤等破裂率最高;前循环动脉瘤,包括大脑前动脉瘤、前交通动脉瘤、颈内动脉瘤等,破裂率居中;颈动脉海绵窦段动脉瘤的破裂率最低。

多数颅内动脉瘤只在破裂时才出现临床症状,所以未破裂的颅内动脉瘤多是偶然发现的。部分颅内动脉瘤未破裂的患者可能有头痛、动眼神经麻痹、视力丧失、面部疼痛等症状。而颅内动脉瘤破裂的患者会表现出突发剧烈的头痛,蛛网膜下腔出血(SAH)的症状也会出现,如短暂性意识丧失、呕吐、颈部疼痛或僵硬。一旦做出 SAH 的诊断后,必须通过血管造影检查确定出血病因,脑血管造影是诊断颅内动脉瘤的金标准。

对于未破裂的颅内动脉瘤,《中国未破裂颅内动脉瘤临床管理指南》(2024 版)中建议对于颅内动脉瘤直径≥5 mm、形态不规则、随访过程中动脉瘤增大或形态变化、既往有(SAH)史、有颅内动脉瘤家族史的未破裂颅内动脉瘤可考虑手术治疗。颅内动脉瘤的最常用治疗方式是手术夹闭以及血管腔内弹簧圈栓塞术。无论是保守治疗还是手术治疗的患者,都必须警惕颅内动脉瘤破裂再出血,颅内动脉瘤破裂再出血死亡率高,可达 50%～80%,而血压的管理在预防再出血的环节中起到重要的作用。

2. 血压管理 颅内动脉瘤患者的血压管理见表 8-5。

表 8-5 颅内动脉瘤患者的血压管理

文 献 主 题	推 荐 意 见		
	动脉瘤处理前	动脉瘤处理后	备注
中国脑血管病临床管理指南(第 2 版)(2023 版)第 6 章:蛛网膜下腔出血临床管理推荐意见	收缩压<160 mmHg (收缩压<130 mmHg 可能有害)		静脉给予尼卡地平等钙通道阻滞剂或拉贝洛尔等 β 受体拮抗剂
重症动脉瘤性蛛网膜下腔出血管理专家共识(2023 版)	若收缩压>160 mmHg,可控制在 140～160 mmHg	参考基础血压、脑灌注监测等确定控制目标,避免低血压	尚不能明确可降低动脉瘤再出血风险的最佳血压水平
NCS:动脉瘤性蛛网膜下腔出血神经重症的监护管理指南(2023 版)	无足够证据推荐任何特定的血压目标来防止再出血或改善死亡率,有学者提出收缩压持续升高>160 mmHg 与再出血有关		
《Up To Date:动脉瘤性蛛网膜下腔出血的治疗和预后》(2024 版)	最佳治疗尚不明确,建议根据发病前的基线血压、初始血压升高的严重程度、有无脑肿胀以及肾损害等制订个体化具体目标。大多数急性动脉瘤性蛛网膜下腔出血患者的目标是收缩压<160 mmHg 或 MAP<110 mmHg		首选静脉给予尼卡地平、拉贝洛尔、氯维地平、依那普利等。因硝普盐及硝酸甘油等血管扩张剂易增加脑血容量进而增高颅内压,故避免使用

四、创伤性脑损伤

1. 概述 创伤性脑损伤(traumatic brain injury,TBI)是指由外力作用引起的脑功能改变。TBI 在高收入国家常见于高龄人群,多见于跌倒所致;而在中低收入国家则常见于较年轻群体,交通事故是创伤性脑损伤的主要原因;此外,自伤和暴力也是其发生的常见原因。

TBI 可以根据格拉斯哥昏迷评分(GCS)划分为不同的严重程度,GCS 14～15 分为轻度 TBI;GCS 9～13 分为中度 TBI,GCS≤8 分为重度 TBI。TBI 还可根据其病理生理学分为原

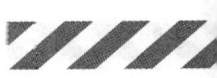

发性脑损伤和继发性脑损伤,原发性脑损伤常发生于受到创伤时。常见的造成创伤原因有直接撞击、穿入伤和冲击波以及快速加速或减速。受到外力作用后外力转移到颅内,导致颅内出现局灶性挫伤伴血肿、白质束剪切伤(弥漫性轴突损伤)合并局灶以及全脑水肿等问题。继发性脑损伤通常是指一系列分子损伤机制(如电解质紊乱、炎症反应、血管痉挛、局部微血管闭塞和血管损伤导致的继发性缺血、细胞凋亡或损伤等)的级联反应,这些反应在创伤发生时就开始,会持续数小时或数日,后导致神经元细胞凋亡、颅内压增高以及脑水肿等,从而进一步加剧脑损伤的程度,因此,对于伤后血压的管理尤为重要。

2. 血压管理 创伤性脑损伤患者的血压管理见表 8-6。

表 8-6 创伤性脑损伤患者的血压管理

文 献 主 题	推 荐 意 见
颅脑创伤后加重继发性脑损伤的危险因素防治专家共识(2020 版) Up To Date:急性中度和重度创伤性脑损伤的处理(2022 版)	在 ICU,避免低血压是重点。 50～69 岁患者维持收缩压≥100 mmHg, 15～49 岁或 70 岁以上患者应维持收缩压≥110 mmHg
颅脑外伤院前管理指南第三版	避免低血压(收缩压<100 mmHg) 避免高血压(收缩压≥150 mmHg)

五、脑动静脉畸形

1. 概述 脑动静脉畸形(cerebral arteriovenous malformation,CAVM)是最危险的脑血管畸形,它由脑动脉和静脉之间直接相连,两者间缺乏毛细血管网引起。CAVM 的特点是动脉静脉化、静脉动脉化,所以血管壁较为薄弱,因此极易发生颅内出血和癫痫发作。

发病年龄多为 10～40 岁,男性多于女性。临床表现与病灶的大小、部位以及是否破裂有关。总体出血率为 2%～3%,通常表现为颅内出血(40%～60%),蛛网膜下腔出血较为常见,具体取决于病变所处的位置。此外,癫痫发作也较为常见(10%～30%),也有部分(10%～20%)患者是在因其他原因行脑 CT 或 MRI 检查时发现,还有部分患者会出现头痛以及局灶性神经功能障碍。

脑血管造影是诊断 CAVM 的金标准,其治疗手段有非手术治疗、手术治疗和介入栓塞治疗。对于大多数血管破裂的患者,建议采取介入治疗,而血管未破裂的患者,如果血管破裂风险不高,建议采取保守治疗。

2. 血压管理 CAVM 患者因血管区盗血,病变周围组织会缺血,处于低灌注状态,而当畸形切除或栓塞后,血流恢复到正常灌注状态,短时间内高流量的血流经过扩张的血压,易使血管破裂,故需加强对血压的管理。

有文献中提及,术前有高血压的患者,栓塞后立即将血压降至基础血压的 2/3,其他患者术后目标血压控制在 90～100 mmHg/50～60 mmHg。有文献中提及,收缩压控制在 2/3 的基础水平,需持续 3～5 天。

(颜红波 黄凤爱 程一恒)

第三节 用药护理

神经外科重症患者常伴有血流动力学不稳定,且多伴有高血压或需进行血压目标管理,本文主要阐述静脉注射类的血管扩张药和血管收缩药以及口服降压药。

一、静脉注射类扩张血管药

《中国高血压急症诊治规范》中提及,高血压急症应使用起效快、可控性强的静脉降压药(表 8-7)。并根据不同疾病的特点进行单一或联合使用静脉降压药,能快速而平稳降压,最终达到目标血压。高血压急症是指血压急剧升高并伴有靶器官(包括脑、心血管系统以及肾脏等)损害的临床情况。

表 8-7 高血压急症降压药推荐

疾 病 名 称	推荐药物选择	
	一线推荐	其他选择
缺血性脑卒中	拉贝洛尔、尼卡地平	硝普钠
脑出血	拉贝洛尔、尼卡地平	乌拉地尔、甘露醇
蛛网膜下腔出血	尼卡地平、乌拉地尔	拉贝洛尔、硝普钠

(一)尼卡地平

1. 属性 钙通道阻滞剂。

2. 特点 与硝普钠相比,尼卡地平的安全性更好,两者的降压效果相近。

3. 用法用量 起始注射速度为 5 mg/h,最大注射速度可增至 15 mg/h,后续每 15～30 min 以 2.5 mg/h 的注射速度增加,直至达到目标血压,达标后速度可降至 3 mg/h。

4. 起效时间 立即。

5. 持续时间 30～40 min。

6. 不良反应 头痛、反射性心动过速。

(二)拉贝洛尔

1. 属性 肾上腺素能受体阻滞剂(兼具 α 受体阻滞剂和 β 受体阻滞剂)。

2. 特点 不会增加心率,故可安全用于活动性冠状动脉疾病的患者,但禁用于心力衰竭、心动过缓或一度以上心脏传导阻滞、哮喘、慢性阻塞性肺疾病等患者。

3. 用法用量 起始用量为 20 mg,此后每分钟注射 20～80 mg,最高可达 300 mg。输注速度为 0.5～2 mg/min。对于超重或肥胖的患者,总剂量可稍微增大,输注速度也可稍微增快。

4. 起效时间 不超过 5 min。

5. 持续时间 3～6 h。

6. 不良反应 恶心、呕吐、支气管痉挛、头麻、体位性低血压、传导阻滞等。

7. 其他 有研究显示,拉贝洛尔降压效果不如尼卡地平。

（三）乌拉地尔

1. 属性 一种选择性 α_1 肾上腺素能受体阻滞剂（简称 α_1 受体阻滞剂）。

2. 作用机制

（1）降压作用：具有外周和中枢双重降压作用，降压效果具有剂量依赖性，但使用较大剂量时不会出现严重的低血压。

（2）靶器官保护作用：不影响心率及大脑中动脉血管血流动力学，所以不引起反射性心动过速以及不增高颅内压。

（3）药代动力学特点：静脉使用时起效时间为 0.5～3 min，半衰期约为 35 min。

3. 用法用量

（1）用法：单次、重复静脉注射或长时间静脉输注。配备方法为将 40 ml 的乌拉地尔注射液（即 200 mg）稀释到 50 ml，此时浓度为 4 mg/ml。

（2）用量。

①高血压急症。

a. 需快速降压者：先给负荷剂量 25 mg，缓慢静脉注射，2 mg/min。推注完毕后如果无明显降压效果，2 min 后可重复给药，总量最高可达 100 mg，如若负荷剂量已达 100 mg，血压仍未明显下降，可联合其他静脉降压药一起使用。当基础舒张压下降 20% 和（或）舒张压＜100 mmHg 后就可以使用输液泵进行维持治疗。

为达到目标血压，输液泵维持起始速度为 2 mg/min。当血压达标后，维持给药速度为 5～60 mg/h。

b. 需缓慢降压者：缓慢静脉注射 12.5～25.0 mg 或使用输液泵治疗，初始速度可达 2 mg/min，当达到目标血压后维持给药速度为 5～60 mg/h。

②围手术期高血压者：缓慢静脉注射 25 mg，使用后若血压不达标可在 2 min 后重复使用，总量可达 100 mg。或静脉直接泵入，5～40 mg/h，并根据血压调整剂量。

4. 起效时间 5 min。

5. 持续时间 2～8 h。

6. 不良反应 患者可能出现恶心、呕吐、头痛、头晕、出汗、烦躁、乏力等不良反应，其发生的原因多为血压降得太快，不良反应通常在数分钟内即可消失，故一般无须中断治疗。

7. 注意事项

（1）不可与碱性液体混合使用，因为乌拉地尔呈酸性，如果与碱性液体混合使用可能引起溶液混浊或生成絮状物。

（2）血压监测：最初 5～10 分/次，病情稳定后 30～60 分/次。

（3）使用时间一般不超过 7 天。

（4）达到目标血压后且靶器官功能平稳，可逐渐过渡到口服降压药，不必等乌拉地尔停药后才使用口服降压药。

8. 使用流程图 见图 8-2。

（四）硝普钠

1. 属性 硝酸酯类药物。

2. 作用机制 硝酸酯类血管扩张药，它通过生成环磷酸鸟苷来激活细胞膜上的钙敏感性钾通道，从而使血管（微动脉和静脉）扩张。

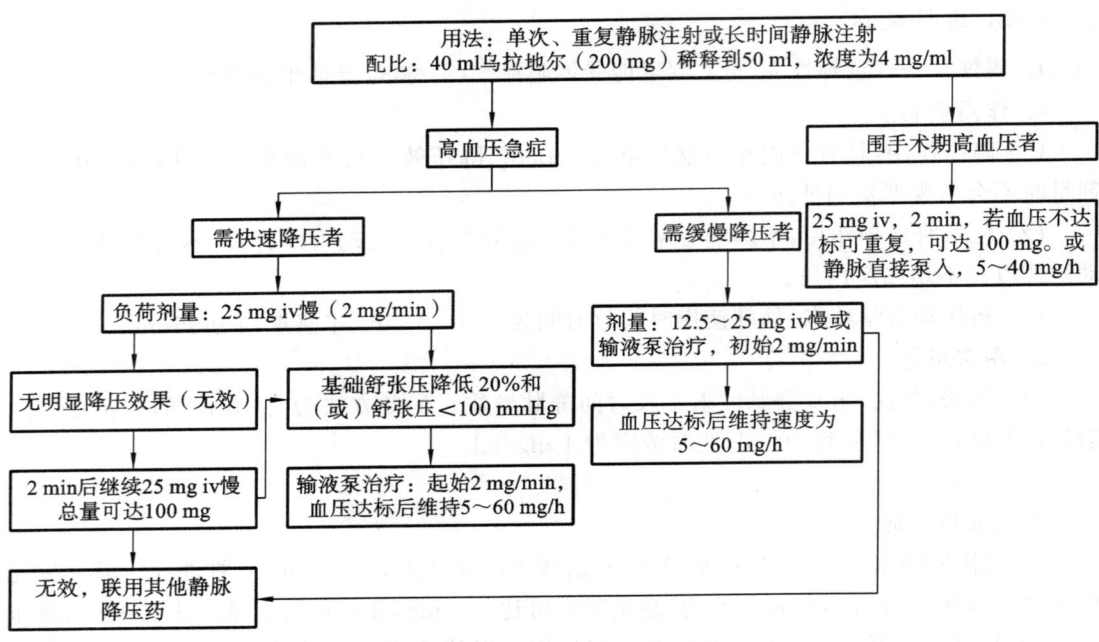

图 8-2 乌拉地尔使用流程图

3. 用法用量 起始剂量为 $0.25 \sim 0.5\ \mu g/(kg \cdot min)$，最大剂量为 $8 \sim 10\ \mu g/(kg \cdot min)$，最大剂量不可使用超过 10 min。

4. 起效时间 立刻。

5. 持续时间 $2 \sim 10$ min。

6. 不良反应

（1）心动过速、低血压、头痛及肌肉痉挛。

（2）氰化物中毒：中毒的危险因素是疗程较长（$24 \sim 48$ h）、使用剂量超过机体对氰化物的解毒能力（$>2\ \mu g/(kg \cdot min)$）以及有基础的肾功能受损。故当硝普钠使用超过 48 h 时，需每天进行血浆中氰化物或硫氰酸盐的测定，其中，氰化物不超过 $3\ \mu mol/ml$，硫氰酸盐不超过 $100\ \mu g/ml$，以防止氰化物中毒。氰化物中毒最快可 4 h 出现，主要表现为神志改变和乳酸酸中毒。使用硝普钠时尽可能是最低剂量以及避免长时间使用（不超过 3 天）。

7. 注意事项 肾功能损伤的患者尽量避免使用硝普钠，硝普钠不建议应用于妊娠期患者以及 Leber 视神经萎缩患者。

二、静脉注射类收缩血管药

多巴胺能够有效增加心排血量、升高血压以及增加肾脏等器官的血流灌注，在我国临床上作为一线的急救药物，广泛应用于心力衰竭、各种类型的休克、急性肾损伤的治疗以及围手术期血压的维护。多巴胺作为去甲肾上腺素的前体，去甲肾上腺素收缩血管的作用更为剧烈。多巴胺及去甲肾上腺素同为儿茶酚胺类药物。

（一）多巴胺

1. 属性 儿茶酚胺类药物，是肾上腺素及去甲肾上腺素的前体。

2．作用机制

（1）对心脏及全身主要血管：主要作用机制是激活多巴胺受体和交感神经受体（β_1 受体和 α 受体），具体激活的受体与剂量有关。

①小剂量：$<3\ \mu g/(kg \cdot min)$，主要激活外周血管中的多巴胺 D_1 受体，进而扩张冠状动脉，脑、肾和肠系膜的血管。

②中剂量：$3\sim10\ \mu g/(kg \cdot min)$，主要激活多巴胺受体以及心脏的 β_1 受体，进而引起正性肌力及正性变时作用，即增加心肌收缩力和速度。

③大剂量：$>10\ \mu g/(kg \cdot min)$，主要激活外周血管的 α 受体，使血管收缩，进而增加外周血管阻力，升高血压。此剂量下，多巴胺与去甲肾上腺素的药理作用相似。

（2）对肾血管：小剂量多巴胺主要激活肾血管的多巴胺 D_1 受体，扩张肾动脉，进而增加肾血流量和肾小球滤过率，从而产生利尿、利钠效应，当肾血流量增加时能起到增加心排血量的作用。大剂量多巴胺激活肾血管 α 受体，进而使血管阻力增加，肾血流量减少。

3．药代动力学 半衰期为 2 min，所以需持续静脉输注。静脉输注时 5 min 起效，持续时间为 $5\sim10$ min。输注后约 25％多巴胺会合成去甲肾上腺素。

4．适用性 适用于低血压（收缩压<90 mmHg）和（或）组织器官低灌注的急性心力衰竭患者。

5．用法用量

（1）配制方法。

①计量单位：$\mu g/(kg \cdot min)$。

②每次配药的总剂量（mg）＝患者体重（kg）×3。

③稀释：用 5％葡萄糖或生理盐水稀释至 50 ml。

④配制浓度：按照步骤②③，能获得的配制浓度是 1 ml/h 是 $1\ \mu g/(kg \cdot min)$。

⑤例：A. 患者体重 50 kg，总剂量＝50×3＝150 mg。稀释至 50 ml 时，每 1 ml 所含剂量＝150 mg÷50 ml＝3 mg。B. 当体重 50 kg 的患者需要配制的浓度为 1 ml/h 是 $1\ \mu g/(kg \cdot min)$，可通过计算：

$$1\ ml/h = 1\ \mu g/(kg \cdot min)$$
$$1\ ml/h = 1\ \mu g \times 50\ kg \times 60\ min$$
$$1\ ml = 3000\ \mu g = 3\ mg$$

A 与 B 的结果一致，所以按照步骤②③，能获得的配制浓度是 1 ml/h 是 $1\ \mu g/(kg \cdot min)$。

⑥配伍禁忌：不可与静脉用头孢菌素类药物以及碳酸氢钠等碱性溶液配伍。

（2）用药方式。

①起始剂量：$1\sim2\ \mu g/(kg \cdot min)$，逐步增加剂量。

②大剂量（$>10\ \mu g/(kg \cdot min)$）使用时会增加心律失常发生率，以房颤较多见。

③儿童因为发育尚未完全，推荐使用小剂量及中剂量较为安全。

6．禁忌证 室颤、未控制的快速型心律失常以及嗜铬细胞瘤，因为多巴胺的正性变时及正性肌力作用强。

（二）去甲肾上腺素

1．属性 儿茶酚胺类药物，作用于 α 受体和 β 受体。

2．用法用量

（1）稀释：使用5％葡萄糖注射液或葡萄糖氯化钠注射液稀释，因为去甲肾上腺素化学性质不稳定，在中性尤其是碱性溶液中易迅速氧化变色而失效。

（2）起始速度：成人为8～12 μg/min，达到理想血压时，维持2～4 μg/min。儿童常用量为按照体重计算，0.02～0.1 μg/（kg·min），后按需调节。

3．起效时间　立即。

4．持续时间　1～2 min。

三、口服降压药

（一）高血压亚急性

成人重度高血压一般是指收缩压≥180 mmHg和（或）舒张压≥110 mmHg，重度高血压时患者可能出现轻微头痛，或完全无症状，并且没有急性终末器官损伤的症状以及体征时，称为高血压亚急性。高血压亚急性常见于长期降压药治疗依从性低的患者。

针对此类患者的降压治疗，可选择口服降压药。口服降压药的降压速度通常比静脉注射用药要慢，因此，口服药物主要适合无法使用胃肠外用药或不伴严重急性终末器官损伤的重度高血压患者。

针对高血压亚急性患者，降压速度应控制在数小时至数日，应避免降压速度过快，出现低灌注而导致脑缺血或心肌缺血的发生，进而导致脑卒中、心肌梗死或急性肾损伤的发生。降压目标应是短期血压降至160/100 mmHg及以下，但平均动脉压在最初几小时，下降不应超过30％。从长远来看，降压目标应该更低一点，如140/90 mmHg及以下或130/80 mmHg及以下。此类患者可口服硝苯地平、口服或舌下含服硝酸酯类或卡托普利、口服可乐定或肼屈嗪等。不能舌下含服硝苯地平，因为可能会出现不可预知的、难以控制的低血压情况，进而导致严重缺血。

（二）高血压

血压升高或高血压患者都应该调整生活方式，但并不是所有诊断为高血压的患者都需要进行药物治疗。一般来说，收缩压＜160 mmHg且舒张压＜100 mmHg，并且未合并脑卒中、心力衰竭、冠心病、肾脏疾病、外周动脉粥样硬化、糖尿病等高血压患者，医生可根据患者病情及其意愿暂缓给药，采用调整生活方式的方法，最多干预3个月，如仍未达标，则启动药物治疗。

1．降压目标　一般的高血压患者，血压需降至140/90 mmHg以下，若合并心力衰竭、冠心病、糖尿病、慢性肾病并伴有蛋白尿的患者，若能耐受，应降至130/80 mmHg以下。65～79岁的患者血压降至150/90 mmHg以下，若患者能耐受，可降至140/90 mmHg以下，80岁以上的患者可降至150/90 mmHg以下。

2．药物选择　一般选择证据明确以及可改善预后的五大类口服降压药（表8-8），即血管紧张素转化酶抑制剂（angiotensin-converting enzyme inhibitor，ACEI）、血管紧张素受体拮抗剂（angiotensin receptor blocker，ARB）、钙通道阻滞剂（calcium channel blocker，CCB）、β受体阻滞剂、利尿剂。

表8-8 五大类口服降压药对比

分 类	代表药物	适 应 证	禁 忌 证	不良反应
ACEI	依那普利、卡托普利等普利类药物	①心力衰竭 ②心肌梗死后 ③左心室肥厚 ④糖尿病肾病 ⑤蛋白尿 ⑥微量蛋白尿 ⑦糖尿病 ⑧ACEI还可用于外周动脉粥样硬化以及非糖尿病肾病 ⑨ARB还可用于ACEI引起的咳嗽	①绝对禁忌证:高血钾、妊娠、双侧肾动脉狭窄 ②相对禁忌证:严重肾功能不全、可能妊娠的女性、肌酐>3 mg/dL(265 μmol/L)	①咳嗽 ②血管神经性水肿
ARB	缬沙坦、氯沙坦、厄贝沙坦等沙坦类药物			血管神经性水肿
CCB	主要是二氢吡啶类药物,如硝苯地平、硝苯地平缓释片、氨氯地平等地平类药物	①单纯老年收缩期高血压 ②左心室肥厚 ③心绞痛 ④动脉粥样硬化 ⑤代谢综合征	相对禁忌证:快速型心律失常、充血性心力衰竭	①头痛 ②面色潮红 ③心率加快 ④踝部水肿 ⑤牙龈增生
β受体阻滞剂	美托洛尔、美托洛尔缓释片、阿替洛尔、艾司洛尔等洛尔类药物	①心绞痛 ②心肌梗死后 ③快速型心律失常 ④心力衰竭 ⑤拉贝洛尔适用于妊娠高血压	①绝对禁忌证:二度及三度房室阻滞、哮喘 ②相对禁忌证:慢性阻塞性肺疾病、外周动脉疾病	①心动过缓 ②支气管痉挛
利尿剂	氢氯噻嗪、吲达帕胺、吲达帕胺缓释片	①单纯老年收缩期高血压 ②心力衰竭	①绝对禁忌证:痛风 ②相对禁忌证:妊娠	低血钾症

3. 用药方案 用药方案应根据患者是否存在合并症及患者的血压水平,从而选择合适的药物,优选长效药物。合并症指伴随脑卒中、心力衰竭、冠心病、糖尿病、外周动脉粥样硬化、慢性肾病等。

(1) 无合并症高血压患者的用药方案:见图8-3。

(2) 有合并症高血压患者的用药方案(表8-9),合并症处于稳定期。

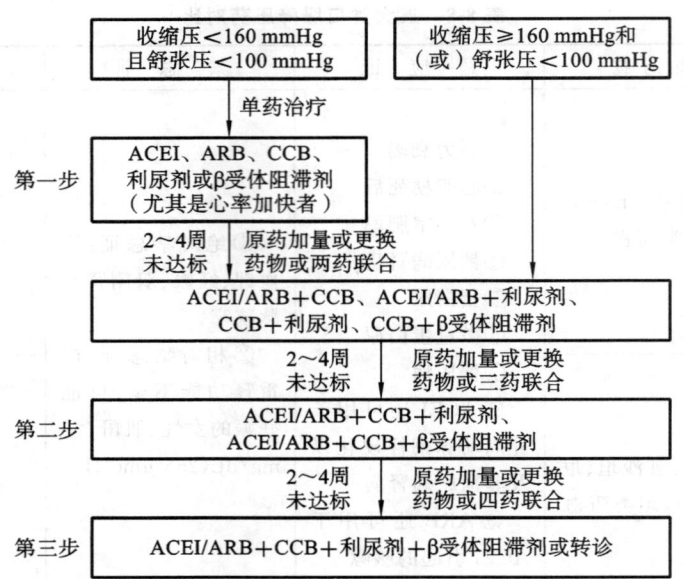

图 8-3　无合并症高血压患者的用药方案流程图

表 8-9　有合并症高血压患者的用药方案

合　并　症	第　一　步	第　二　步	第　三　步
脑卒中	①CCB 或②ACEI/ARB 或③利尿剂	①CCB＋ACEI/ARB 或②CCB＋利尿剂 或③ACEI/ARB＋利尿剂	CCB＋ACEI/ARB＋利尿剂
心肌梗死	ACEI/ARB＋β受体阻滞剂（小剂量连用）	①ACEI/ARB＋β受体阻滞剂＋长效CCB 或②ACEI/ARB＋β受体阻滞剂＋利尿剂（包括螺内酯）	①ACEI/ARB＋β受体阻滞剂＋长效CCB＋利尿剂 或②转诊
心力衰竭	ACEI/ARB＋β受体阻滞剂（小剂量连用）	ACEI/ARB＋β受体阻滞剂＋利尿剂（包括螺内酯、袢利尿剂）	①ACEI/ARB＋β受体阻滞剂＋利尿剂（包括螺内酯、袢利尿剂）＋长效CCB 或②转诊
心绞痛	①β受体阻滞剂或②ACEI/ARB 或③CCB	①β受体阻滞剂＋CCB 或②β受体阻滞＋ACEI/ARB 或③ACEI/ARB＋CCB	①β受体阻滞剂＋CCB＋ACEI/ARB 或②β受体阻滞剂＋CCB＋利尿剂
糖尿病或慢性肾病	ACEI/ARB	①ACEI/ARB＋CCB 或②ACEI/ARB＋利尿剂	ACEI/ARB＋CCB＋利尿剂

（颜红波　黄凤爱　袁杰东）

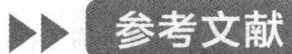

参考文献

[1] 青岛市护理学会管路护理专业委员会,青岛市护理学会静脉血栓栓塞专业委员会,山东省护理学会疼痛护理专业委员会.成人 ICU 患者外周动脉导管管理专家共识[J].中华现代护理杂志,2024,30(11):1401-1406.

[2] 中华医学会神经外科学分会,中国卒中学会脑血管外科分会,国家神经系统疾病医学中心,等.中国未破裂颅内动脉瘤临床管理指南(2024 版)[J].中华医学杂志,2024,104(21):1940-1971.

[3] 席浩淞,江洪.小胶质细胞对高血压的影响及其脑心自主神经机制的研究进展[J].中华老年心脑血管病杂志,2023,25(8):885-887.

[4] 中国医疗保健国际交流促进会心脏重症专业委员会,中华医学会急诊医学分会县域急诊急救学组,中国医学教育学会急诊医学分会基层急救分会,等.盐酸乌拉地尔注射液临床应用多学科专家共识(2023)[J].中华急诊医学杂志,2023,32(3):305-313.

[5] 中华医学会神经病学分会,中华医学会神经病学分会脑血管病学组,中华医学会神经病学分会神经血管介入协作组.中国急性缺血性卒中早期血管内介入诊疗指南 2022[J].中华神经科杂志,2022,55(6):565-580.

[6] 蒋雄京,唐礼江,姜一农,等.继发性高血压:当前的困惑与争议[J].中国循环杂志,2022,37(9):876-880.

[7] 李小寒,尚少梅.基础护理学[M].7 版.北京:人民卫生出版社,2022.

[8] 于洋杰,潘俊杰.原发性高血压中枢交感神经系统发病机制的研究进展[J].中国心血管杂志,2022,27(5):503-506.

[9] 袁淑兰,陈仰昆.脑小血管病与自主神经功能障碍的研究进展[J].海南医学,2022,33(12):1597-1602.

[10] 张丽华,田丹英,欧阳燕,等.颅内动脉瘤破裂出血患者血压管理策略的证据总结[J].中国实用护理杂志,2022,38(16):1255-1261.

[11] 李佳,冯如芝,梁素娟.脑出血患者血压管理的证据总结[J].中华神经医学杂志,2021,20(10):1032-1038.

[12] 中国医师协会心血管内科医师分会心力衰竭学组,中国医师协会急诊医师分会循环与血流动力学学组,中国老年医学会心电与心功能分会.多巴胺药物临床应用中国专家共识[J].中华医学杂志,2021,101(20):1503-1512.

[13] 国家心血管病中心国家基本公共卫生服务项目基层高血压管理办公室,国家基层高血压管理专家委员会.国家基层高血压防治管理指南(2020 版)[J].中国循环杂志,2021,36(3):209-220.

[14] 中华医学会神经外科学分会,中国神经外科重症管理协作组.中国神经外科重症管理专家共识(2020 版)[J].中华医学杂志,2020,100(19):1443-1458.

[15] 中华医学会神经外科学分会,中国医师协会急诊医师分会,中华医学会神经病学分会脑血管病学组,等.高血压性脑出血中国多学科诊治指南[J].中国急救医学,2020,40(8):689-702.

[16] 中华急诊医学教育学院,北京市心肺脑复苏重点实验室,首都医科大学附属北京朝阳医院急诊医学临床研究中心,等.中国高血压急症诊治规范[J].中国急救医学,2020,

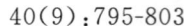
40(9):795-803.

[17] 贺亚龙,刘文博.颅脑创伤后加重继发性脑损伤的危险因素防治专家共识[J].临床神经外科杂志,2020,17(3):241-249,253.

[18] 陈茂君,段丽娟,李莉.神经外科护理难点突破[M].成都:四川大学出版社,2020.

[19] 韩锋,张静静,骆艳妮,等.102例危重病患者有创血压和无创血压的对比[J].中华重症医学电子杂志(网络版),2019,5(1):15-19.

[20] 贾玉凤,费建平,陈伟官.有创血压与无创血压监测效果的分段分析[J].护理研究,2019,33(20):3568-3571.

[21] 范勇,李沛尧,张楠,等.基于大样本重症监护数据库MIMIC-Ⅲ的无创和有创血压测量一致性研究[J].北京生物医学工程,2018,37(2):122-129.

[22] 俞卫锋,王天龙,郭向阳,等.α₁肾上腺素能受体激动剂围术期应用专家共识(2017版)[J].临床麻醉学杂志,2017,33(2):186-192.

[23] 郎黎薇.神经外科亚专科护理[M].上海:复旦大学出版社,2016.

第九章
镇痛镇静管理

第一节　基础知识

一、概述

镇痛镇静治疗是指应用药物手段或非药物手段以消除患者疼痛，减轻患者焦虑和躁动，催眠并诱导顺行性遗忘的治疗。

镇痛镇静是神经外科重症患者治疗的重要组成部分。神经外科重症患者常因疾病因素、环境因素以及气管插管或机械通气因素等造成患者出现疼痛、躁动、焦虑及谵妄症状，让患者承受着巨大的压力；中枢神经损伤后，处于去皮质抑制的状态时，交感中枢兴奋性传出增强，还可能并发阵发性交感神经过度兴奋综合征，致使患者的病情加重，给后续的治疗带来不利影响。目前国内外对神经外科重症患者镇痛镇静治疗已有相关指南、专家共识及指导意见。

二、镇痛镇静的目的

（1）一般目的：缓解或消除疼痛、焦虑和激动，改善睡眠质量，增加患者的舒适性；减少氧气消耗和应对压力减轻应激，降低氧耗；改善患者自主呼吸与呼吸机之间不同步的现象。

（2）对存在继发性脑损伤风险的神经外科重症患者的应用目的：保护大脑，包括控制颅内压和癫痫发作；维持适宜的脑灌注压；抑制交感神经系统，预防或减轻继发性脑损伤。

第二节　评估与监测

镇静镇痛是神经外科重症患者治疗的重要环节，适度的镇静镇痛治疗可有效缓解患者疼痛和躁动、稳定情绪，调节并减轻应激性损伤，提高患者对各种管道的耐受程度；对中枢神经系统起保护作用，可降低颅内压、降低脑代谢，增强脑组织对局部缺血的承受能力，发挥脑保护作用。如果镇痛镇静不恰当，可能会带来负面作用。因此，为了达到良好的镇静镇痛效果，实时、动态地监测评估患者的镇痛镇静效果显得尤为重要。

一、相关概念

1. 疼痛 一种与实际或潜在的组织损伤相关的不愉快的感觉和情感体验,或与此类似的经历,是许多疾病常见或主要的症状,也是我们身体的"求救信号",可引发机体出现一系列病理生理变化并产生严重后果。2002 年国际疼痛大会将疼痛列为第 5 大生命体征。

2. 躁动 在神经外科重症患者中较为常见,尤其是颅脑外伤患者,其主要表现为易激惹状态或者极度焦虑状态,伴随不停动作或挣扎动作。

二、合理镇痛镇静

镇痛的强度与镇静的深度的选择应根据患者病情需要进行动态评估,原则上应遵循镇痛优先,轻度镇静。

1. 镇静镇痛不足 难以达到镇静镇痛的预期效果,患者将处于紧张、焦虑、躁动状态;出现意外拔管的情况;引发人机对抗、通气血流比例不匹配;血压升高、心率加快、脑耗氧增加,脑水肿加剧,极大地增加了颅内出血、脑疝等并发症发生的可能性。

2. 镇静镇痛过深 对患者意识和瞳孔的评估造成影响,还将引起药物蓄积作用,引发呼吸抑制、抑制胃肠蠕动、耐药成瘾、谵妄、睡眠障碍等不良反应;此外,患者脑组织缺血缺氧程度加重,可能增加呼吸机相关性肺炎的发生率,并延长患者的机械通气时长与住院时长。

3. ECASH 理念 2016 年欧洲危重症医学会提出了 ECASH(early comfort using analgesia,minimal sedatives and maximal humane care)理念,即早期镇痛促进舒适,最小化镇静和最大的人文关怀。

三、疼痛评估及监测

在进行镇痛后,需对镇痛效果进行密切评估,并根据评估的结果对镇痛方案进行调整,避免出现镇痛不足或镇痛过度的情况。神经外科重症患者因存在意识障碍、接受机械通气治疗,以及使用镇静药或肌松药,致使其疼痛表达能力受限,建议根据患者能否进行自主表达来选用合适的疼痛评估工具。

1. 能自主表达的患者

(1) 数字分级评分法(numerical rating scale,NRS):以数字 0～10 代表不同程度的疼痛,0 代表不痛,10 代表疼痛难忍,由患者从上面选一个数字描述疼痛的强度。疼痛程度分级标准:0 无痛;1～3 轻度疼痛;4～6 中度疼痛;7～10 重度疼痛。NRS≥4 分视为需要进行镇痛治疗。

(2) 视觉模拟量表(visual analogue scale,VAS):又称视觉模拟评分法。让患者根据自己感受到的疼痛程度,在一张白纸上画一条 10 cm 长的直线,在直线上某一点做标记进行表达,此直线一端表示疼痛,另一端则表示难以忍受的剧烈疼痛,疼痛程度由 0～10 cm 逐级递增,评分越高代表疼痛程度越剧烈。随后使用直尺测量从起点到患者确定点的直线距离,用测量所得的数字表达疼痛的强度。

2. 不能表达但躯体行为可观察的患者

(1) 行为疼痛量表(behavioral pain scale,BPS):通过面部表情、上肢运动及发声/机械通气的顺应性 3 个疼痛相关行为指标进行评估,每个条目 1～4 分,总分为 3～12 分,总分越高说明患者的疼痛程度越剧烈。BPS≥5 分作为需要实施镇痛的标准。镇痛目标为 BPS<5 分(表 9-1)。

表 9-1　行为疼痛量表(BPS)

疼痛行为相关指标	1分	2分	3分	4分
面部表情	放松	部分紧张	完全紧张	扭曲
上肢运动	无活动	部分弯曲	手指、上肢完全弯曲	完全回缩
机械通气顺应性(插管)或发声(非插管)	完全能耐受	呛咳,大部分时间能耐受	对抗呼吸机	不能控制通气
	无疼痛相关发声	呻吟≤3次/分且每次持续时间不超过3 s	呻吟>3次/分或每次持续时间超过3 s	咆哮或使用"哦""哎呦"等言语抱怨,或屏住呼吸

(2)重症监护疼痛观察量表(critical care pain observation tool,CPOT):该量表通过面部表情、肢体移动、肌张力、发声/机械通气的顺应性4个疼痛行为指标进行评估,每个条目0～2分,总分0～8分,总分越高说明患者的疼痛程度越高。CPOT≥3分作为需要实施镇痛的标准。镇痛目标为CPOT<3分(表9-2)。

表 9-2　重症监护疼痛观察量表(CPOT)

疼痛行为相关指标	描　　述	状　　态	评分/分
面部表情	未观察到肌肉紧张	自然、放松	0
	表现出皱眉、眉毛放低、眼眶紧绷和提肌收缩	紧张	1
	以上所有的面部变化加上眼睑轻度闭合	扮怪相	2
肢体移动	不动(并不代表不疼痛)	无体动	0
	缓慢、谨慎地运动,触碰或抚摸疼痛部位,通过运动寻求关注	保护性体动	1
肢体移动	拉拽管道,试图坐起来,运动肢体/猛烈摆动,不遵从指令,攻击工作人员,试图从床上爬出来	烦躁不安	2
肌张力(通过被动的弯曲和伸展来评估)	对被动的运动不抵抗	放松	0
	对被动的运动抵抗	紧张和肌肉僵硬	1
	对被动的运动剧烈抵抗,无法将其完成	非常紧张或肌肉僵硬	2

续表

疼痛行为相关指标	描述	状态	评分/分
机械通气顺应性(插管)或发声(非插管)	无报警,舒适地接受机械通气	耐受机械通气	0
	有咳嗽或触发呼吸机报警,未干预可自行停止报警	基本耐受机械通气	1
	呼吸机不同步:人机对抗,频繁报警	对抗机械通气	2
	交谈正常,语调正常,或不出声	用正常音调说话或不发声	0
	叹息、呻吟	叹息、呻吟	1
	叫喊、哭泣	叫喊、哭泣	2

四、镇静评估及监测

在进行镇静治疗后,需对镇静治疗效果进行密切评估,并根据评估的结果对镇静治疗方案进行调整,避免出现镇静不足或镇静过度的情况。常用的镇静评估方法包含:①主观评估方法:Richmond 躁动-镇静评分(RASS)、Ricker 镇静-躁动评分(SAS)、Ramsay 镇静评分;②客观评估方法:脑电双频指数(bispectral index,BIS)、Narcotrend。

(一)主观评估方法

1. Richmond 躁动-镇静评分(Richmond agitation-sedation scale,RASS) 适用于 ICU 镇静镇痛、机械通气及重症患者。该量表包含 10 个镇静等级,从 +4~-5 分,代表患者从"有攻击性"到"昏迷"的程度(表 9-3)。

表 9-3　Richmond 躁动-镇静评分(RASS)

评分/分	分级	描述
+4	有攻击性	非常有攻击性,暴力倾向,对工作人员造成直接危险
+3	非常躁动	试着拔出呼吸管、胃管或静脉点滴,对工作人员有攻击行为
+2	躁动、焦虑	身体激烈移动,患者呼吸与呼吸机不同步
+1	不安、焦虑	焦虑、紧张,但身体只有轻微的移动,无攻击性
0	清醒、平静	自然清醒状态
-1	昏昏欲睡	没有完全清醒,对声音刺激保持清醒且目光接触时间超过 10 s
-2	轻度镇静	对声音刺激保持清醒且目光接触时间不超过 10 s
-3	中度镇静	对声音刺激有反应,但无目光接触
-4	深度镇静	对声音刺激无反应,对疼痛刺激能睁眼或运动
-5	不可唤醒	对声音刺激及身体刺激均无反应

最佳镇静评分:-2~+1 分。每 4~6 h 评估 1 次,若存在可能引起疼痛、焦虑的操作如气管插管、深静脉穿刺等有创操作时,应根据实际情况随时调整评估频率。

2. Ricker 镇静-躁动评分(sedation-agitation scale,SAS 评分) 适用于躁动、机械通气、重症患者,不适用于有听力障碍、神经损伤及使用麻醉药或肌松药的患者。该量表包含 7 个等级,从 1～7 分,代表患者躁动程度不断增加(表 9-4)。

表 9-4 Ricker 镇静-躁动评分(SAS)

评分/分	分级	描述
7	危险躁动	危害自身或他人;拔除或移动管道,翻越床栏,在创伤中辗转挣扎
6	非常躁动	多次口头提醒仍无法平静,需要进行保护性约束,言语提示劝阻其咬气管插管
5	躁动	焦虑或轻度躁动,经言语提示劝阻可安静
4	安静合作	容易唤醒,服从指令
3	镇静	嗜睡,语言刺激或轻度摇动可唤醒,能服从简单指令,但迅速入睡
2	非常镇静	对刺激有反应,但无法交流或服从指令,有自主运动
1	不能唤醒	对恶性刺激无或仅有轻微反应,不能交流及服从指令

恶性刺激:指吸痰或用力按压眼眶、胸骨或甲床 5 s。最佳镇静评分:3～4 分。

3. Ramsay 镇静评分 适用于躁动、机械通气、重症患者,不适用于有听力障碍、神经损伤及使用麻醉药或肌松药的患者。该量表分为 6 级,分别反映 3 个层次的清醒状态和 3 个层次的睡眠状态。1～6 分对应患者从烦躁不安到深睡的状态(表 9-5)。

表 9-5 Ramsay 镇静评分

分数	描述
1 分	烦躁不安
2 分	清醒,安静合作
3 分	嗜睡,对指令反应敏捷
4 分	浅睡眠状态,可迅速唤醒
5 分	入睡,对呼叫反应迟钝
6 分	深睡,对呼叫无反应

注:1 分为镇静不足,2～4 分为镇静满意,5～6 分为镇静过度。

(二)客观评估方法

1. 脑电双频指数(bispectral index,BIS) BIS 是计算机对脑电图(electroencephalogram, EEG)的功率、频率、谐波和位相进行分析,将复杂的脑电信号进行数字化处理,最后转化为一种简单的量化指标。这个指标能够实时反映大脑皮质和皮质下的意识水平,能快速反映患者的镇静情况变化,不仅有助于了解手术患者的麻醉深度与重症患者的镇静水平,还可应用于早期干预以改善颅脑损伤患者脑缺血缺氧状态、评估预后状态等,在神经外科领域具有良好的应用前景。

BIS 值范围为 0～100,数值越大表明患者表现越清醒,数值越小则提示大脑皮质受抑制越严重(表 9-6)。

表 9-6 脑电双频指数

BIS 值范围	意　义
85～100	完全清醒状态
65～84	镇静或深度睡眠状态
40～64	昏迷或麻醉状态
＜40	可能出现暴发性抑制
0	脑死亡

2. Narcotrend　Narcotrend——麻醉/脑电意识监测系统，它是通过实时采集头部任意位置的脑电信号，将基础脑电图进行分析并分级，将脑电图分为从 A～F 6 个阶段 15 个亚级的 Narcotrend 分级（Narcotrend stage，NTS），即 A、B 0～2，C 0～2，D 0～2，E 0～2，F 0～1，使用从 0～100 的麻醉深度指数（Narcotrend index，NTI）来反映患者从清醒状态到过度麻醉状态的整个过程，数值越小，麻醉程度越深（表 9-7）。

表 9-7 麻醉状态与对应的 Narcotrend 分级、Narcotrend 指数

麻 醉 状 态	Narcotrend 分级	Narcotrend 指数
清醒状态	A	95～100
浅镇静状态	B_0	90～94
	B_1	85～89
	B_2	80～84
浅麻醉状态	C_0	75～79
	C_1	70～74
	C_2	65～69
常规麻醉状态	D_0	57～64
	D_1	47～56
	D_2	37～46
深度麻醉状态	E_0	27～36
	E_1	20～26
	E_2	13～19
过度麻醉状态	F_0	5～12
	F_1	0～4

第三节　用药护理

关于神经外科重症患者镇痛镇静的治疗指南、专家共识已确认镇痛镇静对脑保护的重要作用，是神经外科重症患者治疗的重要组成部分，但迄今尚无证据表明某种镇痛镇静药具有绝对的选择优势。神经外科重症患者脑功能障碍与镇痛镇静药对神经功能均有影响，导

致临床情况复杂,因此临床医生在药物的选择上需要考虑患者的病情及药物的可及性、有效性、安全性。既要达到设定的镇痛镇静目标,也要避免其不良反应,如呼吸抑制、循环抑制和加重某些器官(如肝脏、肾脏)的代谢负担,而导致器官功能损伤。镇痛镇静药使用期间应及时、系统地评估和记录患者镇痛镇静效果,并随时调整镇痛镇静药及其剂量以达到预期目标。

理想镇痛镇静药的特点:起效迅速,无药物蓄积作用;停药后快速恢复,作用时间短;无肝肾副作用;镇静的同时保持定向力和可唤醒状态;血流动力学平稳;镇静作用强,镇静程度容易控制;对呼吸、循环系统影响小;具有一定的镇静作用。

一、镇痛药的选择

目前常用的镇痛药包括阿片类药物和非阿片类药物。阿片类药物是神经外科重症患者镇痛管理的首选主要药物,具有起效迅速、便于调控、用量少、价格低等优势,常用的有芬太尼、瑞芬太尼、舒芬太尼等。但阿片类药物存在一些不良反应,主要包括消化系统症状、呼吸抑制、血压下降、成瘾性等,在用于神经外科重症患者时,需特别注意其剂量与输注速度,避免对患者的颅内压与脑灌注压带来较大的影响(表9-8)。

表 9-8　镇痛药的选择

药名	代谢途径	排泄途径	优点	缺点
吗啡	肝脏	多在肾脏,少量经胆道	具有麻醉、镇痛、镇静、镇咳作用;抑制呼吸中枢和咳嗽中枢,降低气管插管反应	最常见的不良反应:呼吸抑制;镇痛作用个体差异大;致幻作用;急性神经外科重症禁用(可能引发强直阵挛发作)成瘾性;肝肾损害;组胺释放容易导致支气管水肿、痉挛
芬太尼	肝脏	肾脏	镇痛作用机制与吗啡相似,起效迅速且强效;单次应用作用时间短;对心血管功能影响小	不良反应与吗啡类似,呼吸抑制,致幻作用,成瘾性;反复应用后易蓄积,产生延时效应,不宜作为长期镇痛治疗药物
瑞芬太尼	血液和组织中的非特异性酯酶(不经血浆胆碱酯酶代谢)	肾脏	起效迅速且强效;维持时间短;苏醒更迅速,不依赖肝肾功能;适合快速滴注;能够降低高血压脑出血患者术后的再出血率	呼吸抑制、大剂量用药停药后痛觉过敏;局部脑代谢亢进;可能引发强直阵挛发作;与术中低温无关的术后寒战发生率增加

续表

药名	代谢途径	排泄途径	优 点	缺 点
舒芬太尼	肝脏和小肠	排泄:肾脏、胆汁	起效迅速且强效;作用时间短;对脑血流动力学影响小,蓄积作用小,对呼吸抑制作用小	偶发局灶性中枢异常兴奋;骨骼肌强直(胸肌强直);蛋白结合力受酸碱平衡影响,诱发危及生命的血清素综合征;剂量个体差异较大,长期使用可能延长机械通气时间
地佐辛	肝脏	肾脏	与吗啡的临床效应相似,但呼吸抑制等不良反应轻于吗啡	恶心、呕吐、头晕发生率较高
布托啡诺	肝脏	肾脏	药物滥用及成瘾现象较弱;肌内注射起效迅速;呼吸抑制作用弱	困倦、出汗、恶心及中枢刺激症状;增加心肺负荷

二、镇静药的选择

镇静药的选择,应该在充分镇痛的基础上进行。镇静药的使用可有效改善颅内压、降低脑代谢、减少脑氧耗、控制脑血流量、抑制癫痫发作以及控制皮质扩散去极化。目前神经外科重症患者常用的镇静药有咪达唑仑、丙泊酚、右美托咪定等(表9-9)。

表 9-9 镇静药的选择

药名	代谢途径	排泄途径	优 点	缺 点
咪达唑仑	代谢	肾脏	镇静效果好,适用于长时间镇静,起效迅速;遗忘作用;血流动力学稳定 抗焦虑、抗惊厥及肌肉松弛作用;可治疗震颤性谵妄;降低颅内压和脑代谢,能提高癫痫抽搐阈值	弱活性代谢产物;可引起药物蓄积作用,苏醒延迟不利于神经功能评估;呼吸抑制;增加谵妄发生率;增加机械通气时间;长期应用后还可能产生耐受现象,骤然停药可表现为戒断症状
丙泊酚	肝脏/肝外	肝脏/肾脏	镇静效果好;起效迅速;快速清醒、作用时间短、镇静深度容易控制,利于进行神经系统评估。具有减少脑血流、降低颅内压、降低脑氧代谢率及抗惊厥、抗焦虑、止呕等作用	呼吸抑制;低血压、心脏骤停;无特异性拮抗剂;丙泊酚输注综合征;高脂血症

续表

药名	代谢途径	排泄途径	优　　点	缺　　点
右美托咪定	肝脏	肾脏	起效迅速,半衰期短,具有镇静、抗焦虑、催眠、镇痛和交感神经阻滞作用,减慢心率,镇静的同时维持患者意识清醒,可以随时进行神经系统体查,不影响患者的睡眠质量;对呼吸抑制轻;降低谵妄的发生率	心动过缓;低血压;起效慢于丙泊酚和咪达唑仑
巴比妥类	肝脏	肾脏	起效迅速;具有镇静、催眠、麻醉、抗惊厥、抗震颤及中枢性肌肉松弛作用;通过血脑屏障速度快	遗忘作用弱于苯二氮䓬类药物;中度剂量依赖性呼吸/循环抑制;注射并发症(可能引发机体异常变态反应;卟啉病患者禁忌)
地西泮	肝脏	肾脏	镇静、抗焦虑、中枢性肌肉松弛作用	呼吸抑制,低血压

第四节　集束化策略

集束化策略是指通过一系列有循证基础的治疗及护理措施来处理某种难治的临床疾患。镇静镇痛集束化策略能有效预防 ICU 患者呼吸机相关性肺炎,防止谵妄的发生,降低 ICU 获得性肌无力的发生,减少镇静药的用量,改善患者预后,即 ABCDEF Bundle,包括 A(评估、预防和管理疼痛)、B(自主觉醒试验和自主呼吸试验)、C(镇静和镇痛的选择)、D(谵妄评估与干预)、E(早期运动和锻炼)、F(家庭参与和赋权)。

一、A——评估、预防和管理疼痛

疼痛是许多疾病常见或主要的症状,可导致机体发生一系列病理生理变化和严重后果。运用疼痛评估量表进行疼痛的评估,必要时做相应的处理,如积极治疗原发病、调整镇痛镇静药的用量,同时运用药物的替代疗法如安抚患者,改变环境、减少噪声,聆听舒缓的音乐,分散患者注意力等。

二、B——自主觉醒试验和自主呼吸试验

(一) 自主觉醒试验(spontaneous awakening trials,SAT)

SAT 又称每天中断镇静、每日唤醒试验,是对于接受镇静药的患者,每天上午应中断或减少镇静药的输注,直到患者清醒,并能够按照指令做出转动眼球、活动手指、伸舌头等相应动作,对于意识不佳、无法完全清醒的患者则以血压升高、心率加快,不自主运动增多为目标,帮助评估患者病情,缩短镇静时间,防止镇静过度。如在唤醒过程中患者过度烦躁和不

适,应按照原镇静药剂量的一半重新给药,逐步调整至目标镇静水平。

SAT 时可选择患者平时喜欢的音乐,每天早晚床边播放。

SAT 能减少镇静镇痛药使用总剂量、降低气管切开率、缩短患者机械通气时间、缩短 ICU 住院和总住院时间。

(二)自主呼吸试验(spontaneous breathing trials,SBT)

SBT 用于检测患者是否有能力维持自主呼吸,从而预测撤机成功的可能性。通过每天唤醒试验后,可考虑实施自主呼吸试验。

三、C——镇痛和镇静的选择

详见第三节"用药护理"。

四、D——谵妄的评估与干预

谵妄是由多种原因引起的一种意识混乱状态,并伴有认知障碍,以意识障碍、认知障碍、急性发作、病程波动、注意力不集中为特点,导致机械通气时间及住院时间延长、镇静镇痛药剂量增大、认知功能受损等不良后果。神经外科重症患者发生谵妄的危险因素有神经系统病变、年龄、机械通气、高血压、急诊手术、创伤、失语症、保护性约束、睡眠剥夺等。不应因已有(潜在)的神经功能缺损而忽略谵妄评估。积极治疗原发病,尽量减少引起谵妄的诱发因素,改善组织和脑灌注,将有利于谵妄的预防。

根据患者精神运动水平的高低,谵妄可分活动增多型(或兴奋型)、活动减少型(或抑郁型)、混合型 3 种亚型。

(一)谵妄的评估

1. 重症监护室意识模糊评估法(confusion assessment method for intensive care unit,CAM-ICU) 具有较高的敏感性和特异性,需 RASS 评分≥-3 分时采用此法进行谵妄评估(表 9-10)。

表 9-10 重症监护室意识模糊评估法

维　　度	特　　征
意识状态的急性改变或反复波动	采用 RASS 评估患者的意识状态,与基线状态相比,患者当前的意识状态是否出现急性改变,或在过去 24 h 内,若患者的意识状态出现异常波动,则判定为阳性
注意力缺损	通过让患者听到特定数字时捏手示意或选出正确图片的方法来筛查其注意力,如果错误超过 2 个,则判定为阳性
意识清晰度改变	根据当前 RASS 水平进行判定,RASS 评分不为 0,则判定为阳性
思维紊乱	根据常识性是非题及指令动作进行评估,错误≥2 个,则判定为阳性

若前 2 项阳性且后 2 项中至少 1 项阳性,则可判断患者为谵妄状态;若 RASS 评分<-3 分,则不进行谵妄评估,继续监测患者意识状态。若谵妄评估阳性,RASS 评分在-3~0 分,说明患者是抑郁型谵妄;若 RASS 评分在+1~+4 分,患者可能为兴奋型或混合型,或两者交替出现。

2. 重症监护谵妄评估法(intensive care delirium screening checklist,ICDSC) 具有较高的敏感性和特异性,常用于 ICU 谵妄的筛查,该量表包含 8 个项目:意识状态水平改变、注意

力不集中、定向力障碍、幻觉-妄想精神障碍、精神运动性兴奋或迟缓、不恰当的言语或情绪、睡眠觉醒周期紊乱、症状波动。总分 8 分,≥4 分提示谵妄阳性(表 9-11)。

表 9-11　重症监护谵妄评估法

项　目	特　征	评　分
意识状态水平改变(选择 D/E 时,暂时停止评估)	A 为嗜睡或对轻度到中度刺激有反应	1 分
	B 为正常清醒	0 分
	C 为对正常刺激过度反应	1 分
	D 为对刺激无反应	0 分
	E 为对强烈刺激有反应	0 分
注意力不集中	①患者很难跟随交谈或遵循指令;②注意力容易被外界刺激转移、分散;③难以转移注意力	有其中 1 项计 1 分;无则计 0 分
定向力障碍	对时间、地点或人物的定向有明显错误	有其中 1 项计 1 分;无则计 0 分
幻觉-妄想精神障碍	①出现幻觉或由于幻觉导致异常行为或妄想;②精神病状态	有其中 1 项计 1 分;无则计 0 分
精神运动性兴奋或迟缓	①过度兴奋,需要使用镇静药或约束来防止潜在的危险,如拔除静脉留置针、伤害医务人员等;②活动减退或临床中出现明显的神经运动性迟钝	有其中 1 项计 1 分;无则计 0 分
不恰当的言语或情绪	①不恰当的、紊乱的或不连贯的语言;②对事物或所处境遇表现出不恰当的情绪	有其中 1 项计 1 分;无则计 0 分
睡眠觉醒周期紊乱	①夜间睡眠<4 h;②夜间经常醒,不纳入被医务人员唤醒或被其他杂音吵醒的情况;③患者 1 天中多数时间处于睡眠状态	有其中 1 项计 1 分;无则计 0 分
症状波动	24 h 或观察期间内任何以上条目中的症状出现波动计 1 分	有其中 1 项计 1 分;无则计 0 分

(二)谵妄的干预

谵妄的干预分为药物干预和非药物干预。

1. 药物干预　镇静药本身可致谵妄发生,为防止因镇静药滥用而产生谵妄,应用 ICU 镇痛镇静技术应首先识别疼痛的原因,在进行镇痛的基础上再实施镇静治疗。

谵妄的药物干预一般有两种药物治疗方案:①调节镇静药的使用;②使用抗精神病药。不建议使用药物治疗来预防和治疗谵妄。

2. 非药物性干预　主要包括改善环境和早期活动。

(1)改善环境:睡眠剥夺是 ICU 患者发生谵妄的因素之一,因此改善睡眠的时间及质量有助于降低谵妄的发生率。改变环境措施:①减少噪音;②调节温湿度;③做好光线管理;④营造人性化的 ICU 环境。这些措施能够有力地促进患者的有效睡眠、减少镇静镇痛药的使用,预防谵妄的发生以及缩短谵妄的持续时间。

(2)早期活动:每日唤醒、自主呼吸试验、早期运动和锻炼均能有效减少谵妄的发生。

五、E——早期运动和锻炼

早期运动和锻炼在神经外科重症患者中是安全可行的,可预防 ICU 获得性肌无力、ICU 获得性谵妄、ICU 获得性神经肌肉障碍等相关并发症的发生。

神经外科重症管理及康复专家共识指出,神经外科重症患者血流动力学、呼吸功能、神经功能稳定 24 h 后开始进行康复治疗。

(一)神经外科重症监护室早期康复暂停指征

当生命体征明显波动,且有可能进一步恶化危及生命时宜暂停康复治疗。包含:①SBP>180 mmHg 或 DBP>110 mmHg;MAP<70 mmHg 或>120 mmHg;②HR<40 次/分或>130 次/分;③新发的恶性心律失常;④RR<5 次/分或>40 次/分;⑤不能耐受的呼吸困难,SaO_2<88%;⑥机械通气患者 FiO_2≥605,PEEP≥10 cmH_2O,人机不同步,需要加大机械通气支持力度;⑦颅内压>25 mmHg;⑧神经功能恶化;⑨导管脱落;⑩疼痛。

(二)早期运动方案

(1)对于神经外科重症无反应或不能主动配合的患者,包含:①良肢位摆放;②被动活动:被动四肢及躯干关节活动度维持;③全时段进行床上被动体位转换;关节肌肉被动牵伸;被动四肢及躯干关节活动度维持;床上被动坐位,不同角度体位适应性训练;电动斜床站立;神经肌肉电刺激。

(2)对于反应良好或能够主动配合的患者,包括:床上转移、床上被动或主动坐位适应性训练;床边坐位、床椅转移等;运动控制及平衡能力训练,生活活动能力前期训练等。

(三)肺康复

①体位训练;②气道廓清技术;③呼吸训练:腹式呼吸训练、抗阻呼吸训练、深呼吸训练等多种方法和技术;④物理治疗:膈肌电刺激和超声等物理治疗,超短波肺部抗感染治疗在临床使用过程中应谨慎,有可能引起肺纤维化;⑤中医传统疗法:穴位按压、针灸推拿等,合理地运用中医传统疗法可以发挥有效的作用。

(四)吞咽功能

对有吞咽障碍的患者行吞咽功能训练:舌肌被动训练、咽喉运动训练、空吞咽训练、冰刺激、吞咽肌低频电刺激等方法。

六、F——家庭参与和赋权

神经外科重症患者,由于疾病和医疗的干预,患者往往无法与医护人员和家属进行沟通。通过家庭人员的参与,有助于患者、家属及医护人员之间建立信任关系,从而促进沟通和尊重。

(1)对于 ICU 探视制度,将限制性探视制度改为弹性探视与家属预约探视相结合的半开放式探视制度,每次探视人数不变,对于探视次数和探视时长可进行调整,探视时间依患者和家属需求而定。

(2)对不配合治疗的患者,教会家属与患者进行语言性和非语言性的沟通,从而减少患者的心理不适和恐惧感,通过对患者肢体和皮肤的接触进行触摸性促醒。

(3)医护人员对患者及家属进行相关并发症知识及治疗护理策略的健康教育。

(4)由责任护士、家属或清醒患者记录 ICU 日志,包括患者在 ICU 期间的活动、事件及

情感等。

（5）通过家属呼唤患者名字，讲述患者喜爱的话题、故事、书籍，让患者听喜爱的音乐，进行声音促醒。

（6）家属在医护人员指导下与医护人员共同对患者进行早期活动方案，对昏迷患者也可进行运动刺激促醒、进行被动活动等。

（唐白茶　田湘红）

▶▶ **参考文献**

[1] 国家神经系统疾病医疗质量控制中心神经重症亚专业工作组,中国病理生理学会危重病医学专业委员会,《神经重症患者镇痛镇静治疗中国专家共识》工作组.神经重症患者镇痛镇静治疗中国专家共识(2023)[J].中华危重病急救医学,2023,35(9):897-918.

[2] 高丹丹,张红梅,王海播,等.危重症患者客观疼痛评估工具的研究进展[J].军事护理,2023,40(9):76-79.

[3] 纪媛媛,王军,欧梦仙,等.神经外科重症患者谵妄综合干预方案的构建[J].中国护理管理,2023,23(10):1569-1574.

[4] 中华医学会呼吸病学分会,中国医师协会呼吸医师分会危重症医学专家组.成人呼吸危重症患者镇痛镇静管理及相关问题专家共识[J].中华结核和呼吸杂志,2023,46(12):1162-1175.

[5] 张伟英,李雪梅.常用谵妄评估工具在ICU患者中的应用进展[J].中华现代护理杂志,2022,28(29):3985-3990.

[6] 李莉,段丹,陈茂君.神经重症患者镇静镇痛评估与治疗的研究进展[J].实用医院临床杂志,2021,18(05):219-222.

[7] 余倩,杨富,方芳.危重症患者疼痛观察工具的研究进展[J].解放军护理杂志,2021,38(8):72-74.

[8] 刘敏君,祁海鸥,薛子豪,等.危重症术后患者ICU过渡期疼痛管理的研究进展[J].中华急危重症护理杂志,2021,2(2):162-166.

[9] 陈进,叶宏伟,殷昊.脑电双频指数联合动态颅内压监测在重型颅脑损伤合并大量颅内血肿患者病情监测及预后评估中的应用价值[J].中国实用医刊,2021,48(23):9-13.

[10] 张勤,朱金君,陆金燕,等.早期康复护理干预在神经外科重症监护患者临床护理中的应用[J].中华危重症医学杂志(电子版),2021,14(5):438-440.

[11] 万丽,赵晴,陈军,等.疼痛评估量表应用的中国专家共识(2020版)[J].中华疼痛学杂志,2020,16(3):177-177.

[12] 张利东,徐建国,王国林,等.地佐辛临床镇痛专家共识[J].中华麻醉学杂志,2020,40(6):641-645.

[13] 宋学军,樊碧发,万有,等.国际疼痛学会新版疼痛定义修订简析[J].中国疼痛医学杂志,2020,26(9):641-644.

[14] 刘鹏飞,冯军峰,王伟丰.镇痛镇静治疗对重型颅脑创伤患者颅内压的影响[J].中华神经外科杂志,2020,36(10):1026-1029.

[15] 陈梦霞,牟园芬,陈艳玲,等.集束化策略在机械通气患者中的应用效果评价[J].中华

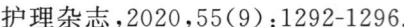

护理杂志,2020,55(9):1292-1296.

[16] 中华医学会神经外科学分会,中国神经外科重症管理协作组.中国神经外科重症管理专家共识(2020版)[J].中华医学杂志,2020,100(19):1443-1458.

[17] 丁楠楠,姚丽,姜变通,等.国内外每日唤醒研究的聚类分析[J].护理研究,2020,34(6):1095-1101.

[18] 侯春蕾,张碟,邓颖,等.ICU护士对镇静镇痛集束化护理知信行的现状调查[J].中华护理杂志,2019,54(10):1529-1534.

[19] 薛鑫.颅内压联合脑电双频指数和血液标志物监测对重度颅脑损伤患者病情及预后的价值[D].兰州:兰州大学,2019.

[20] 罗迪祎,周会兰,胡燕华,等.ICU集束化策略中家属参与和赋权的研究进展[J].护理学杂志,2019,34(23):86-90.

[21] Mart M F,Brummel N E,Ely E W. The ABCDEF Bundle for the Respiratory Therapist[J]. Respir Care,2019,64(12):1561-1573.

[22] 王导新,邓旺.重视机械通气患者镇静镇痛个体化策略[J].中华结核和呼吸杂志,2019,42(9):652-655.

[23] 中华医学会重症医学分会.中国成人ICU镇痛和镇静治疗指南[J].中华危重病急救医学,2018,30(6):497-514.

[24] 倪莹莹,王首红,宋为群,等.神经重症康复中国专家共识(上)[J].中国康复医学杂志,2018,33(1):7-14.

[25] 吴传芹.ICU谵妄非药物集束化干预预防策略的构建与实证研究[D].南京:南京中医药大学,2018.

[26] 王翠婷,杨翊.颅脑损伤患者镇痛镇静治疗的临床应用进展[J].中华重症医学电子杂志(网络版),2017,3(4):296-300.

[27] Marra A,Ely E W,Pandharipande P P,et al. The ABCDEF Bundle in Critical Care[J]. Crit Care Clin,2017,33(2):225-243.

[28] 张盼,张春华,朱小平.应用重症监护疼痛观察工具评估重症监护患者疼痛的Meta分析[J].中华现代护理杂志,2016,22(4):526-530.

[29] 黎张双子,江智霞,张霞,等.每日唤醒策略在ICU机械通气病人中的应用[J].护理研究,2016,30(9):1037-1040.

[30] 张盼,张春华,朱小平.应用重症监护疼痛观察工具评估重症监护患者疼痛的Meta分析[J].中华现代护理杂志,2016,22(4):526-530.

[31] 李伟靖,徐红萌.盐酸右美托咪定的作用机制及其临床应用[J].实用疼痛学杂志,2016,12(4):298-302.

[32] 周丹.ICU医护人员镇静镇痛集束化策略认知、临床实践现状调查和对策研究[D].青岛:青岛大学,2015.

[33] 刘要伟.重症监护疼痛观察工具和行为疼痛量表用于危重患者疼痛评估的信度与效度[D].广州:南方医科大学,2014.

[34] 冯洁惠.集束化镇痛镇静策略应用于机械通气患者的效果评价[D].杭州:浙江大学,2012.

第 十 章
并发症管理

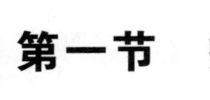

第一节 癫痫

一、概述

癫痫是一种复杂且多样的慢性脑部疾病,主要表现为大脑神经元异常放电导致的突然短暂且反复发作的脑部功能失常。由于神经元异常放电涉及的部位和扩散范围各异,癫痫可引起运动、感觉、意识和自主神经等多种功能障碍,表现形式和程度各不相同。癫痫发作是指由不同原因造成的大量神经元过度、同步、异常放电的临床现象,其表现形式多种多样,包括大发作、小发作、局限性发作和精神运动性发作等。这些发作具有短暂性、重复性和刻板性的共同特点,每位患者的癫痫发作可能以一种或多种形式并存。难治性癫痫,又称顽固性癫痫,指癫痫发作频繁,每月至少 4 次,且经正规治疗,使用适当的一线抗癫痫药,并在药物血药浓度保持在有效范围内的情况下,至少观察 2 年仍无法控制发作,严重影响患者的日常生活。同时,这种癫痫还需排除进行性中枢神经系统疾病或占位性病变的可能性。

二、病因

引起癫痫的病因非常复杂,既有遗传因素,又有后天因素,目前国内学者认为脑部病理性损害、脑内存在多药耐药基因、基因异常、免疫缺陷、医源性因素是其主要的病因。

1. 基本病因

(1)脑部病理性损害:在多数难治性癫痫患者的脑部检查中发现了明显的病理性损害,如海马硬化、结节性硬化等结构性异常,以及脑部肿瘤、外伤等病变,为癫痫的治疗提供了新的思路和方向。

(2)脑内存在多药耐药基因:国外有报道,难治性癫痫患者脑部存在多药耐药基因,其过度表达可能是难治性癫痫顽固的本质。

(3)基因异常:部分患者与染色体异常或基因异常有关,具有家族性。

(4)免疫缺陷:在免疫缺陷的人群中,致癫痫的机会较多。如高热惊厥的儿童常有免疫球蛋白 A(IgA)缺乏症;原发性难治性癫痫的儿童,治疗前就有 IgA 缺陷。

(5)医源性因素:在癫痫患者的临床治疗中,药物选择不当,发作类型判断错误,未优先使用一线药物,或药物剂量和配伍使用不合理;患者因感觉症状改善而私自停药,以及不良

的生活习惯等因素,都可能诱发难治性癫痫,严重影响患者的治疗效果和生活质量。

2. 诱发因素

(1)睡眠:癫痫的发作与睡眠觉醒周期紧密相连。全面强直阵挛发作常见于清晨醒来之际,而婴儿痉挛症则更倾向于在醒后及睡前时段发作,这揭示了癫痫与生物钟之间的微妙关系。

(2)内环境改变:内分泌失调、电解质紊乱和代谢异常等状况均可降低神经元放电阈值,进而诱发癫痫发作。疲劳、睡眠不足、饥饿、便秘、饮酒过量、情绪波动以及短暂性代谢紊乱等因素,同样可能引发癫痫。

三、分类

(一)癫痫及癫痫综合征的分类

癫痫及癫痫综合征的分类见表10-1。

表10-1　癫痫及癫痫综合征的分类

1. 与部位有关的癫痫和癫痫综合征
(1)原发性(发作与年龄有关)
①伴有中央区和颞叶棘波的良性儿童癫痫
②伴有枕区阵发性放电的儿童癫痫
③原发性阅读性癫痫
(2)症状性
儿童慢性进行性部分连续性癫痫
(3)隐源性
①颞叶癫痫
②额叶癫痫
③顶叶癫痫
④枕叶癫痫
⑤两叶和多叶的癫痫
2. 全身性癫痫和癫痫综合征
(1)原发性(发作与年龄有关)
①良性家族性新生儿惊厥
②良性新生儿惊厥
③良性婴儿肌阵挛癫痫
④儿童失神癫痫
⑤青少年失神癫痫
⑥青少年肌阵挛癫痫
⑦以上未列的其他全身性原发性癫痫
⑧以特殊激发形式诱发的癫痫

（2）隐源性或症状性（按年龄顺序排列）

①West综合征

②Lennox-Gastaut综合征

③伴有肌阵挛-起立不能发作的癫痫

④伴有肌阵挛失神发作的癫痫

（3）症状性

①早起阵挛性脑病

②具有抑制性爆发头皮脑电的早期婴儿癫痫性脑病

③以上未列的其他症状性全身性癫痫

3．不能确定为局灶性或全身性的癫痫

4．特殊综合征

①与某些情况相关的发作

②发热惊厥

③孤立性癫痫发作或孤立性癫痫持续状态

④急性症状性癫痫发作（如继发于代谢或中毒事件）

（1）按发病原因分类：先天性癫痫、症状性癫痫、隐源性癫痫。

（2）癫痫综合征可分为两类：一类源于局部解剖部位，具有部位相关性；另一类则源于双侧同步，表现为全身性特征。

（二）癫痫发作分类

癫痫发作可分为部分性发作和全身性发作（表10-2）。

表10-2　癫痫的发作分类

1．部分性发作

（1）单纯部分性发作

（2）复杂部分性发作

①发作时伴有意识障碍

②单纯部分性发作进展成复杂部分性发作

（3）部分性发作发展至全身性发作

①单纯部分性发作进展成全身性强直阵挛发作

②复杂部分性发作进展成全身性强直阵挛发作

2．全身性发作

（1）失神发作

（2）肌阵挛发作

（3）强直发作

（4）阵挛发作

续表

(5)失张力发作

(6)强直阵挛发作

3. 不能分类

四、临床表现

1. 全身性强直阵挛发作　又称大发作,以意识丧失和全身对称性抽搐为显著特点,这种发作过程可细分为三个阶段。首先是强直期,这一阶段患者表现为意识骤然丧失,摔倒在地。此时,全身的骨骼肌呈现出持续性的收缩状态,眼球上翻,喉部肌肉也发生痉挛。这种状态一般会持续10～20 s,随后逐渐过渡到阵挛期。在这一阶段,不同的肌群会交替出现强直和松弛的现象,这种现象会从肢端逐渐扩散至全身。阵挛的频率会逐渐减缓,而松弛期则会逐渐延长。这一过程会持续30 s～1 min。在最后一次强烈的痉挛之后,抽搐会突然停止。此时,患者的心率会加快,血压升高,汗液、唾液和支气管分泌物也会增多。瞳孔会扩大,呼吸会暂时中断,皮肤会出现发绀现象,同时瞳孔对光反射和深浅反射也会消失。最后是惊厥后期,阵挛期过后,患者仍会出现短暂的强直痉挛发作现象,这可能导致牙关紧闭和大小便失禁。随后,呼吸会首先恢复,口鼻可能会喷出泡沫或血沫。心率、血压和瞳孔会逐渐恢复到正常状态,肌张力也会逐渐减低。这种发作过程具有明显的阶段性特征,每一阶段都有其独特的临床表现和生理变化。了解这些特点对于正确诊断和及时治疗至关重要。发作开始至恢复须5～10 min。患者醒后自觉头痛,不能回忆抽搐过程。

2. 强直发作　四肢肌肉强直性收缩,使肢体固定于某种紧张的位置,如四肢伸直、头眼偏向一方或后仰、角弓反张;呼吸肌受累时,面色由苍白变为潮红,继而青紫。

3. 阵挛发作　全身性惊厥发作中,有时并不伴随强直现象,仅表现为反复的全身痉挛。这种痉挛的频率会逐渐减小,但强度保持不变,此类情况相对较为罕见。

4. 失神发作　失神发作称为小发作,发作为毫无先兆的短暂意识丧失,仅持续5～20 s。患者表现为突然语言或动作中断,呼之不应,双眼凝视,一般不跌倒;恢复亦突然,可继续原来的谈话或动作。每天可发作数十次,多则上百次,但智力很少受影响,预后良好。

5. 肌阵挛发作　突然、短暂和快速的肌收缩,可以仅为一块肌肉,也可以是单个肢体或全身。可仅发作一次或快速重复多次,常在即将入睡或醒来时发作。

6. 失张力发作　全身或部分肌张力突然低下,表现为头下垂,下颌松弛而张口,上肢下垂,甚至倒地。可以有短暂的意识障碍,也可以为一侧肢体或单一肢体的局限性肌张力低下。

7. 单纯部分性发作

(1)部分运动性发作:常见于一侧口角及上肢,为局部性抽搐发作,一般持续数秒至数分钟,神志清楚。

(2)Jackson发作:发作多始于拇指、食指、口角、手指或足趾。抽搐范围逐渐扩大,可以扩展到一个肢体或一侧肢体,患者神志清楚。

(3)躯体感觉发作:较部分运动性发作少见。常为针刺感、麻木感,有时为本体感觉或空间感觉异常。

(4)特殊感觉发作:以幻嗅发作(沟回发作)最常见,多因不愉快嗅觉、视觉、味觉发作,因

起始部位不同可以有闪光、彩条等。听觉发作可以是简单的音调到成曲调的音乐。味觉发作常表现为有刺激性、愉快的或可恶的味觉。

（5）情感障碍发作：常表现为发作性抑郁、情绪低落、欣快、大笑，也可是暴怒、恐怖感等。

（6）记忆障碍发作：以发作性记忆力丧失最常见，如"脑子一片空白"，已遗忘的事也可在发作中又浮现于脑海中，有时过去的全部经历同时显现。

（7）知觉异常发作：对生疏的人或事出现莫名其妙的熟悉感，但很模糊。

五、辅助检查

1. 脑电波（electroencephalogram,EEG）监测 在惊厥性发作或癫痫持续状态后如果患者意识没有立即恢复，行急诊 EEG 监测可以明确一些行为或精神状态的波动及不能解释的变化。

（1）实时 EEG（监测 30 min）：可以发现约 1/3 的非惊厥性发作（24 h EEG 可作为金标准）和半数的临床事件。

（2）6 导或 8 导 EEG：因导联数较少，对发作或癫痫性放电不敏感，可能导致假阴性结果。

（3）连续 EEG 监测：24 h EEG 监测可发现 95% 非昏睡患者的发作和 80% 昏睡患者的发作（昏睡患者在未明确非惊厥性发作前应行连续 EEG 监测或 48 h EEG 监测）。

（4）癫痫持续状态患者 EEG 监测结果可能包括全面性周期性癫痫样放电，一侧周期性癫痫样放电或双侧但非同步周期性放电。这些癫痫持续状态下的 EEG 监测结果由于未达到引起发作的水平，故很难判断是发作期还是发作间期放电，而且其确切的性质和意义还有待进一步研究。

2. 影像学检查（MRI） 癫痫病灶在弥散加权成像（diffuse weighing imaging,DWI）上可能表现为高信号，非血管的脑组织在表观弥散系数成像（apparent diffusion coefficient imaging,ADC）上呈低信号，伴随软脑膜增强。在液体衰减反转恢复序列（fluid attenuated inversion recovery,FLAIR）上有时可发现脑回增强和脑回变厚，这种病理变化是可逆的，提示可能是假性急性脑梗死的表现。

六、治疗

癫痫持续状态的治疗关键在于稳定生命体征，提供心肺功能支持，并迅速终止癫痫发作，以减轻对脑部神经元的损害。同时，需积极寻找并根除病因及诱因，并妥善处理并发症，确保患者的整体健康状况得到有效维护。这一综合治疗策略有助于控制病情，提高患者的生活质量。

（一）一般原则

1. 快速处理 如果能在 30 min 内给予治疗，约 80% 的患者对一线药物反应良好，但 2 h 内治疗只有不到 40% 的患者反应良好。非惊厥性癫痫持续状态延迟治疗 24 h，死亡率将成倍增高。因此，一旦发现患者有持续状态征象就应立即做出诊断治疗。

2. 药物控制发作 药物是终止发作的首要手段。如果担心用药时引起呼吸抑制可予以插管。门诊的成人患者癫痫持续状态在医疗辅助人员给予劳拉西泮或地西泮后，呼吸抑制或循环系统并发症会明显减少。

（二）惊厥性癫痫持续状态的治疗

1. 保持生命体征平稳　首先确保患者呼吸道通畅，及时吸氧。必要时，进行气管插管或气管切开术。对患者进行心率、血压、呼吸、EEG 进行持续监测，并定时检查血气、血电解质及肝肾功能，以确保患者的生命体征稳定。

2. 控制发作　终止发作是治疗的关键，可根据患者的发作类型、年龄、共患病和先兆等酌情选用以下方法。

（1）紧急处理：地西泮作为治疗癫痫的首选药物，其显著优点在于作用迅速，通常在 1～3 min 便能产生明显疗效。然而，其不足之处在于其作用时间相对较短，可能无法满足长时间的控制需求。使用地西泮时，需特别警惕其可能产生的呼吸抑制副作用，特别是在与其他镇静药如苯巴比妥类、水合氯醛等联合使用时，这种副作用可能会变得更加显著。

使用地西泮时，成人患者首次静脉注射的剂量通常为 10～20 mg，且注射速度应控制在每分钟 2～5 mg。若癫痫症状持续或复发，可在 15 min 后重复给药。还可以选择将 100～200 mg 的地西泮溶于 5％葡萄糖溶液中，在 12 h 内缓慢静脉滴注，但 24 h 内的总剂量应控制在 40～50 mg。

对于儿童患者，地西泮的剂量需根据体重进行调整，通常为每千克体重 0.2～0.5 mg，最大剂量不应超过 10 mg。另一种计算方法是按照（年龄＋1）毫克数的公式来确定，如 1 岁患儿使用 2 mg，2 岁患儿使用 3 mg，以此类推。在注射过程中，应严格控制注射速度，以每分钟 1～2 mg 为宜。若患儿在静脉推注过程中癫痫症状得到控制，则无须继续推注剩余药液。

此外，劳拉西泮作为另一种抗癫痫药，其作用持续时间相对较长，且不会引起脂肪重新分布。成人患者静脉注射的推荐剂量为 4 mg，注射速度也不宜过快。若癫痫症状持续或复发，可在 10～15 min 按相同剂量重复给药。但需注意，12 岁以下儿童的安全性和剂量尚未确定，因此不推荐对这部分患者静脉注射劳拉西泮。

苯妥英钠也是治疗癫痫的常用药物之一。成人患者静脉注射的剂量为每次 150～250 mg，注射速度应控制在每分钟不超过 50 mg。必要时，可在 30 min 后重复给药。静脉滴注的用量则需根据患者的体重进行调整。需要注意的是，在使用苯妥英钠过程中，如出现血压下降或心律失常等不良反应，需及时减缓静脉滴注速度或停药。

丙戊酸钠也是治疗癫痫的常用药物之一。丙戊酸钠注射液 15 mg/kg 缓慢静脉推注，持续时间不少于 5 min，然后以 1 mg/(kg·h)的速度维持静脉滴注。丙戊酸钠不是镇静药，一般不会引起低血压和呼吸抑制。据报道，丙戊酸钠对全面惊厥性癫痫持续状态和复杂部分性癫痫持续状态有效。急性期用药过量可引起肌张力低下的昏迷、反射低下、瞳孔缩小、呼吸功能障碍及代谢性酸中毒等。

水合氯醛：10％水合氯醛 20～30 ml 灌肠，以等体积的植物油作为灌肠的间隔时间为 8～12 h。

伴暴发抑制的癫痫性脑病患儿或伴皮质发育不全的重症持续性部分性发作患者，给予B 族维生素治疗可能有效。

必须注意的是，无论使用哪类药物治疗，都应密切监测心率、呼吸频率、血压等重要生命体征，有条件者应同时行 EEG 监测。

（2）维持治疗：在应用上述方法控制癫痫发作后，静脉滴注药物有效剂量应维持 12～24 h；可以考虑使用长效抗癫痫药苯巴比妥，剂量为 0.1～0.2 g，每 8～12 h 通过肌内注射一

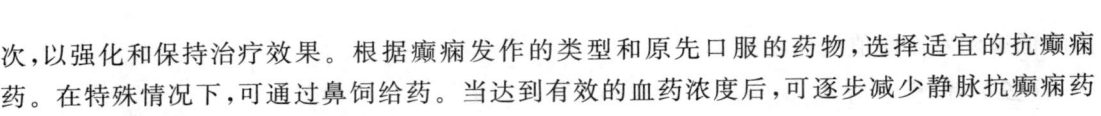

次,以强化和保持治疗效果。根据癫痫发作的类型和原先口服的药物,选择适宜的抗癫痫药。在特殊情况下,可通过鼻饲给药。当达到有效的血药浓度后,可逐步减少静脉抗癫痫药或停止肌内注射苯巴比妥。

减药过程宜缓慢进行,时间不短于 24 h。如果逐渐减药过程中再次出现癫痫发作,则治疗时间应延长,减药过程应更缓慢,并且使用口服抗癫痫药的剂量也应增加。

(3)病因治疗:明确病因,并针对病因进行治疗。

(三)难治性癫痫持续状态的治疗

治疗效果除了与发病原因密切相关外,也与病情的及时控制密切相关。如果发病时间长达 1 h,人体的稳态就会受到影响,从而导致中枢神经系统的大量损伤。虽然难治性癫痫死亡率并不高,但药物并发症及医源性的晚期发作性败血症(late onset sepsis,LOS)、癫痫性放电造成的功能障碍发生率明显增加。有超过 40% 难治性癫痫持续状态患者在给予咪达唑仑、丙泊酚、丙戊酸钠等三线抗癫痫药,并维持治疗 20 h 后仍不能控制发作,因而难治性癫痫治疗的首要任务就是要迅速终止癫痫发作,可结合自身条件采取以下措施。

(1)向专家咨询和治疗,如有需要可以到癫痫强化病房或重症监护室接受治疗。

(2)在符合标准的患者中,应用 EEG 监测。

(3)根据病情需要选择合适的药物,如异戊巴比妥、咪达唑仑、丙泊酚、利多卡因等,如有需要,可以在麻醉医生的帮助下使用。

①对于顽固性癫痫,异戊巴比妥是一种常用的药物,效果很好。成人患者最大剂量为 0.25 g,每天 500 mg;1～4 岁患儿一次 0.1 g,4 岁以上者一次 0.2 g,以注射液稀释后,慢慢静脉注射(少于 100 mg/min)。其最大的不良反应为低血压、呼吸抑制及复苏延迟,故常采用气管插管及机械通气等措施维持患者的生命体征平稳。

②咪达唑仑:因其起效迅速(1～5 min 发生药理反应,5～15 min 产生抗惊厥效果)、用药简便、对血压及呼吸的影响较小。近几年,在难治性癫痫的临床应用中,咪达唑仑作为一种新的药物已得到越来越多的应用。一般情况下,第一次给药的剂量是 0.15～0.2 mg/kg,之后的药量是 0.06～0.6 mg/kg。对于新生儿来说,可以连续静脉注射 0.1～0.4 mg/(kg·h)。

③丙泊酚:一种新型的非巴比妥类长时程静脉麻醉药,用于全身麻醉诱导和维持,也用于重症监护患者接受机械通气时的镇静。疗效持续 2～3 min。推荐使用 1～2 mg/kg,连续给药 2～10 mg/(kg·h)。丙泊酚有潜在的不良反应,如诱发惊厥,虽然很少发生,但当用量小于建议剂量时可能发生,也有可能是其他的神经系统表现,如肌强直、角弓反张、手足徐动症等。使用丙泊酚 24 h 以上的患儿,可能会引起严重的不良反应,如横纹肌溶解、酸中毒、心力衰竭等。

④利多卡因:对于苯巴比妥不敏感的患儿,第一次给药剂量为 1～3 mg/kg,加 10% 葡萄糖 50 mg/kg 静脉注射。大部分患儿在症状消失后仍然需要进行静脉给药治疗。尽管其毒性副作用较小,但在使用利多卡因时仍然要警惕其可能出现的副作用:烦躁、冷漠、精神失常、心律失常和过敏反应。如有需要,心律失常患者应谨慎使用。复杂部分性发作一旦转为难治性癫痫,建议使用非麻醉类静脉注射药物,如苯巴比妥、丙戊酸钠或左乙拉西坦等。

(四)代谢紊乱引起的癫痫发作的治疗

纠正代谢紊乱比使用抗癫痫药效果更佳,同时还应治疗发热、缺氧、低血压及避免引起发作加重、神经元损伤的相关因素。除非必需,在连续 EEG 监测的情况下,尽量辨别并少用

能降低癫痫发作阈值的药物。

（五）手术治疗

20%～30%癫痫患者所患的是药物难治性癫痫，这部分难治性癫痫持续状态患者可选择手术治疗。目前手术方式有多种，包括新皮质切除术、颞叶切除术、胼胝体切除术、立体定向术、迷走神经刺激术及慢性小脑刺激术。部分手术患者术前还需要行电极置入术，颅内置入电极，脑电扫描直接反映脑电活动变化，图像的质量和对癫痫病灶定位的精确度，是决定手术方式及治疗效果的关键。具体手术方案因人而异。

癫痫具有反复发作的特征，导致患者精神长期处于极度紧张状态，医护人员应该全面了解并掌握患者的各项情况，加强对患者病情的观察，尽早地发现癫痫前兆，以便及时给予对症处理。同时癫痫术后可能出现颅内血肿、颅内压升高、颅内感染、语言、肢体、视力障碍、癫痫再发作等一系列并发症，有效的护理可以减少术后并发症的发生，保证患者的安全，提高手术疗效。

七、癫痫发作抢救护理

在癫痫大发作的紧急情况下，抢救工作的首要任务是迅速且有效地控制患者的抽搐症状，并努力预防其再次发作。通常会首先给患者静脉注射 10 mg 地西泮。

（1）若抽搐未能得到控制，可再次静脉注射相同剂量的地西泮，直至多数抽搐症状得到满意的缓解。抽搐停止后，为了确保病情的稳定，继续以每天 100～150 mg 的剂量维持地西泮的给药，或选择使用丙戊酸钠注射液以静脉泵入的方式进行维持治疗。这样的抢救措施旨在最大限度地保障患者的生命安全，减少癫痫大发作带来的伤害。

（2）抽搐发作时应有专人守护，预防口腔分泌物误吸，迅速解开衣扣，勿硬塞物体于上下齿之间，以防口腔受伤，勿强行按压强直肢体以防受伤，给予床挡保护，防止坠床。

（3）保持呼吸道通畅，如有呕吐物需及时清除。

（4）加大吸氧流量，遵医嘱静脉缓慢推注地西泮，注意观察患者的呼吸情况。出现呼吸困难及呼吸暂停者，给予人工辅助呼吸。

（5）肢体抽搐时注意保护大关节，以防脱臼和骨折，切不可强行按压肢体。

（6）在护理患者时，务必减少对其的刺激。动作需轻柔，环境应保持安静，并避免强烈的光线照射。

（7）密切观察患者的抽搐状况，包括抽搐部位、持续时间及间隔时间等，并详细记录全过程。在记录过程中，要特别注意患者意识和瞳孔的变化，以便及时采取相应的护理措施。

八、健康教育

（1）告知患者在癫痫发作前可能会出现头痛、头晕、精神不振、易激惹等前驱症状。若出现以上症状应考虑癫痫发作的可能性，及时告知医护人员，规律用药并保证环境安全。

（2）指导患者正确服药。

①必须在医生的指导下用药，不可自行停药、换药、加量、减量，以免癫痫复发或出现癫痫持续状态。

②定期监测血药浓度，以指导临床合理用药。

③经长期服药观察，在连续 2 年的服药过程中，无任何癫痫发作征象时，才可以将药物缓慢减量，再经 3～6 个月逐渐减量观察，仍无癫痫发作方可在医生指导下停药。

（3）安全与活动指导。

①应避免重体力劳动或用脑过度，避免高空作业和驾驶车辆。

②作息规律，避免过饱过饥，诱发癫痫。

③外出活动时要避免刺激，保持情绪稳定，以免引起发作而受伤。

④癫痫发作较频繁的患者活动时最好有家人陪伴，并随身携带抗癫病药及身份识别卡，以保障安全。

（4）复查：抗癫痫药会加重肝负担，易损伤肝功能，须 3～6 个月复查肝功能，必要时辅以保肝药物。

（李晓媚 杨 涛）

第二节 谵妄

一、谵妄的分类

（一）概述

人的意识活动由意识水平和意识内容两部分组成，二者之一出现异常均属于意识障碍。谵妄是由多种原因引起的一过性意识混乱状态，主要特征为意识障碍和认知障碍。谵妄是意识障碍的一种亚型，是脑功能异常的表现。谵妄患者意识水平高低不等，意识内容杂乱无章，因此谵妄是意识障碍的具体表现形式之一，能反映脑功能的异常。暴露于应激源后，脑功能的崩溃及大脑连通性和可塑性的损害最终导致谵妄的发生，而谵妄持续时间的延长亦与影响脑功能的组织学改变（如脑容量下降、脑白质破坏等）密切相关。因此，加强谵妄管理，缩短谵妄持续时间，是保护脑功能的重要手段。

（二）谵妄的分类

1. 按病因分类

（1）重症相关谵妄。

（2）非重症相关谵妄。

2. 按临床诊断分类

（1）临床型谵妄。

（2）亚临床型谵妄。

3. 按表现形式分类

（1）活动亢进型谵妄：表现为高度警觉、烦躁不安、易激惹、可有幻觉和妄想、有攻击性精神行为异常，是最容易被发现的一种类型。

（2）活动抑制型谵妄：表现为睡眠增多，表情淡漠、语速及动作缓慢，因症状不易被察觉，常漏诊。

（3）混合型谵妄：表现为上述两种类型谵妄交替出现，反复波动。

（4）亚综合征型谵妄：表现为部分谵妄症状，只符合部分谵妄诊断标准，常被忽视。

（5）迁延型谵妄或持续型谵妄：相对较少，多见于既往存在认知障碍患者，或谵妄继发

于颅内新发病变者。

二、谵妄的发生原因及影响因素

（一）概述

谵妄的发生是患者的易感性（易患因素）、疾病本身（疾病因素）和应激事件（促发因素）综合作用的结果。

（二）易患因素

易引起谵妄的因素有多种，包括但不限于以下因素：高龄、术前存在认知障碍、脑卒中病史、重要器官功能差、衰弱、情绪状态（如焦虑和抑郁）、严重疾病（感染或全身炎症）、睡眠紊乱、视力或感觉功能损伤、长期服用某些药物（包括抗胆碱能药、苯二氮䓬类镇静催眠药、三环类抗抑郁药、抗精神病药、抗组胺药、H2受体拮抗剂、阿片类镇痛药）、吸烟、长期酗酒、日常生活自理能力减退或丧失、老年性痴呆及谵妄病史，以及共患疾病（如高血压、糖尿病、心力衰竭、肾衰竭、脑血管疾病或肺部疾病）等。

（三）疾病因素

疾病因素包括脑部疾病如脑外伤、脑卒中、硬膜下血肿、脑炎、癫痫等；其他系统性疾病如呼吸衰竭（低氧血症、高碳酸血症）、肝功能不全、肾功能不全、多器官功能障碍综合征（multiple organ dysfunction syndrome，MODS）以及感染（包括泌尿系统感染、肺部感染、切口感染、深静脉导管感染）、创伤、休克、代谢性酸中毒、体外循环等也是引发谵妄的重要疾病因素。

（四）促发因素

1. 疼痛 患者在ICU住院期间会经历中重度的疼痛，疼痛作为产生不良应激的躯体刺激因素，是引起重症患者谵妄的重要原因，重症患者由于机械通气、麻醉苏醒延迟等原因，常无法主动表达，导致患者的疼痛常被忽略，缓解患者疼痛是降低谵妄发生率的有效方法之一。

2. 焦虑或抑郁 焦虑或抑郁是重症患者发生谵妄的重要因素，焦虑或抑郁二者相互作用，导致患者记忆力下降及睡眠障碍，影响大脑皮质功能，进而导致谵妄的发生。

3. 镇痛镇静治疗 不合理地应用镇痛镇静药可能与谵妄的发生相关。

4. 撤药反应 撤药反应是指使用某种药物后，机体对药物产生了耐药性，一旦停药或减量过快使机体调节功能失调，而导致功能紊乱，病情或症状反跳、回升，疾病加重等现象。撤药反应可表现为躁动、定向力障碍、幻觉等，常被认为是谵妄中的一种亚类。

三、谵妄的评估

（一）概述

谵妄需要与术后躁动进行鉴别，术后躁动指患者因麻醉未完全清醒，或因疼痛、肌松药残留或其他不适（如导尿管、气管导管等刺激）而出现体动、言语不配合。该症状出现在麻醉苏醒期，常持续数小时，表现为急性起病，兴奋、躁动和定向障碍并存，出现不适当行为，给予有效镇静镇痛治疗，待全身麻醉苏醒后症状多可缓解。

（二）谵妄评估方法

1. 意识模糊评估法（confusion assessment method，CAM） CAM是由美国Inouye等根

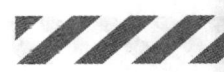

据 DSM 第 3 版修订本(DSM-Ⅲ-R)中谵妄的诊断标准编制,适合非精神专业的医生和护士使用。CAM 评估分为 4 个主要方面:①意识状态波动;②注意力不集中;③思维紊乱;④意识水平改变。同时具备①②,以及具备③或④其中一项,即可确诊。CAM 具有较高的敏感度(94%～100%)和特异度(90%～95%),评估快速简单;但该法只用于谵妄的诊断,不能很好地评判谵妄的严重程度,且在气管插管患者和语言障碍患者中应用受限(图 10-1)。

2. ICU 意识模糊评估法(the confusion assessment method for the intensive care unit, CAM-ICU)　CAM-ICU(表 10-3)是在 CAM 的基础上对注意力评估方面进行改良,常用于 ICU 患者谵妄筛查评估,适用于气管插管患者和语言障碍患者。该方法敏感度和特异度较高,且可靠有效。使用 CAM-ICU 时需首先对患者进行镇静深度评估,推荐使用 Richmond 躁动-镇静评分。若 RASS 得分为－4 分或－5 分,提示患者无意识,停止评估;当 RASS≥－3 分,则继续用 CAM-ICU 评估谵妄状态。

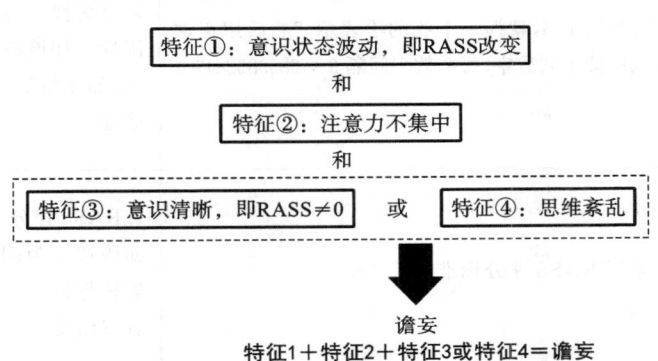

图 10-1　CAM-ICU 评估流程

表 10-3　CAM-ICU 诊断流程

第一步:使用 RASS 评估患者镇静深度,如评分为－4 分或－5 分则停止谵妄评估,若 RASS≥－3 分则继续进行谵妄评估

分值	镇静程度	症状表现
+4 分	好斗	好斗、暴力,对工作人员构成即刻危险
+3 分	非常躁动	拉扯或拔除引流管或导管,有攻击性
+2 分	躁动	频繁地、无目的地活动,与呼吸机对抗
+1 分	不安	焦虑,但活动无强烈攻击性
0 分		清醒且冷静
－1 分	嗜睡	不完全清醒,但可被声音持续唤醒(眼神接触 10 s)
－2 分	轻度镇静	可被声音唤醒并有眼神接触(少于 10 s)
－3 分	中度镇静	对声音有活动或睁眼反应,但无眼神接触
－4 分	深度镇静	对声音无反应,但对身体刺激有活动或睁眼反应
－5 分	无法唤醒	对声音或身体刺激均无反应

续表

第二步:使用 CAM-ICU 评估患者有无谵妄发生

评估项目	评估内容	评估结果
精神状态突然改变或波动	a.与基础水平相比,患者的精神状态是否有突然变化;b.患者精神状态(如 RASS、GCS 或以往的谵妄评估)在过去的 24 h 内有无起伏波动	任一问题回答"是",该特征为阳性,进行下一项;如该特征为阴性,停止,患者无谵妄
注意力不集中	跟患者说:"我要给你读 10 个数字。任何时候当您听到数字 8,就捏一下我的手表示。"然后用正常语调朗读下列数字,每个数字间隔 3 s,6859838847	当读到数字"8"患者没有捏手或读到其他数字患者做出捏手动作均计为错误,错误≥3 个该特征为阳性。如该特征为阳性,进行下一项;如该特征为阴性,停止,患者无谵妄
意识水平	采用 RASS 评分标准	RASS 评分≠0,该特征为阳性。如该特征为阴性,则进行下一项;如该特征为阳性,则停止,表示患者有谵妄
思维混乱	(1)问题(问题 A、B 两套,连续测试时交替使用):A 组问题:①石头会漂在水面上吗?②海里有鱼吗?③500 g 比 1 kg 重吗?④你会用锤子钉钉子吗?B 组问题:①树叶会漂在水面上吗?②海里有大象吗?③1 kg 比 500 g 重吗?④你会用锤子劈开木头吗? (2)指令:对患者说,"举起这么多手指"(在患者面前举起 2 个手指),"现在用另一只手做同样的事"(不重复手指的数目),如果患者不能移动手臂,要求患者"比这个多举一个手指"	(4 个问题,1 个指令),错误问题≥2 个则该特征为阳性

3. 护理谵妄筛查量表(nursing delirium screening scale,Nu-DESC) Nu-DESC 包括 5 项临床特征,分别为定向障碍、行为异常、言语交流异常、错觉/幻觉和精神-运动性迟缓。每项根据临床症状的有无及严重程度分别计 0~2 分,0 分表示不存在,1 分表示轻度,2 分表示中重度。最高得分为 10 分,总分≥1 分即提示存在谵妄。

四、谵妄的护理管理

(一)概述

目前临床多使用抗精神病药控制谵妄症状,但抗精神病药本身又是谵妄发生的危险因

素。所以近年来,非药物干预方式在预防谵妄中的作用日益被重视,早期识别、评估并针对危险因素采取干预措施对谵妄患者的预后具有重要作用。

（二）护理评估

谵妄是由多种因素导致的神经精神综合征,通过对患者可能存在的谵妄发生风险因素进行评估,是后期采取预防措施的关键步骤。

1. 评估时机 选择合适的时机进行评估,评估时确保评估环境安静、舒适,减少外界干扰,避免在患者情绪不稳定或疲劳时进行。初次接触患者时、患者病情变化时、特殊用药时、特殊治疗或高危手术后应对患者进行谵妄评估,可每天定时对患者进行谵妄评估,手术后患者应每班进行监测。在评估的过程中注意保护患者的隐私,尊重其人格尊严。

2. 评估内容 由专业医护人员或经过培训的护士进行评估,可利用跨学科团队合作的临床评估,来确定谵妄的潜在原因和危险因素。谵妄的易患因素,如高龄、认知障碍、高血压、身体约束、机械通气等;疾病因素,一般与原发病相关,如严重感染、休克、创伤等;促发因素,即在原发病基础上,存在导致谵妄发生的因素,如缺氧、疼痛、焦虑、抑郁、药物等。ICU内环境也与患者谵妄的发生有关,如各种声光刺激、由于无法区分白天和黑夜等原因,患者易出现睡眠剥夺,从而出现焦虑、恐惧等情绪,进而发生谵妄。

（三）护理干预

1. 基础护理措施 保持环境安静,为患者创造一个安静、舒适的环境,减少外界不必要的刺激。定时巡视,观察患者意识、情绪、行为等的变化,及时发现并处理异常情况。保持呼吸道通畅,协助患者排痰、咳嗽,保持呼吸道通畅,预防肺部感染。

2. 疼痛管理 疼痛被称为"第五大生命体征",对患者的疼痛管理包括:建立良好的护患关系,密切关注患者病情;协助患者取舒适卧位;定期对患者进行疼痛评估、诊断和预防;优先选择非药物干预方法,如听音乐疗法、实行弹性探视制度,增加家属陪伴时间等以减轻疼痛。必要时使用镇痛药治疗或缓解患者疼痛。

3. 睡眠管理 常见的睡眠干预措施包括:保持患者床单位干净整洁;合理设置仪器报警音量和病房内灯光强度,构建舒适的睡眠环境;建立白天和黑夜的光照节律,借助眼罩、耳塞等辅助工具,促进患者建立睡眠觉醒周期;避免在患者睡眠期间诊疗,保证患者睡眠质量;白天根据患者病情适当增加活动,有助于提高患者睡眠质量。同时,必要条件下使用药物干预增强睡眠。

4. 早期康复训练 增加床上主动和被动活动,如坐于床边、站于床边、坐于床旁椅;逐渐过渡到下床活动,如辅助步行;增强患者的自信心和主动或被动活动的能力。

5. 心理护理 倾听与理解,安慰与鼓励,安慰患者,缓解其焦虑、恐惧等不良情绪,鼓励患者积极配合治疗,鼓励家属进行视频或床边探视以及陪伴,向患者及其家属介绍谵妄的相关知识,引导患者正确认识疾病,树立治疗信心。

6. 饮食护理 应根据患者病情计算所需热量及进行营养需求评估,根据评估结果选择合适的营养途径,并在患者胃肠道功能允许条件下尽早实施肠内营养。围手术期患者避免长时间的禁食禁饮。

（果基木果 许川徽 韦叶珊）

第三节 电解质紊乱

水、钠代谢紊乱

脱水(dehydration)是指人体由于饮水不足或病变消耗大量水分而未能及时补充,导致细胞外液减少而引起代谢障碍的一组临床综合征。根据脱水时伴有的血钠和血浆渗透压的变化,脱水分为低渗性脱水、等渗性脱水、高渗性脱水3种。

一、低渗性脱水

低渗性脱水的主要特征是 Na^+ 的丧失超过水分的流失,具体表现为血清 Na^+ 浓度低于135 mmol/L,血浆渗透压低于 280 mmol/L,并伴随细胞外液量的减少。

(一)病因

(1)长期连续使用高效利尿剂(如呋塞米、依他尼酸、噻嗪类等),是导致病症的重要因素。

(2)呕吐、腹泻会导致大量含有 Na^+ 的消化液丧失;胸膜炎、腹膜炎、胰腺炎等疾病可能形成大量胸腔积液或腹腔积液。

(3)大量出汗和大面积烧伤也会导致液体和 Na^+ 大量流失。

(二)临床表现

细胞外液减少所致的血容量下降是其主要特点,具体临床表现随缺钠程度而异,一般均无口渴感。

1. 轻度缺钠 130 mmol/L＜血清 Na^+＜135 mmol/L。患者自觉疲乏、头晕、软弱无力。尿量增多。

2. 中度缺钠 120 mmol/L＜血清 Na^+＜130 mmol/L。患者除上述表现外,还伴有恶心、呕吐、脉搏细速、血压不稳或下降、脉压变小、浅静脉塌陷、站立性晕倒等外周循环衰竭表现。尿量减少。

3. 重度缺钠 血清 Na^+＜120 mmol/L。患者神志不清、四肢发凉、腱反射减弱或消失,常发生低血容量性休克。同时,由于血容量的减少,皮肤弹性减弱,眼窝和婴幼儿囟门可能出现凹陷。

(三)辅助检查

1. 血清钠测定 血清 Na^+＜135 mmol/L。

2. 血液检查 红细胞计数、血红蛋白、血细胞比容及血尿素氮值增高。

3. 尿液检查 尿比重＜1.010,尿 Na^+、Cl^- 含量明显减少,中度或重度缺钠者尿中几乎不含 Na^+ 和 Cl^-。

(四)护理措施

1. 静脉补液 以维持体液量,纠正细胞外液的低渗状态及血容量不足。

（1）输液种类。

①轻、中度缺钠者：一般补充 5% 葡萄糖氯化钠溶液或等渗盐水。

②缺钠较重者：为迅速提高细胞外液的渗透压并避免输入过多液体，可静脉输注浓氯化钠（3%～5%）溶液。

③对于重度缺钠并伴有休克的患者，首先，应立即输注晶体溶液，如复方乳酸氯化钠溶液或等渗盐水，以迅速补充血容量。随后，可输注胶体溶液，如右旋糖酐或血浆，进一步增强血容量。最后，应输注高渗盐水，以有效恢复细胞外液的渗透压，确保患者生命体征的稳定。

（2）输液速度：输注高渗盐水时应严格控制滴速，不超过 150 ml/h。

（3）补钠量：低渗性脱水时，所需补钠量等于正常血钠值减去测得血钠值，再乘体重，并乘系数 0.6（女性为 0.5）。需要注意的是，每 17 mmol Na^+ 相当于 1 g 的钠盐。这个公式仅用于估算安全的补钠剂量。在实际操作中，一般建议先补充缺钠量的一半以缓解急性症状，剩余的一半则在第二天补充。如果将计算得到的补钠总量一次性快速输入，可能会导致血容量过大，对心功能不全的患者来说是非常危险的。因此，在补钠过程中，应严格控制速度和剂量，以确保患者的安全。此外，仍需给予每天氯化钠正常需要量 4.5 g。

2. 其他护理　目的是减少受伤的危险，包括并发症的护理等，参见本节等渗性脱水的护理措施。

二、高渗性脱水

高渗性脱水的特点在于其失水量明显超过失钠量，导致血清 Na^+ 浓度超过 150 mmol/L，血浆渗透压也高于 310 mmol/L。

（一）病因

1. 水分摄入不足　如吞咽困难、禁食、过分控制患者的摄入水量等。

2. 水分丧失过多

（1）经呼吸道失水：任何原因引起的过度通气均会使呼吸道黏膜不感性蒸发加强，不含电解质的水分丢失增加。

（2）经皮肤失水：如高热、大量出汗、大面积烧伤暴露疗法等，均可通过皮肤丢失大量的低渗液体。

（3）经肾失水：如中枢性或肾性尿崩症时可经肾排出大量低渗性尿液；使用大剂量脱水剂如甘露醇，以及鼻饲高浓度的肠内营养液或静脉注射大量高渗液体时，均可产生溶质性利尿而导致脱水。溶质性利尿，又称为渗透性利尿。中枢性尿崩症患者还由于抗利尿激素（ADH）的产生和释放不足，肾脏会排出大量低渗性尿液，这也是导致高渗性脱水的一个重要机制。

（二）临床表现

高渗性脱水一般分为 3 度，临床表现随脱水程度而异。

1. 轻度脱水　脱水量占体重的 2%～4%。患者除口渴外，无其他临床表现。

2. 中度脱水　脱水量占体重的 4%～6%。患者极度口渴、乏力、烦躁、口舌干燥、皮肤弹性差、眼窝凹陷、尿量减少。

3. 重度脱水　脱水量大于体重的 6%。患者除上述症状外，还出现脑功能障碍的表现，如躁狂、幻觉、谵妄、昏迷甚至死亡。

（三）辅助检查

1. 血清钠测定　血清 Na^+ ＞150 mmol/L。

2. 血常规检查　红细胞计数、血红蛋白、血细胞比容轻度升高。

3. 尿液检查　尿比重和尿渗透压增大。

（四）护理措施

1. 一般护理　鼓励患者多饮水。对不能饮水的患者,鼓励其漱口,做好口腔护理。

2. 静脉补液　遵医嘱进行静脉输注,可以选择5%葡萄糖溶液或0.45%氯化钠溶液。补液量的估算主要有两种方法:①通过观察患者的临床表现,大致估计其失水量占体重的百分比,然后按照每丢失1%体重补液400～500 ml的原则进行计算。②基于血清 Na^+ 浓度进行计算,补水量等于血清 Na^+ 测定值与正常值之差再乘体重,从而得出具体的补液量。这样的估算方法有助于更精确地指导补液,促进患者康复。

在进行补液计算时,需将患者的体重（kg）×4来确定初步的补液量。然而,计算得出的补液量并不适宜在当天全部输入体内,通常建议分两天完成补液。此外,还需额外补充每天正常所需的液体量,即2000 ml。

高渗性脱水患者的体内实际总钠量是减少的。因此,在补液过程中,必须密切关注血清 Na^+ 浓度的动态变化。一旦发现血清 Na^+ 浓度异常,应根据患者的具体情况,适量补充 Na^+,以确保补液过程的安全与有效。

通过合理的补液计划和密切的监测,可以有效纠正高渗性脱水患者的体液失衡状态,促进患者康复。

3. 其他护理　目的是减少受伤的危险,包括并发症的护理等,参见本节等渗性脱水的护理措施。

三、等渗性脱水

等渗性脱水的特点是钠和水按一定比例丢失,导致血容量减小,但血清 Na^+ 浓度和血浆渗透压仍保持在正常范围内。无论是何种等渗性液体的大量流失,短期内均会引发等渗性脱水。

（一）病因

1. 消化液的急性丢失　如大量呕吐、腹泻、肠外瘘等。

2. 第三间隙体液丢失　如胸膜炎形成大量胸腔积液、腹膜炎形成大量腹腔积液、肠梗阻时肠腔内大量积液等。

3. 经皮肤丢失　如大面积烧伤等。

（二）临床表现

1. 症状　患者出现恶心、厌食、乏力、少尿等症状,但不口渴。

2. 体征　常见的有口唇干燥、眼窝凹陷、皮肤弹性下降等。若短时间内体液丢失达到体重的5%,可出现心率加快、脉搏细速、血压不稳或降低、肢端湿冷等血容量不足表现。当体液继续丢失达体重的6%～7%时,休克表现明显,常伴有代谢性酸中毒。但大量胃液丢失所致的等渗性脱水,因有 H^+ 的大量丢失,可并发代谢性碱中毒。

（三）辅助检查

1. 血常规　红细胞计数、血红蛋白和血细胞比容均明显增高。

2. 血清电解质测定 血清 Na^+、血清 Cl^- 一般无明显改变。

3. 尿液检查 尿量减少,尿比重增大。

4. 动脉血气分析 可帮助判断是否有酸、碱平衡失调存在。

（四）护理措施

1. 维持充足的体液量

(1) 去除病因:采取有效预防或治疗措施,积极处理原发病。

(2) 补充液体:补充液体应遵循定量、定性、定时原则。

①定量补充:首先补充生理需要量。对于成人,可以按照体重的不同阶段进行补充:体重的第一个 10 kg 需要按照 100 ml/(kg·d) 的标准补充,第二个 10 kg 按照 50 ml/(kg·d) 补充,而剩余的体重则按照 20 ml/(kg·d) 的标准进行补充。然而,对于 65 岁以上的老年人或心脏病患者,他们的实际补液量应适当少于计算所得量。对于小儿,他们的生理需要量平均为 100 ml/(kg·d),但具体补液量还需要根据年龄和体重进行适当的调整。

其次,补充已经丢失量(也称为累积丢失量),指的是在制订补液计划之前已经丢失的体液量。这部分的补液量需要根据患者的脱水程度来确定。一般来说,轻度脱水需要补充的液体量为体重的 2%～4%,中度脱水需要补充液体量为体重的 4%～6%,而重度脱水则需要补充液体量为 6% 以上的体重。在具体计算时,可以按照每丢失体重的 1%,补液 400～500 ml 的标准进行。然而,由于机体自身具有一定的调节能力,因此在第一个 24 h 内,通常只需要补充一半的量,然后在第二天再根据病情及辅助检查结果补充剩余的一半。

最后,补充继续丢失量(也称为额外丢失量)。这部分液体量包括在补液过程中继续丢失的体液量,既有外在性失液,也有内在性失液。对于外在性失液,应尽可能根据所丢失液体的不同特点进行等量等质的补充。而对于内在性失液,如腹(胸)腔积液、胃肠道积液等,需要根据病情的变化来估计补液量。补液计划的制订需要综合考虑生理需要量、已经丢失量和继续丢失量这三个方面,并根据患者的具体情况进行适当的调整,以确保补液量的准确性和有效性。此外,体温每升高 1 ℃,应按 3～5 ml/kg 进行补充;中度出汗者,丢失的体液量可估算为 500～1000 ml(含 Na^+ 1.25～2.5 g);大量出汗者,估计丢失体液 1000～1500 ml;湿透 1 套衬衣裤,按丢失 1000 ml 体液计算;气管切开者 24 h 从呼吸道蒸发的水分可达 800～1200 ml。

②定性补充:原则是缺什么,补什么。成人对盐、糖的日需要量:氯化钠 4～6 g,相当于生理盐水 500 ml;氯化钾 3～4 g,相当于 10% 氯化钾 30～40 ml;5%～10% 葡萄糖溶液 1500～2000 ml;已经丢失量,等渗性脱水以补充平衡盐溶液为主;继续丢失量,根据实际丢失体液的成分进行补充。

③定时补充:补液速度需根据体液丢失的多少、快慢及重要脏器的功能状态合理调整。若各脏器功能正常,补液应遵循"先快后慢"的策略。具体来说,在前 8 h 内,应迅速补充总量的一半,以确保身体急需的水分和电解质得到及时补充;随后,在后 16 h 内,应将剩余的补液量均匀输入,以保持体液平衡,避免对脏器造成负担。

(3) 准确记录 24 h 液体出入量:液体入量包括经胃肠道和非胃肠道摄入的液体量,如饮食、饮水、管饲和静脉输液量等;液体出量包括大小便量、呕吐物量、汗液量、引流液量,以及从呼吸道、创面蒸发的液体量等。

(4) 疗效观察:补液过程中严密观察补液效果,注意不良反应。①生命体征:如血压、脉搏、体温的改善情况。②精神状态:如萎靡、嗜睡等症状的改善情况。③脱水征象:如皮肤弹性下降、眼窝内陷等症状的恢复程度。④辅助检查:如尿常规、血常规、血清电解质及中心静

脉压等指标的变化趋势。

2. 减少受伤的危险

(1) 监测血压:为了确保患者安全,需定时监测血压,并特别提醒血压偏低或不稳定的患者,在改变体位时务必缓慢行动,避免因直立性低血压或眩晕引发跌倒损伤。

(2) 建立安全的活动模式至关重要:与患者及其家属紧密合作,共同制订合适的活动时间、活动量及活动形式。除了鼓励患者主动在床上进行活动外,也可由他人协助进行被动运动。随着患者肌张力的逐渐改善,可灵活调整活动内容、时间、形式和幅度,确保活动既有效又安全,从而防止因长期卧床导致的失用性肌萎缩。

(3) 加强安全防护:①移去环境中的危险物品,减少意外受伤的可能;②建立安全保护措施,对定向力差及意识障碍者,加床挡保护、适当约束及加强监护等,以免发生意外。

3. 并发症的护理 密切观察患者有无休克、酸碱平衡失调以及低钾血症的表现。在补液过程中,务必谨慎控制剂量,确保安全有效,避免潜在的健康风险。补充水分的同时应注意补钾,以预防低钾血症的发生。一旦发现并发症,及时与医生沟通,予以处理。

4. 健康教育 指导患者在日常生活中应注意均衡饮食,保证每天足够饮水。有高热、呕吐、腹泻等情况时应及早就医。

钾代谢紊乱

钾代谢紊乱主要分为低钾血症和高钾血症两类,其划分依据是血清 K^+ 浓度的高低。为确定血清 K^+ 浓度,可采集血浆或血清进行检测。通常,血清 K^+ 浓度的正常范围为 3.5 ~5.5 mmol/L。

一、低钾血症

血清 K^+ 浓度低于 3.5 mmol/L 称为低钾血症。

(一) 病因

1. 钾摄入不足 如长期禁食或进食不足而未及时补充钾盐。

2. 钾丧失过多 ①经消化道失钾:如严重呕吐、腹泻、胃肠道减压、肠瘘等。②经肾失钾:如长期应用排钾利尿剂、急性肾衰竭多尿期、肾小管性酸中毒等。③经皮肤失钾:如大量出汗时。

3. 细胞外 K^+ 转入细胞内 如大量输入葡萄糖和胰岛素造成合成代谢增加或代谢性碱中毒时,K^+ 向细胞内转移。此外,遗传性少见病低钾性周期性麻痹发作时,因细胞外液中的 K^+ 进入细胞内,可造成血清 K^+ 浓度下降。

(二) 临床表现

1. 肌无力 低钾血症最早的临床表现。一般先出现四肢软弱无力,后累及躯干和呼吸肌,造成呼吸困难甚至窒息。病情严重者可有腱反射减弱或消失、软瘫。

2. 消化道功能障碍 出现厌食、恶心、呕吐、腹胀、肠蠕动消失等肠麻痹表现。

3. 心功能异常 主要表现为窦性心动过速、传导阻滞和节律异常。严重者可致心脏收缩期停搏。

4. 代谢性碱中毒 血清 K^+ 过低时,K^+ 从细胞内移出,与 Na^+ 和 H^+ 交换(每移出 3 个

K^+,即有 2 个 Na^+ 和 1 个 H^+ 移入细胞),使细胞外液的 H^+ 浓度下降;另外,肾远曲小管 Na^+-K^+ 交换减少,Na^+-H^+ 交换增加,排 H^+ 增多,尿液呈酸性(反常性酸性尿)。以上两方面的共同作用均促使患者发生低钾性碱中毒,患者可出现头晕、躁动、口周及手足麻木、面部及四肢抽动、手足抽搐等表现。

（三）辅助检查

1. 血清 K^+ 测定　血清 K^+＜3.5 mmol/L。

2. 心电图检查　可作为辅助性诊断手段。典型的心电图改变为 T 波降低、增宽、双相或倒置,随后出现 ST 段降低、Q-T 间期延长,如出现 U 波则更有诊断价值。

（四）护理措施

1. 恢复血清 K^+ 浓度　减少钾丢失：遵医嘱给予止吐、止泻等治疗,以减少钾的继续丢失。

2. 遵医嘱补钾　细胞内缺钾恢复较慢,纠正低钾血症时不宜操之过急,通常采用分次补钾、边治疗边观察的方法。补钾时应注意遵循以下原则。

（1）尽量口服补钾：常选用 10%氯化钾或枸橼酸钾溶液口服。同时鼓励患者多进含钾丰富的食物,如肉类、牛奶、香蕉、新鲜蔬菜等。不能口服(如昏迷或术后禁食者)或病情较重者,则考虑将 10%氯化钾溶液稀释后静脉补充。严禁直接静脉注射 10%氯化钾溶液,以免血钾突然升高导致心搏骤停。

（2）补钾不宜过早：尿量＞40 ml/h 或＞500 ml/d 时方可补钾,以免钾蓄积在体内而引起高钾血症。

（3）浓度不宜过高：静脉补钾时通常浓度不超过 0.3%,即 1000 ml 溶液中最多加入 10%氯化钾 30 ml(相当于氯化钾 3 g)。

（4）速度不宜过快：成人静脉补钾的速度一般不宜超过 60 滴/分。对少数病情严重、危及生命的低血钾症患者,可在通过中心静脉并且应用输液泵的条件下,进行更高浓度和速度的补钾,一旦危情纠正,应立即减慢补钾速度。

（5）总量不宜过多：可依据血清 K^+ 降低程度,每天补钾 40～80 mmol,以每克氯化钾相当于 13.4 mmol 钾计算,每天需补充氯化钾 3～6 g。

3. 病情观察　补钾过程中需密切观察精神状态、肌张力、腱反射、胃肠道功能等变化,动态监测血清 K^+ 浓度。快速补钾或补钾量大时应持续进行心电监护,以保证患者的安全。

需要注意的是,长时间禁食或进食不足的人群,以及近期有呕吐、腹泻、胃肠道引流情况的人群,都应密切关注其血清 K^+ 浓度的变化,并及时进行补钾,从而有效预防低钾血症的发生。

二、高钾血症

血清 K^+ 浓度高于 5.5 mmol/L 称为高钾血症。

（一）病因

1. 钾摄入过多　如口服或静脉补钾过多、大量使用含钾药物、大量输入库存血等。

2. 钾排出减少　主要是肾排钾减少,这是造成高钾血症最主要的原因。常见于急、慢性肾功能衰竭、长期应用保钾利尿剂(如螺内酯、氨苯蝶啶)、盐皮质激素分泌不足等。

3. 细胞内钾移出至细胞外　如严重挤压伤、大面积烧伤、溶血及代谢性酸中毒时。

（二）临床表现

1. 神经-肌肉应激性改变 急性轻度高钾血症时，可有感觉异常、刺痛等症状，但常被原发病症状所掩盖。急性重度高钾血症血清 K^+ 浓度为 7～9 mmol/L 时，表现为神志淡漠、肌肉软弱无力甚至发生弛缓性麻痹。慢性高钾血症较少出现神经-肌肉方面的症状。

2. 微循环障碍 常见于病情较重者，表现为皮肤苍白、湿冷、青紫，低血压等。

3. 心血管系统症状 表现为窦性心动过缓、房室传导阻滞或快速性心律失常，严重时可引起致死性的室颤或心搏骤停。

（三）辅助检查

1. 血清 K^+ 测定 血清 K^+＞5.5 mmol/L。

2. 心电图检查 血清 K^+＞7 mmol/L 者，几乎都有异常心电图的表现，有辅助诊断价值。心电图检查结果显示为 PR 间期明显延长，QRS 综合波显著增宽，T 波变得狭窄且高耸。

（四）护理措施

针对恢复血清 K^+ 浓度，应首先指导患者停用含钾药物，并避免摄入高钾食物，以控制钾的摄入。根据医生的指示，合理使用药物以对抗可能的心律失常并降低血钾水平。对于需要透析的患者，应精心做好透析护理工作，确保治疗的顺利进行。

在并发症护理方面，应严密监测患者的生命体征、血清 K^+ 水平以及心电图变化，及时发现异常情况。一旦发生心律失常，应立即通知医生，并积极配合治疗工作。如发生心搏骤停等严重情况，应立即实施心肺复苏，以挽救患者生命。

此外，还应加强健康教育，告知肾功能减退或长期使用保钾利尿剂的患者，应限制含钾食物或药物的摄入，并定期监测血清 K^+ 浓度，以预防高钾血症的发生。科学合理的饮食和药物治疗以及密切的监测和护理，可以帮助患者更好地控制血清 K^+ 浓度，维护身体健康。

（李晓媚　杨　涛）

第四节　内分泌紊乱

一、概述

内分泌紊乱，也称内分泌失调，是指人体内分泌系统功能出现异常，导致激素作用产生异常，进而引发一系列症状。它不是一种特定的疾病，而是一个泛指的概念，涵盖了多种内分泌系统疾病所引发的症状。

人体的内分泌系统包含下丘脑、垂体、甲状腺、甲状旁腺、胰岛、肾上腺、性腺等多种腺体，以及分布于其他器官的内分泌组织和细胞。当这些腺体、组织或细胞的功能发生异常时，就可能导致内分泌紊乱。

二、病因

内分泌系统疾病是指各种原因引起的内分泌系统病理或生理改变，出现功能亢进、功能

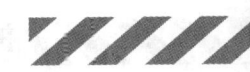

减退或功能异常。根据病变部位,内分泌系统疾病可分为原发性和继发性内分泌系统疾病。此外,内分泌腺或靶组织对激素的敏感性或应答反应降低、非内分泌组织恶性肿瘤异常产生过多激素以及某些药物等均可导致内分泌系统疾病。

1. 功能亢进　常见原因:①内分泌腺肿瘤,如垂体肿瘤、甲状腺腺瘤、甲状旁腺腺瘤、胰岛 B 细胞瘤、醛固酮腺瘤、嗜铬细胞瘤等;②多内分泌腺瘤病,多个内分泌腺肿瘤或者增生,可分为良性或者恶性;③异位激素综合征,指起源于非内分泌腺或组织的肿瘤过多产生某种激素,或起源于内分泌腺的肿瘤除产生正常分泌的激素外还释放了其他激素,从而导致相应临床表现的一组综合征;④激素代谢异常,如严重肝病患者血中雌激素水平增加,雄烯二酮在周围组织转变为雌二醇增多;⑤外源性激素过量摄入,如过量糖皮质激素摄入所致的医源性库欣综合征,过量甲状腺素摄入所致的甲状腺毒症等;⑥基因异常,导致激素合成和释放调节的异常;⑦自身抗体的产生,如促甲状腺激素受体刺激性抗体(TSAb)刺激甲状腺细胞表面的促甲状腺激素(TSH)受体,导致甲状腺功能亢进。

2. 功能减退　常见原因:①内分泌腺被破坏,因自身免疫性疾病、肿瘤压迫、出血、梗死、炎症、坏死、放射损伤、手术切除等引起;②内分泌腺激素合成缺陷,如内分泌腺基因突变、细胞受体突变等;③激素缺乏,发生在激素、激素受体、转录因子、酶及离子通路的基因突变。

3. 激素在靶组织抵抗　激素受体突变或者受体后信号传导系统障碍,使激素在靶组织不能发挥正常作用。临床上大多表现为功能减退或正常,但血中激素水平异常升高,如 2 型糖尿病的胰岛素抵抗。

三、症状

1. 全身状态　甲状腺功能亢进症患者常有烦躁、易激动、脉率增快等症状;甲状腺功能减退症患者则出现神志淡漠、脉率减慢。患者血压升高常见于库欣综合征、原发性醛固酮增多症、嗜铬细胞瘤、糖尿病;血压降低常发生于肾上腺皮质功能减退、垂体危象等。糖尿病酮症酸中毒、高渗高血糖状态和低血糖均伴有意识改变。

2. 颅内蝶鞍区　垂体异常时,可引起一系列症状,按照内分泌功能可分为以下类型。①催乳素瘤(PRL 瘤)。当 PRL＞200 ng/ml 时多有泌乳现象,女性患者会出现月经稀少、闭经、不孕;男性患者会出现性功能减退、不育、胡须少、女性化。②生长激素腺瘤(GH 瘤)。青少年期 GH 分泌过多时,患者会成长异常迅速,身高可达 2 m 以上,即巨人症,反之为矮小症;成人 GH 分泌过多时,患者面部粗糙、手脚增厚增大,肢端肥大症有明显外貌变化,可表现为鼻唇肥厚、眉弓及颧骨高突等。③促肾上腺皮质激素腺瘤(ACTH 瘤)。临床表现为库欣综合征,还可出现向心性肥胖、满月脸、水牛背、多毛。

3. 头颈部　肢端肥大症表现为头颅、耳鼻增大,眉弓隆起。甲状腺功能亢进症患者可有突眼、眼球运动障碍、甲状腺肿大。垂体瘤可出现头痛伴视力减退或视野缺损等。

4. 四肢、脊柱、骨关节　骨质疏松症可导致脊柱、骨关节变形,甚至驼背。

四、诊断方法

1. 血液和尿生化测定　某些激素与血清中某些电解质之间有相互调节作用(如血清钠、钾与醛固酮和糖皮质激素,血清钙、镁、磷与甲状旁腺激素,血糖与胰岛素和胰高血糖素等),测定基础状态下血糖、血脂、血清电解质等,可间接了解相关激素的分泌功能。

2. 激素浓度测定 该测定是诊断内分泌腺功能的直接证据。一般空腹采集静脉血液标本。部分激素呈脉冲性分泌，需要限定特殊的采血时间，如测定血浆皮质醇生理波动需采集当天 8 时、16 时及 24 时的血液标本。尿液标本也可以反映人体激素水平，比如测定 24 h 尿 17-羟皮质类固醇，可反映肾上腺分泌皮质醇的情况。也可以用放射免疫法、酶联免疫法等测定体液中激素浓度，其可靠性取决于抗体的纯度、特性以及样本的质量，以上均会影响测定结果的可靠性。比如测定血液中胰岛素浓度时，也包括了胰岛素原；测定血 C 肽时，也包括了未解离的 C 肽。只有采用单克隆抗体检测的方法才能提高分辨能力。另外也需注意区分体液中的游离型（多有生物活性）激素与结合型（多无生物活性）激素，才能正确地评价测定结果。

测定激素水平对某些内分泌系统疾病的定位诊断也有辅助作用。如血浆中促肾上腺皮质激素（ACTH）和皮质醇均升高，则可能提示为垂体病变或异位 ACTH 综合征；如 ACTH 降低，皮质醇升高则提示病变在肾上腺皮质。

3. 激素动态观察 测定激素分泌的正常节律，如 ACTH、皮质醇的昼夜波动，促黄体素和促卵泡激素的波动等。正常节律的消失多为腺体功能异常的早期表现。

4. 激素调节功能检查 包括兴奋试验（检查对促激素的反应）和抑制试验（检查反馈抑制功能），在鉴别生理性变化和病理性改变，明确病理变化的性质方面有较大意义。

（1）地塞米松抑制试验：诊断库欣综合征和病因的鉴别方法。分为小剂量法和大剂量法。小剂量法：试验当天 8 时抽血测血浆皮质醇，24 时口服地塞米松片 1 mg，次日 8 时再抽血测血浆皮质醇。大剂量法（小剂量不能抑制者，进一步行大剂量法）：患者每 6 h 口服地塞米松片 2 mg，连服 2 天，在服药的第 2 天留取 24 h 尿检查尿游离皮质醇，在服药的第 3 天 8 时抽血测 ACTH 和血浆皮质醇。

（2）血清甲状腺激素测定：判断甲状腺功能。抽血前 3 天必须停用避孕药、雌激素、糖皮质激素、苯妥英钠等药物。抽血当天需空腹。

5. 受体测定 对各种靶细胞受体的量与质的测定，如红细胞胰岛素受体测定，血细胞 T3 核受体测定等。主要用于激素水平与临床表现不一致的患者。受体变化的节律也有重要的临床意义。

6. 靶细胞功能检查 只有靶细胞的反应方能在临床反映内分泌腺的功能异常，所以测定靶细胞的功能可以客观地评价激素的效应。例如，甲状腺功能亢进时血小板钾-钠 ATP 酶活性明显升高，心肌等容收缩期缩短，基础代谢率升高等。

7. 内分泌六项检查 内分泌检查一般在月经周期的第 3 天为好。

五、护理评估

1. 健康史 了解患者身体外形发生改变的时间和特点，女性患者的月经史及生育史，男性患者有无阳痿等。

2. 身体状况 观察患者有无体形的变化、面容的改变及皮肤、黏膜的变化，女性有无泌乳、闭经，男性有无乳房发育等。评估患者血压、体重的变化。

3. 心理-社会状况 评估患者是否有因身体外形的改变而产生焦虑、抑郁、自卑等心理变化，影响家庭生活与社交活动。

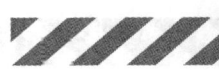

六、治疗原则

1. 内分泌功能亢进者的治疗

（1）可选用手术切除内分泌肿瘤或腺体。

（2）用放射线照射或内服同位素来破坏功能亢进的肿瘤或增生的腺体，如垂体瘤做放射治疗，甲状腺功能亢进症口服同位素碘。

（3）使用药物治疗来抑制激素的合成，如使用抗甲状腺药物抑制甲状腺激素的合成。

（4）用激素抑制相应的促激素的分泌，可达到治疗功能亢进的目的，如用糖皮质激素抑制垂体产生 ACTH，以起到治疗先天性肾上腺皮质增生的作用。

（5）用药物来对抗某一激素的生理作用，使之不能发挥原来的作用，如螺内酯能对抗醛固酮在肾脏里的保留钠排泄钾的作用，因而可以治疗醛固酮增多症。

2. 内分泌功能减退者的治疗（原则上是补充其不足）

（1）补充人体在正常情况下所需要的量，即补充生理剂量激素。如甲状腺功能减退症补充甲状腺激素；氢化可的松用于治疗肾上腺皮质功能减退症；糖尿病患者用胰岛素治疗。

（2）超生理剂量补充暂时性的激素不足。如对急性肾上腺皮质功能减退患者给予较大量的氢化可的松，慢性肾上腺皮质功能减退症患者遇到手术、外伤、严重感染情况时应加大氢化可的松剂量，恢复后再减到原来剂量。

（3）器官移植，即移植他人的内分泌器官来为患者制造激素。近年来已开展胰腺移植或胰岛移植来治疗糖尿病，垂体移植治疗垂体功能低下。

（4）垂体危象的处理。

①补充溶液：立即静脉推注 50％葡萄糖溶液 40～80 ml，纠正低血糖，再持续静脉输注 5％葡萄糖氯化钠溶液。

②激素补充：补液中加入氢化可的松 200～300 mg/d，以解除急性肾上腺功能减退危象。水中毒者可以口服泼尼松片、可的松片或氢化可的松片。

③纠正周围循环衰竭及抗感染：有循环衰竭者按休克原则治疗；因感染导致败血症者应积极给予抗感染治疗。

④低温或高热：低温与甲状腺功能减退有关，可使用电热毯等使患者体温逐渐回升至 35 ℃以上，并在使用肾上腺皮质激素后开始用小剂量甲状腺激素治疗。高热者应予物理和化学降温。

⑤谨慎使用中枢性抑制剂，如吗啡、苯巴比妥、氯丙嗪等镇痛镇静药以及降糖药，以防患者昏迷。

3. 中医疗法 对于内分泌功能亢进者应多养阴，而对于内分泌功能减退者应多补血益气、补肾等，可缓解内分泌失调症状。

七、护理措施

1. 心理支持 认真为患者讲解疾病相关知识，并提供有关资料以供患者阅读学习。多与患者交流聊天，消除其紧张焦虑的情绪，帮助患者树立自信心。必要时可请精神心理科会诊协助给予心理疏导或药物治疗。

2. 建立良好的家庭互动关系 鼓励患者家属多陪伴患者，指导患者家属参与患者的护理，增加患者与其家属之间的互动，使患者感受到家庭的温暖和支持。

3. **病情观察**　如垂体瘤术后患者,应密切观察患者每小时尿量,记录 24 h 液体出入量,限制患者每天饮水量在 1200 ml 左右,出现尿崩症时应遵医嘱使用醋酸去氨加压素片或垂体后叶素等控制尿量的药物。关注患者电解质数值,出现低钠血症时及时补充浓钠,可指导患者选择微咸口味的食物。

4. **潜在并发症**　出现并发症时,迅速建立两条静脉通路,保持静脉输液通畅。持续心电监护和吸氧,密切观察患者生命体征,保持呼吸道通畅,积极协助医生进行急救治疗。

八、健康宣教

1. **生活方式指导**　指导患者保持规律的作息,避免熬夜,劳逸结合,避免情绪激动,保持精神愉快,以免影响内分泌功能。此外,适当的运动也有助于改善内分泌紊乱的症状。

2. **饮食指导**　营养需均衡,多摄入高热量,富含蛋白质、纤维素,易消化的食物,多饮水,以补充身体所需的水分。

3. **用药指导**　激素替代者应定期随访,以了解患者的剂量是否合适,调整为合适剂量后每半年左右复诊。教会患者及其家属药物的剂量、用法及注意事项,如胰岛素的用法、使用时间、使用剂量,如何监测血糖及低血糖的处理方法等。

（余芳芳　杨　涛）

 第五节　颅内高压危象及脑疝

一、概述

颅内压(intracranial pressure,ICP)是指颅腔内容物(包括脑组织、脑脊液和血液)对颅腔壁所产生的压力,也称为脑压。颅腔是一个由颅骨构成的半封闭空间,成人的颅腔容积相对稳定,一般在 1400~1500 ml。成人卧位颅内压正常值为 5~15 mmHg,儿童为 3~7 mmHg。颅内压的稳定对于人体健康至关重要,过高或过低的颅内压都可能对人体产生严重的损害。

颅内高压危象是由多种原因导致的急性或慢性颅内压急剧升高,若病情迅速恶化,可引发脑疝,从而危及患者生命。颅内高压的原因包括大面积脑梗死、颅内出血、脑积水、静脉系统疾病、颅内占位性病变、脑外伤以及颅内其他疾病等。

脑疝是由颅腔内某一分腔的占位性病变导致压力不均衡,使得脑组织从高压区向低压区移位,部分脑组织被挤入颅内生理间隙或孔道中,从而引发一系列临床症状和体征。脑疝是颅内高压的严重表现,常常是导致死亡的主要原因。它通常是由脑脊液循环障碍、脑水肿以及颅内占位性病变等多种因素共同引发的。

二、病因

1. **颅内占位性病变**　如肿瘤、血肿、脓肿等,是引发颅内高压的常见因素。这些病变占据颅内空间,使颅内压显著升高,其中恶性肿瘤因其快速生长的特点,对颅内空间的压迫更为明显。

2. 脑组织增大　脑组织增大是引起颅内高压的重要因素,多因脑水肿、脑积水等病理过程导致脑组织的体积异常增大,从而使颅内压升高。此外,脑部炎症、感染等也可能导致脑组织肿胀,从而引发颅内高压。

3. 颅腔容积异常　颅底凹陷症、狭颅症、颅骨疾病或部分畸形等因素,均可能导致颅内高压的出现。这些疾病会改变颅腔的容积,进而影响颅内压力的平衡,可能使颅内压升高,甚至发展为颅内高压危象。

4. 脑脊液增加过多　脑脊液是维持颅内压力稳定的关键因素,当脑脊液分泌过多、吸收受阻或循环不畅时,脑脊液会在颅内积聚,使颅内压升高。这种情况常见于脑积水等疾病。

5. 脑血管异常扩张　如脑动脉瘤、脑血管畸形等病变会导致血管占据更多的颅内空间,引起脑组织受压和水肿,从而引起或加重颅内高压。

6. 颅内外伤或感染　颅骨骨折、脑组织挫裂伤等颅内外伤也可能导致颅内高压。颅内感染如脑膜炎、脑炎等,可引起脑组织炎症和水肿,从而导致颅内高压。

三、临床表现

(一)颅内高压危象的临床表现

1. 头痛　头痛是颅内高压危象的常见症状,通常是由颅内压升高刺激或牵拉脑膜血管和神经导致。头痛常表现为持续性或阵发性加剧,晨起或夜间尤为明显,且在咳嗽、低头、用力时加剧。疼痛主要集中于前额和颞部,有时波及整个头部。头痛的剧烈程度与颅内压升高成正比,颅内压越高,头痛越严重。

2. 恶心呕吐　恶心呕吐是颅内高压危象的常见表现,多因颅内压升高刺激迷走神经所致。此症状常在头痛剧烈时发作,表现为喷射性呕吐,呕吐物多为胃内容物,偶见胆汁或血性液体。

3. 视乳头水肿　视乳头水肿是颅内高压危象的特异性体征,由颅内压升高压迫视神经所致,常为双侧性。患者常表现为视物模糊、视野缺损等症状,视乳头充血水肿、隆起,边缘模糊,中央凹消失,静脉怒张均为其典型表现。这些体征对颅内高压危象的诊断具有重要意义,需及时干预治疗。

4. 意识障碍　随着颅内高压的加剧,患者可能出现不同程度的意识障碍,如嗜睡、昏睡甚至昏迷。意识障碍的严重程度与颅内压升高的速度和持续时间密切相关。

5. 瞳孔散大　颅内高压危象可致瞳孔散大,这是因为颅内压升高影响了瞳孔括约肌功能。瞳孔散大常伴意识障碍,提示病情严重,需及时关注并采取治疗措施。

6. 生命体征改变　库欣反应表现为血压升高、脉压差增大、脉搏慢而有力、呼吸深而慢。病情恶化时,血压下降、脉搏快而弱、呼吸浅促或呈潮式,最终可能导致呼吸循环衰竭而死亡。

(二)脑疝的临床表现

1. 小脑幕切迹疝或小脑幕裂孔疝(tentorial herniation)　又称颞叶钩回疝,常由颞叶或大脑外侧占位性病变引发。疝入的脑组织压迫中脑大脑脚,导致锥体束征和瞳孔变化。

(1)颅内压升高时,症状显著,表现为剧烈疼痛、烦躁不安及喷射状呕吐。

(2)早期患侧瞳孔短暂缩小,随后因动眼神经麻痹逐渐散大,对光反射消失。患侧上眼

睑下垂、眼球外斜也是常见表现。

（3）若脑疝持续进展，患者将陷入深度昏迷，眼球固定，瞳孔散大，对光反射消失，四肢瘫痪，出现去皮质强直，生命体征紊乱，最终导致呼吸、心搏骤停而死亡。

2. 枕骨大孔疝（cerebellar tonsillar hernia） 又称小脑扁桃体疝，常因幕下占位性病变或行腰椎穿刺放出脑脊液过快过多引起。枕骨大孔疝早期也可有颅内压升高的症状，可出现头痛及频繁呕吐，呼吸、脉搏减慢，血压升高及颈项强直或强迫体位等。枕骨大孔疝与小脑幕切迹疝的主要区别在于前者呼吸及循环衰竭出现时间较早，意识障碍及瞳孔变化相对较晚；而后者相反。脑干缺氧可能导致瞳孔大小变化。当延髓呼吸中枢受压时，患者可能突发呼吸骤停导致死亡。

3. 大脑镰下疝（subfalcine herniation） 又称扣带回疝，是由于幕上一侧占位或水肿导致压力高于对侧且超出代偿范围时，脑组织向对侧移位，大脑半球内侧面的扣带回及邻近的额回经大脑镰下缘疝入对侧而形成。一般无严重的意识障碍和瞳孔改变，单纯依靠临床表现难以诊断，需借助影像学手段，头颅 CT 及 MRI 可以明确显示脑疝情况。

四、辅助检查

1. 腰椎穿刺 可以直接测量颅内压，同时可留取脑脊液进行化验，或行鞘内注射药物。但在颅内压升高明显时，应避免操作，有引起枕骨大孔疝的风险。

2. 影像学检查 计算机断层扫描（CT）、磁共振成像（MRI）能显示病变部位、大小和形态，对判断引起颅内压升高的原因有重要参考价值。脑血管造影和数字减影血管造影（DSA）主要用于脑血管畸形等疾病的诊断。

五、治疗原则

（1）颅内高压危象是一种严重的临床急症，需要迅速而有效地采取措施以避免潜在的生命威胁。对于颅内高压危象，需要积极寻找病因并予以治疗。对于由脑肿瘤、脑出血等占位性病变引起的颅内高压危象，手术治疗是解决原发病因的关键。手术方法包括切除肿瘤、清除血肿等，以减轻对脑组织的压迫，从而降低颅内压。手术后，仍需继续监测颅内压和神经功能状态，以确保手术效果。常用的药物包括降低颅内压的药物，如甘露醇、利尿剂、冬眠合剂以及巴比妥等。钙通道阻滞剂、β受体阻滞剂等药物能够减轻脑血管痉挛，改善脑血流，从而降低颅内压。此外，激素类药物可减轻脑水肿，抗生素可预防感染。对于脑疝等严重情况，可能需紧急开颅减压手术。

（2）当患者出现典型的脑疝症状时，应立即静脉快速输入高渗脱水药，争取时间尽快手术，去除病因。若难以确诊或虽确诊但无法手术者，可选用脑脊液分流术、侧脑室体外引流术或病变侧颞肌下减压术等姑息性手术来降低颅内压。

六、护理评估

（1）评估患者头痛、呕吐的程度。清醒且表达清晰的患者可使用数字疼痛评分法，老人、小孩或语言障碍的患者可使用面部疼痛评分法。呕吐呈喷射状，判断呕吐的气味、颜色、量及性质。观察视乳头水肿的表现，是否有视乳头充血、边缘模糊、中央凹变浅或消失。早期视物无明显障碍，晚期可因视神经萎缩而失明。

（2）评估患者生命体征的变化。当患者血压突然升高，脉搏、呼吸偏慢，应警惕库欣

反应。

（3）评估患者的意识瞳孔的变化。常用格拉斯哥昏迷评分（Glasgow coma scale，GCS）来判断患者的意识状态，若患者的 GCS 分值比之前低 2 分以上，应警惕患者意识变差。若患者一侧瞳孔出现短暂的缩小，之后又逐渐散大，直接或间接对光反射消失，并伴有一侧上睑下垂及眼球歪斜时，应怀疑脑疝的发生。

（4）评估术后患者的动态颅内压监测的数值。成人正常颅内压值为 5～15 mmHg，儿童正常颅内压为 3～7 mmHg。颅内压异常：15～20 mmHg 为颅内压轻度升高；20～40 mmHg 为颅内压中度升高；>40 mmHg 为颅内压重度升高。在评估患者动态颅内压监测结果时，应排除患者是否存在剧烈咳嗽、癫痫发作、吸痰、高热、憋尿等情况。有建议指出应重视颅内压的评估与判断，并对颅内高压采取及时的处理措施，以防止脑疝的发生。在条件允许的情况下，推荐对 GCS 3～8 分的患者进行有创性颅内压监测。

（5）术后有骨窗的患者，可通过评估骨窗的软硬，来判断颅内压的变化情况。

（6）颅内高压还可引起外展神经麻痹或复视、头晕等，婴幼儿可有头颅增大，颅缝增宽或分裂、前囟饱满。

七、护理措施

1. 一般护理

（1）体位：将床头抬高至 30°～40°，形成斜坡位，有助于促进颅内静脉回流，从而减轻脑水肿的症状。对于呕吐较为严重的患者，建议保持侧卧位，以防发生误吸。

（2）饮食与补液：成年患者每天静脉输液量在 1500～2000 ml，其中等渗盐水不超过 500 ml，保持每天尿量不少于 600 ml，并且应控制输液速度，防止短时间内输入大量液体加重脑水肿。

（3）吸氧：可通过持续或间断方式进行，有效降低 $PaCO_2$，促使脑血管收缩并减少脑血流量，进而实现降低颅内压的目的。

（4）强化生活护理，妥善保护患者，预防意外伤害。对于昏迷且躁动不安的患者，应进行适当的约束，但务必避免过度或强制约束，以防止患者因挣扎而加重颅内高压。

2. 预防颅内高压的护理

（1）卧床休息：保持病室安静，提醒患者不要用力坐起或翻身。稳定患者情绪，避免情绪激烈波动，以免血压骤升而加重颅内高压。

（2）保持呼吸道通畅：保持呼吸道通畅至关重要，呼吸道梗阻会使患者用力呼吸、咳嗽，进而增加胸腔内压力，加重颅内高压。同时，呼吸道堵塞还会使 $PaCO_2$ 升高，导致脑血管扩张和脑血容量增多，进一步加重颅内高压。对于昏迷或排痰困难的患者，需及时拍背吸痰，必要时配合医生进行气管插管或行气管切开术，以确保呼吸道畅通。

（3）避免剧烈咳嗽和用力排便：剧烈咳嗽和用力排便会增加胸、腹腔内压力，可能诱发脑疝。预防感冒和及时治疗是关键，以减少咳嗽发生。对于能进食者，建议多摄入富含纤维素的食物，以促进肠蠕动。对于已发生便秘者，应避免用力排便，可使用缓泻药或低压小量灌肠来通便，以避免高压大量灌肠的风险。

（4）控制癫痫发作：控制癫痫发作是关键，因为癫痫发作会加重脑缺氧和脑水肿，进一步加重病情。因此，对于癫痫患者，应积极治疗并控制癫痫发作，以减轻脑部的缺氧和水肿，促进康复。

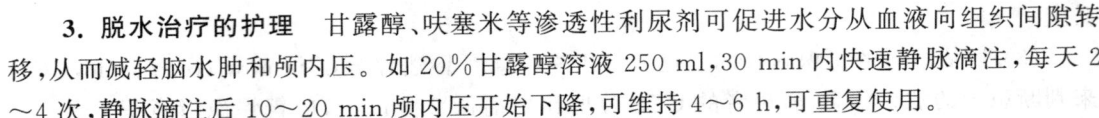

3. 脱水治疗的护理 甘露醇、呋塞米等渗透性利尿剂可促进水分从血液向组织间隙转移，从而减轻脑水肿和颅内压。如20%甘露醇溶液250 ml，30 min内快速静脉滴注，每天2～4次，静脉滴注后10～20 min颅内压开始下降，可维持4～6 h，可重复使用。

4. 引流管护理

（1）引流管需妥善固定以防脱出，并密切观察穿刺点敷料固定状况及是否有渗液。在搬动患者时，应避免牵拉引流管，确保安全。

（2）引流袋的高度和引流量对颅内压有重要影响。①平卧位时，脑室引流管开口应高出侧脑室（外耳道水平）10～15 cm；侧卧位时，以正中矢状面为基线，脑室引流管高出15～18 cm，既有引流作用又可维持颅内压。引流应随呼吸波动，幅度约10 mm，引流量需控制在每天500 ml以内。②腰大池引流管流速应严格控制，一般建议为2～5滴/分，确保不超过10滴/分。引流袋的高度应适当，通常高于外耳道水平10～15 cm。同时，每天引流液量应控制在200～300 ml，即约10 ml/h。③脑室腹腔分流管应每天定时挤压分流管，按压阀门1～3次，远离磁场，预防感染、堵管。④硬膜下及硬膜外引流管一般引流袋高度应低于创腔30 cm，一般术后2～3天拔除。⑤创腔引流管引流袋高度在术后早期与创腔位置保持一致，术后48 h可将引流袋稍放低。

5. 使用激素的护理 应用肾上腺皮质激素可改善血脑屏障通透性，有效预防和治疗脑水肿、减少脑脊液生成，降低颅内压。常用地塞米松5～10 mg，每天1～2次，静脉注射。治疗期间需防范高血糖、感染及应激性溃疡。

6. 冬眠低温疗法的护理 冬眠低温疗法通过药物与物理手段降低体温，使患者处于亚低温状态，旨在减少脑耗氧与代谢，降低脑血流，提升脑对缺血缺氧的耐受性，从而减轻脑水肿。此法适用于多种原因引发的严重脑水肿及中枢性高热患者。但儿童和老年人慎用，休克、全身衰竭或有房室传导阻滞者禁用此法。

在应用冬眠低温疗法前，需详细观察并记录患者的生命体征、意识状态、瞳孔变化及神经系统症状，作为后续治疗对比的基础。遵医嘱静脉滴注冬眠药物，通过调节滴速控制冬眠深度，确保患者进入冬眠状态后再开始物理降温。若未达到冬眠状态即降温，可能引发寒战，导致代谢率增高、耗氧量增加，反而加剧颅内高压。降温速度宜控制在每小时下降1 ℃，肛温维持在31～34 ℃较为理想，避免体温过低导致心律失常。在冬眠降温期间，需预防肺炎、冻伤及压力性损伤等并发症，并严密监测生命体征。冬眠低温疗法通常持续2～3天，治疗结束时应先停止物理降温，再逐渐停用冬眠药物，同时为患者加盖被毯，任其自然复温。

7. 观察 意识状态、生命体征、瞳孔和肢体活动的变化对于病情评估至关重要。意识能反映大脑皮质和脑干功能，其障碍程度、持续时间和演变过程是病情进展的重要参考。急性颅内压升高早期常表现为"二慢一高"的生命体征特点。瞳孔观察有助于判断病变部位，须关注双侧瞳孔直径、形状及对光直接或间接反射的变化。颅内压升高可能导致病侧瞳孔先缩小后散大，对光反应减弱或消失，此时应警惕小脑幕切迹疝。此外，小脑幕切迹疝可能引发对侧肢体瘫痪、肌张力增高、腱反射亢进和病理反射阳性等症状，有时脑干移位也可能导致同侧肢体瘫痪。

8. 脑疝发生后应做紧急处理

（1）发生脑疝时，应立即通知医生，并准备抢救物品进行病情评估。在医生指导下，进行心电监护，并密切观察患者的意识、瞳孔、体温、脉搏、呼吸、血压及血氧饱和度等，同时做好抢救记录。建立两条静脉通路，遵医嘱快速静脉滴注脱水剂，如20%甘露醇注射液，必要

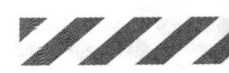

时可配合激素加强脱水效果。同时,留置导尿管以观察尿量,从而了解脱水效果。

(2)抬高床头至 15°～30°,并给予高流量氧气。患者头部应偏向一侧,同时准备好吸痰装置,确保及时清理呕吐物以保持呼吸道畅通。对于留置胃管的患者,需及时停止鼻饲。

(3)协助医生进行术前准备,包括剃头备皮、备血、皮试等,并在必要时配合医生进行床旁颅骨钻孔外引流术。

(4)患者出现呼吸、心搏骤停时,应立即采取心肺复苏措施,包括胸外心脏按压和气管插管。在气管插管前需开放气道,使用口咽通气管,并配合急救呼吸球囊辅助呼吸。同时准备好压舌板、开口器和呼吸机,并根据医嘱给予呼吸兴奋剂和强心药。

(5)认真做好护理记录,加强巡视。

(余芳芳 杨 涛)

第六节 应激性消化道出血

消化道以屈氏韧带为界,可分为上消化道和下消化道两部分。上消化道出血主要是由屈氏韧带以上的部位,如食管、胃、十二指肠、胰、胆管等处的病变导致,或发生于胃空肠吻合术后。下消化道出血则主要是由十二指肠与空肠移行部、屈氏韧带以下的小肠病变和结肠疾病导致。

应激性消化道出血多因严重感染、脑血管意外、创伤、手术等强烈应激因素导致。在这些应激状态下,机体可能出现急性黏膜糜烂和溃疡,进而引发大出血。

一、病因

1. 消化道黏膜损伤 尖锐的异物、诊疗器械、坚硬的粪便或肛表等可直接损伤黏膜血管导致便血。严重创伤、感染或其他重症疾病也可以引起胃肠黏膜损伤,导致局部微循环障碍和缺血再灌注损伤,进而发生坏死和溃疡形成。

2. 血液中凝血、出血障碍 凝血因子缺乏如血友病、凝血因子消耗如弥散性血管内凝血、形成凝血因子的物质如维生素 K 缺乏等均可致出血;血小板减少可造成止血功能障碍而致出血,如血小板减少性紫癜等。

3. 消化道炎症或溃疡 消化道有炎症可致消化道黏膜细胞浸润、充血、水肿,可发生溃疡,侵蚀血管、小血管破裂而导致出血,或因炎症导致微血管通透性增加而出现便血、呕血;消化性溃疡时由于溃疡侵蚀血管致消化道出血。

4. 微血管通透性增加 如维生素 C 缺乏症、过敏性紫癜等。

5. 药物使用 如使用非甾体抗炎药可能损伤胃黏膜,增加应激性溃疡的风险,从而引起消化道出血。另外,长期服用某些药物,如阿司匹林,也可能对胃肠道黏膜造成刺激,导致消化道出血。

6. 应激反应 各种疾病的发展期均可致胃酸、胃蛋白酶、胃泌素分泌过多,致消化道黏膜损伤,从而引起消化道出血。应激性消化道出血的原因可能包括急性胃黏膜损伤、慢性胃炎、消化性溃疡、食管-胃底静脉曲张破裂、胃癌等。

二、临床表现

1. 呕血与便血 呕血与便血是常见的症状之一。呕血是指从口腔呕吐鲜血或咖啡色残渣样血液。便血是血自肛门排出，可混有粪便、黏液或脓。此外，大便颜色随消化道出血量、出血部位及血在消化道内停留的时间不同而不同，可呈鲜红色、暗红色或柏油样。一般出血位置越低，大便颜色越鲜红。一般呕血常伴有便血，但便血不一定有呕血。

2. 腹部疼痛与不适 应激性消化道出血时，患者通常会感到腹部不适或疼痛。这种疼痛可能是由胃黏膜受到损伤或炎症所致，也可能是由肠道痉挛或缺血引起。疼痛的程度和位置可能因个体差异而异。

3. 失血性周围循环衰竭 消化道大出血时，患者血容量会迅速降低，导致静脉回心血量减少，心排血量不足，进而可能引发周围循环衰竭。这种衰竭的严重程度与出血量和速度密切相关。患者通常会表现出心慌、乏力、头晕、口渴等组织缺血的症状。

当患者出现脉搏细速、呼吸急促、皮肤湿冷、血压下降等症状时，应高度警惕失血性休克的发生。休克指数作为判断休克程度的重要指标，其计算方法为脉率÷收缩压，休克指数<1.0为轻度休克；1.0≤休克指数≤1.5为中度休克；休克指数>1.5为重度休克。通过评估患者的休克指数可以尽早实施干预方案，给予科学且有效的抢救护理，以提高抢救效果。患者休克时会出现尿量减少，甚至无尿，应考虑急性肾功能不全。

神经外科患者因常伴有脑卒中、脑肿瘤、高血压、肺炎等疾病，即使消化道出血量不大也极有可能引起多器官衰竭，增高病死率，临床中应加以重视。

三、辅助检查

1. 血液学检查 包括全血常规、白细胞计数、血小板计数、血红蛋白浓度、凝血酶原时间、肾功能等检查。通过这些检查可以筛出90％以上的凝血缺陷疾病。血红蛋白及红细胞数下降可以反映失血量，白细胞计数增多、有中毒颗粒或空泡提示有感染，出现幼稚白细胞提示白血病、类白血病反应等。

2. 纤维内镜检查 纤维内镜检查能够直接观察胃黏膜的情况，发现出血点和病变部位，是确诊消化道出血的首选方法。纤维内镜不仅能直接观察或取出活组织检查，也可在急性出血48 h内进行早期诊断和治疗，具有很大的临床诊治意义。上、下消化道出血纤维内镜检出率分别为72％～96％和83％～96％，且并发症极少。直肠镜或乙状结肠镜检查可发现溃疡、息肉及其他占位性病变。

3. 选择性腹腔动脉造影 一般认为，下消化道的急性活动性出血或上消化道出血经纤维内镜检查为阳性，可考虑进行选择性腹腔动脉造影。对反复便血而不能确定出血部位及持续性出血者具有一定诊断意义。该检查针对血管病变、炎症、溃疡及出血部位均有较高的临床诊断价值，目前已广泛应用。

4. 超声检查 可协助发现肝、胆、脾病变及探查腹部包块，有助于明确出血原因。

5. 大便隐血试验 检测大便中是否存在血液成分，可作为判断消化道出血的辅助手段。

四、治疗

如果出现应激性消化道出血，治疗的首要目标是控制出血、维持生命体征，并预防并发症。

（一）一般疗法

根据出血的轻重禁食或给予流质饮食、无渣半流质饮食、软食或正常饮食。伴有呕血者需禁食；便血量多、大便鲜红者可给予流质饮食或软食；便血量少、大便呈棕黑色或大便正常仅有大便隐血试验阳性者可给予正常饮食。

（二）特殊治疗

（1）应用止血药物：如维生素 K、酚磺乙胺、6-氨基己酸、安络血等药物。

（2）应用抑制胃酸分泌药：一般用 H_2 受体拮抗药或质子泵抑制剂，抑制胃酸分泌，从而提高和保持胃内的 pH。

（3）使用胃管：主要用于上消化道出血。

①胃肠减压：胃管连接负压引流瓶，利用负压引流出患者胃内积血和胃液，减少血液对胃黏膜的刺激，有效防止胃黏膜糜烂和溃疡加重。

②胃管内注药：注入制酸剂、胃黏膜保护剂、止血剂等，如西咪替丁、10％孟氏溶液等药物，以起到止血作用。

③三腔二囊管填塞：通过填塞来控制患者的食管静脉曲张破裂出血。用时经鼻或经口插入胃中，吹起气囊，拉紧后将管黏在鼻翼上或加牵引，使之压住贲门，再吹起食管气囊，便于食管内压止血。一般认为填塞时间不宜超过 48 h，时间过长可造成严重并发症，如食管压迫坏死和穿破，甚至呼吸道阻塞等。

（4）通过纤维内镜止血。

（5）手术治疗：手术止血的指征如下。①出血量多；②失血虽不很迅速，但 1～2 天仍呕血、便血者；③胃肠道坏死、穿孔等。

（三）消化道大量出血的治疗

消化道大量出血的治疗原则是在积极抢救休克的同时，尽快查出出血原因，一般尽可能先用非手术治疗。

1. 一般急救措施　①为确保心、肾等重要器官的充足供血，可取平卧位或头低脚高位。保持环境安静，以利于患者休息与恢复。②大量出血后血压下降，血红蛋白数量减少，带氧功能下降，表现为缺氧，可给予吸氧以确保贫血情况下机体重要器官的供氧。③为有效评估患者病情，需密切观察呕血或大便的量及色泽、意识状态、脉搏、呼吸、血压、心搏情况，以及皮肤温度、色泽和周围静脉充盈程度。同时注意监测每小时尿量及血象变化。

2. 循环复苏　短时间内大量出血者可致休克，应迅速输血或静脉补液以维持血容量。等量快速输液，输血为抢救大量出血的根本措施。一般以 30 min 内给予 30～50 ml/kg 加压输入。输完血后，若血压不升，可再重复输入半量（20～30 ml/kg），此后再根据情况补血或补液，直至血压稳定。一般早期无休克的出血，可输全血，利于预防继续出血。晚期发生休克时，应先输碱性等渗溶液及低分子右旋糖酐后再输全血，以免增加血管内凝血的机会。当血红蛋白低于 6 g 时，则需迅速输全血，宁早勿晚，以利于止血、纠正休克。一般在完成前两个阶段补血及输液后即可纠正休克，稳定血压。如血压仍不升，则提示出血未停止，应考虑进行手术以止血。

为评估患者血容量恢复情况，可采用测定中心静脉压（CVP）的方法。中心静脉压低，提示血容量不足，应大量快速加压输血或输液，每次 20～30 ml/kg，直至动脉压上升、中心静脉压正常为止。若动脉压上升而中心静脉压低，则需再进行适当补充，以防血压再度下降，休克复发。如中心静脉压高，则立即停止静脉输血；若仍有血容量不足，动脉压不升，则应改行动脉输血或输液，量仍为20～30 ml/kg。在扩容纠酸的同时，根据周围循环情况使用血管扩张剂，如多巴胺、山莨菪碱等。根据心功能情况使用强心药。应注意早期出血性休克一般不宜早期或大量应用血管收缩剂。皮肤血管收缩征象消失、脉搏及血压恢复正常、血细胞比容达到并维持30%以上、足够尿量排出等可作为输血（液）恰当指标。大量输注库存血会造成凝血因子 V 稀释及缺乏，可用新鲜冰冻血浆治疗。

3. 禁食　禁食直到出血停止后24 h。

4. 镇静剂　常用巴比妥类、冬眠合剂等。后者对严重出血者有保护性作用，但应注意对休克或休克前期患儿的特殊抑制作用，可使休克患儿中枢衰竭而致死亡，一般应先纠正容量不足后再给予。

5. 应用止血药，插胃管等　力求迅速制止出血。

6. 手术治疗　首先考虑保守疗法控制出血，如仍出血不止或下消化道出血伴有肠梗阻者则考虑手术处理。

五、护理评估

1. 健康史　评估患者既往有无消化性溃疡史，出血前有无饮食失调、受寒等因素。评估患者既往有无痔疮史，排除痔疮导致出血。评估患者药物使用情况，尤其是关注是否使用过非甾体抗炎药和皮质类固醇等药物。

2. 临床表现　评估患者呕血、便血的时间、颜色及量，结合生命体征及患者的临床体征情况，评估患者失血程度、有无失血性休克及休克指数。关注患者是否出现腹胀、有无腹部压痛，并仔细听诊检查肠鸣音是否亢进。

3. 病情监测　①关注患者的心率、脉搏、血压等生命体征变化，以及有无呼吸困难、体温异常等症状。必要时持续心电监护。②观察患者的精神和意识状态，注意有无疲倦、烦躁、嗜睡、意识不清等异常情况。③观察皮肤和甲床色泽、肢体温度及周围静脉充盈情况。④评估患者的休克指数，及早进行干预。

4. 实验室检查　评估患者血红蛋白、红细胞计数、血细胞比容以及凝血相关指标如凝血时间、凝血酶原时间和部分凝血活酶激活时间的变化情况。

5. 心理-社会状况　评估患者及其家属对消化道出血的焦虑、恐惧、紧张程度，对疾病知识和治疗方案的了解程度以及患者家庭经济情况。

六、护理措施

1. 体位与保持呼吸道通畅　患者取去枕平卧位或头低脚高位，以保证脑部供血。患者出现呕吐或呕血时，应立即将头偏向一侧，必要时使用负压吸引器清理呕吐物，防止误吸或窒息。

2. 治疗护理　立即给予氧气吸入，并建立两条以上静脉通路，尽可能选择最大号留置针以备抢救或输血使用。静脉输液初期可加快滴注速度，并根据测量中心静脉压数值来调整输液的量和速度，避免因输液、输血过多、过快而引起急性肺水肿，尤其是老年人和心功能不全者应谨慎。

3. 饮食护理　急性大出血者应禁食。少量出血无呕吐者，可给予温凉、清淡流质饮食。进食对消化性溃疡患者尤为重要，因为进食可降低胃酸对胃黏膜的刺激，促进溃疡愈合。当

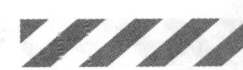

出血停止后可改为易消化、无刺激性半流质饮食或软食,由少量多餐逐步过渡到正常饮食。

4. 心理护理 密切关注患者的情绪变化,特别是那些因慢性病或全身性疾病而反复出血的患者,观察他们是否出现紧张、恐惧、悲观或沮丧等心理反应,是否对治疗失去信心或表现出不合作的态度。同时,要耐心地向患者解释安静休息对于止血的重要性,及时解答患者及其家属的疑问或顾虑,并给予关心和安慰。在抢救工作中应迅速而不慌乱,以缓解患者的紧张情绪,增强他们治疗的信心。

5. 病情监测

(1)监测指标:①每30 min监测一次生命体征,必要时可持续心电监护;②准确记录24 h液体出入量,并在疑似休克时留置导尿管,以监测每小时尿量并确保尿量维持在30 ml/h以上;③监测呕吐和便血的次数,观察呕吐物和大便的性质、颜色及量;④定期复查血红蛋白浓度、红细胞计数、血细胞比容等相关指标,以判断贫血程度和出血是否停止;⑤监测血清电解质和动脉血气的变化,维持水、电解质及酸碱平衡。

(2)周围循环状况的观察:密切观察患者有无烦躁不安。面色苍白、四肢湿冷提示微循环血液灌注不足,而皮肤逐渐转暖、出汗停止,则提示血液灌注好转,注意保暖。

(3)出血量的估计:为准确估计出血量,需详细询问患者呕血或血便的发生时间及次数,观察呕吐物和大便的量及性状。以下是一些关键指标和提示:①大便隐血试验阳性,可能意味着每天出血量超过5 ml;②出现黑便,则可能表示每天出血量已超过50 ml;③当胃内积血量超过250 ml时,患者可能出现呕血症状;④若单次出血量少于400 ml,由于组织液与脾贮血的补充,患者可能不会表现出全身症状;⑤一旦出血量超过400 ml,患者可能会出现头晕、心慌、乏力等症状;⑥若在短时间内出血量大于1000 ml,则可能导致急性周围循环衰竭,甚至引发严重的失血性休克。

(4)继续或再次出血的判断:提示有活动性出血或再次出血,可关注以下几点。①观察患者是否反复呕血,并注意呕吐物的颜色变化,由咖啡色转为鲜红色可能表明出血加重;②留意便血的次数,大便的性质及颜色,若次数增多、粪质稀薄且颜色转为暗红色,并伴有肠鸣音亢进,则可能表示出血仍在继续;③尽管进行了充分的补液和输血治疗,但患者周围循环衰竭的表现改善不明显,或出现反复恶化,血压波动大,中心静脉压不稳定等情况,这通常提示出血情况较为严重;④监测血红蛋白浓度、红细胞计数和血细胞比容等指标,若这些数值持续降低,同时网织红细胞计数持续增高,可能反映出血未得到有效控制;⑤在补液充足且尿量正常的情况下,若血尿素氮持续或再次增高,这可能是消化道出血的一个信号;⑥对于门静脉高压的患者,原本存在的脾大在出血后脾可能会暂时缩小,若脾不恢复肿大,可能表明出血尚未停止。

6. 急诊手术准备 若经止血、输血等处理,仍存在出血者,应配合医生做好急诊术前准备。

(余芳芳 杨 涛)

第七节 下肢深静脉血栓形成

深静脉血栓形成(deep venous thrombosis,DVT)是指血液在深静脉中异常凝结,导致

静脉腔堵塞,从而引起静脉血液回流障碍的病变,是常见的血栓类疾病。全身主干静脉均可发病,多见于下肢。当栓子脱落,游走到肺部,阻塞肺部血管,可形成肺栓塞(pulmonary embolism,PE),两者合称为静脉血栓栓塞(venous thromboembolism,VTE)。神经外科患者长期卧床、多处于意识障碍状态,易发生DVT且难以及时发现,严重情况可因栓子脱落,并发肺、脑栓塞,导致患者突然死亡。

一、病因

1. 静脉血流滞缓 长时间的制动、因病卧床、久坐等都可能导致血液淤滞,进而增加血栓形成的风险。手术或麻醉后,由于肌肉松弛和静脉流速减慢,也可能诱发DVT。神经外科术后患者常伴有意识障碍或肢体瘫痪等,需要长期卧床,因此减少了下肢肌肉的泵功能,静脉血流减慢,易导致DVT。

2. 静脉壁的损伤 包括化学性损伤(如输注刺激性溶液)、机械性损伤(如静脉局部挫伤或骨折碎片创伤)以及感染性损伤(如由静脉周围感染灶引起的化脓性血栓性静脉炎)。神经外科用药多为止血和降低颅内压的药物,如氨甲环酸注射液、尖吻蝮蛇血凝酶等止血药,20%甘露醇注射液、呋塞米等脱水剂,这些药物可造成机体大量失水,血液浓缩和凝固性增强,易发生DVT。

3. 血液高凝状态 先天性高凝状态,如血栓抑制剂的缺乏、血纤维蛋白原的异常等;后天性高凝状态,如创伤、手术后、大面积烧伤、肿瘤、妊娠及产后、长期服用避孕药等均可使血小板计数增加、黏附性增强,从而使血液处于高凝状态,成为DVT的重要因素。

4. 其他因素 如高龄、肥胖、留置中心静脉导管、长时间手术、细菌血行感染等,活化蛋白C抵抗也与DVT有密切关系。

二、临床表现

1. 疼痛 疼痛是DVT最常见的症状。血栓刺激静脉壁的炎症反应导致静脉快速扩张,引发末梢神经感受器,导致疼痛。一般发生于小腿腓肠肌、大腿或者腹股沟等部位,绝大多数患者主诉疼痛部位呈现痉挛性或有皮肤紧张感,尤其在活动后加重,卧床休息或抬高下肢后疼痛可减轻。

2. 肿胀 肿胀是DVT最主要的表现,是由血栓形成后,血液循环回流受阻所致。一般情况下,上腔静脉血栓的下肢肿胀多数为单侧,下腔静脉血栓多见于双侧下肢。根据血栓部位和静脉闭塞程度,可分以下三种类型。①小腿DVT:小腿肌肉静脉丛血栓形成和腘静脉血栓形成,表现为小腿肿胀。②髂股DVT:表现为大腿内侧(股三角)部位胀痛,也可引起下肢广泛性肿胀。③股青肿:双下肢DVT的严重类型。双下肢静脉完全闭塞,导致血液循环回流严重受阻,并引发下肢动脉痉挛,整个下肢严重肿胀,肿胀的皮肤呈青紫色,严重者还可伴有瘀斑、水泡、皮温发凉、足背动脉搏动减弱甚至消失。

3. 浅静脉曲张 DVT发生后,静脉血液回流障碍导致浅静脉压升高,在7~14天时,可见浅静脉曲张。

4. 全身反应 可出现体温升高,脉率增快等反应,但体温一般不超过38.5℃。

三、辅助检查

1. 静脉造影 静脉造影为最准确的检查方法,是诊断DVT的金标准。静脉造影可使

静脉直接显像,不仅可以有效地判断有无血栓,还可确定血栓的部位、范围、形态及侧支循环情况。后期行逆行造影,可以了解静脉瓣膜功能情况,但属于有创检查,且费用高。

2. 超声检查 超声检查是诊断 DVT 的首选方法,灵敏度、准确性均较高。适用于筛查和监测患者。

3. 放射性核素检查 放射性核素检查操作简便,无创伤,准确率较高,可以发现较小静脉隐匿性血栓。该检查常用于诊断小腿 DVT。

4. 螺旋 CT 静脉造影 螺旋 CT 静脉造影是近年新出现的诊断方法,可同时检查腹部、盆腔和下肢深静脉情况。

5. 血浆 D-二聚体测定 D-二聚体是反映凝血激活及继发性纤溶的特异性分子标志物,诊断急性 DVT 的灵敏度较高($>99\%$),$>500\ \mu g/L$(ELISA 法)有重要参考价值。可用于术前高危 DVT 患者的筛查,然而,术后大多数患者 D-二聚体为阳性,因此不具有参考价值。

四、处理原则

1. 预防性处理

(1) 物理预防:神经外科多为卧床患者,早期指导患者主动运动或教会其家属为其按摩双下肢,进行踝泵运动,正确使用间歇充气加压泵(intermittent pneumatic compression, IPC)、梯度压力袜、抗血栓压力带和血栓气囊枕等,以增加下肢静脉血液回流,减轻静脉血流淤滞情况。

①踝泵运动:主动或被动进行背伸跖屈及股四头肌舒缓运动各 5～10 s,踝关节顺时针、逆时针交替进行旋转运动,15～20 次/分,每次 3～5 min,每天至少 3 次。

②肢体按摩:为了促进静脉血液回流,加快血液流动,可指导患者家属每天按摩患者肢体,顺序为从下到上,从小腿远端开始,每天 3 次,每次 30 min。

(2) 药物预防:可降低静脉血液黏滞性,有效预防血栓形成。一般使用小剂量的抗凝药、抗血小板聚集的药物,如低分子量肝素、阿司匹林、华法林等。但是在用药期间,也需要积极关注患者是否有过敏症状、出血征象等,确保用药安全性。

2. 治疗性处理

(1) 溶栓治疗:最常用的溶栓药物为尿激酶,对于急性期血栓,起效快、溶栓效果好、过敏反应少,常见不良反应为出血。欧美一般采用每千克体重 4400 U 尿激酶的冲击疗法,联合应用肝素治疗。我国的尿激酶用量不一,在实际应用中根据病情和患者体重,每天给予 25万～75 万 U 的尿激酶,连续静脉给药 2 周,同时或之后结合抗凝治疗,效果较好。溶栓治疗期间,患者应绝对卧床,抬高患肢,避免按摩或挤压患肢,以防栓子脱落导致肺栓塞。

溶栓治疗的不良反应为出血,应定期检测血中纤维蛋白原的含量,一旦出血,可用 6-氨基己酸、维生素 K 或直接输入纤维蛋白原,或采用输血(或输血小板)等方法治疗。

(2) 抗凝:最基本的治疗方法,可抑制血栓蔓延,有利于血栓自溶和管腔再通,从而减轻症状,降低肺栓塞的发生率和病死率。一般采用普通肝素、低分子肝素、维生素 K 拮抗剂等常用注射型抗凝药;还有口服抗凝药如华法林片、双香豆素乙酯、迈之灵片等,以及阿司匹林、右旋糖酐等抗血小板药。目前,还有应用肝素超声雾化吸入治疗,是将药物通过雾化吸入,而储存在肺巨噬细胞内,缓慢释放进入血液,既发挥抗凝作用,又预防出血。

(3) 手术取栓:消除 DVT 的有效方法,常用的技术有超声血栓消融术、血栓消融器(AND)溶栓术、经导管血栓抽吸术以及经皮机械血栓清除术等,可迅速解除静脉梗阻。

五、护理评估

（1）健康评估：年龄、体重、疾病史、检验指标、血栓史、手术史等。进行 Caprini 静脉血栓形成风险评估，当评分为 0～1 分时为低风险；2～4 分时为中风险；≥5 分时为高风险。应采取预防性护理措施，如指导患者行踝泵运动，多饮水等。

（2）患者下肢肿胀时，动态评估患肢肿胀情况，使用卷尺测量双下肢周径并记录，注意观察肿胀发展程度；评估肿胀皮肤颜色、温度变化，有无紧张发亮、发绀甚至发生水疱；评估患肢足背动脉搏动的情况。

（3）评估患者静脉血栓部位有无压痛及疼痛程度，有无浅静脉曲张。血栓位于小腿肌肉静脉丛时，直腿伸踝试验（Homans 征）和压迫腓肠肌试验（Neuhof 征）均呈阳性。（直腿伸踝试验：患肢伸直，足突然背屈时，由于腓肠肌和比目鱼肌拉长而刺激小腿肌肉内病变的静脉，引起小腿深部肌肉疼痛，为 Homans 征阳性。压迫腓肠肌试验：压迫小腿后方腓肠肌，引起局部疼痛，为 Neuhof 征阳性。）

（4）评估术后敷料有无渗血，观察实验室指标凝血酶原时间是否异常。

（5）评估患者术后有无胸痛、呼吸困难、窒息感、血氧饱和度下降等情况，警惕肺栓塞的发生。

六、护理措施

（一）基础预防护理

（1）Caprini 静脉血栓形成风险评估评分≥5 分者在床头挂有血栓高风险标识，并告知患者或其家属意义。观察患者下肢远端皮肤温度、颜色、感觉、动脉搏动强度。抬高下肢 20°～30°，指导患者在双下肢下垫预防血栓枕。

（2）告知患者戒烟、限酒，控制血糖、血脂、尿酸。饮食清淡，低脂、多吃富含纤维和维生素的食物、保持大便通畅。多饮水，病情允许时每天饮水 1500 ml 以上。

（3）指导患者早期床上主动或被动活动，如肢体预防屈伸运动、踝泵运动等，白天每 2～3 h 一次，每次 10～15 min。病情允许时指导患者早期下床活动，每天 4～5 次，每次 15 min 以上，逐日增加活动量，指导患者多做深呼吸和咳嗽动作。

（4）避免选择在双下肢穿刺和输液，避免同一部位反复穿刺。

（5）遵医嘱使用抗血栓弹力袜、梯度压力袜、间歇充气加压泵、静脉足泵等物理预防措施。

（6）遵医嘱药物预防，口服或皮下注射抗凝药等。

（二）急性期护理

1．一般护理

（1）绝对卧床休息，抬高患肢 30°。指导生活护理和加强皮肤护理。高热患者应做好降温护理。

（2）肿胀严重者应少盐饮食，可选食利水消肿食物，常食新鲜蔬菜，也可多食猕猴桃、香蕉等以润肠通便，忌肥腻油脂类食物。

（3）经常用温水清洁肿胀的皮肤，内、外裤应宽大以便于敷药和测量肢体周径。①需采取保暖措施，穿长裤或加厚棉被，以缓解血管痉挛，有利于侧支循环建立，减轻疼痛及促进炎症的吸收，但不宜用热水外敷，以免烫伤。②禁忌按摩患肢或做剧烈运动。③使患肢高于心

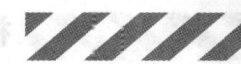

脏平面 20～30 cm,膝关节置于 5°～10°微屈曲位。

（4）观察患肢肿胀的程度、皮肤温度及颜色。患肢制动,还需动态评估患肢肿胀情况,使用皮尺测量双下肢周径并记录,测量部位一般选择髌骨上缘和髌骨下缘 10～15 cm 处。

（5）疼痛较剧时,遵医嘱用麻醉镇静镇痛药以缓解疼痛,记录用药时间、途径、剂量。

2. 手术前后护理

（1）术前护理:做好患者的心理疏导,皮肤准备,训练在床上大小便,掌握正确且有效的卧位咳嗽和咳痰的方法,以及肌肉收缩运动的训练方法。

（2）术后护理。

①在溶栓治疗后注意切口有无渗血或出血,观察患者有无肉眼血尿及镜下血尿,有无牙龈出血、鼻腔出血、咯血及黑便等情况,及时发现并报告医生,避免发生大出血,以减轻患者的痛苦。

②术后可将肢体抬高至高于心脏水平面 20～30 cm,以促进患肢远端血液循环,3～4 天后在床上进行肢体被动活动,如膝关节微曲、足背伸屈运动,1 周后再试做肢体下垂动作。若无疼痛、肿胀、皮肤颜色改变,可下床行走,间断拆线后可试做下蹲动作。

③密切观察生命体征的变化,若患者出现胸闷、胸痛、呼吸急促、血氧饱和度下降等表现时,应及时给予患者高流量吸氧并立刻报告医生,协助医生进行治疗。若患者术后出现患肢剧烈疼痛、麻木、肿胀、潮红或发绀时,应警惕有无深静脉血栓再形成的可能,并立即报告医生及时处理。Caprini 静脉血栓形成风险评估与预防护理单见表 10-4。

表 10-4 **Caprini 静脉血栓形成风险评估与预防护理单(适用于 13 岁以上人群)**

姓名: 性别: 年龄: 床号: 科室: 住院号: 诊断:

项 目		评分	时 间 日 期		
年龄（周岁）	年龄 41～60 岁	1			
	年龄 61～74 岁	2			
	年龄≥75 岁	3			
活动	长期卧床（<72 h）	1			
	因病情需要卧床（>72 h）	2			
体重指数	BMI≥25 kg/m²	1			
疾病因素	下肢水肿	1			
	静脉曲张	1			
	肺功能异常（如有 COPD）	1			
	急性心肌梗死（现病史）	1			
	败血症（现病史）	1			
	充血性心力衰竭（1 个月内）	1			
	炎症性肠病史	1			
	严重的肺部疾病（含肺炎）<1 个月	1			
	异常妊娠	1			
	妊娠期或产后（1 个月）	1			

续表

项 目		评分	时 间 日 期		
疾病因素	其他因素:吸烟、化疗、输血	1			
	口服避孕药或激素替代治疗	1			
	恶性肿瘤(既往或现患)	2			
检验指标	凝血酶原 G20120A 阳性	3			
	凝血因子 V Leiden 阳性	3			
	血清同型半胱氨酸升高	3			
	狼疮抗凝物阳性	3			
	肝素诱导血小板减少症(HIT)	3			
	抗心磷脂抗体升高	3			
血栓史	深静脉血栓形成(DVT)/肺栓塞(PE)病史	3			
	血栓家族史	3			
	其他先天或后天血栓形成	3			
	脑卒中(<1个月)	5			
手术相关因素	大手术病史(<1个月)	1			
	大手术(时间≥45 min)	2			
	中心静脉置管	2			
	腹腔镜手术(时间>45 min)	2			
	关节镜手术	2			
	石膏固定(<1个月)	2			
	急性脊髓损伤瘫痪(<1个月)	5			
	多发性创伤(<1个月)	5			
	选择性下肢关节置换术<1个月	5			
	髋关节,骨盆骨折或下肢骨折<1个月	5			
评分结果					

评估结果:低风险为0~1分;中风险为2~4分;高风险≥5分。

评估时机:入院/转入8h内;手术后;活动能力发生改变时;出院前24h;≥5分者每周至少评估2次;0~4分者每周评估1次。

护 理 措 施		时 间 日 期		
1.基础预防	(1)观察下肢远端皮肤温度、颜色、感觉、动脉搏动强度			
	(2)抬高下肢 20°~30°,避免在膝下垫硬枕			

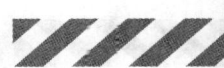

续表

护 理 措 施		时 间 日 期		
1.基础预防	(3)改善生活方式,戒烟、限酒,控制血糖、血脂、尿酸			
	(4)饮食清淡,低脂、多吃富含纤维和维生素的食物、保持大便通畅			
	(5)多喝水,病情允许时每天饮水 1500 ml 以上			
	(6)早期床上主动或被动活动,如肢体预防屈伸运动、踝泵运动等,白天每 2~3 h 一次,每次 10~15 min			
	(7)病情允许时指导患者早期下床活动,每天 4~5 次,每次 15 min 以上,逐日增加活动量,指导患者多做深呼吸和咳嗽动作			
	(8)避免在双下肢穿刺和输液,避免同一部位反复穿刺			
	(9)评分≥5 分者在床头挂有血栓高风险标识并告知患者或其家属意义			
2.物理预防	(1)遵医嘱使用抗血栓弹力袜、梯度压力袜(GCS)物理预防			
	(2)遵医嘱使用间歇充气加压泵(IPC)、静脉足泵(VEP)			
3.药物预防	遵医嘱药物预防,口服或皮下药物注射抗凝药等			
责任护士签名				
审核签名				

(三)慢性期护理

(1)卧床休息,抬高患肢,做足背屈运动。发病 1 个月内不做剧烈运动,以防血栓脱落,病情允许起床活动时,遵医嘱使用弹力绷带或抗血栓弹力袜,并观察患肢的静脉回流情况,与健侧比较皮肤颜色、温度的变化。

(2)观察患肢肿胀、颜色、湿疹等情况,患肢有瘙痒者严禁用热水烫洗或搔抓,以免皮肤破损引起感染。嘱患者勿用力排便。

(3)指导患者进行肢体功能锻炼。如腓肠肌舒缩运动:双足交替做 30°跖屈和背伸运动,每 1~2 s 活动 1 次,可促进股静脉回流,预防 DVT。

(4)饮食宜清淡、低脂,多吃富含维生素的食物,忌油腻、辛辣,戒烟;积极参加体育锻炼;肥胖者应减重。

(四)健康教育

1. 保护患肢　指导患者正确使用抗血栓弹力袜或弹力绷带。叮嘱患者绝对戒烟,因为烟草中的尼古丁可刺激血管收缩,导致血栓脱落。

2. 用药指导 提醒患者使用抗凝药的重要性,切勿随意停药。在使用抗凝药期间,按时监测凝血酶原时间(PT),观察有无牙龈、鼻腔等出血倾向,出现异常情况及时就诊。

3. 复诊指导 出院 3～6 个月后复查,若患者下肢出现肿胀疼痛,平卧或抬高患肢仍不能缓解时,及时就诊。

(余芳芳 杨 涛)

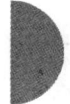 第八节 压力性损伤

一、概述

(一)压力性损伤

压力性损伤是一种发生在皮肤或潜在皮下软组织的局部损伤,常见于骨隆突处,以及与医疗器械或设备接触的部位。此类损伤表现为局部组织受损,表皮可能完整或形成开放性溃疡,并伴随疼痛。皮下软组织对压力和剪切力的耐受力受多种因素影响,包括微环境、营养状况、血流灌注、合并症以及软组织本身的情况。神经外科重症患者的压力性损伤的发生率往往明显高于其他普通病区患者。

(二)黏膜压力性损伤

黏膜压力性损伤一般由使用医疗器械所致,致相应部位黏膜受压受损。鉴于损伤组织的解剖特性,此类损伤无法进行分期评估。

(三)术中压力性损伤

术中压力性损伤是指术后 72 h 内发生的组织损伤,与术中体位有关。

二、危重患者压力性损伤的危险因素

(一)识别压力性损伤风险人群

所有卧床、限制于轮椅或自行变换体位能力受损的人群均是压力性损伤发生的高危人群,除此之外,年龄增大、疼痛、糖尿病、循环灌注不良、氧合不好、营养失调、失禁、皮肤潮湿度增加、体温升高、感官知觉受损、在重症监护的住院时间、应用机械通气、应用血管加压药、APACHE-Ⅱ评分较高等也是发生压力性损伤的高危因素。

(二)使用恰当的评估工具

使用有效的、可信的风险评估工具判断患者是否存在发生压力性损伤的风险,需细致区分不同人群的特征。如 Braden 量表、Waterlow 量表和 Norton 量表,能够精确识别出压力性损伤的高危人群。这些量表的应用有助于医护人员提前采取预防措施,降低患者发生压力性损伤的风险,确保患者的安全与舒适。

其中,相关研究显示 Braden 量表的效度最理想,灵敏度和特异性之间的平衡性也最好,是目前国内大多数成人 ICU 患者的首选量表。

（三）尽快评估

在患者入院后应尽快完成压力性损伤发生风险的评估，对于有压力性损伤发生风险的患者进行全面的皮肤和组织评估，检查其皮肤有无红斑，并根据不同的危险程度在规定的时间内及时复评，在病情出现变化、转科、出院时应及时复评。

（四）评估注意事项

（1）全面评估：评估者应对患者进行全面的风险评估，包括基础疾病、灌注和循环缺陷、用药情况、皮肤、移动性、湿度、失禁、营养、疼痛和体温等。

（2）评估时不应只使用一种评估工具，并且不应该形成一种固定的患者照护模式，应根据患者的个体差异，形成个体化照护。

（3）评估应该持续动态进行，评估的频率取决于患者的病情变化。

三、压力性损伤的临床分期及表现

美国国家压力性损伤咨询小组（NPUAP）于2019年对压力性损伤的分期进行了更新，以提供更准确的评估和治疗指导。

（一）1期压力性损伤：指压不变白的红斑，皮肤完整

1. 概述 局部皮肤状态完好，但有时会出现压之不变白的红斑，在深色皮肤上，这种表现可能会有所不同。在某些情况下，指压变白红斑或是感觉、皮温、硬度的改变，可能会比直接观察到的皮肤改变更早出现。值得注意的是，此期的颜色改变并不包括紫色或棕色变化，因为这两种颜色变化的出现可能暗示着深部组织已经发生了损伤。

2. 关键特点 皮肤完整；皮肤红斑；指压红斑皮肤，移开手指后皮肤不发白；红、肿、痛；皮温改变、有硬结。

3. 鉴别方法

①指压法：将一根手指压在红斑区域3 s，移开手指后，观察皮肤变白情况，指压不变白则为1期压力性损伤。

②透明压力性损伤板法：使用一块透明板，轻轻地对红斑区域施加均匀的压力，然后仔细观察透明板下的皮肤变化。如果皮肤在压力下未出现变白现象，那么这种情况即可判定为1期压力性损伤。这种简便的检查方法有助于及时发现并处理初期损伤，避免病情进一步恶化。

（二）2期压力性损伤：部分皮层缺失伴真皮层暴露

1. 概述 部分皮层缺失，真皮层暴露；伤口呈现粉红色或鲜红色，且保持湿润状态，可能伴随完整或破损的浆液性水疱出现。脂肪层及深部组织尚未显露；无肉芽组织、腐肉和焦痂现象。此阶段的损伤往往源自皮肤微环境的破坏及剪切力的影响。需要注意的是，此分期并不适用于描述与潮湿相关的皮肤损伤，如失禁性皮炎、皱褶处皮炎以及医疗黏胶引起的皮肤损伤或各类创伤伤口（如皮肤撕脱伤、烧伤、擦伤等）。

2. 关键特点 皮层部分缺损，深度不超2 mm，水疱浆液性完整或破损，无腐肉与焦痂，易与其他伤口类型区分。

（三）3期压力性损伤：全层皮肤缺失

1. 概述 全层皮肤丧失，经常暴露出下方的脂肪、肉芽组织，并伴随边缘内卷的现象。

有时会观察到腐肉或焦痂,这些特征会因解剖位置的不同而呈现差异。特别是在脂肪较多的区域,伤口往往更深。此外,还可能出现潜行或窦道等复杂情况。值得注意的是,伤口并未涉及筋膜、肌肉、肌腱、韧带、软骨或骨头等深层组织的暴露。然而,若腐肉或焦痂掩盖了组织缺失的实际深度,那么这种压力性损伤便难以准确分期。

2. 关键特点 皮层完全缺失,暴露出皮下脂肪和肉芽组织,可能存在腐肉或焦痂,但这些并未掩盖组织损失的深度。未出现筋膜、肌肉、肌腱、韧带、软骨或骨头外露的情况。但可能存在窦道和潜行。

（四）4 期压力性损伤:全层皮肤和组织缺失

1. 概述 全层皮肤和组织遭受严重损伤,导致筋膜、肌肉、肌腱、韧带、软骨或骨头直接暴露在外。伤口内往往伴有腐肉或焦痂,进一步加剧了损伤的严重程度。由于不同解剖位置的组织特性差异,组织损伤的深度也各不相同。

2. 关键特点 此类损伤的关键特点在于其深度的缺失和复杂的伤口结构。全层皮肤和组织缺失使得深层组织如筋膜、肌肉、肌腱、韧带、软骨或骨头直接暴露。

（五）不可分期压力性损伤:全层皮肤和组织缺失,损伤程度被掩盖

1. 概述 在遭遇全层皮肤和组织缺失的情况下,由于伤口表面被腐肉或焦痂所覆盖,难以准确判断组织缺失的实际程度。为了明确损伤是属于 3 期还是 4 期,需要去除足够的腐肉或焦痂,才能判断组织缺失的程度。需要注意的是,对于缺血肢端或足跟部位出现的稳定型焦痂,由于其表现为干燥、紧密黏附、完整无红斑和波动感,并不建议进行去除操作。

2. 关键特点 腐肉或焦痂的存在掩盖了创面的真实情况,难以直接判断压力性损伤的实际程度,只有在清除腐肉或焦痂后,才能准确地判断损伤是属于 3 期还是 4 期,这对于制订针对性的治疗方案具有重要意义。

（六）深部组织损伤:持续指压不变白与深色迹象揭示的潜在风险

1. 概述 在局部皮肤完整或破损的情况下,出现持续的指压不变白现象,且伴随颜色为深红色、栗色或紫色的改变,这往往预示着深部组织正面临着严重的损伤风险。有时,表皮可能分离并呈现出黑色的伤口床或者出现充血的水疱,这种损伤并非一蹴而就,而是在强烈或长期的压力和剪切力持续作用于骨骼和肌肉交界面后逐渐形成的。在此过程中,疼痛和温度的变化通常早于皮肤颜色的改变。值得注意的是,对于深肤色的人群,这种颜色变化可能不太明显,从而增加了诊断的难度。

一旦进入此期,伤口可能会迅速发展,在某些情况下,组织甚至可能在不出现明显缺失的情况下发生溶解。如果在这一阶段观察到坏死组织、皮下组织、肉芽组织、筋膜、肌肉或其他深层结构,那么这很可能意味着已经发展成全层皮肤的压力性损伤,可能属于不可分期、3 期或 4 期的范畴。需要强调的是,这一分期标准并不适用于描述血管性、创伤性、神经性伤口或皮肤病等其他类型的损伤。对于深肤色人群而言,即使接受了最佳治疗,这种损伤也可能迅速发展为深层组织破溃,因此早期识别和干预显得尤为重要。

2. 关键特点 深部组织损伤的关键特点主要包括以下几个方面:首先,受损区域的皮肤可能保持完整或呈现破损状态,但局部区域会出现紫色、棕色或深红色的改变,这与 1 期压力性损伤中仅表现为局部红斑的特点形成鲜明对比。其次,表皮可能分离并暴露出深色的伤口,这是组织受损的直观表现。此外,充血的水疱也是深部组织损伤的常见表现之一,这与 2 期压力性损伤中出现的浆液性水疱不同。

（七）黏膜压力性损伤

1. 概述　黏膜压力性损伤是一种特殊类型的损伤，主要发生在身体黏膜部位，如口腔、鼻腔、肛门和尿道等。这种损伤通常与使用医疗器械密切相关，例如气管插管、导尿管等长时间留置或使用不当，导致相应部位的黏膜受到持续的压力和摩擦，从而引发损伤。

2. 关键特点　黏膜压力性损伤的关键特点主要体现在以下几个方面：首先，损伤发生在身体的黏膜部位，这是与其他类型压力性损伤的主要区别。其次，这种损伤往往与使用医疗器械密切相关，因此，在诊断时需要考虑到患者的医疗史和所使用的医疗器械情况。最后，黏膜压力性损伤可能导致局部疼痛、出血、感染等并发症，严重影响患者的生活质量和健康状况。因此，对这类损伤的早期识别和及时处理至关重要。

四、压力性损伤的一般性预防

（一）健康教育

对所有参与患者护理的人员进行健康教育，是预防压力性损伤的关键所在。患者、患者家属或陪护、医护人员等各方均应深入了解压力性损伤的原因和潜在危害，掌握压力性损伤的预防措施。

（二）移除或缓解压力源

间歇性解除压力源是有效预防压力性损伤的核心措施。因此，需致力于避免或减少压力对组织造成的损害。适时进行体位变换是最基础、最简单、同时也是最有效的解除压力方法。一般而言，每1～2 h为患者翻身一次，可以显著降低压力性损伤的发生风险。在进行体位变换时，护士不仅需要掌握正确的翻身技巧，还应根据力学原理，尽量减少对局部组织的压力。例如，当患者侧卧时，可以将床板与身体的角度调整至约30°，以减少髋部等承重部位所承受的压力，并使用软枕或护具进行支撑。

对于病情危重、不宜频繁翻身的患者，应采取其他措施减轻压力。例如，每1～2 h使用厚度约10 cm的软枕垫于患者的肩胛、足跟等部位，减轻这些部位所承受的压力，使身体各部位软组织能够交替承压。

（三）保护骨隆突处及支撑区

选择合适的缓解压力器具，是预防压力性损伤的重要环节。可以使用定位器材，如软枕、棉垫等，将容易发生压力性损伤的部位与支撑区隔离开来，减少局部组织所承受的压力。同时，在身体的空隙处加置软枕进行支托，以增大支撑面积，降低某一部位所承受的压力。需要注意的是，应避免使用环形（圈状）的支撑器材，因为这类器材可能会导致局部组织承受更大的压力。

（四）避免对局部发红皮肤进行按摩

当软组织受到压力而变红时，这是正常的保护性反应，通常是由氧气供应不足所致。在受压部位变红的情况下，更换体位后，这些部位通常能够在40 min内恢复正常的颜色，不会对软组织造成损伤。因此，无须对这些发红的皮肤进行按摩。有研究表明，经过按摩的局部软组织可能会出现浸渍和变形的情况，而未经过按摩的则没有这种现象。因此，应避免对局部发红的皮肤进行按摩。

（五）预防剪切力的产生

剪切力是导致压力性损伤的一个重要因素，特别是在床头抬高的情况下。因此，在临床

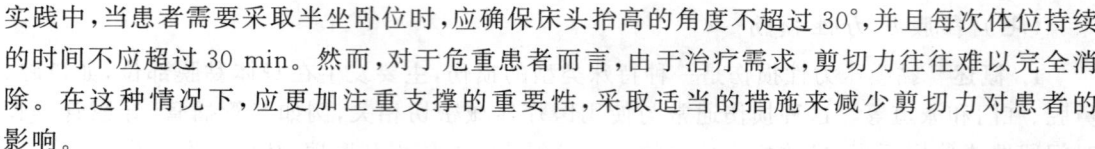

实践中,当患者需要采取半坐卧位时,应确保床头抬高的角度不超过30°,并且每次体位持续的时间不应超过30 min。然而,对于危重患者而言,由于治疗需求,剪切力往往难以完全消除。在这种情况下,应更加注重支撑的重要性,采取适当的措施来减少剪切力对患者的影响。

(六)减轻皮肤摩擦

保持床单清洁、平整、无渣屑,以减少对局部组织的摩擦。使用保护膜(如透明薄膜)可以有效减少摩擦力,保护皮肤免受损伤。同时,还需定期为患者更换衣物和床单,保持皮肤的清洁和干燥。

(七)皮肤干湿平衡护理

恰当的皮肤护理对于预防压力性损伤至关重要。应密切观察皮肤的情况,特别是容易发生压力性损伤的部位。同时,还应指导患者及其家属学会观察皮肤的变化,以便及时发现并处理潜在的问题。为了保持皮肤的清洁和干燥,可以使用温水和中性清洁剂定期清洁患者的皮肤。在清洁后,可以涂抹适量的润肤露或润肤膏,以保持皮肤的湿润和光滑。此外,还需要控制潮湿源,做好失禁患者的皮肤护理,避免皮肤长时间暴露在潮湿环境中。

五、患者体位管理

(一)体位变换的重要性与策略

体位变换在预防和管理压力性损伤中起着至关重要的作用。除非存在明确的禁忌证,否则所有具有压力性损伤发生风险或已经患有压力性损伤的患者都应定期进行体位变换。这一举措有助于分散压力,避免某一部位长时间受压,从而减轻组织损伤的风险。

对于卧床患者,通常建议每2～4 h变换体位一次。然而,这并非是一成不变的,应根据患者的具体情况进行调整,患者的组织耐受度、移动和活动能力、皮肤状况、舒适度以及所使用的减压装置的效果等因素都应纳入考虑范围,以确定最适合患者的体位更换频率。

在变换体位时,床头应尽量保持平放状态,以避免增加剪切力。避免长期采用俯卧位,除非病情限制。在侧卧位时,推荐使用30°侧卧的位置,相较于90°侧卧,这种姿势更有利于减轻对组织的压力。

对于病情不稳定的重症患者,体位变换需要更加谨慎。此时,应采用缓慢渐进的方式进行体位变换,以确保患者的血流动力学和氧合状态稳定。同时,对于体位不稳定的重症患者,还应频繁地进行小幅度调整体位,作为定期变换体位的补充措施。

为了提高患者对体位变换方案的依从性,可以实施体位变换提醒策略。此外,制订合适的康复计划,鼓励清醒患者自主活动,也有助于提高患者的活动及移动能力,进一步降低压力性损伤发生的风险。

(二)选择高效的减压装置

在选择减压装置时,应充分考虑患者的具体情况和需求。根据患者的移动和活动能力、微环境控制需求、体形和体重、现有压力性损伤的情况以及出现新发压力性损伤的风险等因素,选择合适的减压装置。

对足跟、骨突处及医疗设备接触处等关键部位应给予特别关注。采用合适的减压装置或衬垫进行保护有助于减轻这些部位的压力负荷,降低压力性损伤的发生风险。

对所有经评估存在压力性损伤发生风险的患者,建议使用高规格泡沫床垫、交替式空气

减压床垫、空气流动床等装置,这些减压装置能够提供更均匀的压力分布,减少压力点的形成,从而有助于预防压力性损伤。

需要注意的是,应避免使用气垫圈或圈状的减压装置用于局部减压。这些减压装置可能会导致局部压力过大或血液循环障碍,反而增加压力性损伤发生的风险。

(三)减少摩擦力和剪切力的措施

为了减少摩擦力和剪切力对皮肤的损伤,应采取以下措施:首先,在移动患者和改变体位时,应使用辅助设备如床单等,避免直接拖、拉、拽等动作。这些动作可能会对皮肤造成摩擦和剪切力,导致皮肤损伤。其次,在半坐卧位时,床头抬高的角度不应超过 30°,持续时间也不应超过 30 min。同时,在大腿根部放置支撑垫,以防止身体下滑过程中产生的摩擦力和剪切力。

对于侧卧位的患者,应优先选择 30°侧卧,并在颈部和髋部放置支撑垫,以减轻这些部位受到的压力。

采取以上这些措施可以有效地减少摩擦力和剪切力对皮肤的损伤,从而降低压力性损伤的风险。

六、营养支持

(1)在预防压力性损伤的过程中,保持均衡的健康饮食和适当的液体摄入是至关重要的。美国卫生保健政策研究所(AHCPR)明确指出,当血清白蛋白水平低于 35 g/L、总淋巴细胞数少于 $1.8×10^9$/L 或体重减少超过 15%时,即可视为存在显著的营养不良状况。必须高度重视营养补充,特别是增加蛋白质的摄入量,以有效降低压力性损伤的发生风险。同时,某些特定的矿物质和维生素对于损伤的愈合也起着至关重要的作用。

(2)为了更有效地管理压力性损伤发生的风险,需要采取一系列措施。首先,应对有压力性损伤发生风险及已患压力性损伤的患者进行全面的营养筛查评估,以便准确了解他们的营养状况。其次,应联合营养师和临床医师,为营养不良或有营养不良风险的患者制定个体化的营养支持方案,确保他们获得足够的水分、蛋白质、热量、维生素和微量元素。

(3)在确定营养支持途径和方式时,需要根据患者的具体病情和摄取食物的能力来进行选择。必要时可以采用肠内营养或肠外营养的方式来满足患者的营养需求。对于患有 2 期及以上压力性损伤且存在营养不良或营养不良风险的患者,可以为他们提供高热量、高蛋白质、抗氧化且富含精氨酸和锌的口服营养补充剂或肠内营养配方。

(4)每天监测和记录患者的营养摄入量及排泄情况,并定期监测营养指标,以便及时调整营养支持方案,确保患者获得最佳的营养支持效果。通过这些措施的实施,可以有效地预防和管理压力性损伤,提高患者的生活质量。

七、不同分期压力性损伤局部护理治疗

(一)1 期压力性损伤处理关键措施

对于 1 期压力性损伤,关键在于有效减压、预防剪切力,并重视日常护理与评估。确保患者避免长时间处于同一姿势,适时变换体位,以减轻局部压力。同时,纠正营养不良状况,增强患者体质,提高皮肤修复能力。针对失禁问题,需采取妥善的管理措施,保持皮肤干爽清洁。对于可能出现的并发症,应提前预防并积极治疗。在护理过程中,应以温水清洗皮肤

和局部,避免使用刺激性强的清洁剂。使用水胶体或泡沫敷料可保护局部皮肤,创造有利于修复的环境。建议每3～5天更换一次敷料,并进行评估,以便及时调整护理方案。此外,每天使用 Braden 量表进行评估,以监测病情变化,及时调整护理计划。

（二）2 期压力性损伤处理关键措施

2 期压力性损伤的处理重点在于继续减压、预防剪切力,并加强创面护理。在纠正营养不良的基础上,需更加关注失禁问题的管理,防止尿液或粪便对创面造成污染。对于创面周围的皮肤,应使用消毒液进行清洁,保持干燥。使用泡沫或水胶体敷料可保护创面,减少外界刺激。建议每3～5天更换一次敷料,并密切观察创面变化情况。同样,每天使用 Braden 量表进行评估,以便及时调整护理策略。

（三）3 期压力性损伤处理关键措施

3 期压力性损伤的处理相对复杂,需要综合运用多种方法进行治疗。通过自溶性清创结合保守性利器清创,清除伤口床表面的腐肉和焦痂,为愈合创造有利条件。对于存在腔洞或潜行的创面,需进行充分引流,以减少感染风险。同时,继续减压、预防剪切力,并加强营养支持,促进伤口愈合。结合物理干预辅助治疗,如红外线或红光、负压治疗等,可进一步提高治疗效果。在治疗过程中,需定期评估治疗效果,根据渗液、面积和组织类型调整敷料,直至伤口愈合。

（四）4 期压力性损伤处理关键措施

4 期压力性损伤的处理需更加谨慎和细致。在清创过程中,需根据患者病情和主观愿望制订可行的短期目标和中长期目标。对于存在腔洞或潜行的创面,需充分引流并保持湿性平衡。对于骨外露或肌腱外露的情况,需特别注意保持伤口湿润和避免感染。同时,继续减压、预防剪切力,并加强营养支持。结合物理干预辅助治疗,如红外线或红光、负压治疗等,促进伤口愈合。在治疗过程中,需定期评估治疗效果,调整治疗计划,直至伤口愈合。

（五）不可分期压力性损伤处理关键措施

对于不可分期压力性损伤,处理过程中需注重保守性利器清创与自溶清创相结合,分次逐步清除坏死组织。同时,根据患者病情和主观愿望制订个体化的治疗目标。在减压、预防剪切力、纠正营养不良和控制并发症的基础上,结合物理干预辅助治疗,如红外线或红光、负压治疗等。在治疗过程中,需定期评估效果,至少每周测量伤口面积并评分一次,以便及时调整治疗计划,直至伤口愈合。

（六）深部组织损伤处理关键措施

对于深部组织损伤,关键在于早期识别和及时干预。在减压和预防剪切力的基础上,需定期评估效果并调整治疗计划。对于具备清创指征的患者,需由具备资质的专科人员进行保守性利器清创结合自溶清创。清创后需根据伤口情况选择合适的敷料进行包扎处理。同时,纠正营养不良状况,补充伤口修复所需的各种营养素。针对可能出现的并发症进行积极预防和治疗,以促进伤口愈合。

（李晓媚　杨　涛）

 **第九节 失禁性皮炎**

一、概述

失禁性皮炎(Incontinence associated dermatitis,IAD)是美国学者于 2007 年提出的新概念,指皮肤因长期或反复接触尿液和粪便而引发的炎症,对皮肤健康造成不良影响,以局部皮肤发红、水肿及澄清渗出物为主要表现,可伴或不伴有水疱和皮肤破损,易出现继发性真菌感染,是失禁患者最常见的护理问题。

二、病因

IAD 的病因是复杂而多因素的,皮肤长期暴露在尿液、粪便和汗水所形成的潮湿环境中是其发生的主要原因。尿失禁时,患者皮肤长期处于潮湿环境。尿液的 pH 为碱性,而皮肤的 pH 为弱酸性,皮肤长时间处于碱性环境中,使表皮的角质层容易受损。大便失禁时,粪便中常含有蛋白酶和脂酶,特别是排便次数频繁、呈水样便的患者,其粪便中还含较多的胆盐和胰脂酶,这些消化酶都会对皮肤造成一定的损伤,使皮肤角质层的防护作用下降,加上潮湿的作用,使皮肤极易受损。患者发生大小便失禁后,尿液营造的碱性环境使得粪便中酶活性显著提升,进而加剧了其对皮肤的刺激作用,给患者带来更大的不适感受。

三、危险因素

(一)独立影响因素

(1)潮湿环境:大小便失禁引起的潮湿环境是 IAD 发生最直接、最主要的因素。尿液长期使皮肤处于湿润状态,其中的尿素会转化为氨,进而打破皮肤的酸碱平衡,使之偏向碱性。同时,这种湿润环境也提高了粪便中脂酶、蛋白酶等酶的活性,这些酶能够分解皮肤角质层的角质蛋白,降低肛周和会阴皮肤的耐受能力,导致皮肤损伤。

(2)粪便的性状也是影响 IAD 发生的重要因素。相较于软便和稀便,水样便的患者发生 IAD 的风险更高。这是因为水样便更容易导致皮肤角质层过度水合,进而增加皮肤表面的 pH 和粪便酶活性,为细菌提供更多定植的机会,从而进一步加剧 IAD 的严重程度。

(二)危险因素

1. 组织耐受性

(1)随着年龄的增长,人体的皮肤会逐渐出现一系列变化。皮肤弹性会逐渐减弱,pH逐渐升高,皮脂分泌量减少,表皮的通透屏障功能也会下降,角质层含水量亦有所减少。

(2)当血清白蛋白水平偏低,尤其是低于 35 g/L 时,患者的皮肤在潮湿环境中更容易受损,其发生皮肤损伤的风险约为正常血清蛋白水平的 2.29 倍。

(3)机体的氧合状况差是发生 IAD 的危险因素之一。当患者氧合状态差,血浆中物理溶解氧分子不够,组织供氧不足,影响皮肤氧合状况,使其更容易受到尿液、粪便刺激的破坏。

2. 会阴处的环境　与失禁的种类(单纯性大便失禁、单纯性尿失禁、混合大小便失禁)、失禁的频率和量、机械摩擦力、皮肤 pH、细菌或真菌感染等密切相关。

(1)失禁的类型:因为粪便中含有对皮肤刺激很强的蛋白酶和脂肪酶,故单纯性大便失禁的患者发生 IAD 的风险较单纯性尿失禁及混合大小便失禁的患者高 1.46 倍。

(2)失禁的频率和量:当失禁频次≥3 次/天即可使 IAD 的发生风险增加。

(3)机械摩擦力:压力性损伤指数中摩擦、剪切力得分较小者,易出现 IAD。

(4)皮肤 pH:一般皮肤为微酸状态,可提高表皮的致密度及黏附性。人体接触尿液后,会引起局部皮肤 pH 增高,使人体呈现出弱碱状态,特别是在排泄物中,pH 可能超过 8。

(5)细菌或真菌感染:当普通致病菌大量增殖时,可制造出脲,也可使 pH 上升。pH 升高,容易造成皮肤干燥及发痒,使皮肤对刺激更为敏感,并容易引发肌肤假丝酵母菌感染。

3. 如厕能力　当患者如厕能力存在障碍时必会存在一定的移动能力、认知障碍及感官知觉异常,这些均是 IAD 发生的危险因素。

另外,ICU 肠内营养相关性腹泻(ENAD)也是神经外科重症患者发生 IAD 的危险因素之一。ENAD 是肠内营养最常见的并发症。随着 ENAD 日数的增加,患者发生 IAD 的风险也随之增加。

四、临床表现

(一)IAD 特点

皮肤红斑作为 IAD 的主要表现之一,常展现出镜面效应,即左右两侧呈现对称分布。值得注意的是,并非所有 IAD 病例都会伴随皮肤破损现象。当皮肤受到真菌感染时,皮疹往往自中心部位逐渐向外围扩散,呈现出鲜明的亮红色。在皮疹边缘,常可见点状丘疹或脓疱,这些症状尤其显著于与正常皮肤交接的区域。IAD 影响的皮肤范围相当广泛,不仅局限于会阴区域。对于尿失禁患者,女性大阴唇和男性阴囊的褶皱,以及腹股沟褶皱可能受到波及。而对于大便失禁的患者,则可能首先出现肛周皮肤的问题,如臀裂和臀部皮肤受损,进而这些皮肤问题向上延伸至骶尾部和背部,向下则可能影响至大腿后部。这些症状和体征为患者带来了局部不适,需及时关注并妥善处理。

(二)IAD 严重度分级评估

可利用 IAD 干预工具(IAD-IT,表 10-5)进行分级。

表 10-5　IAD-IT

分　级	表　现
高危险性	局部皮肤温度较高、颜色轻微改变,不一定发红。患者有失禁、腹泻或认知降低等症状或表现
轻度	局部皮肤完整、干燥,颜色发红或为粉色,触诊皮温升高,疼痛明显
中度	局部皮肤发红,有散在点状出血、水疱、脱皮现象,疼痛明显
重度	局部皮肤发红,有脱皮、渗液或出血现象
真菌性皮疹	可发生于 IAD 轻、中、重度各期,受累皮肤边界有丘疹样红色斑点,患者主诉瘙痒

五、失禁护理辅助用品

尿失禁患者在诊断及明确失禁程度后,遵医嘱予以药物干预及理疗电刺激甚至等待手术,在这期间仍然需要进行尿液的收集,可以根据患者的自理情况及经济能力考虑使用失禁护理辅助用品。在应用失禁护理辅助用品前,需要评估患者的失禁程度(包含失禁的种类、失禁量、失禁发生的时间),患者的活动情况(长期坐轮椅、卧床、需要人协助、自理),智力情况(正常、混乱),肢体灵活程度,个人喜好及经济情况等。在全面评估患者情况后,选择一种适合的失禁护理辅助用品。

1. 成人尿片、纸尿裤、护理垫 注意选择合适的尺码,关注舒适感,评估吸水能力、隔水能力、能否保持皮肤干爽,粘贴设计、防漏隔边的设计。定时检查纸尿裤的饱和程度及皮肤情况,每次更换纸尿裤时,用温水清洗会阴,用柔软的棉布拭干,发现皮肤异常及时予以干预,预防 IAD 及压力性损伤的发生。

2. 尿套 只适合男性患者,皮肤敏感患者禁用。多以橡胶制造,套于阴茎上,再接尿袋。使用时注意选择合适的尺码,尿套必须每天更换,更换时用温水清洗会阴,注意皮肤情况,观察有无伤损发生。连接尿袋后,尿袋要放于低于尿套的位置,注意尿套和尿袋的管路切勿打折。

3. 保鲜袋收集尿液法 适用于男性脑卒中后卧床患者,优点是经济、方便取用、便于患者家属与照护人员掌握,相较于侵入性操作,可降低感染概率。对于非持续性尿失禁患者,可依据其小便习惯确定套袋时间,一般建议每隔 30~60 min 更换一次。每天应使用温水清洗会阴部皮肤、阴茎、龟头及包皮,次数控制在 2~4 次,以确保患者局部皮肤保持清洁干燥。在系结保鲜袋时,应注意调节松紧度,最好预留一指宽的空间,以免过紧影响阴茎的血液循环。对于需要长期套袋的患者,更应注重这一细节,确保舒适与安全。应每 2 h 观察一次,及时更换倾倒尿液。

4. 留置导尿管 保持导尿管引流通畅,避免扭曲打折,尿袋低于膀胱水平,预防尿液反流。每天进行 2 次尿道口护理,每周至少更换 2 次尿袋;长期留置导尿管者,每月更换尿管 1 次。床上翻身改变体位时,注意尿袋悬挂位置,预防过度牵拉导致导尿管脱出。如需锻炼膀胱容量,定时夹闭导尿管,每 2 h 放尿一次。指导患者及其照护人员观察引流出的尿液颜色、性质、量,如有异常,及时通知医生,居家患者需门诊随诊治疗。

六、治疗和护理

预防 IAD 的发生是失禁患者护理工作的重要方面,预防的重要措施是减少皮肤长期接触刺激物,可从根本上减少皮炎的发生概率,目前国际上对于 IAD 的防治原则主要是清洗、润肤和使用皮肤保护剂,并可辅以一些支持性干预措施,具体如下。

(一)保持透气

务必避免使用不透气的尿片,以确保失禁患者的皮肤健康。保持通风的环境对于皮肤保护至关重要。在检查和评估患者状况后,应依据其失禁程度,指导其选用适合的失禁护理辅助用品。一旦发现尿布潮湿,必须立即更换,以防皮肤因湿润而干裂。通常采用自然通风的方式,保持会阴及臀部皮肤的干燥清爽,切勿使用吹风筒或烤灯等工具,以免对皮肤造成不必要的伤害。

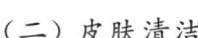

（二）皮肤清洁

清洁会阴、肛周及臀部皮肤的主要目的是防止尿液、粪水等排泄物在这些敏感区域滞留，从而避免皮肤受到侵蚀和感染。在清洁过程中，应特别注重动作的柔和与细致，避免使用过大力度而损伤皮肤。推荐使用柔软舒适的清洁布或湿纸巾进行擦拭，避免使用粗糙干燥的纸巾，以免对皮肤造成不必要的刺激。同时，建议使用温和的清洁剂，如弱酸性肥皂水或清水，来去除皮肤表面的污垢和刺激物，确保清洁过程既有效又安全，以免破坏皮肤表面的弱酸性保护层。对于已有损伤的皮肤使用酸碱质平衡的清洁溶液较合适，如生理盐水。清洁皮肤时宜采用蘸洗或冲洗的方式，不宜用力擦拭以免加重皮肤损伤。

（三）隔离保护

（1）护肤隔离霜：有效隔绝外界刺激性液体，耐冲洗且效果长久。它的 pH 中性，温和不刺激，可滋润皮肤。然而，对于糜烂皮肤而言，其效果可能稍显不足。

（2）皮肤保护膜：喷涂后会迅速形成一层保护膜，保护皮肤。

（3）油剂如凡士林、液状石蜡、氧化锌等，经济实惠且易得，能在一定程度上阻隔粪水。然而，患者常因此感到不适，且其效果并不稳定。相较之下，赛肤润能够有效避免刺激性液体对皮肤的侵蚀与刺激，提供较好的隔离保护作用，更为舒适与可靠。

（四）粪便的收集与引流

（1）肛门袋：于清洁、润肤后粘贴于肛周，适合卧床、能配合、无躁动或昏迷患者，早期使用可防止肛周皮肤的损伤。肛门袋可通过改良连接负压吸引和冲洗装置，能有效解决因袋内大便残留、引流效果不佳而导致的肛门袋破裂、需要频繁更换等问题。

（2）带气囊的气管导管：适用于意识不清的无躁动患者及肛周皮肤有破损但破损不宜粘贴肛门袋的患者，导管尾端可连接负压吸引瓶。

（3）导管式卫生棉条：使用过程中要加强观察，每 2～4 h 取出观察腹泻情况，有粪水溢出时应及时更换。

（4）粪便管理系统套件：主要适用于卧床不起、排便失禁及有伤口患者的有效排泄和容纳体内流动或半流动的粪便。

（五）局部皮肤已发生 IAD 时的护理

当局部皮肤已发生皮炎或溃疡时，应根据 IAD 严重等级采用相应的护理方案。依据 IAD 干预工具的评估结果，确定等级，采取分级护理措施。

1. 轻度　局部清洗后均匀喷洒造口粉，利用其良好的吸湿功能，缓解潮湿对皮肤的刺激，然后在距皮肤 20 cm 处喷洒皮肤保护膜，皮肤褶皱处用手指分开喷涂，待干后可使用婴儿护臀膏涂擦，亦有一定的防护治疗作用。

2. 中度　在采取上述措施的基础上，对皮肤破损部位首先使用生理盐水彻底清洗，清洗完毕后，再妥善使用水胶体敷料，以助于创面的保护与愈合。

3. 重度　对于渗液较多或破损较为严重的创面，首先在内层使用藻酸盐敷料进行覆盖（若创面合并感染，则选用具有强大吸水功能且具备杀菌特性的银离子敷料）。随后在外层使用超薄水胶体敷料，这种敷料不仅能有效促进肉芽组织的快速生长，还能提供一个有利于创面湿性愈合的环境。

（六）饮食护理

根据患者的具体病情，精心制订个体化的饮食方案。建议患者多食用易消化、富含高蛋

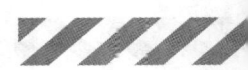

白质和维生素的食物,以补充身体所需的营养,增强抵抗力。对于需要肠内营养支持的患者,尤其在冬季,可以将营养液适当加温至30~40 ℃后再进行鼻饲,以减少因营养液过冷而引发的腹泻问题。

(七)心理护理及健康指导

因大小便失禁,患者会产生自卑感,精神压力大,不良的心理刺激易诱发和加重病情。护士应耐心、针对性地进行心理护理,并向患者及其家属提供有关 IAD 的相关知识;指导其正确应用整体性皮肤护理计划,以此提高患者的生活质量和心理状态,减少 IAD 的发生。

预防皮肤损伤是护理的重要任务,在一定程度上也反映护理质量。采取整体性皮肤护理计划,选择合适的护理干预措施,可大大降低 LAD 的发生率,缩短治愈时间。

(李晓媚 杨 涛)

 ## 第十节 应激性高血糖

一、概述

人体血糖水平相对恒定,维持在 3.9~6.1 mmol/L。营养物质的吸收、分解、代谢和糖异生是血糖恒定的基础,血糖水平受胰岛素、胰高血糖素、肾上腺素以及糖皮质激素等的调节。危重患者高血糖也称为应激性高血糖,发生率为40%~60%。手术、感染、创伤、低氧血症以及其他因素使机体处于非常应激状态,导致应激相关因素分泌异常,表现为胰岛素反调节激素(如肾上腺素、胰高血糖素、皮质醇和生长激素)以及炎症因子释放。这些激素和炎症因子的变化会导致代谢异常,如胰岛素抵抗、外周葡萄糖利用降低、胰岛素分泌受损、蛋白质分解代谢增加和脂肪分解增加,从而引起高血糖,甚至可能会引起酮症。此外肠内营养以及肠外营养等也可能会引起血糖的升高。

神经外科重症患者常发生,也更容易发生应激性高血糖,因为许多脑卒中患者会合并糖尿病或处于糖尿病前期。而血糖控制不佳则会加重脑的继发性损害,影响中枢神经系统功能以及伤口愈合,在严重脑损伤(Severe Brain Injury,SBI)中患者的死亡率随着血糖的升高而增加,SBI 包括创伤性脑损伤以及脑卒中。

二、目标血糖

不同疾病的危重患者其目标血糖也有差异,如糖尿病患者对高血糖的耐受性高于非糖尿病患者,所以两者的血糖目标会不同。但血糖值也不可控制得过低,会增加死亡风险。危重患者血糖目标值见表 10-6。

表 10-6 危重患者血糖目标值

参 考 文 献	患 者 类 别	目标血糖/(mmol/L)
中国专家共识:危重症患者的血糖管理	非糖尿病患者	6.1~7.8
	糖尿病患者	6.1~11.1

续表

参考文献	患者类别	目标血糖/(mmol/L)
中国专家共识:危重症患者的血糖管理	严重脑损伤	6.1～10
	大手术后(非糖尿病者)	7.8～10
	使用糖皮质激素患者	建议降低严格的血糖目标
中国神经外科重症管理专家共识(2020版)	神经外科重症患者	7.8～10
Up to date:住院患者的糖尿病管理	非危重患者	餐前:<7.8;餐后:<10
	危重患者	7.8～10

三、血糖监测

1. 监测方法 常见的用于测量血糖值的有动脉血、静脉血以及毛细血管的血液。危重患者,有留置动脉导管者推荐首选动脉血进行监测血糖,无动脉导管者,建议从静脉导管中取静脉血。有研究表明,使用血糖仪,毛细血管血糖值的准确性仅为 26.3%,动脉血为55.6%。毛细血管血液中血糖的水平还受多种因素影响,如外周水肿、外周灌注不足、使用血管加压药、重度脱水、休克等,故存在上述因素的患者,不推荐使用床旁指尖血糖监测。此外,血糖值还受测量工具的影响,如使用血气分析仪测动脉血中的血糖值,准确性可达 64%。故血糖监测采样部位优先次序为动脉>静脉>毛细血管,监测设备推荐使用血气分析仪。

2. 监测频率 血糖监测频率如表10-7所示。

3. 糖化血红蛋白监测 糖化血红蛋白反映患者发病前 4～12 周体内的葡萄糖平均量,糖化血红蛋白每增加 1%,心血管事件和全因死亡率会增加 20%～30%。故推荐患者入住监护室时常规监测糖化血红蛋白。

表 10-7 血糖监测频率

参考文献	患者类别	血糖监测频率
中国专家共识:危重症患者的血糖管理	新入院的危重患者、使用胰岛素输注的危重患者	≤1 h 一次,直至血糖或胰岛素输注速度趋于稳定,监测频率可为 2～4 h 一次
Up to date:成人和儿童危重症患者的血糖控制	间歇性胰岛素治疗者	每 4～6 h 监测一次
ICU 患者胰岛素静脉输注管理的最佳证据总结	大多数胰岛素输注的危重患者	≤1 h 一次,直至血糖或胰岛素输注速度趋于稳定,监测频率可为 1～2 h 一次

续表

参 考 文 献	患 者 类 别	血糖监测频率
ICU 患者胰岛素静脉输注管理的最佳证据总结	肠内营养期间持续使用胰岛素输注者	每小时监测,连续 3 次血糖控制在 7.8～10 mmol/L,可改为每 2 h 监测一次。当血糖稳定 12～24 h,且胰岛素输注速度稳定、营养摄入量未改变,可改为每 4 h 监测一次
Up to date:住院患者的糖尿病管理	不经口进食或接受连续管饲/全肠外营养者	固定间隔定期测量血糖,通常每 6 h 监测一次
中国住院患者血糖管理专家共识	围手术期禁食者	每 4～6 h 监测一次

四、用药管理

(一)静脉注射用胰岛素

危重症患者血糖持续＞10 mmol/L 时应启动胰岛素治疗,并且建议患者在急性治疗中使用静脉注射胰岛素而不是间歇性皮下胰岛素。优先选择短效胰岛素,以 1 U/ml 静脉微泵对危重症患者进行血糖控制。但目前针对危重症患者血糖控制的胰岛素方案尚未达成共识。Up to date:成人糖尿病患者的围手术期血糖管理中提及,对于时间长且复杂的手术,如神经外科手术,通常需要静脉输注胰岛素。可采用单独输注葡萄糖溶液和胰岛素或输注葡萄糖-胰岛素-钾复合溶液,优选单独输注葡萄糖溶液和胰岛素。胰岛素初始输注速度常用算法:将血糖水平(单位为 mg/dL,1 mmol/L＝18 mg/dL)除以 100,然后将结果四舍五入到一位小数,单位为 U/h。例如血糖为 210 mg/dL(11.7 mmol/L),210÷100＝2.1,则初始输注速度是 2.1 U/h。根据血糖值按需调整胰岛素输注速度,以实现个体化血糖目标,如血糖为 160～200 mg/dL 时输注速度增加 1 U/h,血糖＞200 mg/dL 时输注速度增加 2 U/h。发生低血糖时,胰岛素输注速度可减至 0.5 U/h,并增加葡萄糖输注速度以维持血糖目标。

目前虽无统一的胰岛素调整方案,但国内外也有较多的胰岛素强化治疗方案,如波特兰草案、van den Berge 标准和耶鲁标准等,其中波特兰草案是危重患者血糖调控中使用最为广泛的方案,其最终目标血糖为 5.6～8.3 mmol/L,具体方案如表 10-8 所示。

强化胰岛素治疗容易引起低血糖,并且目前国内外最新证据建议,血糖＞10 mmol/L 后再开始胰岛素治疗,血糖目标范围控制在 7.8～10 mmol/L。所以国内田美凤等探讨了优化版的方案,即血糖阈值由 4.4 mmol/L 调至 7.8 mmol/L,当血糖≤7.7 mmol/L 时,停止胰岛素输注,方案中其他血糖水平对应的胰岛素首剂及初始输注速度不变。此外,他们还提出将营养支持中所含糖类对应的胰岛素剂量纳入血糖调控中,设定营养支持所含糖类(g):胰岛素(U)＝4:1。按照上述比例计算各类营养支持所含的糖类所需对抗的胰岛素剂量,将营养支持中所含糖类对应的胰岛素剂量换算成速度(U/h)加入静脉微量泵持续输注,即营养支持对应胰岛素剂量(U/h)＝肠内外营养支持中所含糖类对应胰岛素剂量(U/ml)×输注速度(ml/h)。研究发现优化版方案可减小患者血糖的波动幅度,并提高葡萄糖达到目标范围的时间。

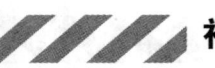

表 10-8 波特兰草案

血糖水平/ (mmol/L)	胰岛素 首剂/ (U)	初始输 注速度/ (ml/h)	血糖水平与胰岛素调节血糖监测频率
<4.0	0	0	①血糖<2.8 mmol/L,停用胰岛素并用50%葡萄糖氯化钠溶液25 ml静脉推注;每30 min监测一次。
4.4~6.7	0	0.5	②血糖2.8~4.1 mmol/L,停用胰岛素;每30 min监测一次。
6.8~10	0	1	③血糖4.2~5.5 mmol/L,且低于上次≥0.55 mmol/L,胰岛素输注速度减0.5 ml/h,否则不变;每小时监测一次
10.1~13.3	0	2	④血糖5.6~8.3 mmol/L,胰岛素输注速度不变;每2 h监测一次(夜间持续稳定可改每4 h一次)
13.4~16.7	4	3.5	⑤血糖8.3~11.1 mmol/L,且低于上次≥1.1 mmol/L,胰岛素输注速度不变,否则增加0.5 ml/h;每小时监测一次
16.8~19.9	8	5	⑥血糖≥11.1 mmol/L,且低于上次≥1.65 mmol/L,胰岛素输注速度不变,若3次连续增加胰岛素都不降,可以双倍胰岛素速率;每小时监测一次
≥20	12	6.5	⑦血糖≥16.8 mmol/L,且连续4次达此水平,额外胰岛素静脉推注(遵医嘱);每30 min监测一次

(二)皮下注射用胰岛素

对于急危重症患者,应根据血糖波动情况随时调整胰岛素剂量;在打算改用胰岛素皮下注射时,需在停止胰岛素静脉输注前1~2 h接受皮下注射。同时,每天减少20%~40%的胰岛素总量。可选择的方案包括每24 h注射一次长效胰岛素(如甘精胰岛素)或每6~12 h注射一次中效胰岛素(如中性鱼精蛋白锌胰岛素)。

(三)口服降糖药

口服降糖药种类及作用如表10-9所示。

表 10-9 口服降糖药种类及作用

药 物	作 用
磺脲类	主要选择应用于新诊断的2型糖尿病非肥胖患者、用饮食和运动治疗血糖控制不理想时。常用药物有格列本脲、格列吡嗪、格列齐特等。不良反应有低血糖、体重增加、皮肤过敏、食欲减退等。其禁忌证为1型糖尿病,有严重并发症或β细胞功能很差的2型糖尿病,儿童糖尿病,孕妇、哺乳期妇女,大手术围手术期,全胰腺切除术后,对硫脲类过敏或有严重不良反应者
格列奈类	具有吸收快、起效快和作用时间短的特点,主要用于控制餐后高血糖,也有一定降低空腹血糖作用。常用药物有瑞格列奈、那格列奈和米格列奈等。常见的不良反应为低血糖和体重增加

续表

药物	作用
双胍类	为 2 型糖尿病治疗一线用药,可单用或联合其他药物。与胰岛素联合应用可能减少胰岛素用量和血糖波动。目前广泛应用的是二甲双胍。其不良反应有皮肤过敏、维生素 B_{12} 缺乏及消化道反应等
格列酮类	可单独或与其他降糖药物联合使用治疗 2 型糖尿病,尤其是肥胖、胰岛素抵抗明显者。常用药物有罗格列酮和吡格列酮。体重增加和水肿是常见副作用,在与胰岛素合用时更加明显。不宜用于 1 型糖尿病、孕妇、哺乳期妇女和儿童。有心力衰竭、活动性肝病或转氨酶升高超过正常上限 2.5 倍以及严重骨质疏松和骨折病史的患者应禁用。现有或既往有膀胱癌病史的患者或存在不明原因肉眼血尿的患者禁用吡格列酮
α-葡萄糖苷酶抑制剂（AGI）	适用于以糖类为主要食物成分,或空腹血糖正常（或不太高）而餐后血糖明显升高者。常用的有阿卡波糖、福格列波糖和米格列醇。AGI 应在进食第一口食物后立即服用。常见不良反应为胃肠道反应,如腹胀、排气增多或腹泻。不宜用于有胃肠功能紊乱者、孕妇、哺乳期妇女和儿童。肠道吸收甚微,通常无全身毒性反应,但肝、肾功能不全者仍应慎用

五、并发症——低血糖

1. 识别低血糖发作　ICU 内易引起低血糖的因素包括持续性的血液滤过、糖尿病、机械通气、脓毒血症、使用胰岛素和正性肌力药物以及脑损伤。对于意识障碍的重症患者,或是镇静镇痛的患者,若出现其他原因无法解释的心率加快、血压降低、出汗以及脉压增宽等症状,应考虑低血糖的可能性,应立即进行血糖检测以确诊。

2. 管理策略　对于发生过低血糖的重症患者,建议 1～2 h 监测血糖。

3. 低血糖的处理

(1) 正在使用静脉注射的胰岛素患者,当血糖＜3.9 mmol/L(脑损伤患者＜5.6 mmol/L)时,应立即停止胰岛素输注。

(2) 发生低血糖时应立即给予 50% 葡萄糖溶液 15～20 g 静脉注射,低血糖治疗后至少每 15 min 监测一次血糖,直至低血糖被纠正,血糖水平稳定在目标范围内。

（许川徽　黄凤爱　李炜基）

参考文献

[1] 王飞,杨巧巧,刘黎宏.失禁相关性皮炎发生现状及其影响因素的研究进展[J].解放军护理杂志,2014,31(8):34-36.

[2] 丁淑贞,丁全峰.消化内科临床护理[M].北京:中国协和医科大学出版社,2016.

[3] 伍淑文,廖培娇.外科常见疾病临床护理观察指引[M].北京:科学出版社,2017.

[4] 张晓萍.内科护理[M].北京:科学出版社,2018.

[5] 徐瑾,施小红.危重症患者失禁性皮炎的护理研究进展[J].中华现代护理杂志,2017,23(8):1180-1184.

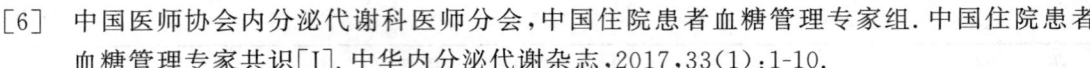

[6]　中国医师协会内分泌代谢科医师分会,中国住院患者血糖管理专家组.中国住院患者血糖管理专家共识[J].中华内分泌代谢杂志,2017,33(1):1-10.

[7]　王泠,郑小伟,马蕊,等.国内外失禁相关性皮炎护理实践专家共识解读[J].中国护理管理,2018,18(1):3-6.

[8]　丁淑贞,吴冰.外科围手术期护理[M].郑州:河南科学技术出版社,2018.

[9]　蔡卫新,贾金秀.神经外科护理学[M].北京:人民卫生出版社,2019.

[10]　徐洪莲,郝建玲.2014版压疮预防和治疗临床实践指南的更新及解读[J].上海护理,2018,18(6):5-8.

[11]　袁静华.压疮预防中Braden评分表联合分级预防护理的临床分析[J].实用临床护理学电子杂志,2019,4(39):129-130.

[12]　中华医学会神经外科学分会,中国神经外科重症管理协作组.中国神经外科重症管理专家共识(2020版)[J].中华医学杂志,2020,100(19):1443-1458.

[13]　薛慈民.下肢血管病诊断与治疗[M].上海:上海科学技术文献出版社,2020.

[14]　唐亮,姜萍,牛玉芹.临床内科常见疾病治疗与护理[M].广东:世界图书出版广东有限公司,2020.

[15]　李乐之,路潜.外科护理学[M].7版.北京:人民卫生出版社,2021.

[16]　骆明涛,伍聪,陶传元,等.《高血压性脑出血中国多学科诊治指南》急救诊治解读[J].中国急救医学,2021,41(3):185-190.

[17]　陈素萍,张娜,田凤美.神经外科重症患者应激性高血糖优化管理方案的制订与实施[J].护理学杂志,2021,36(12):43-45,51.

[18]　李菁菁,潘文彦,王晓容,等.ICU成人危重症患者血糖管理的最佳证据总结[J].护理学报,2021,28(12):21-26.

[19]　Wu Z X,Liu J,Zhang D,et al. Expert consensus on the glycemic management of critically ill patients[J]. J Intensive Med,2022,2(3):131-145.

[20]　尤黎明,吴瑛.内科护理学[M].7版.北京:人民卫生出版社,2022.

[21]　张照莹,牛思强,曹倩.ICU肠内营养相关性腹泻患者失禁性皮炎危险因素分析[J].中国肛肠病杂志,2022,42(11):50-52.

[22]　巨婷,何海燕,傅静,等.ICU失禁患者失禁相关性皮炎风险预测模型[J].中国老年学杂志,2022,42(3):618-622.

[23]　吴安凤,韩慧,周勤学,等.营养素对压力性损伤影响的研究进展[J].浙江医学,2022,44(15):1669-1673.

[24]　许华娇,吴玲玲,张琦.ICU患者胰岛素静脉输注管理的最佳证据总结[J].中华护理杂志,2023,58(12):1489-1495.

[25]　田凤美,谭丽萍,陆亚琼,等.微量泵持续静脉输注胰岛素优化方案的应用[J].中华护理杂志,2023,58(10):1172-1177.

[26]　雷毅,李静.急诊外科应用休克指数评估严重创伤合并失血性休克在急救护理中的应用[J].贵州医药,2024,48(1):142-143.

[27]　顾晓峰.非药物干预措施在预防重症监护室患者谵妄中的应用效果[J].现代养生,2024,24(12):919-921.

[28]　何君梅,李思宇,唐志红.外科ICU谵妄评估及治疗研究进展[J].陕西医学杂志,

2024,53(2):277-281.

[29] 董钰源,杨会梅,时太丽,等.不同护理干预模式防治 ICU 术后患者谵妄的有效性研究 [J].湖北医药学院学报,2024,43(2):203-206.

[30] 余梦婷,米洁,张婉竹.ICU 护士对活动减少型谵妄的知信行现状及影响因素分析 [J].中华急危重症护理杂志,2024,5(1):68-73.

[31] 王汝亭,刘晓翔,王向阳,等.脑电双频指数指导下不同麻醉深度对老年创伤性髋部骨 折患者术后谵妄的影响[J].陕西医学杂志,2024,53(6):782-787.

[32] 苏萍,江菲.术前禁饮时间与主动脉夹层 A 型患者术后谵妄的临床关系[J].福建医药 杂志,2024,46(2):97-100.

[33] Honarmand K, Sirimaturos M, Hirshberg E L, et al. Society of Critical Care Medicine Guidelines on Glycemic Control for Critically Ill Children and Adults 2024 [J]. Crit Care Med,2024,52(4):e161-e181.

[34] Silvio E I. Management of diabetes mellitus in hospitalized patients[EB/OL]. (2024-1-4)[2024-7-15]. https://sso. uptodate. com/contents/management-of-diabetes-mellitus-in-hospitalized-patients? search＝Management％20of％20diabetes％20mellitus％20in％20hospitalized％20patients＆source＝search＿result＆selectedTitle＝1％7E150＆usage＿type＝default＆display＿rank＝1.

[35] Nadia A K, William A G, Enrico C. Perioperative management of blood glucose in adults with diabetes mellitus［EB/OL］.（2024-4-15）［2024-7-17］. https://sso. uptodate. com/contents/perioperative-management-of-blood-glucose-in-adults-with-diabetes-mellitus? search＝Perioperative％20management％20of％20blood％20glucose％20in％20adults％20with％20diabetes％20 mellitus＆source＝search＿result＆selectedTitle ＝1％7E150＆usage＿type＝default＆display＿rank＝1.

[36] Renee D S, Jayshil P. Glycemic control in critically ill adult and pediatric patients [EB/OL]. (2024-4-26)[2024-7-15]. https://sso. uptodate. com/contents/glycemic-control-in-critically-ill-adult-and-pediatric-patients? search＝Glycemic％20control％20in％20critically％20ill％20adult％20and％20pediatric％20patients＆source＝search＿result＆selectedTitle＝1％7E150＆usage＿type＝default＆display＿rank＝1.

第十一章
康复护理

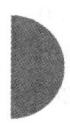

第一节 基础知识

一、概述

神经外科重症的致残率较高,涉及各年龄段的人群,患者在接受急性期处置以后,多伴有不同程度的功能障碍,如运动功能障碍、感觉功能障碍、情感认知障碍、言语障碍、吞咽障碍、排泄障碍及心肺功能障碍等,其中心肺功能的问题在重症期间较为突出。

神经外科重症康复护理的核心思想是降低患者在接受治疗期间相关功能障碍的发生率,及时预警、筛查、评估相关问题,干预神经外科专业范畴的重症康复护理问题,对超出神经外科专业范畴的问题及时转介给相应的科室跟进处理,最终达到功能的恢复和重建。康复护理的主要目标是基于对神经外科重症康复护理相关问题的分析,拟定康复护理策略,采取针对性的康复护理措施,结合多种有效康复护理措施加快神经功能的恢复进程,消除或减轻神经外科重症导致的功能残疾和残障程度,使患者回归家庭和社会,提高患者的生活质量。

脑功能的康复理论与实践研究证明,中枢神经系统在发生病变后有较大的代偿能力,正确的康复护理及训练不仅能恢复功能,而且可促使脑的形态结构重塑。在早期介入康复护理,可减少脑损伤后神经变性和促进神经运动恢复。

二、神经系统的基本结构和功能

神经系统包括中枢神经系统(central nervous system)和周围神经系统(peripheral nervous system)两部分。中枢神经系统包括脑和脊髓,脑又分大脑、间脑、脑干、小脑等部分;周围神经系统包括脑神经、脊神经和自主神经。

神经系统内含有神经细胞和神经胶质细胞两大类。神经细胞又称神经元,是构成神经系统结构和功能的基本单位,负责接收刺激和传递信息。大多数神经元由胞体和突起两部分组成。突起有树突和轴突之分。一个神经元可以有一个或多个树突,常规只有一个轴突。轴突的末端分成许多分支,每个分支末梢的膨大部分为突触小体,它与另一个神经元相接触而形成突触。轴突和感觉神经元的长树突统称为轴索,轴索外面包有髓鞘和神经膜,组成神经纤维。神经纤维分为有髓鞘神经纤维和无髓鞘神经纤维,其末端称为神经末梢。神经纤维负责传导兴奋。在神经纤维上传导兴奋的动作电位称为神经冲动。神经纤维直径的大小、有无髓鞘、髓鞘的厚度及温度的高低等决定了神经纤维传导兴奋的结果。有髓鞘神经纤维比无髓鞘神经纤维传导速度快。一般临床医生通过测定神经纤维传导速度，进行神经纤维相关疾病的诊断，判断神经损伤的程度及预后，这种判定过程就是评估。

神经对所支配的组织具有功能性作用和营养性作用。神经系统对组织器官的调节作用为功能性作用，神经元生成释放营养因子维持支配组织的正常代谢与功能为营养性作用。神经营养因子产生于神经所支配的组织和星形胶质细胞，在神经末梢由受体介导入胞的方式进入末梢，再经逆向轴浆运输抵达胞体，促进胞体生成有关的蛋白质，从而发挥其支持神经元生长、发育和功能完整性的作用。若运动神经受损，其神经的营养性作用完全或部分损失，神经所支配的肌肉内糖原合成减慢，蛋白质分解加快，从而使肌肉逐渐萎缩，这也是我们经常看到神经外科重症患者卧床后肌肉流失、肌力下降的原因之一。

三、神经康复的理论基础

（一）中枢神经系统康复

神经系统的基
本结构和功能

1. 理论基础 研究表明，中枢神经损伤的早期临床预防和护理在指导中枢神经系统的康复方面有着举足轻重的作用。中枢神经系统具有较强的可塑性，需要进行运动分级康复、重复学习与记忆，并由此延伸出较多的理论。

2. 可塑性治疗 中枢神经系统的可塑性是指中枢神经的重组能力，主要分为系统间的功能重组和系统内的功能重组。中枢神经系统的重组能力是神经损伤后功能恢复的基础，且这种功能重组的能力是终身的。其可塑性主要表现在短期功能的改变和长期结构的改变。短期功能的改变是突触效率和效力的变化，长期结构的改变是神经连接的数量和组织的改变。因此突触的可塑性是神经功能和结构恢复的核心。它受神经生物学、免疫性等内在因素影响，同时也与外界的环境以及康复护理和治疗的介入时机、强度、针对性等密不可分，它们在一定程度上决定了神经塑造的结果，因此在内在因素和外界环境的把控度较为不确定的情况下，适时、正确的康复护理和治疗的介入就显得非常重要。研究证实，采取邻近代偿、轴突芽生、突触重建、神经干细胞激活、神经生物活性因子释放及潜伏通路启用等方法可使功能得到恢复。神经外科重症康复主要有神经生理学和神经发育学方法、脑功能重建方法和相关临床方法。促进中枢神经康复的手段主要包括运动训练和物理因子治疗，常见体位摆放、姿势训练、耐力训练、减重训练、抗痉挛治疗、唤醒治疗、电疗、经颅磁刺激、经颅直流电刺激等。

（二）周围神经系统康复

1. 理论基础 周围神经损伤在神经外科重症单元比较常见，它的损伤通常波及脊髓及软脑膜以外的所有神经结构，包括与脑相连的脑神经；与脊髓相连的脊神经；分布于体表、骨、关节和骨骼肌的躯体神经；分布于内脏、血管、平滑肌和腺体的内脏神经。这些神经又多为混合神经，包括运动神经、感觉神经和自主神经，损伤后神经元胞体肿胀，尼氏小体分解，染色体溶解，突触终端减少，轴突、髓鞘因沃勒变性而崩解。

2. 可塑性治疗 周围神经损伤后的典型表现为运动障碍、感觉障碍和自主神经功能障碍。按其损伤程度分为：①神经功能失用；②轴索断裂；③神经断裂。通常的治疗方法分为：①感觉功能训练；②肌力训练；③作业疗法；④低、中频电刺激疗法。

综上所述，神经外科重症致残率高、死亡率高，需要神经康复的早期介入、循序渐进、多

学科联合攻关,因此在日常工作中,通常以患者为中心,护士作为中间的桥梁,联合多学科协作的方式展开。

(赵安娜　王琲琳)

 第二节　肺康复

一、概述

(一)定义

呼吸重症康复(respiralory critical rehabilitation)是由重症医学科、康复医学科、呼吸科等多学科团队合作,在对患者全面评估的基础上,制订个体化康复护理方案,包括但不限于运动训练、教育和行为改变,旨在减轻呼吸功能障碍,改善呼吸重症患者的生理及心理状况,促进健康,提高患者的生活质量等。随着神经外科重症的细分,以及神经外科重症本身的特点,肺康复的问题在神经外科重症单元越来越被重视。

(二)现状

神经外科重症患者通常会继发肺通气和(或)换气功能下降、障碍,可出现不同程度的缺氧和(或)二氧化碳潴留,进而导致不同程度的生理功能紊乱及代谢障碍,具有较高的死亡风险。因此,大量的患者需要机械通气辅助或控制呼吸以达到维持生命体征的目的。

(三)呼吸的病理生理

神经外科重症患者多种疾病可继发导致肺通气和(或)换气功能严重障碍,以致在静息状态下不能维持足够的气体交换,导致低氧血症、伴或不伴高碳酸血症,进而引起一系列病理生理改变和相应的临床表现,进一步反作用于中枢神经系统,比如高碳酸血症除带来的脑血流、脑灌注异常等问题,还可累及呼吸系统、循环系统、泌尿系统、消化系统等,因此我们在神经外科重症单元可以看到,患者虽然是以单一疾病病发,但通常合并的是多器官的综合问题。

神经外科重症患者常以颅内高压为首要问题,颅内高压可引起颅腔容积增加,同时由于颅内高压本身带来的儿茶酚胺释放可引起机体的交感神经兴奋,在此过程中,通气受到了影响,进一步导致了心排血量障碍的问题,再加上神经外科重症患者大剂量使用脱水剂,容易引起容量不足,导致通气障碍问题;或为弥补容量不足而过度补液,导致容量过负荷,出现急性左心衰竭,诱发了通气障碍问题。因此,脑肺心之间的交互本身属于闭环,闭环中任意一个要素发生问题,都有可能牵一发而波及全部。

二、神经外科重症肺康复护理评定

(一)一般状况评估

一般状况评估包括评估生命体征、面容与表情、体位和皮肤颜色等,以及行血氧饱和度检测,动脉血气分析、胸部 X 线和 CT 检查等辅助检查。

神经外科重症
多系统相互
影响机制示意

（二）意识障碍评估

意识障碍是指当颅脑及全身的严重疾病损伤大脑皮质及上行网状激活系统,使患者对周围环境以及自身状态的识别和觉察能力出现障碍,通常表现为意识水平障碍和意识内容改变,后者包括意识模糊和谵妄。神经外科重症单元的意识障碍普遍采用格拉斯哥昏迷评分(GCS)进行评估(表 11-1),亦会采用脑血流动力学检查、脑氧代谢检测技术、脑电活动监测以及许多基于脑电的分析技术(听觉事件相关电位、脑电非线性分析技术)等。目前临床上也有一些基于瞳孔指数预警脑的高级功能的检测技术,如神经瞳孔指数监测技术。

表 11-1　格拉斯哥昏迷评分(GCS)

项　　目	刺激	患者反应	评分
睁眼(E)	自发	自己睁眼	4 分
	语言	呼叫时睁眼	3 分
	疼痛	疼痛刺激时睁眼	2 分
		任何刺激不睁眼	1 分
		如因眼肿、骨折等不能睁眼,应以"C"(closed)表示	
言语反应(V)	语言	能正确对话	5 分
		语言错乱,定向障碍	4 分
		说话能被理解,但无意义	3 分
		能发出声音,但不能被理解	2 分
		不发声	1 分
		因气管插管或切开而无法正常发声,以"T"(tube)表示	
		平素有言语障碍史,以"D"(dysphasic)表示	
运动反应(M)	口令	能执行简单的命令	6 分
	疼痛	疼痛时能拨开医生的手	5 分
		对疼痛刺激有反应,肢体会回缩	4 分
		对疼痛刺激有反应,肢体会弯曲,呈"去皮质强直"姿势	3 分
		对疼痛刺激有反应,肢体会伸直,呈"去大脑强直"姿势	2 分
		对疼痛无任何反应	1 分
总分(15 分为意识清楚;12~14 分为轻度意识障碍;9~11 分为中度意识障碍;3~8 分为昏迷)			

记录方式:如果在 18:30 测得评分为 9 分,其中 E2 分,V4 分,M3 分,则记作 GCS 9(2+4+3)18:30 或者 GCS 9=E2+V4+M3 at 18:30

选评估时的最好反应计分。注意左右侧的运动评分可能不同,用较高的分数进行评分。只有患者GCS 达到 15 分时才有可能配合检查者进行认知功能评定

（三）运动功能、感觉评估

运动功能评估包括关节活动度评定、肌力评定、平衡功能评定以及根据患者的病情和康复需求选定的运动功能评定量表所进行的功能评估。感觉评估主要包括对患者皮肤的轻触觉、针刺觉和深感觉的检查。这些评估通常由具备神经外科重症康复护理评估能力的高级

专科护士在床边完成初步筛查,发现问题并确认初步分级后再转介给重症康复治疗师进行更为系统的评估。

（四）呼吸相关表现评估

1. 呼吸功能评估 主要确认患者是否能够自主完成呼吸。评估患者的呼吸型态、节律、深度等指标,观察患者吸气和呼气时胸廓移动的幅度,辅助呼吸肌的使用及对称性,是否存在耸肩样呼吸,呼吸时患者的面部表情及动作,鼻翼是否扩张,面色是否苍白,是否出汗等来间接判断。

2. 皮肤颜色的评估 通过对末梢的灌注的缺氧性评估来确认是否存在呼吸衰竭,一般通过观察嘴唇、指甲、耳垂、面颊等部位的颜色来判断是否缺氧。

3. 其他相关评估 如通过对呼吸相关临床表现的评估,发现患者存在呼吸功能问题或衰竭等情况,视病情紧急程度,进行机械通气辅助呼吸,在患者具备进一步肺功能评估条件的情况下,可进行必要的肺功能检查,一般包括肺容积检查、肺计量检查、肺弥散功能测定、气道激发试验、气道舒张试验等;气道阻力测定和运动心肺功能检查也在临床逐步开展。

三、神经外科重症肺康复护理

（一）康复目标

（1）改善症状,预防并发症。

（2）维持现存功能及促进功能全面恢复。

（3）缩短 ICU 住院时间,减轻 ICU 后重症监护综合征,提高生活质量。

（二）介入及中止指标

1. 介入时机 神经外科重症患者肺康复介入时机尚未完全统一。越来越多的证据表明,ICU 患者在机械通气的第 1 或第 2 天开始肺康复具备一定的可行性和安全性,业界共识是当神经外科重症患者血流动力学稳定时,可循序渐进开展肺康复,此时患者总体获益大于风险。

2. 介入指标 机械通气患者存在以下情况时不建议介入康复治疗及护理:①通气压力支持(pressure support)＞20 cmH_2O。②同步间歇指令通气(synchronized intermittent mandatory ventilation, SIMV)＞18 次/分。③吸入氧浓度(fraction of inspired oxygen, FiO_2)＞70％。④呼气末正压(positive end-expiratory pressure, PEEP)＞10 cmH_2O。⑤存在任何因机械通气中断而引起失代偿的表现。

3. 介入中止指标 重症患者肺康复介入中止时机为满足如下指标中的任意一条:①心率＜40 次/分或＞130 次/分,或大于年龄允许最高心率的 70％,在静息心率基础上降低 20％,有新发心律失常和心肌梗死症状,应用新的抗心律失常药物。②血压下降＞20％或有症状的直立性低血压,收缩压(systolic pressure, SBP)＜90 mmHg 或＞200 mmHg,平均动脉压(mean arterial pressure, MAP)＜65 mmHg 或＞110 mmHg,低血压伴头晕、昏厥,伴或不伴出汗,新增升压药物的品种或剂量。③呼吸频率(respiratory rate, RR)、呼吸模式改变,RR＜5 次/分或＞30 次/分,鼻翼扇动,面部痛苦表情,极度疲劳或严重呼吸困难。血氧饱和度下降＞4％,末梢毛细血管血氧饱和度＜88％。机械通气患者:FiO_2≥60％,PEEP≥10 cmH_2O,患者与呼吸机不同步,处于控制通气。镇静或昏迷患者:应用镇静药或意识障碍、RASS≤－3 分,明显躁动增加镇静剂剂量、RASS＞2 分。④患者不耐受康复处方、不配

合治疗、要求停止。⑤不良预后症状（胸闷/胸痛明显、气急、眩晕、乏力等），皮肤苍白或发红，呼吸、心搏骤停、出血、意外脱管（气管内管、胸腔闭式引流管、腹腔引流管、导尿管、动脉导管、外周或中心静脉导管或血液透析导管等）。

（三）重症肺康复的护理与治疗

当患者的生命指标符合肺康复介入指标后，首先要确定患者的活动耐力，机械通气患者要确保管道的安全性。根据患者的实际情况，在严密监测的基础上尽早启动床上康复护理训练，包括被动运动和主动运动。被动运动的内容：辅助下关节活动、牵拉、被动性的床上翻身和体位摆放、倾斜床站立训练（图11-1）、功率自行车被动运动训练、神经肌肉电刺激（图11-2）。主动运动的内容：参与性的床上翻身转移、床上抗阻训练、床上踏车训练、呼吸肌肌力训练、呼吸训练、床边坐位/站立位平衡训练、床边重心转移训练、从床转移到椅子训练、床旁步行训练、辅助下步行训练、独立步行训练。在运动前、中、后都要严密监测心肺状态，一旦达到介入中止指标，应立即中止，以免发生危险。

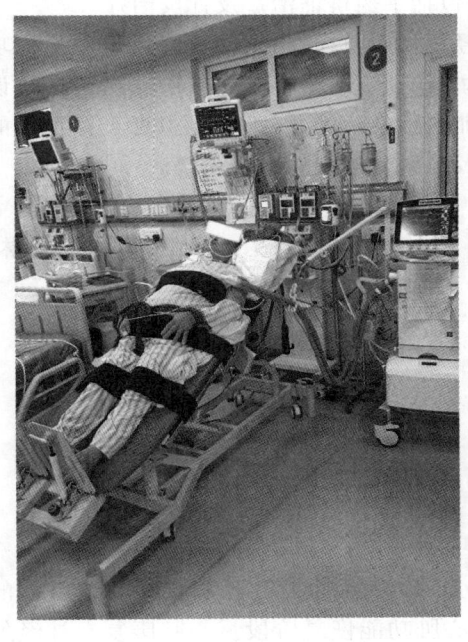
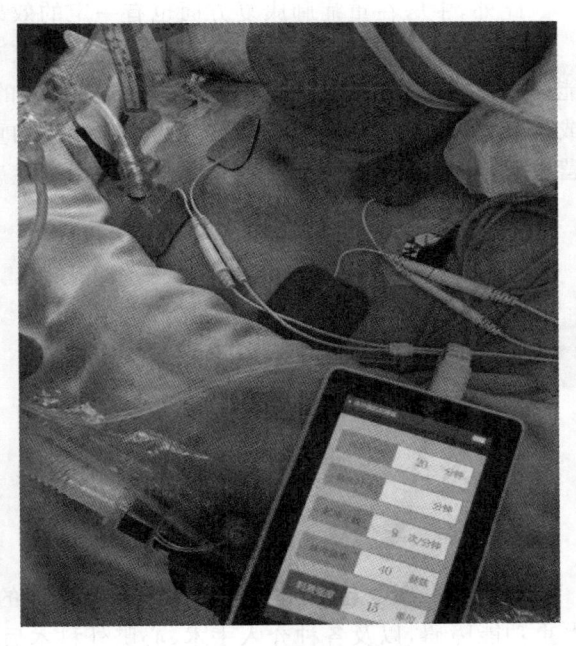

图11-1 倾斜床站立训练　　　　　图11-2 神经肌肉电刺激

在耐力性训练的同时，应充分评估患者存在的问题，根据实际情况选择以下气道廓清技术的一项或者多项结合：体位引流、主动循环呼吸技术、排痰机（图11-3）振动排痰（图11-4）、诱发咳嗽或咳嗽指导等。对患者进行徒手胸部伸张训练（肋间肌松动术、胸廓松动术）、呼吸体操等能有效地维持和改善胸廓的活动度，增加吸气深度和调节呼气的节律，以达到改善呼吸困难的目的。

理疗也是促进肺康复的重要手段之一，但当患者存在明确的肺部出血、咯血、肺部肿瘤等时禁忌使用。临床上主要有以下几种方法：①当评估存在呼吸功能障碍、呼吸肌萎缩等，可采用电疗法，包括直流电和直流电离子导入法、低频脉冲电疗法、中频脉冲电疗法等康复理疗措施。②当患者存在支气管炎、肺炎、支气管哮喘等情况时，可使用高频电疗法，包括短波和超短波疗法，分米波、厘米波和毫米波疗法。③可利用紫外线的抗菌、消炎作用，减少抗生素的用量和治疗时间，但此法常受紫外线的使用环境限制而较少开展。④当重症患者肺

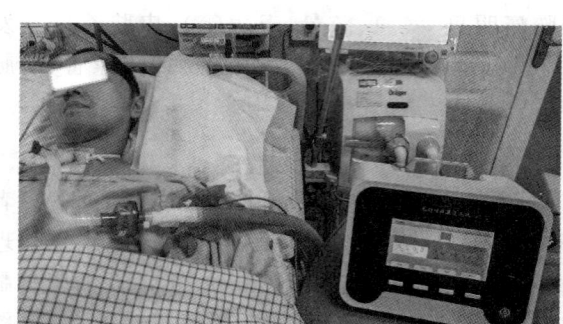

图 11-3　排痰机

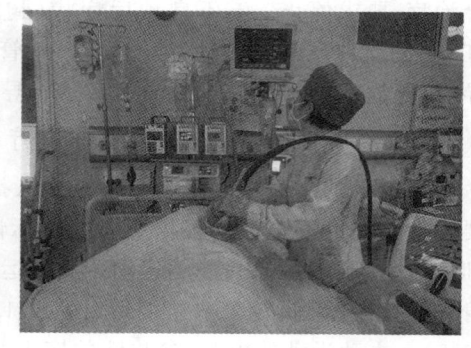

图 11-4　振动排痰

炎控制不佳、反复甚至迁延时，可选用超声波疗法。⑤患者存在喘息性支气管炎、支气管哮喘等时，可选用磁疗的方法。

此外，中医在重症肺康复方面也有一定的效果，包括中药辨证治疗及针灸治疗。

在重症肺康复期间，合理的营养支持可有效减轻氧化应激损伤，调控炎症反应和免疫功能，改善重症患者的胃肠道动力，促进重症患者的病情转归，如果营养的摄入方式选择错误或者管理不当，出现反流、误吸等情况，往往会加重肺内感染。因此，为重症患者选择正确的营养给予方式，保证护理质量和安全是确保重症患者肺康复顺利的重要因素。

（赵安娜　王珊琳）

第三节　心脏康复

一、概述

（一）定义

重症心脏康复包括原发病严重到影响生命的心功能不全、原发心脏病合并其他脏器的严重功能障碍，以及各种介入手术、心脏外科术后的心脏功能恢复阶段。心脏康复在神经外科重症单元主要用于神经系统疾病诱发的应激性心肌病，神经外科重症期间使用大剂量脱水剂而诱发的心力衰竭，患者卧床时间较久带来的心肌功能下降，其可影响肺和肢体康复的进程。

（二）流行病学

研究表明，急性脑损伤并发的心脏问题的发生率总体占比较高，其中重型颅脑损伤（traumatic brain injury，TBI）占 60%～100%，蛛网膜下腔出血（subarachnoid hemorrhage，SAH）占 40%～85%，急性缺血性脑卒中（acute ischemic stroke，AIS）占 15%～65%，脑出血（intracerebral hemorrhage，ICH）占 40%～85%。说明在神经外科重症单元，除须关注原发病引发的基本康复问题外，心脏康复的问题同样值得重视。

（三）病理生理

神经外科重症患者的专科问题，一方面通常是由心脑肺交互导致的，其机制如下。

（1）颅内高压，可引发儿茶酚胺释放增加，导致外周血管阻力（peripheral vascular resistance）、肺血管阻力（pulmonary vascular resistance）升高，进而肺毛细血管通透性增高，引起肺水肿，形成神经源性肺水肿（neurogenic pulmonary edema，NPE）。

（2）血脑屏障通透性增加，炎症因子释放，肺泡上皮及内皮细胞损伤，出现急性呼吸窘迫综合征（acute respiratory distress syndrome，ARDS）。

（3）NPE上机，胸腔压力增高，颈静脉回流减少，颅内压进一步升高，此时脑脊液依赖颅腔的顺应性调节，但骨性结构往往调节能力有限。

（4）肺顺应性正常，胸内压、腹内压增加，上下腔静脉回流受阻，左心预负荷减少，心排血量降低。

（5）诱发低氧和高碳酸血症，进一步提高脑血流水平。

另一方面，神经外科重症患者治疗的最大特点是使用大剂量的脱水剂控制颅内压，大剂量脱水和容量管理之间存在着天然的矛盾。在阐述容量的经典的三室模型里，人体的体液分布于血浆、间质和细胞，而液体的成分（胶体或晶体）及其给药方法（体积和速率）、疾病本身的病理状态，影响了渗透压和血管通透性，都有可能导致液体渗漏至组织间隙，就会出现液体看似已输进患者体内，但依然表现出有效循环血容量不足的情况，患者就会出现血压下降、脑循环下降、缺血缺氧等表现，进而出现颅内高压，又继续甘露醇脱水治疗，形成恶性循环。此外，在经典的弗兰克-斯塔林心脏生理学模型里，当静脉输液增加血管内容量时，右心室的血容量增加，继而增加心排血量，但这种增加有上限，调节失控时，产生急性左心衰竭，液体淤滞在肺循环，表现为肺水肿，影响通气水平，通气下降后，脑组织产生缺血缺氧表现，进而出现颅内高压，又继续甘露醇脱水治疗，形成二重恶性循环。

总之，在神经外科重症患者心脏康复的机制里，心脑肺的交互导致神经外科重症单元实施心脏康复的难度较高。

二、神经外科重症心脏康复护理评定

（一）目的

心脏康复是以功能恢复为基础的。在训练之前要进行心肺功能的评定，包括对患者的主观感受的评定和专业设备的评定，从而获得训练的尺度。既要保证训练的有效性，又要保证训练的安全性。

（二）评定内容

根据心脏康复危险分层，心功能评定内容包括症状、心电运动试验ST段变化、恶性心律失常、再血管化后并发症、心理障碍、左心室射血分数、肌钙蛋白水平、功能储备水平。通过上述评估，只有当患者评定的结果符合以下所有项目时，才被判定为低危，通常认为低危患者才具备启动心脏康复的条件。具体项目如下：①运动或恢复期无症状；②无休息或运动导致的复杂性心律失常；③心肌梗死接受冠状动脉旁路移植术或经皮冠状动脉介入治疗血管再通，术后无并发症；④心肌梗死接受溶栓治疗后血管再通；⑤运动或恢复期血流动力学正常；⑥无心理障碍；⑦血肌钙蛋白正常；⑧左心室射血分数＞50％；⑨心功能储备≥7 METS。

 神经外科重症护理管理精要

在进行心脏康复评定之前,复杂的室性心律失常、难控制的高血压和糖尿病、血肌酐>72.5 mg/dl、因运动及神经系统问题导致的运动不便以及入组前发生不稳定心绞痛、Ⅲ度房室传导阻滞、严重的主动脉瓣狭窄、左心室射血分数<40%、心包炎、心肌病、休息时心电图ST段压低>0.2 mV、不受控制的心动过速、恶性的室性心律失常、急性全身性疾病、骨骼血管疾病及急性代谢性疾病患者需要暂缓或不做康复评定,避免恶性安全事件发生。

三、神经外科重症心脏康复护理

(一)禁忌

在神经外科重症单元实施康复护理期间,更倾向于关注患者是否存在如下禁忌,因为这些是决定心脏康复护理是否能安全实施的要素。

1. 运动试验的禁忌 急性冠状动脉综合征早期(2天内)、致命性心律失常、急性心力衰竭(血流动力学不稳定)、未控制的高血压、高度房室传导阻滞、急性心肌炎和心包炎、有症状的主动脉狭窄、严重的肥厚型梗阻性心肌病、急性全身性疾病、心内血栓。

2. 运动训练的禁忌 近3~5天静息状态进行性呼吸困难加重或运动耐力减退、低功率运动负荷出现严重的心肌缺血(<2代谢当量,或<50 W)、未控制的糖尿病、近期栓塞、血栓性静脉炎、新发心房颤动或心房扑动。

(二)介入时机

血流动力学指标及呼吸功能稳定后,立即开始心脏康复介入。具体来说,患者入住ICU/NICU 24~48 h后,符合以下全部标准:心率>40次/分或<120次/分;收缩压≥90 mmHg或≤180 mmHg,和(或)舒张压≤110 mmHg,平均动脉压≥65 mmHg或≤110 mmHg;呼吸频率≤35次/分;血氧饱和度≥90%,机械通气吸入氧浓度(FiO_2)≤60%,呼气末正压≤10 cmH_2O;在延续生命支持阶段,小剂量血管活性药支持,多巴胺≤10 μg/(kg·min)或去甲肾上腺素/肾上腺素≤0.1 μg/(kg·min),即可实施康复介入。生命体征稳定的患者,可逐渐过渡到每天选择适当时间做离床、坐位、站位、躯干控制、移动活动、耐力训练及适宜的物理治疗等。

(三)方法

神经外科重症患者心脏康复的原则按实时评估患者心功能的情况进行分层干预,具体如下。

1. 主动助力训练阶段 从被动四肢、肩关节、膝关节运动过渡到患者主动做各关节屈伸运动,同时增加腹式呼吸,每次5~10遍,一般每天2次。活动过程中观察患者心率及心律变化;对于评估意识和认知以后,认为可以配合的患者可尝试锻炼生活自理能力,扶助患者从有依托的床上坐起10~15 min,他人协助进餐过渡到患者从无依托床上坐起15~30 min,自行完成洗手、擦脸、进食等自理活动并可以适量阅读(图11-5、图11-6)。

2. 有氧运动阶段 该阶段是在主动助力阶段的基础上,患者在床上进行模拟骑单车运动、床上抗阻运动、床边站立运动等,运动中监测心率,使运动心率达到靶心率并坚持20 min,一天2次,逐渐过渡到患者下床室内行走;日常生活自理能力训练包括锻炼患者从下床在床旁桌进餐过渡到患者自行去洗手间洗漱、如厕等(图11-7~图11-9)。

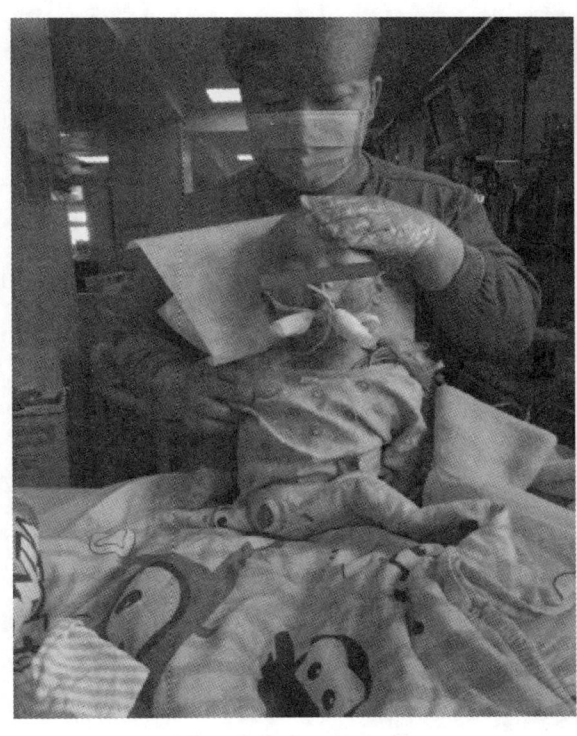

图 11-5　床上依托坐起训练

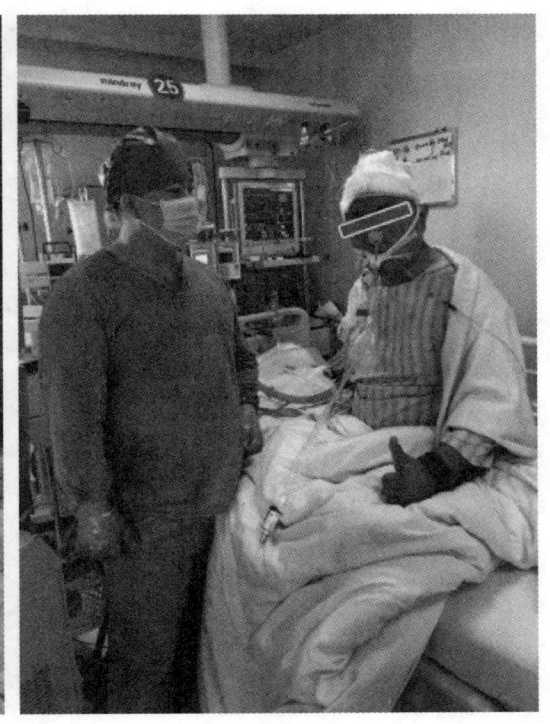

图 11-6　床上无依托坐起训练

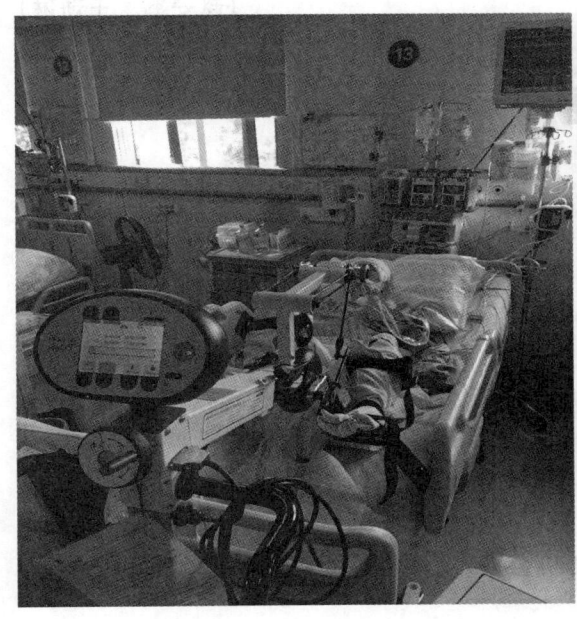

图 11-7　床上模拟骑单车运动

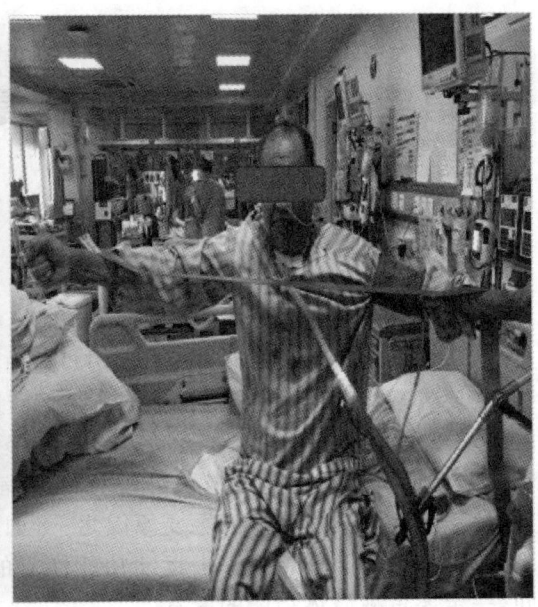

图 11-8　床上抗阻运动

3. 大肌群参与训练阶段　以步行运动为主,可进行悬吊步行运动(图 11-10),运动前进行热身,包括踏步 10～15 次,踮脚尖 10～15 次,然后开始运动。步行距离以 30 m 为限,一天 2 次;从 30 m 步行至 50 m,直至 200 m,观察指标为结束时患者心率低于靶心率或患者主诉运动用力轻,未达到 Borg 分级 12～16 级,如此重复 1～2 天,即可进入下一阶段康复。

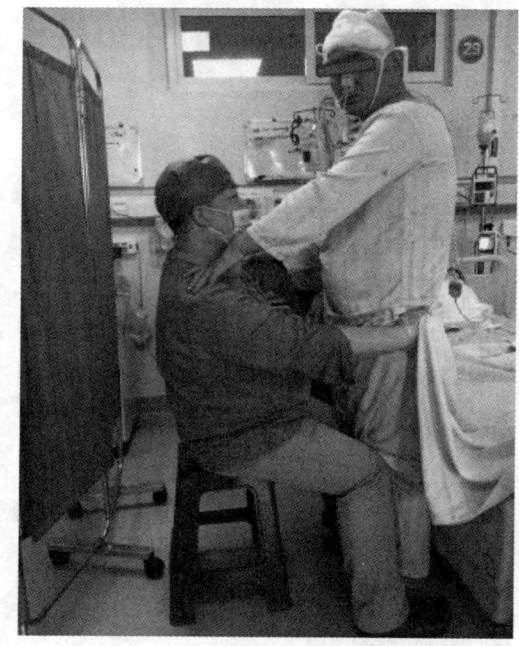

图 11-9　床边站立运动

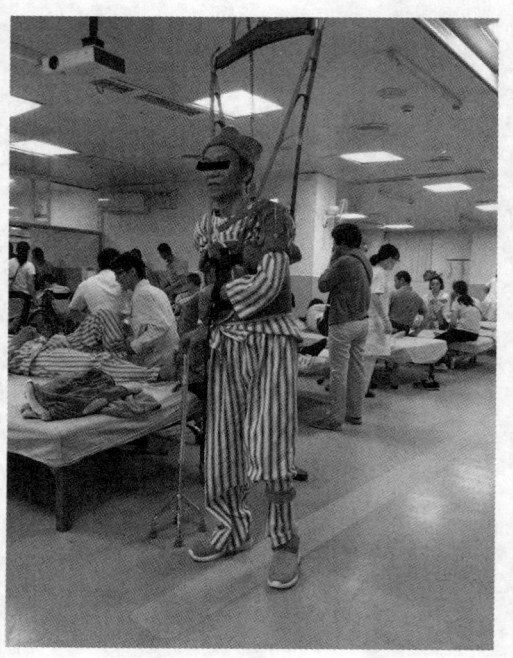

图 11-10　悬吊步行运动

（赵安娜　王珊琳）

第四节　肢体功能康复

一、概述

（一）定义

运动障碍(motor dysfunction,MD)是由各种神经肌肉疾病引起锥体束或锥体外系损伤,主要表现为肌力、肌张力、关节活动、平衡及步行等障碍。目前国内对神经外科重症患者的运动障碍尚无统一定义。运动障碍是神经外科重症常见的功能障碍,其中最常见的是运动功能减退。运动功能减退可继发关节挛缩、压力性损伤等问题,是限制患者日常生活能力、使患者生活质量降低的主要原因之一,如果不积极行康复介入,会对患者后续的康复护理造成困难,甚至使患者失去运动功能恢复的机会,所以神经外科重症患者在 ICU 治疗期间,一定要重视肢体功能的康复。

（二）分类

我国对运动障碍的术语描述有肌力障碍、肌张力障碍、肌张力增高/减低、肌阵挛、关节活动障碍、步行障碍、平衡障碍等。①肌力障碍：广义上指由各种原因引起的肌肉或肌群收缩过程发生障碍，导致肌肉或肌群收缩的速度、程度及肌肉舒张异常；狭义上指由各种原因引起肌肉或肌群收缩程度异常，导致肌肉或肌群收缩产生的肌力减低或消失。②肌张力障碍：持续过度的不协调肌肉收缩，导致动作和姿势异常为特征的运动障碍疾病。③肌张力增高：肌张力高于静息状态水平，包括痉挛和强直。痉挛多见于锥体束病变，表现为速度依赖性的牵张反射亢进，在被动活动患者肢体时，初始感觉阻力较大，但会在运动过程中突然感到阻力减小，也称折刀现象。强直多见于锥体外系病变，表现为在肢体的被动运动过程中，主动肌和拮抗肌同时收缩，各方向上的阻力均匀一致，与弯曲铅管的感觉相似，也称铅管样强直。④肌张力减低：肌张力低于正常静息水平，表现为关节被动运动时感觉阻力降低或消失，关节活动度增加。⑤肌阵挛：自发的、短暂的一块或多块肌肉的收缩，导致跨关节的运动。⑥关节活动障碍：骨关节与肌肉伤病后，关节内外或周围的纤维组织紧缩或缩短所导致的关节活动度受限。⑦步行障碍：步行和（或）步态出现的功能异常，是最常见的下肢功能障碍，也是患者最迫切希望恢复的功能障碍。⑧平衡障碍：神经系统损伤后，身体保持一种姿势及在运动或受到外力作用时自动调整并维持姿势的能力出现障碍。

（三）流行病学

神经外科重症患者均有不同程度的运动障碍。其中脑卒中后运动障碍的患病率为1.1%～4%，脑卒中后运动障碍在男女性别间无明显差异，发病年龄一般在17～90岁，以60～80岁居多。约85%的运动障碍发生于脑卒中急性期，且经常规治疗后仍有55%～75%的患者运动功能恢复不完全。运动障碍也是颅脑损伤的常见功能障碍。流行病学调查表明，颅脑损伤后7天内的患者，73%～86%出现偏瘫，71%～77%伴活动障碍，47%不能独坐，44%存在本体感觉障碍。另外，脊髓损伤、上升性脊髓炎、吉兰-巴雷综合征、多发性硬化、重症肌无力、运动神经元病等均可引起运动障碍。

（四）病因及病理生理

运动障碍的发生与遗传、感染、免疫、理化等多种因素相关，脑血管病变及中枢神经损害是其主要病理机制。机体的运动受相关神经系统（锥体系与锥体外系）的支配及调控，神经信号下传后，由运动系统负责完成指令。锥体系可支配骨骼肌进行随意运动，机体结合自身需求，可启动单关节的分离运动，也可选择多关节复合运动，甚至高度复杂的运动。而锥体外系的主要功能是调节肌张力、协调肌肉的运动、维持体态姿势及平衡、负责半自动刻板运动和反射性运动等。锥体系与锥体外系两者截然不可分割，两者的功能是协调一致的，都是借大脑皮质→皮质下结构→脑干→小脑→脊髓→外周神经→神经肌肉接头→肌肉组织收缩→牵动骨结构这个复杂链条进行协调同步的，其中任何一个环节功能的障碍，都会使运动能力受损甚至丧失。

二、神经外科重症肢体功能康复评定

（一）康复介入时机

专家共识认为，在血流动力学及呼吸功能稳定后，即可立即开始康复介入。具体来说，即入 ICU/NICU 24～48 h 后，符合以下标准时，即可实施康复介入：心率＞40 次/分或＜120次/分；收缩压≥90 mmHg 或≤180 mmHg，和（或）舒张压≤110 mmHg（10 mmHg≈1.33 kPa），平均动脉压≥65 mmHg 或≤110 mmHg；呼吸频率≤35 次/分；血氧饱和度≥90%，机械通气吸入氧浓度（FiO_2）≤60%，呼气末正压≤10 cmH_2O；在延续生命支持阶段，小剂量血管

活性药支持,多巴胺≤10 μg/(kg·min)或去甲肾上腺素/肾上腺素≤0.1 μg/(kg·min)。

(二)康复评定方法

选择运动康复评定量表时需考虑患者的意识、药物治疗、诊疗手段等多种因素的影响。

昏迷且运用大剂量血管活性药物方可维持生命体征的患者,在运动功能评定前需使用GCS、Richmond 躁动镇静评分(Richmond agitation-sedation scale, RASS)(表11-2)或标准化5问题问卷(S5Q)(表11-3)进行评估,以此来判断患者的意识状态及配合程度,并预测肢体功能康复介入的可行性,若患者可进行肢体功能康复,则可选用肌张力和关节活动度量表。肌张力评定推荐采用改良 Ashworth 量表(modified Ashworth scale, MAS)(表11-4),关节活动度评定推荐采用关节活动测量仪进行主动和(或)被动关节活动度评定。

表 11-2　Richmond 躁动镇静评分(RASS)

评　分	描　述
□+4分　攻击性	具有好斗行为、暴力行为,当下对工作人员构成危险
□+3分　极度躁动	拉扯或拔除各种管道或插管,具有攻击性
□+2分　躁动	频繁的、无目的的动作,与呼吸机抵抗
□+1分　烦躁不安	焦虑、恐惧,动作不具攻击性
□+0分　清醒且平静	主动注意照顾者,清醒,自然状态
□−1分　嗜睡	非完全清醒状态,但声音刺激后能够维持清醒状态(睁眼并有眼睛接触≥10 s)
□−2分　轻度镇静	声音刺激后能维持短暂清醒状态(睁眼和眼睛接触＜10 s)
□−3分　中度镇静	声音刺激后有活动或睁眼反应(但无眼睛接触)
□−4分　深度镇静	对声音刺激无反应,但身体刺激后有活动或睁眼反应
□−5分　不可叫醒	对声音或身体刺激均无反应

表 11-3　标准化 5 问题问卷(S5Q)

项　目	分数/分
1. 睁开眼睛/闭上眼睛	1
2. 看着我	1
3. 张开嘴,伸开舌头	1
4. 点头	1
5. 我数到5的时候扬起你的眉毛	1

评分标准:得分≥3分认为可以配合。

表 11-4　改良 Ashworth 量表(MAS)

分级	上　肢	下　肢
0	无肌张力增加	
I	肌张力轻度增加:受累部分被动屈伸时,在关节活动度(ROM)之末(即肌肉接近最长距离时)呈现出最小的阻力或出现突然卡住和释放	
I+	肌张力轻度增加:在关节活动度后50%范围内(肌肉在偏长的位置时)突然卡住,继续进行被动关节活动度(PROM)评估时始终有小阻力	

续表

分级	上　肢		下　肢	
Ⅱ	肌张力增加较明显:在被动关节活动度的大部分范围内均觉肌张力增加,但受累部分的活动仍算容易进行			
Ⅲ	肌张力严重增高:被动关节活动度检查困难			
Ⅳ	强直:强直于屈或伸的位置,不能活动			
结果	左:	右:	左:	右:
	左:	右:	左:	右:
	左:	右:	左:	右:

　　对于生命体征稳定、意识状态清晰、理解力尚可、在一定程度上可以配合的患者,即使有气管插管接有创呼吸机辅助通气或带有引流管,可以在做好防脱管及固定措施的前提下,选择肌力评定及活动能力评定量表。肌力评定推荐徒手肌力测试(manual muscle test,MMT)(表 11-5)或 MRC(the UK Medical Research Council)分级法(表 11-6)。转移和行走能力评定推荐采用 DE Morton 活动指数(DE Mortonmobilityindex,DEMMI)评定。

表 11-5　徒手肌力测试(MMT)

级　　别	标　　准	相当于正常肌力/(%)
0(零,0)	肌肉无任何收缩	0
1(微缩,T)	有轻微肌肉收缩,但不能引起关节活动	10
2(差,P)	在减重状态下,能做关节全范围运动	25
3(尚可,F)	能抗重力做关节全范围运动,但不能抗阻力	50
4(良好,G)	能抗重力,抵抗部分阻力运动	75
5(正常,N)	能抗重力,并完全抵抗阻力运动	100

表 11-6　MRC 分级法

项　　目	评　分　标　准
临床表现	□0 级　无任何肌肉收缩迹象 □1 级　触诊能发现有肌肉收缩,但不能引起任何关节活动 □2-级　即使在消除重力影响下能活动,但关节活动度为 50%~100% □2 级　不能抗重力,但在消除重力影响后能做全关节活动度的活动 □2+级　能抗重力运动,但关节活动度<50% □3-级　能做抗重力运动,但关节活动度为 50%~100% □3 级　能抗重力运动,且能完成全关节活动度的活动,但不能对抗任何阻力 □3+级　能抗重力做全关节活动度的活动,并能在运动末期对抗一定的阻力 □4-级　能对抗的阻力与 4 级相同,但关节活动度<100%而>50% □4 级　能对抗阻力,但其大小达不到 5 级的水平 □4+级　在活动的初、中期能对抗的阻力与 4 级相同,但在末期能对抗 5 级阻力 □5-级　能对抗的阻力与 5 级相同,但关节活动度<100%而>50% □5 级　能对抗的阻力与正常相应肌肉的相同,且能做全范围的活动
分级	

当患者局部肌肉（或肌群）的徒手肌力达 3 级以上时，可借助一些简单的测力计（如握力计、捏力计、拉力计等）进行肌力测定，并可直接获得以力量、压强等为单位的定量肌力数值。当使用器械进行肌力评定时，特别是要求进行最大用力的等长收缩肌力评定时，血压易明显升高，并伴有屏气用力，从而引起瓦尔萨尔瓦（Valsalva）效应，对心脏活动造成一定影响，因此，心脏病或高血压患者慎用，有严重心血管疾病者禁用。

对于意识状态清晰、心肺功能良好、血流动力学稳定且以运动障碍为主要表现的神经外科重症患者，可选择的运动康复量表比较广泛，常见的包括 Brunnstrom 运动功能量表（表11-7）、上田敏评定法，此两种量表主要评估患者运动模式；对于肌张力障碍患者，可选用肌痉挛评定量表，主要包括改良 Ashworth 量表（MAS），还可进行有痉挛累及关节的主被动关节活动度评估，痉挛肢体疼痛程度可采用视觉模拟评分法（visual analogue scale，VAS）进行评估（图 11-11）。此外，简化 Fugl-Meyer 运动功能评估（Fugl-Meyer assessment，FMA）量表也是临床常用的综合躯体功能评定量表，其内容包括运动、平衡、感觉、关节活动度及疼痛，总分为 226 分，其中运动占 100 分、平衡占 14 分、感觉占 24 分、关节活动度及疼痛占 88分，临床上可根据需要选择应用。

表 11-7　Brunnstrom 运动功能量表

分期	运动特点	上　肢	手	下　肢
Ⅰ级	无随意运动	无任何运动	无任何运动	无任何运动
Ⅱ级	引出联合反应、共同运动	仅出现协同运动模式	仅有极细微的屈曲	仅有极少的随意运动
Ⅲ级	随意出现的共同运动	可随意发起协同运动	可有钩状抓握，但不能伸指	取坐位和站立位时，有髋、膝、踝的协同性屈曲
Ⅳ级	共同运动模式打破，开始出现分离运动	出现脱离协同运动的活动：肩 0°，肘屈 90°的条件下，前臂可旋前、旋后；肘伸直的情况下，肩可前屈 90°；手臂可触及腰骶部	能侧捏及松开拇指，手指有半随意的小范围伸展	取坐位时，可屈膝 90°以上，足可向后滑动；在足跟不离地的情况下踝能背屈
Ⅴ级	肌张力逐渐恢复，有分离精细运动	出现相对独立于协同运动的活动：肘伸直时肩可外展 90°；肘伸直，肩前屈 30°～90°时，前臂可旋前旋后；肘伸直，前臂中立位时，上肢可举过头	可做球状和圆柱状抓握动作，手指同时伸展，但不能单独伸展	健腿站，病腿可先屈膝，后伸髋；伸膝下，踝可背屈

续表

分期	运动特点	上肢	手	下肢
Ⅵ级	运动接近正常水平	运动协调接近正常,患侧手指指鼻无明显辨距不良,但速度比健侧慢(≤5 s)	所有抓握均能完成,但速度和准确性比健侧差	取站立位时可使髋外展到抬起该侧骨盆所能达到的范围;取坐位时伸直膝可内外旋下肢,合并足内外翻

请您用"×"或垂直的"｜"标出您的感受

完全无痛 ——————————————— 疼痛到极点

图 11-11　视觉模拟评分法(VAS)

判定脑卒中患者的神经缺损程度选用美国国立卫生研究院脑卒中量表(National Institute of Health stroke scale,NIHSS),该量表包含对意识、语言、运动、感觉、共济运动、眼球运动、视野等方面的评判,评分为 0~42 分,分数越高,说明神经缺损程度越严重。NIHSS 评分≤4 分为轻型脑卒中,≥21 分为严重脑卒中。量表的不足之处在于对后循环的梗死评分不敏感,且缺少对认知功能以及步态异常的评价。

对于存在脊髓损伤的神经外科重症患者,国际上目前普遍采用美国脊髓损伤学会(American Spinal Injury Association,ASIA)分级法(表 11-8),神经外科重症单元主要涉及 ASIA 运动指数评分法(MIS),MIS 通过对 10 块脊髓神经节段的运动神经轴突所支配的关键肌运动能力的检查和总的运动评分来判断脊髓损伤的神经平面、部分保留区和残损分级。必要时可补充神经影像检查、神经电生理检查等协助评定。

表 11-8　ASIA 分级法

神经节段	感觉检查关键点	左		右		运动检查关键肌群	左	右
		痛觉	触觉	痛觉	触觉			
C2	枕骨粗隆							
C3	锁骨上窝							
C4	肩锁关节顶部							
C5	肘前窝外侧面					屈肘肌		
C6	拇指					伸腕肌		
C7	中指					伸肘肌		
C8	小指					中指屈指肌		
T1	肘前窝尺侧面					小指展肌		
T2	腋窝							
T3	第 3 肋间							
T4	第 4 肋间(乳头)							
T5	第 5 肋间							

神经节段	感觉检查关键点	左		右		运动检查关键肌群	左	右
		痛觉	触觉	痛觉	触觉			
T6	第6肋间(剑突)							
T7	第7肋间							
T8	第8肋间(肋弓下缘)							
T9	第9肋间							
T10	第10肋间(脐)							
T11	第11肋间							
T12	腹股沟韧带中部							
L1	T12与L2间的上1/2							
L2	大腿前中部					屈髋肌		
L3	股骨内侧髁					伸膝肌		
L4	内踝					踝背伸肌		
L5	第3跖骨颈背侧					趾伸肌		
S1	足跟外侧					踝跖屈肌		
S2	腘窝中点							
S3	坐骨结节							
S4、S5	肛门周围							
总感觉评分						总运动评分		
括约肌功能及反射检查		肛门指诊						
		肛门反射		尿道球海绵体反射				
总评分				损害程度分级				
备注								

说明:

(1)感觉等级:0缺失,1障碍,2正常。

(2)肌力采用0~5临床分级法。

(3)损害程度分级:

A. 完全性损害,骶区无任何感觉和运动功能保留;

B. 不完全性损害,在神经平面以下包括骶段(S4、S5)存在感觉功能但无运动功能;

C. 不完全性损害,在神经平面以下存在运动功能,50%以上关键肌的肌力小于3级;

D. 不完全性损害,在神经平面以下存在运动功能,并且50%以上关键肌的肌力大于或等于3级;

E. 感觉和运动功能正常

(4)运动平面根据肌力至少为3级的关键肌来确定;感觉平面根据感觉功能正常的最低脊髓节段来确定

三、神经外科重症肢体功能康复护理及治疗

（一）良肢位摆放

神经外科重症患者大多数肢体瘫痪较为严重,应维持肢体良肢位摆放,可预防肢体痉挛,原则上患侧卧位以增加本体感觉的传入为主,适当健侧卧位,一般每 2 h 更换 1 次体位。可借助辅具(如体位垫、多功能手托、下肢矫形鞋等)来固定昏迷患者软瘫期时的正常体位,防止关节过度屈伸。

（二）体位转移

早期体位转移训练有助于神经外科重症患者平衡功能的恢复,包括被动体位转移、辅助体位转移和主动体位转移等方式,训练应循序渐进,按由被动体位转移到辅助体位转移,再到主动体位转移的顺序进行。体位转移的训练内容包括床上翻身训练及卧-坐转移等。

（三）关节活动度训练

关节活动度训练可改善关节活动受限引起的肌肉萎缩和关节囊粘连、挛缩,促进全身功能恢复。卧床期的被动活动是神经外科重症患者早期治疗中的重要部分。做被动活动时,患者应取舒适体位,多数情况下被动活动可在仰卧位下完成。每一个关节均要全范围、全方位、平滑而有节律地进行。一般每天 2~3 次。注意训练时防止关节、肌肉、肌腱的损伤。

关节活动度训练不仅包括肢体关节,还包括躯干的脊柱关节活动度训练,训练以患侧为主,长期卧床者要兼顾健侧肢体。也可同时进行床边或坐位踏车训练。

（四）坐位训练

对于昏迷或不能主动配合的患者可取床上被动坐位,以不同角度和体位进行适应性训练;对于能主动配合的患者可进行床上被动或主动坐位适应性训练。

（五）站立训练

避免长期卧床所致的各种并发症,神经外科重症患者应在病情稳定后(生命体征平稳,且 48 h 内病情无进展)尽快借助器械进行站立训练,可以有效地抑制下肢痉挛。

（六）肌力训练

肌肉无力是神经系统损伤后的缺失症状,对于意识清醒,可以配合的神经外科重症患者,应重视对瘫痪肌肉的肌力训练。在训练前,应先评估训练部位的关节活动度、肌力是否受限及程度,根据肌力等级选择运动方式,如肌力为 0~1 级时可选择被动运动方式,如电刺激、运动想象疗法,肌力为 2 级时可给予辅助运动等。

（七）平衡功能训练

运动功能障碍的神经外科重症患者大部分存在平衡功能障碍,早期恢复或重新建立新平衡有助于运动功能的恢复,因此神经外科重症患者在早期病情稳定后,可在床上进行各个方向的翻身训练及卧-坐位转换适应训练。

（八）躯干控制能力训练

对于能主动配合的神经外科重症患者,早期于病床上做桥式及躯干旋转等运动可提高患者脊柱及骨盆的核心控制能力,并提高运动时由核心肌群向四肢肌群及其他肌群的能量输出,改善肌肉的协调与平衡,增强本体感受功能,为日后的坐位及站立训练打好基础。

（九）物理因子治疗

卧床早期，当患者病情稳定时即可针对性使用物理治疗，包括经颅电刺激、经颅磁刺激、神经肌肉电刺激、生物反馈疗法、电脑调制中频电疗法等。

（十）神经生理学疗法

神经生理学疗法又称神经发育学疗法、神经肌肉促进疗法，是为了缓解症状或改善功能而进行全身或局部的运动的方法，可用于改善神经系统疾病导致的运动障碍。

（1）Bobath方法根据运动的神经发育原则，通过抑制运动的异常反应，促进正常运动模式而达到康复目的。

（2）PNF方法通过对本体感受器进行刺激，从而促进神经和肌肉反应能力。

（3）Brunnstrom疗法在中枢神经系统损伤初期，将协同运动等病理运动模式和反射模式作为促进手段，然后再把这些运动模式逐步修整成为功能性运动，以恢复运动控制能力。

（4）Rood疗法通过在皮肤上施加刺激来对运动系统产生促进或抑制的影响。目前认为Rood疗法进一步发展了传统的PNF方法。

（十一）运动想象疗法

运动想象疗法指为提高运动功能而进行的反复运动想象，没有任何运动输出，根据运动记忆在大脑中激活某一活动的特定区域，从而提高运动功能的目的。一般在进行此疗法前，应先对患者的运动想象能力进行评定，方法有运动觉及视觉想象问卷（kinesthetic and visual imagery questionnaire，KVIQ）和运动想象筛选试验（motor imagery screening test，MIST）。运动想象疗法必须与相应的康复性活动相结合才能取得良好的效果。

（赵安娜　王琏琳）

第五节　言语语言康复

一、概述

（一）定义

言语语言康复（speech therapy，ST）是指通过各种手段对言语功能有障碍的患者进行针对性治疗，又称言语治疗或言语再学习。其目的主要是改善患者的言语功能。其康复手段有言语训练，借助交流替代设备进行训练，如交流板、交流手册及手势语等。神经外科重症患者在ICU治疗期间，构音障碍对治疗的影响性较大。构音障碍通常是指由神经系统损害导致与语言有关肌肉的麻痹或活动不协调而引起的言语障碍，患者通常听理解正常并能正确选择词汇和按语法排列，但发音和言语不清，重者甚至不能闭合嘴唇、完全不能讲话或丧失发声能力。除了上述影响外，还有因口腔闭合不全引起大量流涎，导致误吸、肺炎等发生的影响。

（二）现状

言语语言障碍是指在口语或非口语交流中使用语言时出现困难。常见的语言障碍包括因脑卒中或脑外伤引起的失语症以及因大脑发育不全导致的语言发育迟缓。主要临床表现包括发音困难、嗓音障碍、气流中断或语音韵律异常。言语障碍中最典型的是构音障碍,它可以分为以下几类:运动性构音障碍、器质性构音障碍和功能性构音障碍。其中,最常见的是由脑卒中、脑外伤、脑瘫或帕金森病等疾病引起的运动性构音障碍。

对于仅依赖口语进行交流的患者来说,中度至重度的言语语言障碍会严重影响其日常生活中的沟通能力。

二、言语语言康复护理评定

(一)语言障碍筛选方法

1. Halstead-Wepman 失语症筛选测验 一种判断有无失语症的快速筛选测验方法,选自霍尔斯特德-瑞坦神经心理成套测验。该测验的设计包括呼名、听指、拼读、书写、失认症、口吃、语言错乱的各项检查,可用于各种智力水平、不同文化程度和经济状况的受试者。但因该方法未进行标准化,对结果的解释需具有足够的经验。目前该方法通过简化修订已收为霍尔斯特德-瑞坦神经心理成套测验中的一项分测验。

2. 标记测验 一种国际上研究较早并广泛沿用至今的、适合于检查失语症患者语言理解能力的检测方法,此测验简单易行。

(二)构音障碍评定方法

中国康复研究中心对构音障碍的评定方法包括两大项目:构音器官检查和构音检查,主要检查患者有无构音障碍,明确构音障碍的类型、构音障碍的程度以及引起构音障碍的原发疾病。其中,构音器官检查适用于神经外科重症单元。

三、神经外科重症言语语言康复护理

构音障碍
具体评定
路径及方法

(一)呼吸训练

神经外科重症患者存在言语语言障碍时,往往呼吸功能很差,特别是呼气相对短而弱,很难在声门下和口腔形成一定的压力,呼吸的训练应视为首要训练项目。训练时可以采用卧位和坐位进行,取仰卧位时,双下肢屈曲,腹部放松。告诉患者要放松并平稳地呼吸,治疗师的手平放在患者的上腹部,在呼气末时,随着患者的呼气动作平稳地施加压力,通过横膈的上升运动使呼气相延长,并逐步让患者结合[f]、[xa]等发音进行。如患者可以坐稳则可采用坐位,鼓励患者放松,治疗师站在患者胸廓的下部,在呼气末轻轻挤压胸廓使呼气相逐渐延长。注意力量不要过大,老年人或伴有骨质疏松的患者不宜采用此法。

(二)舌训练

重度患者舌的运动严重受限,无法完成前伸、后举、上举、侧方运动等。上运动神经元损伤患者,舌表现为僵硬状态;下运动神经元损伤患者,舌表现为软瘫并存在舌肌的萎缩。故对不同的运动神经元损伤患者的治疗手法不同,上运动神经元损伤的训练要适当,避免过度训练,否则会出现运动功能下降的现象。具体方法是治疗师戴上指套或用压舌板协助患者做舌的各种运动。

(三)唇训练

唇的运动对构音很重要,大部分构音障碍的患者都存在严重的唇运动障碍,通过手法可以帮助患者做双唇展开、缩拢、前突运动并进行吹吸及爆破音的训练。下颌肌麻痹的患者可能会出现下颌的下垂或偏移而使唇不能闭合,治疗师可以把左手放在患者的下颌,右手放在患者的头部,帮助其做下颌上举和下拉的运动,帮助其闭合双唇。唇的训练不仅为患者发双唇音做好准备,患者的流涎也可以逐渐减轻或消失。

(赵安娜　钟　艳)

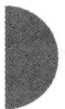

第六节　吞咽功能康复

一、概述

(一)定义

神经外科重症患者吞咽障碍是指原发病为神经系统疾病,患者早期病情危重常需要ICU 监护,同时合并有吞咽障碍,多见于病情危重、复杂的脑卒中、颅脑损伤、脑肿瘤、代谢性脑病、中枢神经系统感染性疾病、中枢神经系统自身免疫性疾病、中枢神经系统中枢神经退行性疾病、周围神经和肌肉病变等。

(二)流行病学

目前直接关于神经外科重症患者吞咽障碍的流行病学研究资料尚未见。有研究显示,脑卒中后吞咽障碍发生率约为 50%。重度颅脑损伤后进行 Rancho Los Amigos(RLA)认知功能分级(Rancho Los Amigos level of cognitive functioning),认知功能评分恢复至大于 3 分时吞咽障碍的发生率高达 61%,据此可间接推测在 RLA 认知功能评分恢复至大于 3 分之前吞咽障碍的发生率更高。

(三)病理生理

神经外科重症患者吞咽障碍的发生原因主要包括以下几个方面。

①吞咽相关肌肉运动控制受损。

②吞咽的感觉中枢因疾病受损。

③局部损伤:任何类型的人工管道如气管插管、气管切开套管、留置管饲管道等都可能对局部解剖结构造成直接损伤,对黏膜下组织的机械性刺激可能会导致局部溃疡和诱发局部炎症,带气囊的套管本身也会抑制正常的吞咽功能和主动的喉上提,阻碍上食管括约肌的被动开放,影响食物快速通过食管。

④喉部感觉功能减退:由直接的机械性损伤、局部炎症、水肿或者危重症多发性神经病(critical illness polyneuropathy,CIP)导致的传入性感觉通路受损。

⑤胃食管反流。

⑥呼吸和吞咽的非同步:喉关闭、呼吸暂停、上食管括约肌开放三者间精确协调受损可能也是神经外科重症患者吞咽障碍发生的机制之一,在重症患者中,这被称为呼吸和吞咽的失同步。对于有呼吸窘迫的重症患者,吞咽时呼吸暂停时间缩短,在食团通过食管之前,喉提前开放。

⑦ICU 获得性肌无力(ICU-AW):机体肌肉无力和萎缩,也会影响吞咽相关肌群。

二、神经外科重症吞咽康复护理评定

神经外科重症患者吞咽障碍康复评定包括非工具性评估和工具性评估。通常由护士结合患者原发病,通过误吸风险评定和床旁吞咽工具初筛存在问题后转介专职的言语治疗师来完成。

(1)非工具性评估:具体包括询问详细病史、危险因素分析、口颜面舌的运动评定、吞咽测试等。吞咽测试方法包括反复唾液吞咽测试、容积和黏度吞咽测试等,这些方法可用于能配合的患者,不宜用于有严重认知和意识障碍的患者。

反复唾液吞咽测试:患者取坐位或半坐卧位(>30°),检查者将食指和中指置于患者舌骨和甲状软骨处,嘱患者做快速反复吞咽动作,观察30 s内吞咽次数(即舌骨和甲状软骨越过手指的次数)。60岁以上患者吞咽次数>3次为正常;60岁以下患者吞咽次数>5次为正常。注意:若患者口腔干燥无法吞咽,可在舌面上注入约1 ml水后再进行检查。

容积和黏度吞咽测试:一种可以在床旁进行的吞咽功能筛查方法,用于鉴别吞咽的安全性和有效性,也是一种敏感鉴别方法,以确定患者是否有误吸和营养不良风险。通过给予患者不同黏度及容积的液体来评估吞咽的安全性和有效性。

对于严重认知障碍或意识障碍的患者,可采用口面气道治疗法(facial oral tract therapy,FOTT)对吞咽、口腔卫生、呼吸、言语表达、非言语交流等进行评估,初步评估这一部分患者的吞咽状况和误吸风险。另外,可通过应用多种颜色染料测试技术,测试吞咽不同黏度的食物时的误吸状况,该方法可用于有气管切开的神经外科重症吞咽障碍患者的床旁评估,尤其适用于意识障碍的患者。

(2)工具性评估:主要是纤维内镜吞咽评估(flexible endoscopic evaluation of swallowing,FEES)。FEES能够在ICU床旁实施,用一个小的柔性内镜通过鼻孔,进入咽上方,可直观观察口咽、咽腔下方及声门区的情况。在检查时,可以评估声带的运动、吞咽诱发的时间、梨状隐窝中的食物残留、喉源渗入、气管误吸、吞咽后咽部消除情况,喉部敏感度和咳嗽反射可以用内镜的头部轻触会厌来测试。渗透和误吸的严重程度可按照Rosenbek渗透-误吸量表(penetration-aspiration scale,PAS)(表11-9)来评定,按程度轻重分8级,1级代表没有渗透,8级为无咳嗽误吸,即为沉默性误吸。

表11-9　Rosenbek渗透-误吸量表

类　型	分　级	表　现
无渗漏误吸	1	食物未进入气道
渗漏	2	食物进入气道,存留在声带以上,并被清除出气道
	3	食物进入气道,存留在声带以上,未被清除出气道
	4	食物进入气道,附着在声带,并被清除出气道
误吸	5	食物进入气道,附着在声带,未被清除出气道
	6	食物进入气道,进入声带以下,但可被清除出气道或清除入喉部
	7	食物进入气道,进入声带以下,虽用力亦不能清除出气道
	8	食物进入气道,进入声带以下,无用力清除表现

三、神经外科重症吞咽障碍康复护理

（一）目的

鉴于神经外科重症患者在 ICU 期间治疗的特殊性，所以该阶段康复护理的目的是保证患者的营养供给，降低因吞咽障碍带来的误吸发生率以及误吸发生后的肺炎率。

（二）时机

有研究显示，早期护士执行吞咽筛查，尽早开展吞咽障碍康复，能够显著提高拔除气管插管后患者在离开 ICU 时经口进食率、降低拔管后肺炎发生率及减少住院时间，但早期具体是多早尚无定论，一般临床上结合患者原发病，判定患者是否具备配合筛查的能力来确定时机。

（三）方法

一般由护士执行床旁吞咽障碍筛查（nurse-performed screening，NPS），可早期识别神经外科重症患者吞咽障碍，同时，对该类患者进行口腔卫生评估和护理，对于改善其口腔健康评估工具评分、降低肺炎的发生率具有显著意义。同时，在口腔卫生的管理过程中，还可增加口面部感觉刺激、改善患者心理状态。

康复护理方面，针对神经外科重症患者吞咽障碍的护理方法与常规吞咽障碍的护理方法大致相同，主要包括食物性状的调整、姿势的改变、替代技术和旨在恢复吞咽功能的康复干预。替代技术包括使用鼻饲胃管、鼻饲肠管、经皮胃造瘘管、经皮空肠造瘘管和间歇性经口至食管管饲等；恢复吞咽功能的康复干预方法包括口腔感觉运动训练（如唇舌颊的力量和运动练习、主动吞咽训练、舌肌被动训练、触觉刺激、冷冰刺激、酸刺激、气脉冲感觉刺激、口面部震动刺激及 K 点刺激等）、吞咽肌体表低频电刺激、咽腔内电刺激、吞咽区重复经颅磁刺激、经颅直流电刺激等。K 点刺激可用于有认知障碍或意识障碍不能配合张口的患者，可改善对该刺激敏感的患者的张口问题，为进一步吞咽治疗创造条件。

K 点刺激操作方法：在进行吞咽障碍治疗时，刺激 K 点可帮助患者开口，为口颜面训练和口腔护理创造良好条件。在使用棉棒刺激昏迷或认知障碍患者时，要注意患者是否咬住棉棒，如不小心咬住不要用力拔出，可再用新棉棒刺激患者另一侧 K 点，当患者牙齿松开后再将咬住的棉棒拿出来。

K 点（图 11-12）位于磨牙后三角的高度，在腭舌弓和翼突下颌的凹陷处。对于严重张口困难患者可用小岛勺或棉签直接刺激 K 点，患者比较容易产生张口动作。也可以戴上手套，用食指从牙齿和颊黏膜缝隙进入对 K 点进行刺激。如果没有磨牙则比较容易接触到 K 点，如果有

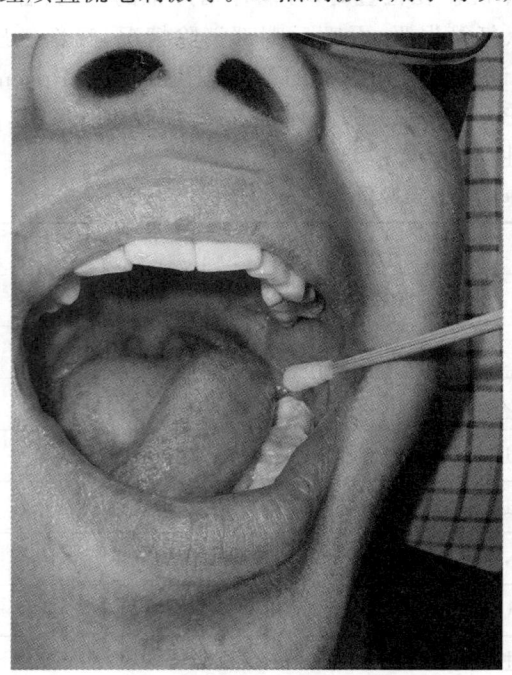

图 11-12　K 点刺激示意图

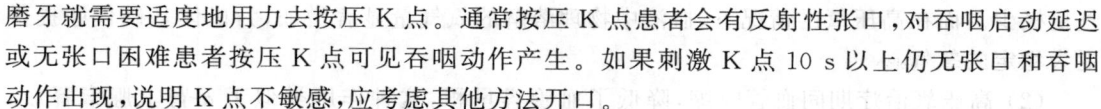

磨牙就需要适度地用力去按压 K 点。通常按压 K 点患者会有反射性张口,对吞咽启动延迟或无张口困难患者按压 K 点可见吞咽动作产生。如果刺激 K 点 10 s 以上仍无张口和吞咽动作出现,说明 K 点不敏感,应考虑其他方法开口。

鉴于神经外科重症患者个体间在病损部位、临床表现等方面的差异性,在选择护理方案时予以梯度实施:

①对于意识清醒、无气管切开的吞咽障碍患者,上述康复护理方法均可使用。

②对于意识清醒、有气管切开的吞咽障碍患者,在采用上述康复护理方法同时,为增强气道保护能力,可以练习咳嗽和声带内收训练,并可推荐使用通气说话瓣膜,该方法有助于促进吞咽及生理气道功能的恢复,减少肺炎发生。只要患者生命体征稳定,无禁忌证,应鼓励患者进行包括体位改变在内的综合康复训练,这对早日拔除气管插管是有利的,同时也有利于患者气道保护能力的恢复和回归经口进食。

③对于有意识障碍、无/有气管切开的吞咽障碍患者,以口咽部感觉刺激和口面部被动运动为主,如口唇部冰或气脉冲刺激、咽部电刺激和舌被动运动等,以提高患者气道保护能力,防止吸入性肺炎的发生。

④神经外科重症患者除了可能存在吞咽障碍之外,尚可能合并意识、认知、言语及肢体运动障碍,所以除了针对吞咽障碍进行积极的康复护理外,尚需积极促进意识、认知、言语和肢体运动障碍的康复护理,这些功能的改善会显著促进吞咽功能的恢复。

(赵安娜　钟　艳)

第七节　高压氧

一、概述

(一)定义

高压氧疗法(hyperbaric oxygen therapy,HBOT)是指在超过 1 个标准大气压的环境下,通过吸入纯氧来治疗疾病的方法,主要机制在于提高组织氧分压和氧气的弥散距离,改善缺血组织的氧供。HBOT 可改善患者的脑部微循环,同时改变脑组织的氧气稳态,刺激脑干网状激活系统和神经环路,发挥促醒和神经修复作用,通常采用压力 1.4～2.0 绝对大气压,一般 20 次为 1 个疗程。

(二)现状

各种原因引起的急性脑功能障碍患者可考虑选择包含 HBOT 的综合治疗,HBOT 在神经外科重症中主要以重型颅脑损伤、重症高位脊髓损伤、脑卒中、重症感染等病种应用较为广泛、成熟。

(三)作用原理

治疗期间高压氧舱密闭,舱内为高压环境,可提升患者吸入氧气压力和浓度。其作用原理如下。

(1)正常情况下,血液中氧气的运输主要是通过与血红蛋白结合的形式,物理溶解的氧

气量极少。而在高压氧的情况下，血液中物理溶解的氧气量显著增加，为机体基础代谢提供更为稳定的氧气。

（2）高压氧治疗期间血管收缩，降低了血管容量积，这种作用类似于 α-肾上腺素释放，既维持了稳定的血流动力学，也利于神经外科重症患者脑水肿的控制。

（3）研究证实，高压氧治疗对革兰阳性和阴性菌均有抑制作用，尤其是对厌氧菌的杀菌作用更为显著。这对于神经外科重症患者合并感染的情况下，显得更为适用。

（4）氧在高压下的弥散速度和效率均大幅提升，有效弥散半径增大，弥散深度和范围也会增加，可有效改善组织特别是神经外科重症患者脑氧供障碍。

二、高压氧治疗的评定

（一）评估内容

（1）全面评估患者病情，包括导致呼吸、心搏骤停的原发病，排除进舱的绝对禁忌证。

（2）生命体征不平稳者须有熟练急救能力的医护人员全程陪舱。

（3）高压氧舱内需配备生命监测系统、负压吸引装置等抢救设备，备齐所有抢救用的物品和药品的急救箱，机械通气患者需在配备有舱内气动呼吸机的高压氧舱治疗。

（4）气压改变对气管插管气囊大小有所影响，陪舱人员需做好人工气道固定及防护工作。

（5）脑损伤常伴有癫痫发作，高压氧治疗前必要时服用抗癫痫药物预防癫痫发作，舱内需备有抗癫痫药物。

（二）神经外科重症禁忌证

神经外科重症患者未经处理的气胸以及使用抗肿瘤药物均为高压氧治疗的绝对禁忌证。相对禁忌证为有如下神经外科重症专科问题或合并问题：颅底骨折伴脑脊液漏、癫痫持续发作、难以控制的高血压、血糖波动明显、高热、心动过缓（＜50 次/分）、未处理的活动性出血、呼吸道传染性病毒感染、先天性球形红细胞增多症、幽闭恐惧症、肺大疱、严重肺气肿等。

三、高压氧治疗的护理

（一）目标

保证高压氧治疗的有序进行，达到改善患者的脑微循环，提高缺血组织的氧供，刺激脑干网状激活系统和神经环路，发挥促醒和神经修复作用。在高压氧治疗的过程中不应忽视目标温度管理、脱水治疗、抗感染、治疗原发病等综合治疗。

（二）时机

对于神经外科重症有心搏骤停史的患者，应在自主循环恢复后尽早评估血流动力学的稳定性，稳定的情况下可尽早进行高压氧治疗。但对血流动力学不稳定，仍需血管活性药物维持的患者应慎用高压氧治疗。以上均需经高压氧专科医师评估，充分告知舱内治疗风险并在配有完备的高压氧舱内急救设施及急救人员的前提下实施高压氧治疗。

（三）措施

作为神经外科重症单元的监护护士，在患者高压氧治疗期间，应做好相应的风险评估并提前预见，配合医生做好防范和应对工作。

（赵安娜　钟　艳）

参考文献

[1] 燕铁斌.重症康复,应与临床救治同步[J].中国康复医学杂志,2018,33(2):127-129.

[2] 燕晓翔,徐梅,王古月,等.跨学科多量表评定神经重症患者意识的信度研究[J].中国康复医学杂志,2018,33(2):137-140.

[3] 倪莹莹,王首红,宋为群,等.神经重症康复中国专家共识(下)[J].中国康复医学杂志,2018,33(3):264-268.

[4] McWilliams D,Jones C,Atkins G,et al. Earlier and enhanced rehabilitation of mechanically ventilated patients in critical care:A feasibility randomised controlled trial[J].J Crit Care,2018,44:407-412.

[5] Mercuri E,Finkel R S,Muntoni F,et al. SMA Care Group. Diagnosis and management of spinal muscular atrophy:Part 1:Recommendations for diagnosis,rehabilitation,orthopedic and nutritional care[J].Neuromuscul Disord,2018,28(2):103-115.

[6] Carnaby G D,LaGorio L,Silliman S,et al. Exercise-based swallowing intervention (McNeill Dysphagia Therapy)with adjunctive NMES to treat dysphagia post-stroke:A double-blind placebo-controlled trial[J].J Oral Rehabil,2020,47(4):501-510.

[7] 杨梦璇,黄维,苏建华,等.神经肌肉电刺激治疗在加速重症监护病房患者康复方面的应用进展[J].中国康复医学杂志,2021,36(3):370-374.

[8] Bozkurt B,Fonarow G C,Goldberg L R,et al. ACCs heart failure and transplant section and leadership council. cardiac rehabilitation for patients with heart failure:JACC Expert Panel[J].J Am Coll Cardiol,2021,77(11):1454-1469.

[9] 刘睿懿,张娟,邵瑞太,等.日本脑卒中流行形势及其应对[J].中华流行病学杂志,2021,42(4):749-754.

[10] Patti A,Merlo L,Ambrosetti M,et al. Exercise-based cardiac rehabilitation programs in heart failure patients[J].Heart Fail Clin,2021,17(2):263-271.

[11] Rochester C L,Spruit M A,Holland A E. Pulmonary rehabilitation in 2021[J].JAMA,2021,326(10):969-970.

[12] 刘初容,曾昭龙.神经系统疾病康复评定与治疗[M].河南:河南科学技术出版社,2022.

[13] 王拥军,李子孝,谷鸿秋,等.中国卒中报告2020(中文版)(1)[J].中国卒中杂志,2022,17(5):433-447.

[14] Siwicka-Gieroba D,Robba C,Gołacki J,et al. Cerebral oxygen delivery and consumption in brain-Injured patients[J].J Pers Med,2022,12(11):1763.

[15] 李雅琴,赵莹,王少嵘,等.姿势控制联合呼吸康复锻炼对脑出血后吞咽障碍患者肺部感染的防控效果[J].中华医院感染学杂志,2022,32(22):3506-3510.

[16] 功能性运动障碍的诊断与治疗中国专家共识编写组,王刚,陈生弟,等.功能性运动障碍的诊断与治疗中国专家共识(第二版)[J].中国现代神经疾病杂志,2023,23(12):1061-1071.

[17] 高飞,刘丽旭,袁永学.脑干卒中导致吞咽障碍的临床特征及康复[J].中国康复理论与实践,2023,29(4):465-471.

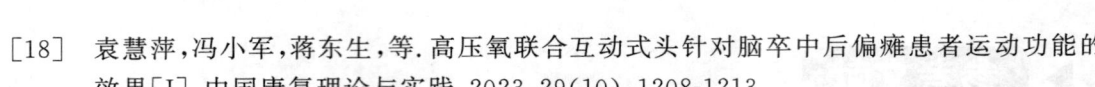

[18] 袁慧萍,冯小军,蒋东生,等.高压氧联合互动式头针对脑卒中后偏瘫患者运动功能的效果[J].中国康复理论与实践,2023,29(10):1208-1213.

[19] 苗姣娜,王元姣,何叶.口腔感觉训练在脑卒中吞咽障碍患者中的应用进展[J].护理学报,2023,30(1):37-40.

[20] 李瑛,侯铃宇,赵纳杰,等.早期肺康复对重症机械通气患者通气时间影响的累积Meta分析及试验序贯分析[J].中国中西医结合急救杂志,2023,30(2):159-163.

[21] 李朴,王梅,宇丽,等.神经重症患儿早期活动的最佳证据总结[J].护理学报,2023,30(2):48-53.

[22] 武会志,于海侠,高玉军,等.心肺运动试验下定制个体化康复运动方案对慢性心力衰竭患者心功能和预后的影响[J].中国中西医结合急救杂志,2023,30(5):551-556.

[23] 张嵘,王艳红,刘晶,等.基于 eCASH 理念的进阶式肺康复护理在重症肺炎机械通气病人中的应用[J].护理研究,2023,37(13):2428-2431.

[24] 罗欢欢,钱建锋,闵继康,等.高压氧在心肺复苏后脑复苏中的应用进展[J].护理研究,2023,37(16):2956-2958.

[25] 尹潇潇,牛姗,陈昊天,等.呼吸电刺激技术在机械通气病人早期肺康复中应用的研究进展[J].护理研究,2023,37(21):3894-3898.

[26] 胡宏美,杨聪,黎巧玲,等.分级肺康复护理方案预防脑卒中相关性肺炎的效果[J].护理研究,2023,37(21):3917-3924.

[27] 符彩萍,吴家欣,张军,等.高压氧联合康复训练对老年脊髓损伤患者受损神经功能的影响[J].中国老年学杂志,2023,43(19):4728-4731.

[28] 党辉,林夏妃,陈伟荣,等.吸气肌训练联合常规康复训练对脑卒中患者膈肌运动和肺功能的影响[J].郑州大学学报(医学版),2023,58(2):241-246.

[29] Oh K,Rymer W Z,Choi J. A pilot study: effect of somatosensory loss on motor corrections in response to unknown loads in a reaching task by chronic stroke survivors[J]. Biomed Eng Lett,2024,14(3):523-535.

[30] Qi Y L,Xu J X,Liu H,et al. Effects of hyperbaric oxygen combined cabin ventilator on critically ill patients with liberation difficulty after tracheostomy[J]. Biomed Eng Online,2024,23(1):30.

[31] 冯月梅,孙乔,关纯,等.早期肺康复训练对 ICU 急性呼吸窘迫综合征有创机械通气患者脱机后预后的影响研究[J].中华危重病急救医学,2024,36(3):286-292.

[32] Kate M,Kumar K V,Nayak A,et al. Comparing distributed versus massed practice on functional recovery and Brain-Derived Neurotrophic Factor(BDNF)in acute stroke subjects[J]. J Neurosci Rural Pract,2024,15(2):238-244.

[33] 徐建光,单春雷,敖丽娟,等.虚拟现实技术应用于言语功能康复的专家共识[J].中国康复医学杂志,2024,39(6):761-766.

第十二章
重症超声应用
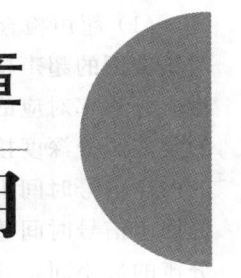

第一节 基础知识

一、超声物理基础

（一）声波原理

人的听力范围是 20～20000 Hz（赫兹），超过 20000 Hz 的声音称为超声波，低于 20 Hz 的声音称为次声波。

超声波是声波的一部分，是人的耳朵听不见、振动频率大于 20000 Hz 的声波，超过了人耳听阈的上限。超声波和声波有共同之处，都是由物质振动而产生，并且只能在介质中传播。医学超声诊断使用的声波频率范围为 0.5～60 MHz（兆赫），最常用的频率在 2 Hz 至 13 MHz。

超声检查的工作原理是将超声波发射到人体内，当它在人体内遇到介质时会发生反射及折射，并且在人体组织中可能被吸收而衰减。人体各种组织的形态与结构是不同的，因此超声波在人体内反射、折射以及吸收的程度也不同，这样医护人员就可以通过超声仪反映出的波形、曲线等特征来辨别不同的人体组织。

（二）频率和分辨率

1. 超声波的三个主要物理量 声速（C）、波长（λ）、频率（f）。

（1）声速（C）：单位时间内超声波传播的距离，常用单位为 m/s。

（2）波长（λ）：两个相邻振动波峰之间的距离，常用单位为 m。

（3）频率（f）：单位时间内质点振动的次数一般以每秒振动的次数表示，单位为 Hz，每秒振动一次为 1 Hz。频率的单位还有 MHz、KHz（千赫），1 MHz=1000 KHz。

2. 声速与频率及波长的关系 声速（C）=频率（f）×波长（λ）。在同一介质中声速是恒定不变的，因此声速固定时，超声波频率越高，波长就越短；反之，超声波频率越低，波长就越长。在其他物理条件相同的情况下，高频率的超声波能够在更小的物体上发生反射，即回声信号能够包含更小物体的信息，从而使解析出的图像具有更高的横向分辨率。频率越高，波长越短，超声波的方向性越强，分辨率越高。

3. 影响超声图像质量的分辨率

（1）超声检查输出的结果最后为图像，图像的质量很大程度上取决于图像的分辨率。对于常用的超声检查而言，其图像两个方向上的分辨率分别称为横向分辨率和轴向分辨率，横向分辨率对应的是反射超声信号分辨出同一深度界面上细节的能力，而轴向分辨率对应的是能区分深度接近的不同界面所产生反射信号的能力。两个界面相距较远时，它们各自的回声信号时间不同，可在图像上分别显示出来。但是，当两个界面离得较近时，它们各自的回声信号时间差异很小，以致在图像上分辨不出来，看上去像是一个界面。两个界面能被分辨的最小间距被称为轴向（纵向）分辨率。高频超声的轴向分辨率优于低频超声的轴向分辨率。

（2）波长、频率与图像分辨率的关系：波长越短、频率越高的声波可在更小的物体上发生反射，从而产生更好的图像。因为在某一介质内的声速是介质的固有属性，超声波在介质中的波长与发射声波的频率成反比。因此，在进行不同深度、不同分辨率需求的超声成像时，需要选用不同频率的探头进行检测。

（三）成像模式

1. 介质 传播超声波的媒介物质叫介质，不同介质存在声阻抗的差异。

2. 声阻抗 声阻抗即声特性阻抗，是用来表示介质传播超声波能力的一个重要的物理量，介质中的声压和速度之比，与密度成正比。声阻抗不同决定了不同组织界面的反射率，声阻抗差异越大，声波反射越强。

人体软组织的声阻抗差异很小，只要有 0.1% 的声阻抗差，就可以产生反射。人体组织根据回声特点可分成三类：第一类是气体和充气的肺，第二类是液体和软组织，第三类是骨骼和矿物化后的组织。人体软组织与水的声阻抗相近。人体体液的一般性规律：均质性液体，如胆汁、尿液为无回声；非均质性液体，如尿液中混有血液和沉淀，或囊肿合并出血或感染时，液体内回声增加；体液中含蛋白成分越多，声波能量衰减越高。人体组织和体液回声强度可分为高水平回声（强回声）、中等水平回声、低水平回声（弱回声）和无回声四级。强回声常伴声影，见于含气肺（胸膜-肺界面）、胆结石、骨骼表面（软组织-骨界面）；典型的中等水平回声见于肝、脾实质；典型的弱回声见于皮下脂肪；典型的无回声见于胆汁、尿液和胸腹水（漏出液）。强回声见于皮肤、肝脾包膜、血管瘤及其边界等。常见不同组织或材料的密度、声速、声阻抗如表 12-1 所示。

表 12-1　常见不同组织或材料的密度、声速、声阻抗

组织或材料	密度/(kg/m³)	声速/(m/s)	声阻抗/(Pa·s/m³)
空气	0.001225	340	0.0004
脂肪	0.95	1450	1.38
血液	1.055	1575	1.66
肝脏	1.06	1590	1.69
骨	1.9	4080	7.75
金属（钛）	4.5	5090	22.9

3. 介质声衰减 即超声波在介质中传播的超声能量减弱，衰减是由介质吸收、散射、反射，造成超声波能量逐渐减弱的现象，衰减取决于衰减系数、频率、传播距离，人体组织的衰

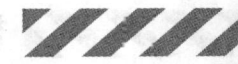

减系数约为 1 Db/(cm·MHz)。距离越远,频率越高,衰减越强。

4. 常见组织或材料衰减的一般规律

(1) 硬组织＞空气＞软组织＞液体。

(2) 组织、体液中蛋白成分尤其胶原蛋白成分越高,衰减越明显;反之,组织、体液中水分含量越多,衰减越少;组织中钙质成分越多,衰减也越多。

5. 超声成像的原理　超声成像是利用超声探头发射超声波,超声束扫描人体,因人体组织声阻抗的不同产生反射超声波,超声探头接收到反射回的超声波并转化为电信号,经系统处理显示为不同的图像。

二、超声设备操作

(一)设备组成

超声诊断仪的基本组成包括发射与接收单元、数字扫码转换器部件、键盘、面板开关组件、超声探头、显示器、摄影部件和电源部件等。

超声设备一般由以下几个部分组成:

(1) 显示器:呈现高清图像。

(2) 操作面板:主要控制中心,给出详细的操作信息。

(3) 超声探头(换能器):用于发射和接收超声波信号。

(4) 主机:主要对从超声探头接收回来的信号进行处理、显示、储存和传输。

(5) 其他外接设备:打印机、脚踏等。

台式超声仪器如图 12-1 所示。其特点是功能全面、图像清晰,适用于全身检查。

(二)超声探头类型

1. 超声探头组成

(1) 声透镜:使压电晶体发出的超声波以汇聚的形式传入人体内,同时又可以将反射的超声波以汇聚的形式接收;主要作用是提高超声探头的灵敏度,同时起到防止水分、耦合剂等进入超声探头内部的作用。

(2) 匹配层:主要作用是提高超声探头的能量传出和接收能力;提高轴向分辨率;起到绝缘作用,防止电击伤发生。

(3) 压电晶体:超声探头的主要构件,主要是产生和接收超声波,但是压电晶体机械强度低,受到外力会损坏,所以在使用超声探头时要轻拿轻放,防止由于机械力导致超声探头损坏。

(4) 电极:位于压电晶体两侧,将银层涂到压电晶体两侧,然后连接到电极上,产生脉冲电压作用于压电晶体,使压电晶体的厚度发生变化从而产生超声波。同时脉冲间歇期压电晶体接收超声波时会产生电流变化,并通过电极转化成电流信号。

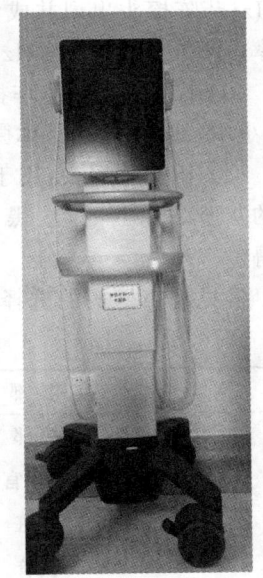

图 12-1　台式超声仪器

(5) 背衬材料:如果有反方向的超声波,会产生杂波,会对回声信号产生干扰。因此最好消除超声探头后方的干扰,可加入背衬材料,其主要作用是最大限度地消耗向后发射的超声波,避免对反射的超声波造成影响,同时缩短压电晶体的振动周期。

（6）开关电路板：通过程序控制使不同的压电晶体完成发射组合及接收组合。

2. 超声探头分类方式

（1）按诊断部位可分为眼部探头、心脏探头、腹部探头、颅脑探头、腔内探头和儿童探头等。

（2）按应用方式可分成体内探头、体外探头、穿刺活检探头等。

（3）按超声探头中换能器所用振元数目，可分成单元探头和多元探头。

（4）按超声束控制方式可分成线阵探头、相控阵探头、机械扇扫探头和容积探头等。

（5）按超声探头的几何形状分类，可分为矩形探头、柱形探头、弧形探头（又称凸阵探头）、圆形探头等。

（6）按超声探头中压电晶体数量分类，可分为单晶探头、双晶探头和多晶探头。其中单晶探头材料成本昂贵、工艺复杂，与传统超声探头相比，可以得到更均匀、衰减小、频带宽的图像。

3. 超声探头的选择　超声探头的发射频率是超声探头重要的特性参数之一，超声诊断中常根据不同的受检对象和部位选择不同发射频率的超声探头，如 2 MHz、2.5 MHz、5 MHz、10 MHz 等，超声探头的发射频率是由压电晶体的厚度决定的。而压电晶体的形状则确定了超声束的形状和声场分布等重要特性。

（1）机械扇扫探头：全称机械扇形扫描探头，早期通用于腹部和心脏超声检查，现仅用于眼科 A/B 超。

（2）线阵探头：在凸阵探头出现之前，该超声探头是腹部检查的主力，频率大多为 3.5 MHz；凸阵探头出现并成为腹部检查主力后，该超声探头主要用于小器官和表浅组织检查，频率一般在 5～7.5 MHz（甚至 9 MHz）。

（3）凸阵探头：凸阵探头的大 R（压电晶体曲率半径）通常在 30 mm 以上，用于腹部检查；小 R（10～20 mm，称微凸）多用于心脏检查。

（4）相控阵探头：用于彩超中作心血管彩色血流成像，因该图像是镶嵌（叠加）在解剖结构的灰阶图像上的，故黑白、彩色图像及多普勒频谱是利用该超声探头的不同工作模式获得。

常见超声探头的选择如表 12-2 所示。

表 12-2　常见超声探头的选择

使 用 部 位	超声探头选择
腹部	凸阵探头
小器官	高频线阵探头
心脏	微凸阵探头
血管	线阵探头
产科	凸阵探头
外科	线阵探头
儿科	凸阵探头
胎儿	线阵探头
腔内	腔内探头

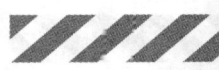

（三）基本操作

1. 超声探头的握持手法

（1）执笔式（图12-2）：将超声探头轻放于拇指与食指、中指间，指腹接触超声探头，掌心中空，如执毛笔。通过指关节运动完成主要基本动作。以掌根尺侧或小指接触患者胸廓作为支点，以保持图像稳定。执笔式常用于胸骨旁、心尖切面的获取。

（2）握持式（图12-3）：将超声探头握持在手掌中，用拇指、食指固定超声探头颈部，呈握持状，常用于剑突下切面的获取。

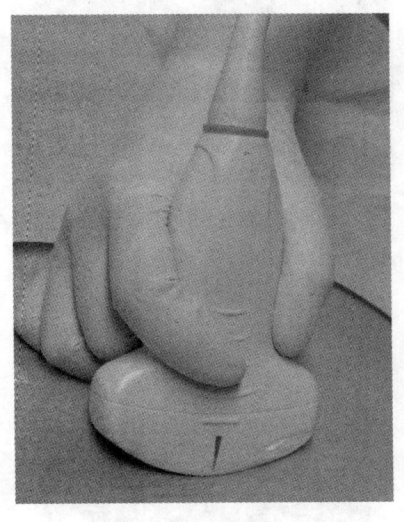

图12-2 执笔式

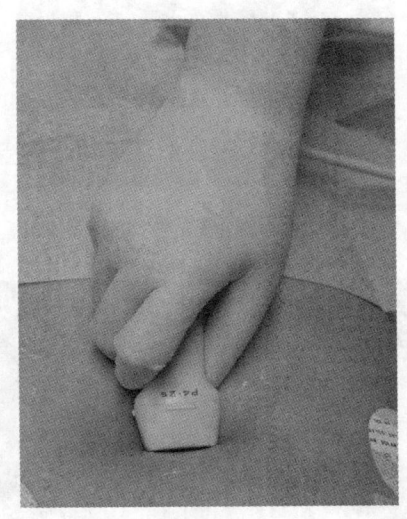

图12-3 握持式

2. 超声切面获取的基本操作手法 为了更好地理解此手法，首先我们需要理解超声探头的"探头长轴""探头短轴"的准确内涵，在此基础上，理解应用基本操作手法——滑、摇、倾、转。

（1）滑：整个超声探头平面紧贴受检区域皮肤，沿着一定方向滑行，保持超声探头长短轴方向不变，滑是获取大部分切面的第一个动作（图12-4）。

（2）摇：整个超声探头平面紧贴受检区域皮肤，以超声探头与皮肤的接触点为支点，沿着超声探头长轴方向摇摆，观察同一个平面的不同位置（图12-5）。

（3）倾：整个超声探头平面紧贴受检区域皮肤，以超声探头与胸壁的接触点为支点，沿着超声探头短轴方向倾斜，观察不同平面（图12-6）。

（4）转：整个超声探头平面紧贴受检区域皮肤，以超声探头与胸壁的接触点为支点，超声探头以自身轴线顺时针或逆时针方向旋转一定角度（图12-7）。

每一个切面的获取都离不开"滑、摇、倾、转"这四个基本操作手法。操作时须注意：①适度用力，用力过轻可能影响图像质量，用力过重可能给患者带来不适；②操作时使超声探头完全接触皮肤，对消瘦的患者可以通过增加耦合剂来填满超声探头与皮肤之间的间隙；③建议在操作超声探头时每次仅进行一个动作，且每次进行相应动作时幅度宜小。

三、安全与感染控制

无创超声技术通常被认为是一种相对安全的医学影像技术，这是因为它不涉及放射线

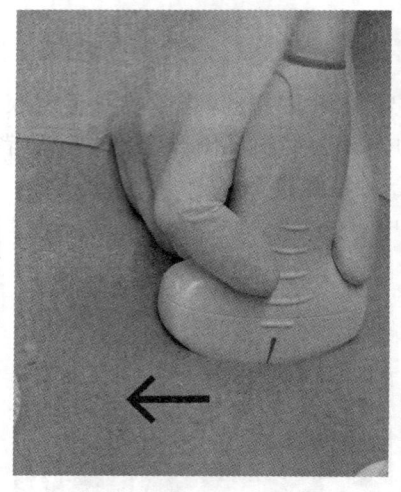

图 12-4 滑

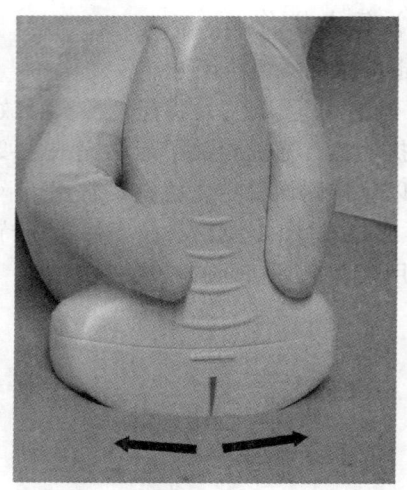

图 12-5 摇

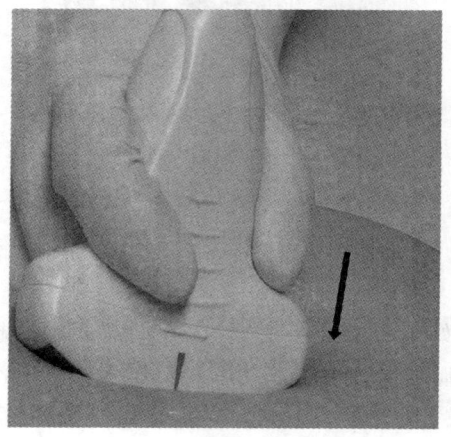

图 12-6 倾

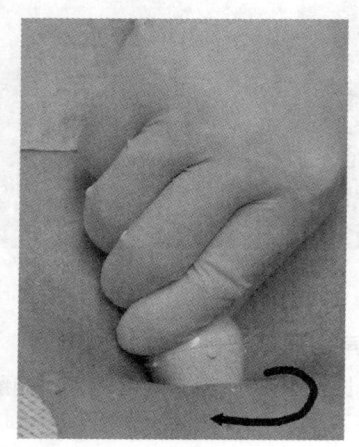

图 12-7 转

辐射和大部分情况下不需要侵入性的程序。但在应用时仍然需要采取一些措施来确保患者和医疗工作者的安全。

（一）无创超声技术的优点

1. 无辐射 无创超声技术不涉及放射线辐射，因此不会对患者和医疗工作者产生放射线暴露风险。这使其成为一种安全的成像选择，特别适用于孕妇、儿童和敏感人群。

2. 非侵入性 无创超声检查是非侵入性的，通常不需要穿刺或手术，从而减少了感染和创伤的风险。

3. 无需造影剂 大多数无创超声检查不需要使用造影剂，这有助于避免与造影剂相关的过敏反应和肾功能损害。

4. 实时成像 无创超声技术提供实时图像，医生可观察器官和组织的动态变化，如心脏跳动、血流和运动结构。这有助于更准确地指导诊断和治疗。

5. 适用广 无创超声技术可用于多个医学领域，包括妇产科、心脏、腹部、肾脏、肝脏、乳腺、血管、泌尿系统和骨骼成像。它还用于评估胎儿健康和进行肿瘤筛查。

（二）风险管理策略

1. 安全性 使用高质量的超声设备，定期进行维护和校准。

2. 受过专业培训的操作者 无创超声检查应由受过专业培训的超声技师或医生执行。他们应具备正确的技能和知识，以确保结果的准确性。

3. 消毒和无菌措施 每次使用超声探头时，应采取适当的消毒和无菌措施，防止交叉感染。

4. 记录和存储 超声图像和数据应得到适当的记录和存储，以备将来参考和分析。

5. 合规性 进行无创超声检查时，应遵循医学指南和标准操作程序，以确保一致性和质量。

6. 特殊情况的谨慎处理 对于一些特殊情况，如孕妇的胎儿超声检查，需要特别小心处理。应遵守临床指南和伦理准则，确保检查的合理性和安全性。

7. 风险评估 虽然无创超声检查通常很安全，但在某些情况下可能会有潜在的风险。医生在使用前应对患者进行风险评估，以确定是否有特殊注意事项。

（三）超声医院感染预防与控制

（1）工作人员衣帽穿戴整洁，检查患者前后均应认真洗手或进行手消毒。

（2）超声探头（经皮肤、黏膜或经食管、阴道、直肠等体腔进行超声检查）须做到一人一用一清洁一消毒或使用无菌膜等。消毒方式可采用消毒型医用超声耦合剂、消毒凝胶或选用超声探头专用消毒剂进行消毒，超声检查后应及时清除超声探头上的血渍、体液及分泌物，经清洗、消毒后备用。与完整皮肤接触的体表超声探头，应低水平以上消毒，须一人一用一清洁一消毒；接触黏膜的超声探头，如阴道、直肠、食道的超声探头，应中水平以上消毒，须一人一用一清洁一消毒、外套无菌膜，检查完毕须对超声探头进行有效的清洁和消毒；进入正常无菌组织、脉管系统或有无菌体液（如血液）流过，或接触破损皮肤、黏膜的超声探头，如介入穿刺的超声探头、血管内的超声探头，须一人一用一清洁一灭菌，使用时超声探头表面外套无菌膜。

（3）对皮肤完整的患者进行超声检查时，无须进行皮肤消毒；对有开放性伤口、皮肤病或皮肤感染性疾病的患者进行超声检查时，应对患者的受检部位进行皮肤消毒。消毒方法可选用 75% 酒精消毒 2 次，或使用碘伏消毒液消毒 2 次，作用时间不应少于 2 min，然后再进行超声检查。

（何建芳）

第二节 视神经鞘直径测量

一、评估原理

超声测量视神经鞘直径（optic nerve sheath diameter，ONSD）的原理主要基于视神经鞘的解剖结构和生理特性。视神经由视神经鞘包裹，视神经鞘位于眼球后方，延伸至视交叉，视神经鞘内含有脑脊液（cerebro spinal fluid，CSF），颅内压（intracranial pressure，ICP）升高

时,视神经鞘内脑脊液增多,鞘内压力增加,脑脊液的压力传导至视神经鞘,使视神经鞘扩张,直径增大。因此,通过超声测量视神经鞘直径可以间接评估颅内压的变化。

二、操作步骤

（一）准备工作

1. 患者准备

（1）协助患者平卧于检查床上,闭眼,头部略微后仰,保持正中位。

（2）清洁眼睑周围皮肤,确保检查区域清洁,使用透明贴膜覆盖眼睑处,避免耦合剂入眼。

2. 设备准备

（1）选择适合眼部的高频线阵探头。

（2）校准超声设备,确保图像清晰。

（3）准备适量超声耦合剂以减少空气阻隔,提高图像清晰度。

3. 操作前准备

（1）确保检查环境安静,光线适中,避免干扰。

（2）操作者应经过专业培训,熟悉视神经鞘超声测量技术,操作时动作轻柔。

（二）操作方法

1. 涂抹超声凝胶涂布　在超声探头前端涂抹适量的无菌超声凝胶,以保证超声波的有效传导。

2. 超声探头摆放　将超声探头沿水平方向轻柔放置在上眼睑上外侧,超声探头标记点朝向患者右侧,轻微倾斜超声探头,形成一条穿过患者眼睑的轴线,直到在眼球后可以看到边缘清晰的线性弱回声结构,即为视神经鞘,通过微调超声探头找到最佳视神经鞘图像,调整增益、深度和焦点,避免伪影干扰,使视神经鞘及其周围结构清晰可见。于双眼横切面距离强回声的筛板后方 3 mm 测量视神经鞘内壁之间的水平距离。此时若进行彩色多普勒,可见位于视神经鞘中央的视网膜中央动静脉(图 12-8)。

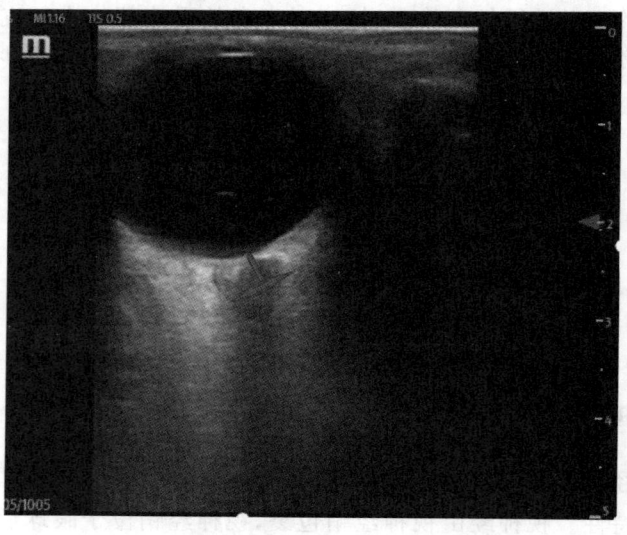

图 12-8　视神经鞘

3. 获取视神经纵切面 顺时针旋转超声探头 90°,超声探头标记点朝向患者头部,缓慢倾斜找到最佳纵切面,再次测量。

4. 重复测量 通常需要测量双眼的视神经鞘直径,以进行比较和确认。为确保数据的可靠性,可重复上述测量步骤 2 次,并取平均值。

5. 记录与报告 将测量数据和图像保存,详细描述测量结果,并提出相关临床建议。

6. 清洁设备 用消毒液清洁超声探头,去除超声凝胶和其他残留物,确保设备的卫生。

三、临床意义

视神经鞘直径的正常值在不同研究中有所差异,一般认为健康人群的视神经鞘直径的正常范围为 2.2～4.9 mm。当视神经鞘直径≥5 mm 可能提示颅内压升高,并可能存在视神经病变或视神经炎的风险。结合具体数值和病情变化,能够更准确地进行诊断和治疗。

四、注意事项

(1)应排除患者存在眼睑及眼周开放性伤口、破溃等不适宜进行测量的情况。

(2)为了避免使用高频线阵探头检查视神经鞘时对视网膜造成损伤,要求控制仪器的输出能量的同时控制暴露时间。即要求机械指数(MI)≤2.3,尽可能地缩短检查时间,如每天检查次数尽量不超过 2 次,每次检查时间小于 5 min。

(3)视神经应尽可能位于屏幕的中心。

(4)视神经鞘在眼球下(视乳头)3 mm 处,垂直于视神经长轴方向进行测量,每只眼球 2 个平面各测量 2 次,取平均值。

(5)注意区分视神经鞘直径和视神经直径。

(蓝凤薇)

第三节 心脏评估

目前,心脏超声检查在重症患者的血流动力学监测及治疗过程中起着越来越重要的作用,它除了能在床旁快速提供关于左心室大小、明显瓣膜反流和获得性室间隔缺损等结构异常,也常用于心功能的评价、休克原因的判断、容量管理等。特别是在神经外科重症单元,多用于容量管理的监测。

神经外科重症单元经胸心脏超声技术应用较广泛,但神经外科重症护士在重症心脏超声方面的实际操作资质有限,所以本节用思维导图的方式直观地展示经胸心脏超声的各类技术特点以及监测指标的提取方式和临床价值(图 12-9),以便神经外科重症护士在临床工作中,能更好地配合医生完成床旁心脏超声技术实施,同时也能更迅速地通过超声技术提取重点监测指标,协助制订护理计划和措施。

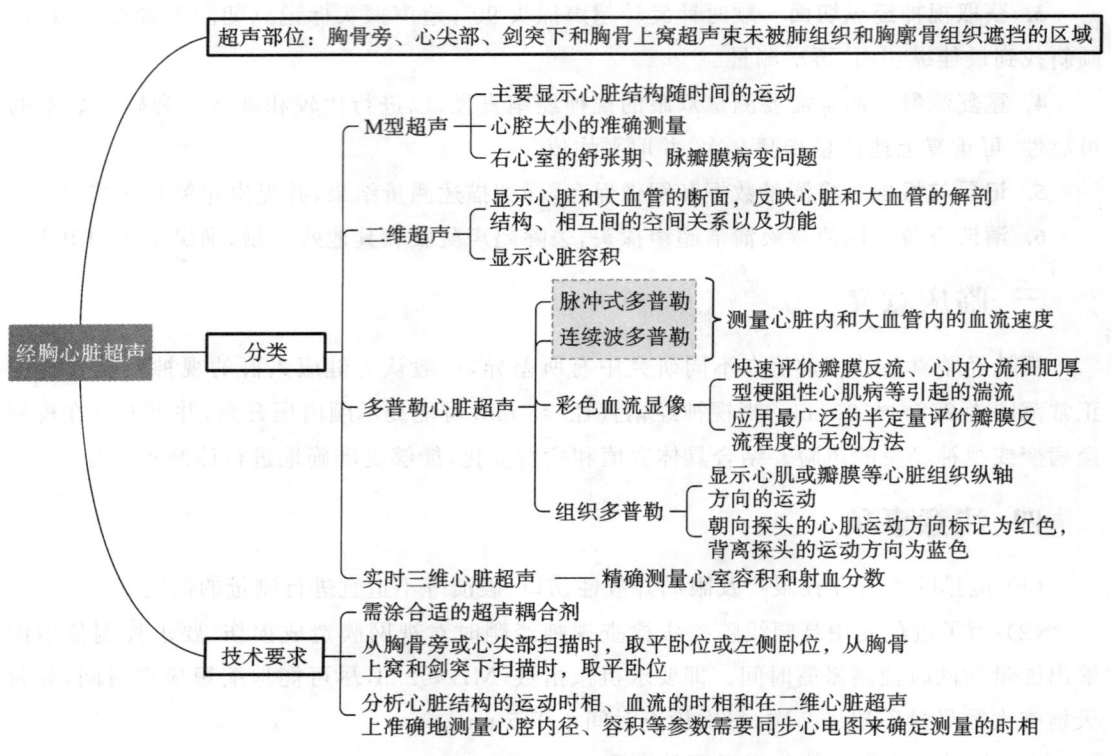

超声部位：胸骨旁、心尖部、剑突下和胸骨上窝超声束未被肺组织和胸廓骨组织遮挡的区域

M型超声
- 主要显示心脏结构随时间的运动
- 心腔大小的准确测量
- 右心室的舒张期、脉瓣膜病变问题

二维超声
- 显示心脏和大血管的断面，反映心脏和大血管的解剖结构、相互间的空间关系以及功能
- 显示心脏容积

多普勒心脏超声
- 脉冲式多普勒 / 连续波多普勒 —— 测量心脏内和大血管内的血流速度
- 彩色血流显像 —— 快速评价瓣膜反流、心内分流和肥厚型梗阻性心肌病等引起的湍流 / 应用最广泛的半定量评价瓣膜反流程度的无创方法
- 组织多普勒 —— 显示心肌或瓣膜等心脏组织纵轴方向的运动 / 朝向探头的心肌运动方向标记为红色，背离探头的运动方向为蓝色

实时三维心脏超声 —— 精确测量心室容积和射血分数

经胸心脏超声 — 分类 / 技术要求

技术要求
- 需涂合适的超声耦合剂
- 从胸骨旁或心尖部扫描时，取平卧位或左侧卧位，从胸骨上窝和剑突下扫描时，取平卧位
- 分析心脏结构的运动时相、血流的时相和在二维心脏超声上准确地测量心腔内径、容积等参数需要同步心电图来确定测量的时相

图 12-9　经胸心脏超声技术

（赵安娜　钟　艳）

第四节　下腔静脉评估

一、评估原理

下腔静脉（Inferior vena cava,IVC）是一条大静脉,位于腹腔内,是将下半身血液输送回右心房的重要血管,由于其位置和血流特性,下腔静脉的直径和形态可以反映体内的血容量状态和右心功能。下腔静脉超声检查是一项常用于评估体液状态和血容量状态的非侵入性影像学技术。通过将凸阵探头置于患者腹部（通常在剑突下,图 12-10）,利用超声波成像技术获取下腔静脉的图像,可以实时显示下腔静脉的横截面和纵截面。通过测量下腔静脉的直径和呼吸变异度,评估下腔静脉的充盈状态和反应性,从而间接评估体液状态和右心功能。下腔静脉随呼吸的变异度源于呼吸模式对胸腔内压的周期性变化。在自主呼吸状态下,吸气时胸腔内压下降（负压增大）,导致右心房压力下降,静脉回流增加;同时,膈肌收缩下移

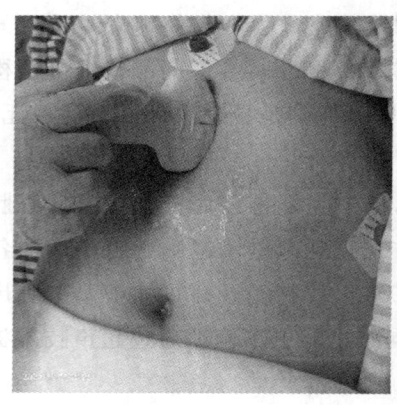

图 12-10　将超声探头置于剑突下

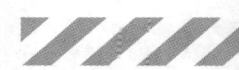

使腹内压增高,两者共同作用导致下腔静脉塌陷。在机械通气状态下,情况则相反。以控制通气模式(无自主呼吸)为例,正压通气(呼吸机送气)使肺泡扩张,导致胸腔内压增加,右心房压力增加,阻碍静脉回流,使得下腔静脉扩张。非控制通气模式、夹杂自主呼吸的支持通气模式、无创通气等模式情况下,因呼吸机送气和自主呼吸交杂,由于正压和负压通气共同存在,无法判定胸腔内压变化规律,故下腔静脉指标不具有参考价值。因此,在解读下腔静脉超声指标时,需要根据呼吸模式进行分类解读。

二、操作步骤

(一)准备工作

1. 患者准备

(1)患者取仰卧位或半坐卧位,头部略抬高,暴露腹部,并提供必要的隐私保护。

(2)为确保舒适,患者可以略弯曲膝盖,并放松腹部肌肉。

2. 设备准备

(1)准备超声设备,确保设备已经正确连接并设置合适的参数,包括频率和深度等。

(2)选择凸阵探头。

(3)校准超声设备,确保图像清晰。

3. 操作前准备

(1)确保检查环境安静,光线适中,避免干扰。

(2)操作者应经过专业培训,熟悉下腔静脉超声监测技术,操作时动作轻柔。

(二)操作方法

1. 涂抹超声凝胶　在超声探头前端涂抹适量的超声凝胶,以确保超声波的有效传导。

2. 超声探头定位　将超声探头放置于患者剑突下方,朝向右心房方向。调整超声探头位置和角度,确保在显示器上清晰显示 IVC 的长轴切面图像(图 12-11)。

3. 获取图像

(1)纵向切面:超声探头沿身体长轴方向放置,以显示下腔静脉的长轴视图。调整超声探头角度,确保下腔静脉与肝脏一起清晰可见。在呼气末期和吸气末期分别冻结图像,测量 IVC 直径(图 12-12)。

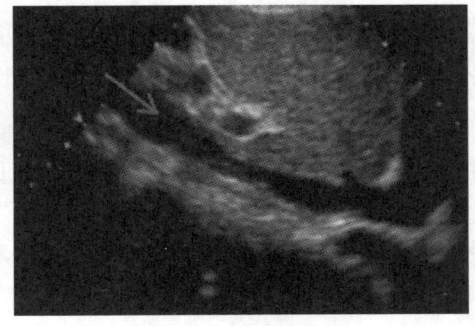

图 12-11　长轴切面

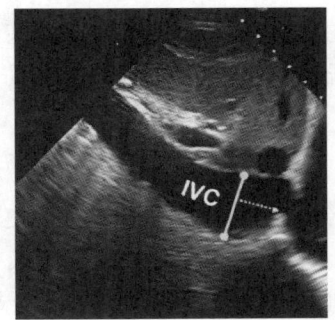

图 12-12　纵向切面

(2)横向切面:超声探头横向放置,显示下腔静脉的横断面。调整超声探头位置和角度,确保 IVC 截面在图像中央,并避免肠气干扰。

4. 测量直径

（1）IVC 呼气末期直径：在呼气末期，测量 IVC 最大直径，通常在肝静脉与 IVC 会合处 1～2 cm 处测量。

（2）IVC 吸气末期直径：在吸气末期，测量 IVC 最小直径。

5. 计算和记录

（1）基于平静自主呼吸模式：下腔静脉吸气发生塌陷。变异度公式：IVC 塌陷率＝（IVC 呼气末期直径－IVC 吸气末期直径）÷IVC 呼气末期直径×100%。

（2）基于控制通气模式（无自主呼吸）：下腔静脉吸气发生扩张。变异度公式：IVC 扩张率＝（IVC 吸气末期直径－IVC 呼气末期直径）÷IVC 呼气末期直径×100%。

6. 记录与报告　将测量数据和图像保存，根据 IVC 直径和呼吸变异情况，判断患者血容量状态，评估容量是否充足，调整液体管理目标，调整液体输注速度及液体类型。

7. 清洁设备　用消毒液清洁超声探头，去除超声凝胶和其他残留物，确保设备的卫生。

三、临床意义

（一）体液状态评估

1. 评估血容量状态　IVC 直径和呼吸性变化可反映体液状态，有助于评估血容量过多或不足的情况。IVC 直径增大和呼吸性变化减小提示血容量过多（如心力衰竭），而 IVC 直径减小和呼吸性变化增大提示低血容量（如脱水或出血）。

2. 指导液体管理　通过 IVC 超声评估，可以实时监测患者的液体反应，指导临床液体复苏和管理策略，避免液体过量或不足，提高治疗效果。

（二）心功能评估

1. 右心功能评估　IVC 的扩张和塌陷与右心房压力密切相关。IVC 扩张明显且呼吸性变化减小提示右心功能不全或右心衰竭，帮助临床医生及时调整治疗方案。

2. 心包积液评估　在存在心包积液的情况下，IVC 可能扩张且呼吸性变化减小。通过 IVC 超声评估可以辅助诊断心包积液的存在和严重程度。

（三）透析患者管理

血容量状态评估：在透析患者中，IVC 超声评估可以帮助判断干体重和体液负荷状态，指导透析治疗方案的调整，预防血容量过负荷或不足。

（四）急诊和重症监护

1. 休克和低血容量评估　在急诊和重症监护环境中，IVC 超声评估可以快速评估休克患者的血容量状态，指导液体复苏和药物治疗，提高抢救成功率。

2. 呼吸衰竭评估　在呼吸衰竭患者中，IVC 超声可以评估患者的容量状态，有助于判断机械通气的效果和调整呼吸支持方案。

（五）术前术后管理

1. 术前评估　术前通过 IVC 超声评估可以判断患者的血容量状态，为麻醉和手术方案的制订提供参考，预防术中和术后并发症。

2. 术后监测　术后通过 IVC 超声监测可以及时发现血容量状态的变化，指导液体管理

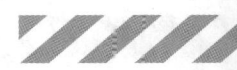

和药物调整,促进患者康复。

(六)慢性疾病管理

在慢性心力衰竭患者中,IVC超声评估可以定期监测体液状态,指导药物调整和生活方式管理,预防心力衰竭急性加重。

四、下腔静脉指标准确性的影响因素

(一)技术因素

1.超声探头位置和角度

(1)不正确的超声探头位置或角度可能导致IVC图像的扭曲或部分缺失,从而影响测量的准确性。

(2)超声探头放置过高或过低,或倾斜角度不当,均可能导致IVC直径的测量误差。

2.超声设备设置 超声设备的增益、深度、聚焦等设置不当可能影响图像的质量和清晰度,从而影响测量结果。

(二)患者因素

1.呼吸模式

(1)自主呼吸和机械通气模式下,IVC的呼吸性变化存在显著差异,因此在测量和解读时需要考虑患者的呼吸状态。

(2)在自主呼吸患者中,应注意避免深呼吸或屏气等异常呼吸模式的干扰。

2.体位变化 患者的体位(如平卧位、半坐卧位、侧卧位等)对IVC的形态和直径测量有显著影响,故测量时应保持相同的体位。

3.腹内压变化 腹内压的变化(如腹水、腹部手术后腹胀等)会影响IVC的形态和直径测量,增加误差。

4.体重和体形 患者的体重和体形(如肥胖)可能影响超声波的穿透力和图像质量,导致测量困难。

(三)生理和病理因素

1.心脏功能 心力衰竭、心包积液等心脏病变会影响IVC的形态和直径,应在评估时予以考虑。

2.血容量状态 血容量过多(如水肿)或过少(如脱水)均会影响IVC的直径和呼吸性变化,应结合临床情况进行综合评估。

(四)操作人员因素

1.操作经验和技术水平 操作人员的经验和技术水平直接影响IVC超声测量的准确性。熟练的操作人员可以更准确地定位和测量IVC。

2.测量方法的一致性 不同操作人员或同一操作人员在不同时间进行测量时,应保持测量方法的一致性,以减少误差。

(五)外界环境因素

1.环境光线 过强或过弱的环境光线可能影响超声设备显示屏的可视性,从而影响测量结果的准确性。

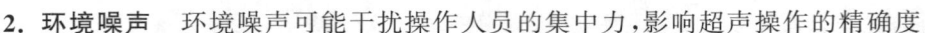

2. 环境噪声 环境噪声可能干扰操作人员的集中力,影响超声操作的精确度。

五、注意事项

(一) 重复测量

(1) 为确保准确性,应进行两次测量,并取平均值。

(2) 评估时应嘱患者避免过度深呼吸,以免影响结果。

(二) 图像质量

(1) 确保图像清晰,避免肠气干扰。

(2) 若患者存在肥胖或腹水,可能需要调整超声探头位置或选择其他成像窗口。

（蓝凤薇）

第五节 肺部评估

一、概述

(一) 现状

截至目前,胸部 X 线片和 CT 仍然是绝大多数肺部疾病的主要评估方法。然而,胸部 X 线片对于肺部阴影的定位和定性有时会存在不足;同时人们对放射损害的担心和昂贵的检查费用也促使人们不断寻找更好的诊断方法。早些年间,由于富含空气以及骨性胸腔的阻挡,超声检查一直在肺脏没有太多发展。但近年来随着超声设备与技术的进步以及对于肺部超声影像的研究进展,胸部超声检查已经成为无创、便携、快速的辅助检查方法。其具有动态、实时及可重复的特点,不仅可以用于疾病诊断,还可以进行动态监测,为治疗调整提供及时、准确的指导。目前超声技术已经被广泛用于呼吸困难患者的早期病因学判断,可监测临床情况的变化及协助治疗措施的调整。在神经外科重症单元,肺部超声与心脏超声相结合,用于评估循环动力学状态,指导全身容量管理,特别是对颅内高压患者使用大剂量脱水药期间的容量监测,可有效避免容量管理失衡带来的风险。

(二) 病理生理

正常肺表面积约 1500 cm², 是人体内最大的含气空腔器官。由于空气对超声波的衰减作用,超声束不能穿透含气的解剖结构。因此,一般认为超声设备难以对胸膜下含气的肺实质进行检查。由于肺脏的气-血交换功能的需求,肺内气管和血管伴随支气管树走行逐级分布,并在终末端——脏胸膜下的肺表面形成了终末肺泡和间质(血液)均匀交叉排列的独特解剖结构。肺泡内空气与间质组织相互交叉,形成微小但广泛的气-液界面。胸膜与肺内气体间的界面形成声反射,表现为随呼吸滑动的、水平的胸膜线。在胸膜线以下常可以观察到一系列等间距、与胸膜线平行的水平线状回声,随着与胸膜间距离的增加,其回声强度逐渐减弱。这些明亮且等距的回声线被认为是胸膜到超声探头之间反复的声反射伪影,被定义为 A 线。

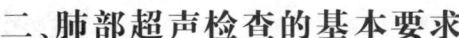

二、肺部超声检查的基本要求

（一）体位

经胸肺部超声检查的体位可在仰卧位、半坐卧位、侧卧位、俯卧位及坐位时进行。仰卧位可以完成前胸和侧肺区域的检查，侧卧位或坐位时则可以更好地检查背侧胸肺情况。经胸骨、胸骨旁和肋骨间隙途径适用于对前纵隔、胸膜腔和肺部的检查；胸骨上和锁骨上途径则有助于上纵隔和肺尖部的检查。由于肋骨以及双侧肩胛骨遮挡，约30%的肺表面无法检查。因此在临床实施肺部超声检查时，应尽量将患者上肢举高，以便拉宽肋骨间隙，尽可能扩大可探查的肺表面。

（二）超声探头选择

肺部超声检查应根据患者的情况、检查的目标以及病变位置的深度来选择超声探头。高频线阵探头（7.5～10 MHz）适合检查表浅的胸膜及胸膜下病变，低频凸阵探头（3～5 MHz）能提供很好的穿透力，适合较深部的病变和体形肥胖者。

（三）方法

肺部超声检查方法可以分为两种，分别为沿身体长轴，垂直于肋骨走行方向的长轴检查法和平行于肋骨间隙的平行肋间法。无论采用哪种方法，都应注意可以多角度倾斜超声探头，始终垂直于胸膜。

三、神经外科重症几种常见的正常肺部超声征象

（一）A 线/蝙蝠征

蝙蝠征是肺部超声中重要的征象之一。应用超声探头垂直于胸膜进行扫描，首先可以看到由肌肉和筋膜组成的多层软组织回声。蝙蝠征只有在纵向扫描时才可以看到，是定位肺表面的基本标志。肋间的纵向扫描可见典型的蝙蝠征。在肋骨（垂直箭头）下方约0.5 cm处，近端水平线为胸膜线，远端的水平线为A线。

A线伴有肺滑动征即可确定相应区域的肺组织正常。但是如果A线不伴有肺滑动征，就要考虑是否存在气胸、呼吸暂停、气管插管进入侧支气管等情况的发生（图12-13）。

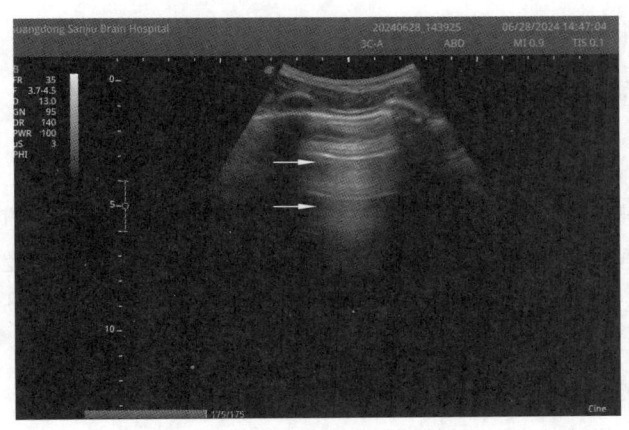

图 12-13　正常肺部超声 A 线

（二）肺滑动征

肺滑动征是由壁胸膜和脏胸膜的相对运动形成的，是一种在胸膜线处可见的，与呼吸同步的闪烁移动声影。这种运动与呼吸过程中肺组织沿头尾向的运动相一致。此征表明肺随着呼吸运动相对于胸壁在滑动，出现此征可排除气胸。

肺滑动征

（三）海岸征

在"M"超模式下，正常超声表现为在胸膜线以上的静止胸壁组织没有任何运动，形成平行线；而在胸膜线下方则是均匀的颗粒样表现，与沙滩相似，故称为沙滩征。胸膜线以上是平行线，相当于大海，胸膜线以下是"沙滩"，相当于海岸，形成海岸征，此为肺正常动态征象。此征可排除气胸（图12-14）。

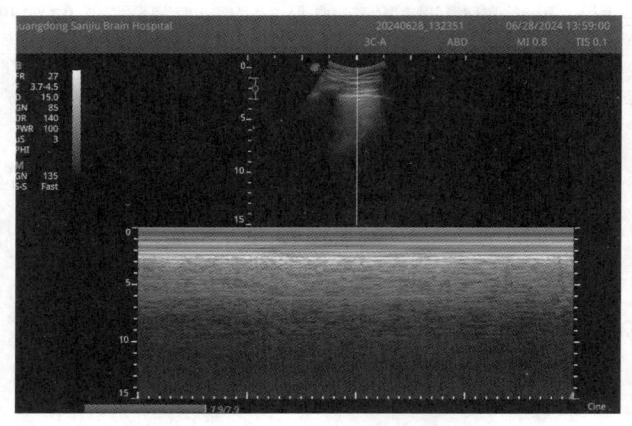

图 12-14 肺部超声海岸征

（四）窗帘征

在正常的肺部超声中，窗帘征位于胸腔的肋膈角处。它是由两个因素形成的。首先是软组织与肺泡气体之间的声阻抗不匹配，形成了超声下空气的特征性声像图。其次是胸腔与腹部的解剖关系，肋膈角覆盖了部分上腹部和膈肌。肋膈角与腹部重叠部分的界限，形成了肺边缘的空气图像，给人一种肺窗帘的印象，因此得名窗帘征。

窗帘征

四、神经外科重症几种常见的异常肺部超声征象

（一）B线征

B线征，亦称为彗尾征，是一类边界清晰、与肺滑动同步移动的垂直伪影。B线征的特征：起源于胸膜线，垂直于胸膜线发出的强回声、界限清晰、类似激光样超声束。发现B线征即可排除气胸。紧急情况下识别弥漫性间质综合征就等同于诊断急性肺水肿（心源性或渗出性肺水肿）（图12-15）。

（二）支气管充气征

在不均匀的组织样实变超声图像区域（类似肝脏回声）内常可以发现多个内点状或支气管样的线状强回声征象，表明在实变或不张肺组织支气管或肺泡内存在残留空气。与标准

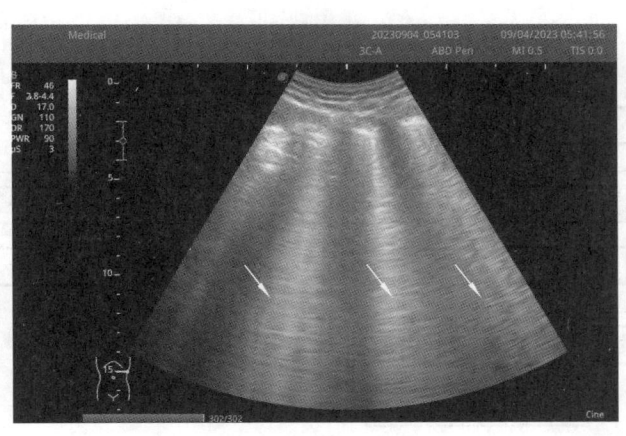

图 12-15　B 线征

胸片可见的空气支气管征象类似,此类超声表现被称为超声支气管充气征。肺炎常表现为此征(图 12-16)。

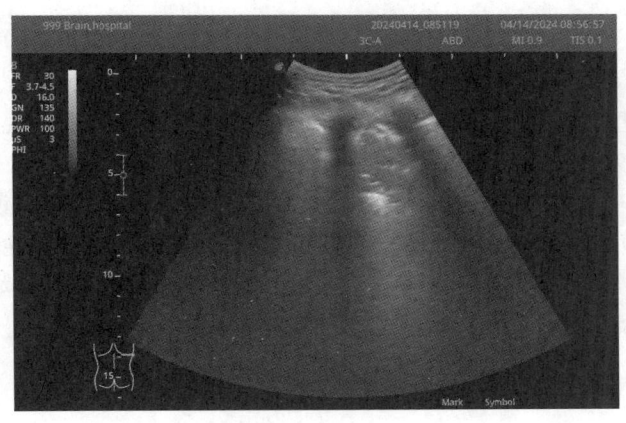

图 12-16　支气管充气征

五、肺部超声评估诊断流程

神经外科重症患者床旁超声检查一般较为紧急,患者通常伴或不伴急性呼吸困难,床旁肺部超声检查方案(BLUE)在几分钟内就可以完成床旁急性呼吸困难超声检查,能够获得90.5%的精度的诊断正确率(图 12-17)。因此为了更快速地完成呼吸困难患者的检查并及时处置,神经外科重症单元一般选用 BLUE。为了便于理解 BLUE,须先了解如下几个定义。

A 征象:双侧有肺滑动征的 A 线。

A' 征象:肺滑动征消失的 A 线。

B 征象:双侧胸部前壁的 B 线伴肺滑动征。

B' 征象:双侧胸部的 B 线伴肺滑动征消失。

A/B 征象:一侧为 B 线,另一侧为 A 线。

C 征象:存在前壁肺泡实变。

PLAPS 点:后背部存在肺泡和(或)胸膜的实变综合征。

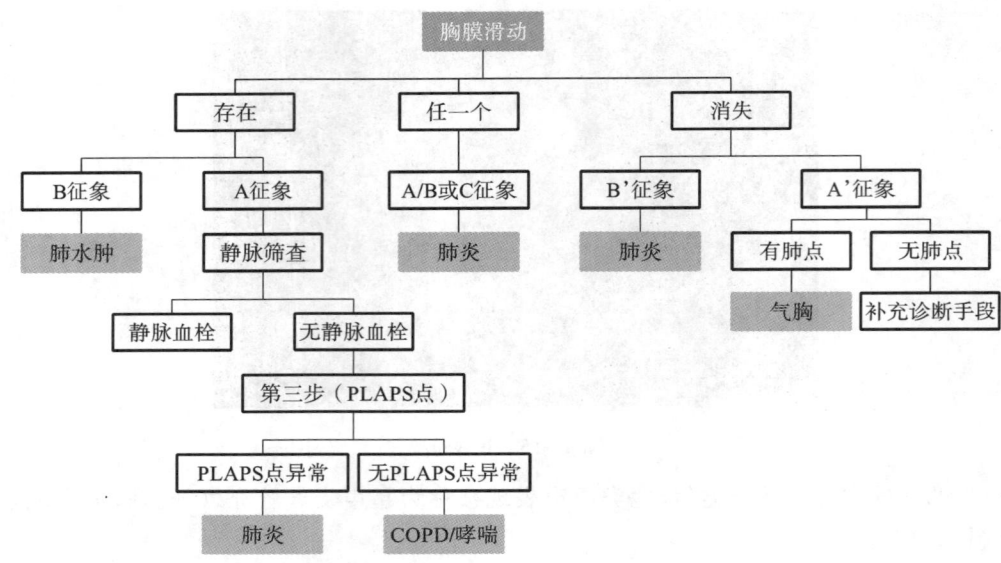

图 12-17　床旁肺部超声检查方案（BLUE）

肺点：一种全或无征象，其生理基础在于检查区域下方塌陷的肺组织在吸气期容积轻度增加，并可延伸至胸壁，形成肺组织与胸壁的周期性接触。在吸气期表现为肺滑动征或 B 线征，而呼气期则表现为肺滑动征消失加 A 线征。

在实际临床工作中，BLUE 对于神经外科重症患者的评估和诊断来说并不是万能的，一般进行床边肺部超声 BLUE 检查，可以在几秒钟里排除气胸或者心源性肺水肿。如果确定是 B 征象，A/B 征象，C 征象，或者 B' 征象，这个诊断流程就结束了。但如果不是，则应立即补充其他诊断，以免贻误患者治疗。

（赵安娜　钟　艳）

第六节　胃残余量监测

一、监测原理

超声监测胃残余量（Gastric residual volume，GRV）是一种非侵入性的方法，用于评估胃内容物的体积和分布，其基本原理是使用超声成像技术对胃内容物进行可视化评估，从而定量测定胃内残留的液体和食物量。利用超声探头将高频声波发送到胃部组织，声波在遇到不同密度的组织和液体时会反射回来，形成回波。回波信号被超声设备接收并转换成电子信号。这些信号通过计算机处理，生成实时的二维图像，显示胃壁和胃内容物的轮廓。胃的不同部位在超声图像上具有不同的回声特征，液体内容物通常呈现为无回声（黑色）区域，而固体内容物和气体则表现为强回声（亮白色）区域。临床上通常通过测量胃窦区域的横截面积（Cross-sectionalarea，CSA）来估算胃残余量。测量胃窦区域的前后径和头尾径，使用特定的公式计算出胃内容物的体积。超声监测胃残余量常用于术前评估患者的胃内容物情

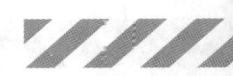

况,以预防麻醉诱导期间的误吸风险。此外,它也用于重症监护病房的患者营养管理,以评估和优化肠内营养的泵入速度和量。超声监测胃残余量能够提供实时、准确的胃内容物信息,有助于临床决策和提高患者安全。

二、胃残余量监测的时机和指征

不推荐常规监测胃残余量。有高误吸风险的患者,如存在胃潴留者,可每 4~8 h 进行胃残余量的监测;肠内营养不耐受合并腹胀、腹泻、呕吐等症状的患者,建议常规进行胃残余量的监测。

三、操作步骤

（一）准备工作

1. 患者准备

（1）抬高床头 30°,患者取左右仰卧位或右侧卧位,弯曲膝盖,放松腹部肌肉,以便于胃部的超声可视化。

（2）对于腹内高压的患者,可取仰卧位,抬高床头 30°~45°。

2. 设备准备

（1）使用常规的腹部超声设备,通常选择凸阵探头,以便获取最佳的成像质量。

（2）确保超声探头已校准并洁净,超声探头涂抹适量的耦合剂,以保证超声探头与皮肤之间的良好接触,减少声波衰减。

3. 操作前准备

（1）确保检查环境安静,光线适中,避免干扰。

（2）操作者应经过专业的超声技能培训,熟悉超声监测胃残余量技术,操作时动作轻柔。

（二）操作方法

1. 定位　将超声探头纵向垂直置于患者的剑突下方正中线上,超声探头标记点指向患者头部,以获取胃窦部的横切面。

2. 图像优化　调整超声设备的设置（如增益、深度、焦点等）,以获得清晰的胃部图像。屏幕右部应显示肝脏左缘,屏幕下部应可见腹主动脉,胃窦部呈环状结构位于两者之间（图 12-18）。

3. 超声半定量法评估胃残余量

（1）患者完全空腹时,超声可观察到胃窦为圆形或椭圆形且小而空的腔室,呈"牛眼征"（图 12-19）。

（2）摄入清亮液体（如水）后,超声可观察到胃窦填充扩张,呈弱回声或无回声（图 12-20）。

（3）当患者进食乳糜液或浓度较大的液体时,可观察到胃腔内乳糜颗粒等固态物质悬浮,呈"星夜征"（图 12-21）。

（4）进食固体的胃腔内呈类似"磨玻璃样"的强回声。

（5）患者在进食不同食物后,由于液体和固体密度的差异,导致回声不同,采用床旁超声可对胃内容物进行半定量判断（表 12-3）。

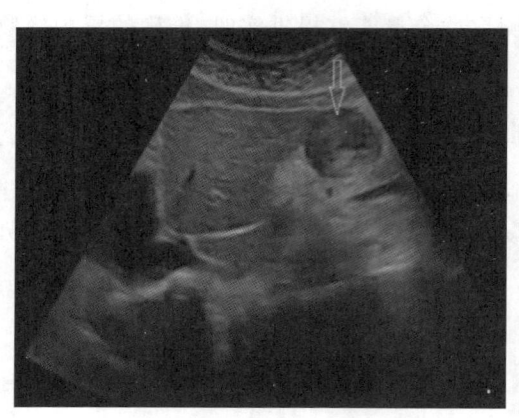

图 12-18 胃窦

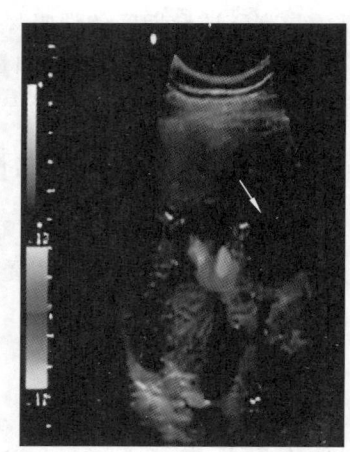

图 12-19 牛眼征

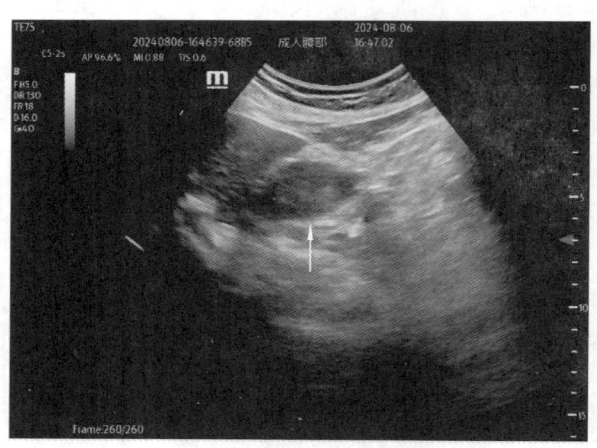

图 12-20 胃窦填充扩张

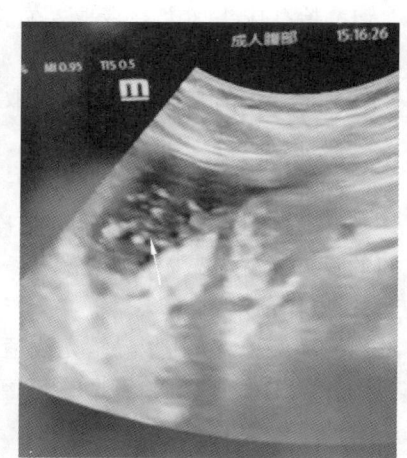

图 12-21 星夜征

表 12-3 床旁超声半定量法评估胃内容物分级

等　级	胃内容物性质	胃 内 征 象
0 级	空腹	"牛眼征"
1 级	液体(仅右侧卧位可见)	弱回声或无回声,或"星夜征"
2 级	液体(右侧卧位和仰卧位均可见)	弱回声或无回声,或"星夜征"
3 级	固体	"磨玻璃征"

4. 超声定量法评估胃残余量

(1) 采用胃窦单切面法测量胃窦面积,测量胃窦前后径(cm)与胃窦头尾径(cm),以免低估胃残余量。

(2) 胃窦面积可直接描记得出或用双直径法测量,胃窦面积=π×胃窦前后径×胃窦头尾径/4。

(3) 胃残余量的计算方式:胃残余量(ml)=27.0+14.6×右侧卧位胃窦横截面积(mm²)−1.28×年龄(岁),适用于体重指数(BMI)高于 40 kg/m² 的成人非妊娠患者,并且

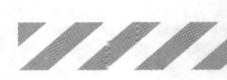

可以预测最大 500 ml 的胃残余量。胃残余量（ml）＝－215＋57×log 右侧卧位胃窦横截面积（mm²）－0.78×年龄（岁）－0.16×身高（cm）－0.25×体重（kg）－0.8×麻醉学会体格状态分级＋16 ml（紧急时）＋100 ml（术前给予 100 ml 抗酸药时），适用于成人非妊娠患者，可以预测最大 250 ml 的胃残余量。

5．图像记录与分析

（1）保存所有关键图像，并记录每次测量的具体数值。

（2）对比不同时间点的测量结果，评估胃排空情况和胃残余量的变化。

四、临床意义

（一）床旁超声半定量法评估胃残余量可预测误吸风险

胃内容物评估为 0 级提示患者存在低误吸风险；1 级提示患者胃内液体量较少，2 级提示患者胃内液体量较大，1 级或 2 级时均需进一步定量计算胃残余量（右侧卧位胃残余量＜1.5 ml/kg 预示低误吸风险，胃残余量＞1.5 ml/kg 预示高误吸风险）；3 级提示患者存在高误吸风险。

（二）床旁超声定量法评估胃残余量可指导肠内营养的实施

当胃残余量＜200 ml 时，维持原肠内营养的泵入速度或根据患者的营养需求每 6 h 增加 20 ml，直至泵入速度达到每天营养目标速度（不超过 120 ml/h）；当 200 ml≤胃残余量＜350 ml 时，将泵入速度降为原有速度的 50％，6 h 后再次评估；当 350 ml≤胃残余量＜500 ml 时，将泵入速度降为原有速度的 25％，6 h 后再次评估；当胃残余量≥500 ml 持续 6 h 时，立即暂停肠内营养，必要时考虑空肠营养。

（蓝凤薇）

第七节　膀胱超声监测

一、监测原理

重症患者因病情危重需要留置导尿管，而留置导尿管造成的泌尿系统感染已成为院内感染的主要组成部分，床旁超声应用于膀胱评估可通过定量膀胱容量测量尿残余量、判定导尿管的通畅度、定位导尿管位置、定性尿液性质、指导导尿过程和导尿时机，有助于早期拔除导尿管，预防导尿管相关尿路感染的发生，为临床诊疗和护理的决策与实施提供客观依据。而超声监测尿残余量（postvoid residual urine volume，PVR）是利用超声波成像技术非侵入性地评估膀胱内剩余尿量的一种方法。超声波成像技术利用高频声波穿透人体组织，声波在组织界面发生反射，产生回波返回超声探头并被转换为电信号。这些信号通过计算机处理，形成实时的二维或三维图像。膀胱作为一个充满液体的器官，其声阻抗特性与周围组织不同，液体状态的尿液在超声图像上呈现为无回声（无信号）区域。这使得膀胱成为一个理想的声学窗口，易于超声波穿透并反射。通过超声仪器实时显示膀胱图像，操作人员测量出膀胱的长径、宽径和高径，再使用计算公式计算膀胱内尿残余量。

二、膀胱功能监测的时机和指征

正常成人膀胱容积 400～600 ml,当膀胱内尿残余量大于 400 ml 时表示尿潴留,存在尿潴留风险的患者应尽早实施膀胱超声评估,并按计划定期进行膀胱超声检查或使用间歇性导尿术进行治疗。当患者不存在尿潴留风险且连续 2 次膀胱超声显示膀胱内尿残余量低于 200 ml 时,可以停止膀胱超声检查。当需要判定导尿管的通畅度、定位导尿管位置、定性尿液性质、指导导尿过程和导尿时机时进行超声监测。

三、操作步骤

（一）准备工作

1. 患者准备

（1）向患者及其家属解释超声检查的目的、过程及注意事项,获取知情同意。

（2）患者取仰卧位,暴露下腹部,同时保持隐私,必要时可适当弯曲膝盖以放松腹部肌肉。

（3）检查导尿管,有无反折、堵塞等影响尿液排出的情况。

2. 设备准备

（1）使用常规的腹部超声设备,通常选择凸阵探头,以便获取最佳的成像质量,并确认设备处于良好工作状态。

（2）校准超声探头,并对仪器进行适当的设置,如选择适当的频率、增益、深度等。

（3）准备好耦合剂、消毒用品、纸巾或纱布等。

（4）确保超声探头已校准并洁净,在超声探头上涂抹适量的耦合剂,以减少皮肤与超声探头之间的空气,提高声波传导效率。

3. 操作前准备

（1）确认患者的身份和适用性。

（2）解释超声监测的目的和过程,并获得患者的同意。

（3）为避免交叉感染,采取必要的操作措施,如洗手、戴手套等。

（4）确保检查环境安静,光线适中,避免干扰。

（5）操作者应经过专业的超声技能培训,熟悉超声监测尿残余量技术,操作时动作轻柔。

（二）操作方法

1. 定位膀胱　将超声探头轻置于患者下腹部,寻找膀胱位置。使用横向或纵向扫查,直到清晰显示膀胱轮廓。

2. 排尿后等待　指导患者排尿后,等待一段时间（通常为几分钟）,确保膀胱完全停止收缩。

3. 重新定位膀胱　再次使用超声探头在下腹部进行扫查,定位膀胱并获得最佳图像（图 12-22、图 12-23）。

4. 测量膀胱尺寸　在膀胱最长轴的图像上,测量膀胱的最大上下径、前后径和左右径（图 12-24）。

5. 计算膀胱尿残余量　尿残余量＝0.5×上下径×左右径×前后径。

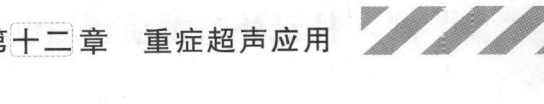

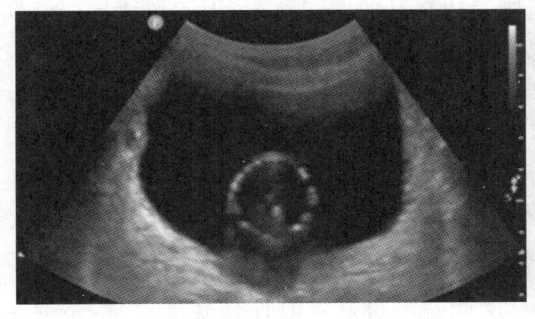

图 12-22　膀胱横切面

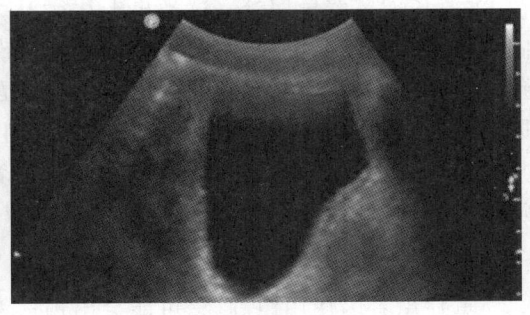

图 12-23　膀胱纵切面

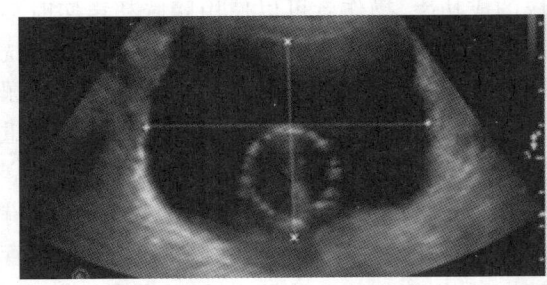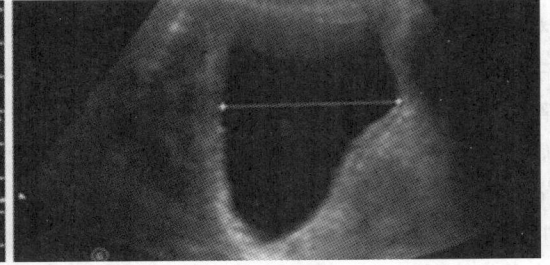

图 12-24　膀胱横切面的左右径、前后径测量（左）、膀胱纵切面上下径测量（右）

6. 记录结果　记录测量数据和计算出的尿残余量，包括所有必要的临床信息。

7. 整理现场　清理使用的材料，妥善处理耦合剂，确保超声探头和超声设备的清洁与消毒。

四、注意事项

1. 患者准备　确保患者在检查前已经尽力排空膀胱，以获得准确的尿残余量读数。

2. 操作规范　操作者应熟练掌握超声设备的使用，正确识别膀胱结构和测量膀胱尺寸，避免误读。

3. 无菌技术　虽然超声探头通常是非侵入性的，但在使用前仍需消毒，避免交叉感染。

4. 患者舒适度　在操作过程中，应注意患者的舒适度，避免超声探头压力过大造成不适。

5. 结果解读　尿残余量结果应结合临床症状和其他检查结果综合分析，单一的尿残余量值可能不足以做出完整诊断。

6. 重复性　在需要连续监测的情况下，应确保每次测量的条件相似，以保证数据的可比性和重复性。

7. 技术限制　超声波在高气体含量的腹部或肥胖患者中可能会受到限制，影响图像质量。

8. 个体差异　考虑患者年龄、性别、生理状态等个体差异对膀胱功能的影响。

五、临床意义

（一）评估膀胱容量

超声评估膀胱容量是判断尿潴留的重要手段。重症患者因生命体征不稳定，病情变化快,需要长期留置导尿管。这类患者往往无法清晰表述自己的主观意愿,因此留置导尿管期间盲目夹管会引起漏尿或膀胱过度膨胀而致尿潴留。尿潴留导致膀胱损伤是常见的并发症,定期监测膀胱容量是预防尿潴留的有效方法。膀胱超声可用于评估膀胱容积,从而区分尿潴留(排尿功能障碍)和少尿。当患者发生尿潴留无法排出尿液且膀胱内尿残余量超过400 ml时,建议行间歇性导尿术或留置导尿管。因此,膀胱超声评估可以快速评估和识别重症患者的尿潴留,降低患者尿潴留的风险,减少不必要的留置导尿管。

（二）膀胱超声评估指导导尿过程,判断导尿管位置,指导精准导尿

重症患者因使用镇静药,可能会出现尿潴留,膀胱超声可以及时评估膀胱容量,指导是否需要导尿。膀胱超声是判断是否需要留置导尿管、把握导尿指征的首选方式。膀胱超声可以在导尿前确定膀胱容量,从而增加首次导尿的成功率,操作者可以使用膀胱超声实时动态监测导尿过程,明确膀胱内导尿管、球囊的位置和功能,避免导尿管损伤尿道或挤压膀胱三角区域,从而降低了患者发生尿潴留和导尿管相关尿路感染的概率。当经尿道放置导尿管有禁忌或不成功时,可以通过膀胱超声引导进行耻骨上置管。在临床工作中,经常遇到重症患者合并导尿困难,如脑血管意外合并重度前列腺增生,骨盆骨折合并尿道断裂,心力衰竭、肾功能衰竭合并尿道狭窄、前列腺增生等,快速建立尿液排泄通路对患者抢救、预后具有非常重要的意义。在重症患者导尿过程中,超声可实时评估导尿管置入膀胱的深度、导尿管球囊的充盈程度,确认导尿管及球囊是否存在破损、导尿管的位置是否合适,指导精准导尿,从而提高患者的舒适感和增强患者的满意度。

（三）膀胱超声评估可判断尿液性质及导尿管通畅度,筛查少尿原因

重症患者由于血流动力学不稳定,循环和尿量的监测非常重要,往往需要每小时监测尿量的变化,通过床旁膀胱超声的评估可快速筛查重症患者少尿的原因。膀胱超声除了可以判断膀胱容量,还可以准确识别膀胱内容物的性质,如膀胱内血凝块、膀胱结石等,有助于快速筛查少尿的原因。膀胱内血凝块的超声声像呈现为液性暗区内可见絮状、团块状的中等、低水平回声,随体位移动,团块内部及周边均无血流信号;膀胱结石的超声声像呈现为膀胱无回声液性暗区内出现团状强回声,后方伴声影,当体位改变时随体位移动。

（四）有助于评估留置导尿管的通畅性

如果留置导尿管到位,膀胱中的尿液量应该很少;当留置导尿管内的尿量减少,或当患者有导尿管到位的尿潴留症状时,膀胱超声可以确定膀胱容积增大的原因,如导尿管阻塞或位置不当。因此,膀胱超声可以快速判断是否有尿,以及判断是否发生下尿路梗阻和通过观察输尿管射流现象排除输尿管梗阻,可快速鉴别患者是否发生肾后性假性少尿。

（五）预防泌尿系统感染

临床中通过膀胱超声动态评估膀胱容量,可以严格把握导尿指针;尿残余量过多可能会导致尿液潴留,增加泌尿系统感染的风险,定期监测尿残余量有助于及时发现尿潴留,采取相应的措施以减少泌尿系统感染的风险,可指导临床决策过程。若患者的膀胱内尿残余量达不到导尿的指征,可以减少不必要的导尿,从而降低导尿管相关尿路感染,缩短住院时间。因此,膀胱超声可以通过尿残余量的测定,有助于早期拔除导尿管、避免尿潴留和减少不必要的导尿,最大限度缩短导尿管留置时间,进而有效预防导尿管相关尿路感染的发生。

（果基木果）

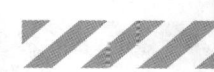

第八节　血栓筛查

一、筛查原理

静脉血栓栓塞症(venous thromboembolism,VTE)作为神经外科重症患者住院期间常见并发症,在未明确诊断的情况下可以增加患者病死率。急性肺栓塞患者中90%栓子来源于下肢近端深静脉血栓。超声筛查静脉血栓的原理主要基于多普勒超声成像技术和灰阶超声成像技术。

(一)灰阶超声成像

这种成像技术可以提供静脉的二维解剖结构图像。通过在静脉内放置超声探头,医护人员可以观察静脉的形态、大小及其内部回声信号。正常情况下,静脉内应无异常回声,并且在超声探头轻压下应能正常压缩。如果发现静脉无法完全压缩或内部有异常回声(如回声增强的区域),则提示可能存在血栓。

(二)彩色多普勒超声

该技术用于评估血流动力学。彩色多普勒超声能够显示血流方向和速度。正常情况下,静脉内应有持续的血流信号。如果出现血流中断、血流速度减慢或血流方向异常,提示可能存在血栓。

(三)脉冲波多普勒超声

这种技术可以测量某一指定点的血流速度和频谱。通过分析血流的搏动形态,医护人员可以判断血流是否受到阻塞或减弱。

(四)静脉压迫试验

在超声检查中,操作者会轻轻按压静脉以观察其压缩情况。正常静脉在压力下应完全闭合。如果部分静脉完全不能压缩,则提示可能存在血栓。

二、筛查时机和指征

(1) D-二聚体检测阳性。

(2) Wells 评分≥1 分。

三、操作步骤

(一)准备工作

1. 患者准备

(1)患者需暴露检查部位。

(2)取仰卧位,必要时可采取侧卧位或俯卧位(可适当弯曲膝盖以放松腹部肌肉),以便于检查。借助辅助工具:在某些情况下,使用的辅助工具(如软枕等)来支撑患者身体,使其保持稳定的姿势,以方便进行检查。

2．设备准备

（1）选择合适频率的线阵探头（通常为 5～10 MHz）。

（2）根据检查部位不同，还可能使用低频探头（如髂静脉和下腔静脉检查）。

（3）调整超声设备的增益、深度、帧频等参数，以优化图像质量。

（4）确保超声探头已校准并洁净，在超声探头上涂抹适量的耦合剂，以减少空气界面带来的声波衰减，确保超声探头与皮肤间良好接触。

3．操作前准备

（1）确保检查环境安静，光线适中，避免干扰。

（2）操作者应经过专业的超声技能培训，熟悉超声筛查静脉血栓技术，操作时动作轻柔。

（二）操作方法

1．二维灰阶超声检查

（1）扫描静脉全程，包括但不限于股总静脉、股浅静脉、股深静脉、腘静脉、胫后静脉和腓静脉等深静脉以及大隐静脉、小隐静脉等浅静脉。

（2）观察静脉壁的完整性、静脉直径、管腔内有无异常回声结构。

2．加压检查　在二维模式下，以适当力度将超声探头直接加压于静脉上，正常静脉应能被压瘪且血流被暂时阻断。若静脉不能被完全压瘪，提示可能存在血栓。

3．彩色多普勒超声成像

（1）开启彩色多普勒模式，观察血流信号分布，血栓区域将显示血流充盈缺损或异常血流方向。

（2）评估血流的速度、方向和性质，注意寻找血栓引起的血流阻塞或侧支循环形成。

4．脉冲多普勒或连续多普勒超声

（1）如有必要，应用脉冲多普勒或连续多普勒超声进一步分析血流频谱，评估血流动力学特征。

（2）正常情况下应有连续血流信号，若血流信号中断或减弱则提示可能存在血栓（图12-25）。

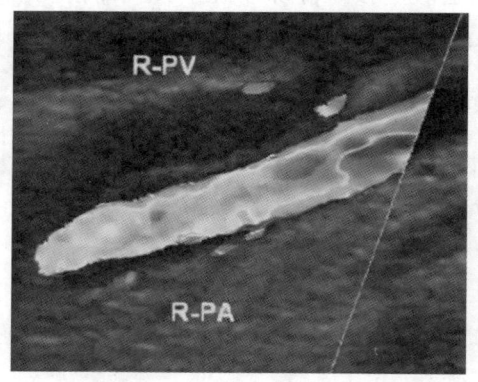

扫码看彩图

图 12-25　血流信号

5．记录与评估

（1）记录所有异常发现，包括血栓的位置、长度、静脉壁的状态以及血流动力学改变。

（2）结合临床资料，综合分析判断是否存在静脉血栓。

6. 后续处理

（1）检查结束后，清除患者皮肤上的耦合剂，必要时给予适当的护理措施。

（2）将检查结果及时反馈给临床医生，以便制订相应的治疗方案。

（3）整个操作过程中，确保患者舒适与安全，同时注意观察患者反应，防止因操作不当引起血栓脱落等并发症。

四、注意事项

（一）患者准备

确保患者处于适宜的检查体位，如轻度抬高患肢，以减少血液回流障碍，但须避免过度抬高患肢，以防增加血栓脱落的风险。

（二）技术规范

操作者应熟练掌握超声设备的使用技术，正确选择超声探头频率和调整机器设置，以获得最佳图像质量。加压检查时，力度需适中，避免过度加压导致假阳性或对患者造成不适，力度取决于血管的位置和深度，但是应低于将周围动脉压闭的力度。因为力度过大，可能会压闭新鲜的栓子，也可能会导致栓子脱落。加压前要仔细检查管腔内是否存在血栓，要高度警惕加压可能会导致栓子脱落而导致栓塞。

（三）筛查区域

超声筛查应重点检查静脉瓣的瓣尖部，这是深静脉血栓形成的常见起始部位。

（四）超声类型选择

彩色多普勒超声在诊断下肢深静脉血栓后继发性动静脉瘘形成方面具有重要的临床价值。

（五）个体差异考虑

对于肥胖、重度肿胀或皮肤条件不佳（如创伤、固定、敷料遮挡）的患者，常规检查可能受限，需灵活运用低频探头或调整检查策略。

（六）综合分析

结合二维灰阶、彩色多普勒、脉冲多普勒等多模态信息，全面评估静脉内血栓情况，注意区分血栓与静脉壁粘连、侧支循环形成等情况。

（七）安全性监控

在检查过程中注意观察患者反应，特别是对正在接受抗凝治疗的患者，警惕可能的出血迹象。

（八）结果解释与沟通

准确记录检查发现，及时与临床医生沟通，确保诊断的准确性，并根据需要安排进一步检查或处理。

五、临床意义

（一）早期诊断

超声检查作为一种无创、快捷的诊断工具，能够在临床症状出现初期发现静脉血栓，对

于早期干预和预防并发症至关重要。

（二）血栓定位与评估

不仅能精确定位血栓所在部位、大小及范围，还能评估血栓的新鲜度，指导治疗决策，如溶栓治疗、抗凝治疗或手术干预的选择。

（三）监测与随访

对已知静脉血栓患者进行定期超声随访，评估血栓溶解情况、监测治疗效果，以及早期发现复发或新发的血栓。

（四）指导预防措施

对于高风险患者，超声筛查有助于识别潜在的血栓形成风险，从而提前采取预防措施，如物理预防、药物预防等。

（五）减少并发症

及时诊断和处理静脉血栓可显著降低肺栓塞等严重并发症的风险，改善患者预后。

（果基木果）

第九节　超声辅助引导下操作

随着重症超声技术的不断改进与创新，其在重症患者护理环节中的价值日益凸显，建立包括超声引导下血管内导管置入术、超声引导下的鼻肠管置入等在内的相关操作规程不仅方便临床工作，还提高了临床服务质量，促进了学术发展。

一、超声引导下外周动脉导管置入术

超声引导下外周动脉导管置入术是一种在超声影像实时引导下进行动脉导管置入的技术。动脉导管主要用于为患者提供长期的动脉监测、血气分析及动脉内药物输注等。

（一）目的

通过超声实时引导，提高置管成功率和安全性，减少并发症的发生，提高患者的治疗效果和护理质量。

（二）适应证

1. 连续动脉血压监测需要

（1）重症监护患者：如严重脓毒症、休克、多器官功能衰竭等，需要连续、精确的血流动力学监测。

（2）术中监测：尤其是复杂或高风险手术，如心脏手术、大血管手术及需要精密血压管理的神经外科手术。

2. 频繁动脉血气分析

（1）重症肺部疾病：如急性呼吸窘迫综合征、慢性阻塞性肺疾病急性加重、重症哮喘等，需要频繁评估氧合、通气及酸碱平衡状态。

（2）代谢性紊乱：如严重酸中毒、碱中毒等，需要频繁监测动脉血气以指导治疗。

3．动脉内药物输注

（1）局部血管药物治疗：动脉内注射血管扩张剂、溶栓剂等药物，以提高局部药物浓度。

（2）化疗：某些情况需要动脉内注射化疗药物，可直接作用于病灶部位。

4．复杂心血管状况

（1）不稳定的心血管状态：如严重心律失常、心源性休克等，需要精确的血压监测和管理。

（2）高危高血压患者：如恶性高血压、顽固性高血压等，需要连续血压监测以调整抗高血压药物用药方案。

5．高危围手术期管理

（1）高危手术患者：如高龄患者、合并多种基础疾病的患者，需要围手术期精确的血流动力学监测。

（2）大出血风险患者：如肝移植手术、大型肿瘤切除手术等，需要实时血压监测以快速识别和处理大出血。

6．特殊临床情况

（1）体外循环：如体外膜肺氧合（ECMO）患者，需要动脉导管进行血流动力学监测。

（2）复杂电解质和代谢紊乱：如严重低钠血症、高钾血症等，需要频繁进行动脉血气分析指导治疗。

（三）操作流程

1．准备工作

（1）设备准备：确保超声设备及相关附件完好，准备好所需的导管、手术针、注射器等。

（2）患者准备：告知患者操作流程，取得知情同意。嘱患者取平卧位，暴露需要操作的部位，并进行皮肤消毒和无菌铺巾。

（3）评估：评估局部皮肤是否完好，检查动脉搏动是否明显有力，对患者进行 Allen 试验。

2．超声定位

（1）超声探头选择：选择适合动脉深度的高频线阵探头。

（2）超声检查：使用短轴或长轴模式，将超声探头放置在目标动脉上，调整角度和位置以获得清晰的动脉影像。

3．穿刺操作

（1）插入针头：在超声探头中点的远端，选择合适的进针点，针头与皮肤成 30°~45°，并保持与超声探头平行。

（2）进针观察：一边进针一边通过超声观察，确保针尖进入动脉腔内，进针过程中保持注射器柱塞的背压。

4．确认和固定

（1）位置确认：使用超声探头再次确认导管位置，确保导管在动脉内。

（2）导管固定：用无菌敷料和胶带固定导管，防止移位和感染。

5．后续处理

（1）监测与记录：持续监测患者生命体征和导管穿刺部位的情况，预防并发症，记录动脉导管使用情况。

（2）抗凝管理：必要时根据医嘱给予抗凝措施，防止导管堵塞。

（3）患者教育：向患者及其家属说明置管目的、注意事项及自我护理知识，包括导管保护、活动限制及紧急情况处理。

（4）并发症观察：密切观察并记录可能的并发症，如感染、血栓形成、出血等，一旦发现应及时处理。

（四）注意事项

（1）无菌原则：操作全程必须严格遵守无菌技术原则，所有器械应为无菌包装，操作者须戴无菌手套，穿刺部位应彻底消毒。

（2）患者评估：术前详细评估患者全身状况、凝血功能、血管情况，排除置管禁忌证，如严重出血倾向、局部感染等。

（3）超声技术应用：熟练掌握超声设备操作，选择合适的超声探头频率和模式，确保清晰显示血管结构和血流动力学情况，避免邻近组织损伤。

（4）精确穿刺：依据超声图像精确引导穿刺针，注意针尖与血管的角度和深度，避免多次穿刺造成血管损伤或血肿形成。

（5）导管位置确认：置管后，通过超声确认导管位置，确保导管位于目标动脉内且远离分支，避免误入静脉或引发动脉夹层。

（6）血流通畅性监测：置管后立即检查导管通畅性，可通过回抽鲜红色血液或注射生理盐水观察推注阻力来判断。

（7）止血与固定：穿刺部位应用适当压力止血，并使用专用固定装置固定导管，防止导管移位或脱出。

（8）感染预防：穿刺点周围定期更换敷料，观察有无红肿、渗液等感染迹象，必要时给予抗生素预防。

（9）导管维护：遵循导管维护指南，防止血栓形成，保持导管通畅。

二、超声引导下外周静脉/PICC 导管置入术

（一）目的

超声引导下外围静脉导管置入术的目的是在超声引导下，通过实时超声成像技术辅助，将导管精准、安全地置入患者的静脉，从而确保有效的静脉通路，满足临床治疗需求。

（1）提高成功率：超声引导可以显著提高导管置入的成功率，尤其是在处理深部和不可触及的静脉时。

（2）减少并发症：通过实时成像，超声引导可以减少穿刺失误、动脉损伤、气胸等机械性并发症的发生。

（3）减少试穿次数：超声引导可以显著降低导管置入过程中试穿的次数，从而提高操作效率和患者的舒适度。

（二）适应证

（1）紧急液体复苏：在休克、严重脱水、大出血等紧急情况下，需要快速、大量输液或输血以维持有效循环血量和血压。

（2）长期静脉治疗需求：如需要长时间静脉输液、全胃肠外营养、持续静脉抗生素治疗、输注化疗或其他高危药物的患者。

（3）血流动力学监测：对心脏功能不全、严重感染（脓毒症）、急性呼吸窘迫综合征等患

者,需通过中心静脉导管监测中心静脉压及进行其他血流动力学评估。

（4）复杂手术或重症监护:在大手术、器官移植、复杂心血管手术后或重症监护病房患者中,为快速响应治疗需要及方便给予血管活性药物。

（5）困难静脉通路:对于外周静脉穿刺困难或失败的患者,尤其是肥胖、慢性静脉栓塞、长期住院导致血管条件差的患者。

（6）血液透析:对于需要临时或长期血液透析治疗的肾功能衰竭患者,深静脉导管可作为血管通路。

（7）静脉导管更换:原有静脉导管需要定期更换,或因感染、阻塞等原因需移除并重新置入的情况。

（三）操作流程

1. 准备工作

（1）患者准备:确认患者身份,解释操作过程,取得知情同意,评估患者的凝血功能,选择适当的置入位置(如颈内静脉、锁骨下静脉或股静脉)。

（2）设备准备:包括超声设备、中心静脉导管穿刺包、导管、穿刺针、局部麻醉药物、注射器、消毒液和敷料。

2. 消毒与铺巾

（1）消毒:遵守无菌技术原则,全面消毒穿刺区域,通常使用葡萄糖酸氯己定或碘伏、酒精消毒液。

（2）铺巾:在消毒区域铺设无菌手术巾,确保无菌操作环境。

3. 超声引导

（1）超声探查:使用超声探头确认目标静脉的位置和深度,使用短轴或长轴视图。

（2）标记位置:在皮肤上标记穿刺点,确定最佳的穿刺路径。

4. 局部麻醉　在标记的穿刺点周围注射局部麻醉药物,确保患者在操作过程中感到舒适。

5. 穿刺与导管置入

（1）穿刺:将穿刺针以适当的角度(通常为45°)插入皮肤,针尖朝向超声探头。进针时保持注射器柱塞上的轻柔负压,直至看到回血。

（2）导丝:确认回血后,沿穿刺针插入导丝,确保导丝顺利进入静脉。

（3）扩张与导管置入:沿导丝插入扩张器,然后移除扩张器,最后沿导丝插入导管,确保导管位置正确。

6. 确认与固定

（1）确认位置:确认导管位置,必要时通过X线或超声确认导管尖端位于预定位置(如上腔静脉下1/3至右心房交界处)。

（2）固定导管:使用无菌敷料和缝线固定导管,确保导管不易移位。

7. 术后护理

（1）定期检查穿刺点和导管,观察有无感染、渗血或导管移位的迹象。

（2）根据需要进行导管维护,如冲洗和更换敷料。

（四）注意事项

（1）无菌原则:严格遵守无菌技术原则,确保所有操作器械、穿刺部位及操作者双手的无菌状态,以预防导管相关性感染。

(2)正确识别血管:利用超声成像清晰区分动脉与静脉,避免误穿动脉,减少出血风险。注意观察血管壁的特征、血流方向及加压反应以辅助鉴别。

(3)精确定位:利用超声精确测量血管深度、确定最佳穿刺点和角度,减少穿刺次数,避免组织损伤。

(4)轻柔操作:穿刺及置管过程中手法要轻柔,避免对血管壁和周围组织造成机械性损伤,减少血管痉挛。

(5)实时超声引导:穿刺全程应保持超声探头稳定,实时监控针尖位置,确保穿刺路径准确无误。

(6)导管深度控制:根据患者体形和解剖特点,合理控制导管置入深度,避免导管末端进入心脏引起心律失常或其他并发症。

(7)监测与评估:置管后立即评估导管功能,如回抽血流畅、推注无阻力,必要时通过 X 线或超声检查确认导管位置。

(8)术后护理:妥善固定导管,观察穿刺部位有无出血、肿胀或感染迹象,制订并执行导管维护计划,包括定期冲管与封管。

(9)患者教育:对患者及其家属进行导管护理的宣教,包括如何识别并发症的早期症状及日常活动中的注意事项。

三、超声引导下的鼻肠管置入

(一)目的

超声引导下的鼻肠管置入是一种先进的临床技术,旨在通过实时超声影像的辅助,精确、安全地将鼻肠管置入患者十二指肠或空肠,以实现肠内营养支持或其他治疗目的。

(1)提高置管准确性:利用超声波实时成像,直观显示导管路径及周围解剖结构,确保导管正确通过鼻腔、咽部、食管,精确置入预定的肠道位置,避免误入气管或发生其他置管并发症。

(2)减少并发症:通过精准定位,降低置管过程中对食道、胃、小肠等消化道黏膜的损伤风险,减少因置管不当引起的出血、穿孔、感染等并发症,同时减少因反流、误吸导致的肺部感染风险。

(3)优化肠内营养:确保鼻肠管准确进入小肠,促进早期肠内营养的实施,减少肠道菌群失调,防止肠道屏障功能受损,降低肠道菌群移位的风险,维持肠道微生态平衡,从而改善患者的营养状态和免疫功能。

(4)促进恢复:及时提供足够的营养支持,加速患者的康复进程,特别是对于那些因各种原因不能经口进食(如意识障碍、吞咽困难、口腔或食管术后)的重症患者,以及需要特殊肠道管理(如短肠综合征、肠瘘)的患者。

(5)个体化治疗:超声引导下的可视化操作便于根据患者的具体解剖变异和病理状况,灵活调整置管策略,实现更加个体化和安全的治疗方案。

(6)监测与评估:置管过程中及置管后,超声还可以用于监测导管位置的稳定性,评估营养液输注是否顺畅,及时发现并处理可能出现的问题。

(二)适应证

(1)吞咽功能障碍:因神经或肌肉疾病、颅脑损伤、手术后遗症等原因无法正常吞咽,需

通过鼻肠管提供营养支持的患者。

（2）胃排空障碍：如胃瘫、胃排空延迟等情况，直接胃内喂养可能导致胃潴留、反流和误吸，置入鼻肠管可避免这些并发症。

（3）机械通气患者：为减少误吸风险，机械通气患者需要小肠内营养支持。

（4）意识障碍患者：如昏迷、重度脑损伤的患者，可减少误吸风险并保证营养供给。

（三）操作流程

1. 置管前准备

（1）患者评估：全面评估患者的生命体征、意识状态、既往病史及药物过敏史，置管前6～8 h 开始禁食或进行胃肠减压。

（2）知情同意：向患者或其家属解释操作目的、过程、潜在风险及益处，获取书面知情同意。

（3）药物准备：按医嘱给予预处理药物，如甲氧氯普胺，以促进胃肠道蠕动。

（4）物品准备：鼻肠管、超声耦合剂、无菌手套、生理盐水等。

（5）体位摆放：患者取右侧卧位，床头抬高 45°，便于超声检查及鼻肠管置入。

2. 置管过程

（1）用生理盐水或灭菌注射用水湿润鼻肠管。

（2）测量刻度（前额发迹到剑突）。

（3）将鼻肠管送至刻度约 30 cm。

（4）使用线阵探头紧贴甲状腺左侧平扫，显示食管、气管、颈动脉三者呈倒三角形（图12-26）。

缓慢旋转超声探头，食管静态超声可见双轨征/四轨征（图12-27）。

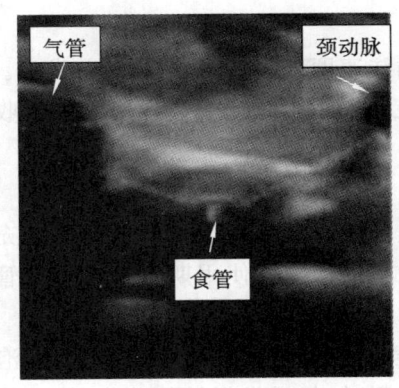

图 12-26　食管、气管、颈动脉
三者呈倒三角形

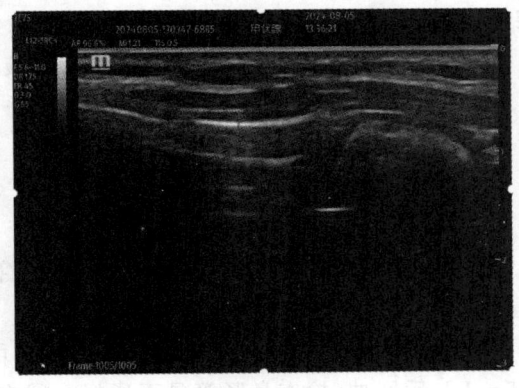

图 12-27　双轨征

（5）继续将鼻肠管送至刻度 60 cm 左右，遇到阻力后协助患者采取右侧 30°卧位。

（6）适当内旋导管，配合患者呼吸，缓慢将鼻肠管置入至刻度 75 cm 左右。

（7）使用凸阵探头置于剑突下正中线，获取胃窦纵切面，以胃窦为中心、缓慢、逆时针旋转，见双轨征/四轨征，注水见云雾征（图12-28）。

（8）鼻肠管尖端在胃窦，每次推进 1～2 cm（云雾征在患者左侧出现向右侧扩散）。

（9）鼻肠管尖端通过幽门（云雾征在患者右侧出现向左侧扩散）（图12-29）。

（10）鼻肠管下至刻度 80～90 cm 时，云雾征出现时间比注射时间延长并逐渐减少或消

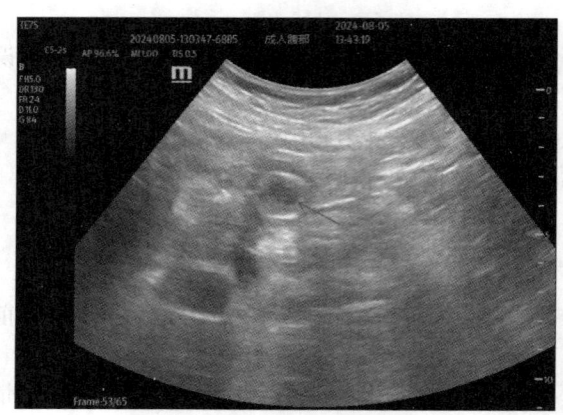

图 12-28　云雾征

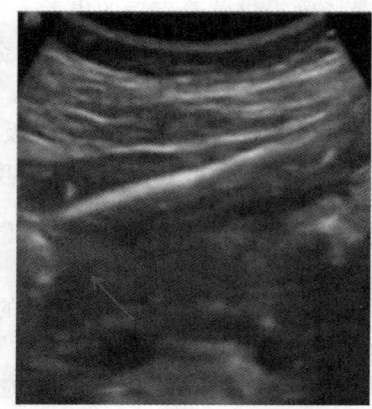

图 12-29　云雾征在患者右侧
出现向左侧扩散

失,提示导管进入十二指肠,导管深度达刻度 110 cm 左右时到达空肠,此时可以撤出导丝。

3. 固定与确认位置

(1) 固定与标记:用胶布或鼻翼固定器固定鼻肠管,记录导管置入深度。

(2) 回抽与灌注试验:通过回抽检查是否有胃液或肠液,进行少量温水灌注试验,确认导管通畅无阻。

(3) 位置确认:通过超声图像或其他辅助手段初步确认鼻肠管尖端位置,腹部 X 线片是判断鼻肠管尖端位置的"金标准"。

4. 后续护理与监测

(1) 观察与记录:密切观察患者生命体征,记录任何不适反应,定期检查鼻肠管置管深度。

(2) 营养输注:根据医嘱开始肠内营养液输注,注意输注速度和量的调整,预防并发症。

(3) 并发症预防:采取措施预防鼻腔、呼吸道感染,定期更换固定胶布,监测营养吸收情况。

5. 置管后的维护

(1) 导管维护:①持续喂养时每 4 h 冲管一次,以防止鼻肠管堵塞。②输注药物时需充分研磨并完全溶解,避免药物颗粒堵塞鼻肠管。③根据说明书标注的使用期限进行鼻肠管更换。

(2) 处理堵塞:①如果鼻肠管发生堵塞,可使用碳酸氢钠注射液反复注入鼻肠管,浸泡 0.5~1 h 后回抽,检查鼻肠管是否通畅。②在社区居家护理时,如果发现导管移位、堵塞等情况应及时到医院寻求帮助。

6. 教育与指导

(1) 患者教育:向患者及其家属说明鼻肠管的日常护理方法、注意事项及紧急情况下的应对措施。

(2) 后续随访:定期检查鼻肠管置管深度及功能,评估营养支持效果,必要时调整治疗计划。

(四) 注意事项

(1) 操作人员资质:超声引导下的鼻肠管置入需由两名经过鼻肠管置管及超声相关知

识培训的临床护士共同完成。

　　（2）置管前评估：详尽评估患者鼻腔、咽部、食道情况，排除置管禁忌证，如严重的鼻部解剖异常、上消化道梗阻或穿孔。

　　（3）适度镇静：对焦虑或不合作的患者，可考虑适当使用镇静剂，以减少置管过程中的不适和不配合。

　　（4）精确引导：置管过程中持续使用超声动态监测，避免导管误入气管、误穿食道壁或进入错误的肠道段。

　　（5）并发症监测：置管后密切关注有无出血、疼痛、呼吸困难等即时并发症，监测后续可能出现的鼻腔溃疡、食管炎、肠穿孔等远期并发症。

　　（6）妥善固定与标识：鼻肠管固定应稳固、舒适，避免过度牵拉，同时在导管上清晰标识置入深度，便于后续护理和监控。

（果基木果）

▶▶ 参考文献

[1]　中华医学会骨科学分会创伤骨科学组.创伤骨科患者深静脉血栓形成筛查与治疗的专家共识[J].中华创伤骨科杂志,2013,15(12):1013-1017.

[2]　傅小云,高飞,苏德,等.重症患者肺超声 B 线评分用于血管外肺水评估的临床研究[J].中国急救医学,2014,34(7):591-594.

[3]　尹万红,王小亭,刘大为,等.重症超声临床应用技术规范[J].中华内科杂志,2018,57(6):397-417.

[4]　晁彦公,田漫漫.超声引导下的血流动力学管理[J].中国实用内科杂志,2018,38(1):31-34.

[5]　杨芳,黄晓玲.超声评估急重症患者容量状态研究进展[J].中国医学影像技术,2018,34(4):625-628.

[6]　Gaspar A, Azevedo P, Roncon-Albuquerque R Jr. Non-invasive hemodynamic evaluation by Doppler echocardiography[J]. Rev Bras Ter Intensiva,2018,30(3):385-393.

[7]　刘莹,邓西龙,潘越峻,等.肺部超声评估重症肺炎严重程度及预后的价值[J].实用医学杂志,2018,34(12):2074-2078.

[8]　刘莹,康健,李筠璐,等.超声测量下腔静脉的研究进展[J].中华急诊医学杂志,2019,28(7):911-914.

[9]　赵敏,倪卫星,郑永科,等.床旁多脏器联合超声在重症患者机械通气脱机风险评估中的应用价值[J].中华医学超声杂志(电子版),2019,16(2):95-101.

[10]　赵立娜,谢晖,王瑞兰.超声测量视神经鞘直径评估颅内压增高的临床研究进展[J].中华重症医学电子杂志(网络版),2020,6(1):113-116.

[11]　曹岚,张丽娜,王小亭,等.重症护理超声专家共识[J].中华现代护理杂志,2020,26(33):4577-4590.

[12]　Tuinman P R, Jonkman A H, Dres M, et al. Respiratory muscle ultrasonography: methodology, basic and advanced principles and clinical applications in ICU and ED

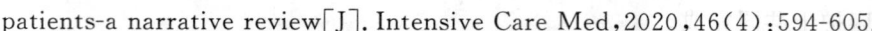
patients-a narrative review[J]. Intensive Care Med,2020,46(4):594-605.

[13] 曹颖莉,崔明珠.超声引导下桡动脉穿刺置管术的应用进展[J].国际麻醉学与复苏杂志,2021,42(5):519-522.

[14] 侯锦,郭爱敏.床旁超声监测胃残余量应用于重症患者肠内营养的研究进展[J].护理学杂志,2021,36(2):101-104.

[15] 李峥,金志鹏,钱素云.重症超声指导脑保护的管理[J].中国小儿急救医学,2021,28(4):259-263.

[16] 广东省护理学会鼻肠管护理技术专业委员会成人超声引导下鼻肠管置管专家共识组.成人超声引导下鼻肠管置管的专家共识[J].现代临床护理,2022,21(10):1-6.

[17] 方越,张春梅,吴长君.超声在深静脉血栓诊疗中的应用现状及进展[J].中华医学超声杂志(电子版),2022,19(12):1409-1412.

[18] 曹岚,张丽娜,孙杨,等.床旁超声在重症患者膀胱评估中的应用[J].临床荟萃,2022,37(9):834-837.

[19] 王翠翠,邢英琦,李聪,等.视神经鞘超声评估神经系统疾病的研究进展[J].中风与神经疾病杂志,2022,39(1):25-27.

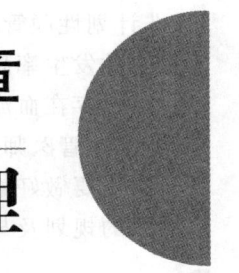

第十三章

转运管理

第一节　基础知识

一、概述

转运是神经外科重症患者治疗期间常见的操作之一,其目的是为患者寻找更好的治疗方案或使患者得到更好的诊治,或满足患者及(或)其家属的转运意愿,或双向转诊使患者接受更好的治疗和护理,旨在改善预后。转运分为院际转运和院内转运。

二、基本概念

(一)院际转运

院际转运指将患者从一个医疗机构转移到另一个医疗机构的过程。这种转运通常发生在患者需要更高级别或特殊化护理的情况下,或因医疗机构之间的专业性差异而需要转移。近年来,由于医联体建设不断完善,双向转诊、上下联动分级诊疗模式广泛开展,重症患者的院际转运随之增加。据研究,近50%的重症患者会经历院际转运。院际转运须由转出医院主管医师与接收医院主管医师共同商定,应由接收医院主管医师决定能否进行转运。

(二)院内转运

院内转运指在同一医疗单位内,不同医疗区域之间的转运,包括从病房转运至检查科室行影像学检查(CT检查、磁共振检查等),急诊科或普通病房与重症监护室之间的转科,以及转运至手术室、导管室进行外科手术或介入治疗等。院内转运决策一般由主治医师对患者进行评估并决定。绝大部分重症患者治疗期间都有多次院内转运的经历。

(三)分级转运

分级转运即根据患者的病情以及临床实践等情况,从患者的生命体征、意识情况、循环支持、呼吸支持等进行评估,以确定转运的分级及所需配备的人员和装备,实现安全转运,合理分配重症医疗资源。

三、神经外科重症患者转运特点

神经外科重症患者在转运过程中可能出现意识障碍加重、生命体征波动,甚至发生进一

步颅内出血、脑疝,呼吸、心搏骤停,死亡等严重并发症,也可能发生氧气不足或设备电量不足、非计划性脱管、转运物品遗漏等不良事件,转运风险较高。有研究指出,重症患者转运的不良事件发生率高达37.4%～70%。因此,主管医师需要考虑转运的获益与风险,对于积极治疗后仍存在血流动力学不稳定、不能维持有效通气的患者,通常不建议转运。患者转运前,应由主管医师进行病情及风险评估并记录,以确定转运的分级及所需配备的人员和装备。护士要做好物品、药品及仪器设备的准备,配合医师做好患者的评估及管道的固定、转运路线的规划及与接收科室的联系,加强与患者及其家属的沟通,确保转运的安全。

 # 第二节　转运评估

一、必要性评估

转运的目的是使患者得到必要的诊治,其前提是患者病情相对稳定,其核心是使患者受益,若不能达到上述目的,则转运的风险大于获益,应重新评估转运的必要性。转运决策的参与人员应包括主治医师、责任护士、患者及(或)其家属。主管医师应向患者及其家属解释检查、转科或转院的目的及必要性、可能存在的风险、途中转运的实施方法,取得他们的理解和配合,患者及(或)其家属应签署知情同意书。

二、患者评估

《急诊危重症患者院内转运共识——标准化分级转运方案》中推荐对重症患者进行分级转运,对重症患者生命体征、意识状态、呼吸循环支持等方面进行评估及分级(表13-1),再根据分级标准配备相应转运人员及设备。Ⅰ级患者指有随时危及生命的临床问题,且已采取相应医疗支持后生命体征仍不平稳,GCS<9分,需要人工气道支持(PEEP≥8 cmH$_2$O、FiO$_2$≥60%),应用2种及以上血管活性药物治疗;Ⅱ级患者指具有可能危及生命的临床问题,采取相应医疗支持后生命体征相对平稳,GCS 9～12分,需要人工气道支持(PEEP<8 cmH$_2$O、FiO$_2$<60%)及应用血管活性药物治疗;Ⅲ级患者具有慢性病症状,生命体征尚平稳,GCS>12分,无需人工气道及机械通气支持,无需血管活性药物治疗。分级转运评估内容中,转运时间为次要指标,其延长会导致转运风险的增加。神经外科重症患者可在重症患者转运分级的基础上,结合神经外科专科疾病情况进行评估。

表 13-1　神经外科重症患者转运分级

评估项目	Ⅰ级	Ⅱ级	Ⅲ级
生命体征情况	在生命支持条件下,生命体征不平稳	在生命支持条件下,生命体征相对平稳	无需生命支持条件下,生命体征尚平稳
意识状态（GCS）	昏迷,GCS<9分	轻度昏迷,GCS 9～12分	GCS>12分
呼吸支持情况	人工气道,呼吸支持条件高,PEEP≥8 cmH$_2$O、FiO$_2$≥60%	人工气道,呼吸支持条件不高,PEEP<8 cmH$_2$O、FiO$_2$<60%	无人工气道,可自主咳痰

续表

评估项目	Ⅰ级	Ⅱ级	Ⅲ级
循环支持情况	泵入2种及以上血管活性药物	泵入1种及以上血管活性药物	无需血管活性药物
临床主要问题	急性心肌梗死、严重心律失常、严重呼吸困难、反复抽搐、致命创伤、夹层、主动脉瘤等	有以下症状和诊断：ECG怀疑心肌梗死、非COPD患者$SaO_2<90\%$、剧烈头痛、严重骨折、持续高热等	慢性病症
神经外科专科问题	脑疝、严重颅脑外伤、大量脑出血、大面积脑梗死、急性颅内高压等	开颅手术或介入手术后48 h内、意识障碍加深、脑水肿等	颅内肿瘤、开颅手术或介入手术后48 h后等
转运时间	≥20 min	10 min≤转运时间<20 min	<10 min

患者病情方面的转运风险评估的具体内容包括意识、生命体征、呼吸支持、气道管理、是否有创伤等。

（一）意识评估

神经外科重症患者多存在意识障碍，转运前应充分评估患者意识状态、GCS、瞳孔大小及对光反射情况，以便在转运过程中及时发现意识情况改变，及时进行处理。对烦躁、谵妄的患者，可给予适当镇静，评估是否需要使用约束带外出，并与患者家属做好关于约束的知情同意及解释工作。

（二）生命体征

转运前须评估患者生命体征及血流动力学是否稳定，配备生命体征监测设备，如转运用的监护仪。对血流动力学不稳定的患者，使用药物治疗维持稳定后方可转运。如需携带血管活性药物的患者，转运前应建立有效的静脉通路并保证通畅，应建立两条及以上静脉通路，推荐建立中心静脉通路。使用血管活性药物首选中心静脉通路，并使用微量泵单独静脉通路泵入，避免因其他药物中断而影响血管活性药物的流速而导致血流动力学改变。转运医师及护士须评估转运时间，准备转运期间足够剂量的血管活性药物。此外，护士还需要评估患者体温，发热患者及低体温患者提前处理，避免转运途中体温异常对患者神志、血压、颅内压、电解质等产生不利影响。

（三）呼吸支持

主管医师及护士需要对患者的呼吸状态进行全面评估，包括呼吸的频率、节律、深浅度等。颅内高压、病变位置位于呼吸中枢等患者，常见有呼吸减慢或呼吸抑制。根据评估结果，确定患者是否需要呼吸支持以及所需的呼吸支持方式，如氧疗、无创辅助通气或有创机械通气。评估患者在现有呼吸支持的情况下血氧饱和度的情况，如血氧饱和度低于95%，应重新评估转运的可行性，或考虑更高级别的呼吸支持。

（四）气道管理

转运前需要对患者的气道进行充分评估，了解患者是否存在气道梗阻、呼吸困难等问题，评估患者是否有人工气道或是否可能会随时建立人工气道。对已有人工气道的患者，应

检查人工气道的固定情况、置管深度,避免在转运过程中导管移位或脱出。转运患者前,应提前清理呼吸道分泌物,保证气道通畅,避免或减少在转运过程中发生呛咳甚至窒息。转运前 30 min 应暂停肠内营养,防止反流误吸,尤其是颅内高压等容易发生呕吐的患者,转运时可考虑进行胃肠减压。主管医师应提前、合理设置好呼吸机参数,并连接转运呼吸机后应观察患者氧合情况 5~10 min,观察是否能维持正常血氧饱和度。对分泌物多的患者必要时要准备便携式吸痰装置。

（五）特殊情况评估

(1) 对颅脑外伤、脊柱损伤,或行去骨瓣减压术后的患者,转运前应评估是否需要颈托、过床板等固定器,避免搬动患者时进一步造成损伤。

(2) 对具有传染病、感染多重耐药菌,需接触隔离的患者,医护人员、转运工人及陪护家属均应做好防护措施,减少交叉感染,并提前与接收科室或医院进行沟通,以便对方提前做好防护准备。

(3) 评估具有出血倾向、凝血指标异常的患者,根据实际情况准备止血药物,必要时可先输注新鲜冰冻血浆、血小板、冷沉淀或特定凝血因子复合物后,再进行转运。

三、仪器设备情况评估

神经外科重症患者转运期间应携带氧饱和度监测仪、心电监护仪,使用血管活性药物且血流动力学不稳定的患者还应携带有创或无创血压监测仪进行转运。需携带呼吸机转运的患者,转运时应保证氧气充足,根据预计转运时间准备足够全程所需并富余至少 30 min 的氧气。转运前,应试运行转运呼吸机及监护仪、恒速泵等设备,保证各种设备正常运转,且电量充足。如转运期间需搬运患者,则应保证各类电线、输液管道、呼吸机管道等长度适合,必要时应使用延长管。特殊体形患者如极度肥胖者,应了解转运床等搬运设备、CT、MRI 等检验设备最大承载重量,避免搬运患者时发生意外。

四、转运物品、药品准备

在转运神经外科重症患者时应携带抢救箱,包括急救药品如阿托品、肾上腺素,血管活性药物如去甲肾上腺素、间羟胺等,镇静药如地西泮、环泊酚、咪达唑仑等,以及甘露醇、生理盐水、5% 葡萄糖注射液等,还应有呼吸囊、气管插管用物、吸痰用物等抢救物品。所有抢救物品均应设置基数,每天检查,确保物品完好且均在有效期内。

转运物品应妥善放置于转运床上,避免压迫患者的身体和肢体,在院内转运过程中,必要时可将转运物品固定于转运床上。院际转运时,转运箱、呼吸机、氧气瓶等转运物品及设备均需固定放置或尽量放在低于患者车床的位置,避免路况颠簸时从高处坠落砸伤患者。

转运过程中所携带的药物,其预期使用时间必须大于预计的最长转运时间,以确保转运途中患者生命体征平稳,必要时携带镇静药并按情况调节。转运装备配备标准如表 13-2 所示。

表 13-2　转运装备配备标准

装备配备	Ⅰ级	Ⅱ级	Ⅲ级
仪器准备	氧气 1 瓶以上(按需)、转运监护仪、转运呼吸机、呼吸球囊、微量泵 2 个、除颤仪、吸痰用物、穿刺用物	氧气 1 瓶、转运监护仪、转运呼吸机(按需)、呼吸球囊、微量泵 1 个、除颤仪(必要时)、吸痰用物、穿刺用物	氧气 1 瓶或氧气袋,指脉氧监测仪、呼吸球囊、吸痰用物、穿刺用物

续表

装 备 配 备	Ⅰ级	Ⅱ级	Ⅲ级
药品	甘露醇、肾上腺素、阿托品、胺碘酮、多巴胺、间羟胺、镇静药、生理盐水	甘露醇、肾上腺素、阿托品、多巴胺、镇静药、生理盐水	甘露醇、肾上腺素、阿托品、生理盐水

五、转运人员、接收科室及转运路线准备

《急诊危重症患者院内转运共识——标准化分级转运方案》中推荐评估患者转运分级，按"降阶梯"原则进行预案，即根据患者主要临床问题，评估患者转运过程中可能出现的最高风险，按相应分级配备转运人员和装备，做好应对，以保证患者转运安全。

在转运神经外科重症患者时，应最少配备有护士一名、医师一名及运输工人一名，负责转运的医护人员应具有转运临床经验及突发事件的应急处理能力，能随时发现患者病情变化保持应急状态。转运前应通知接收科室或医院，制订转运路线，了解路线内电梯和通道的可通行性，以缩短患者转运及等待时间。院际转运中，救护车转运应选择平稳的交通路线，减小震动和颠簸。转运人员配备标准如表13-3所示。

表 13-3 转运人员配备标准

人 员 配 备	Ⅰ级	Ⅱ级	Ⅲ级
医师	主治医师、重症监护室工作时间≥2年；掌握急救技能如胸外按压、气管插管、除颤等	医师、重症监护室工作时间≥2年；掌握基本急救技能	医师、重症监护室工作时间≥1年；掌握基本急救技能
护士	N3能级护士；取得重症专科护士证书；熟练使用抢救仪器	N2能级护士；熟练使用抢救仪器	N1能级护士；基本掌握使用抢救仪器

六、重症患者转运相对禁忌证

（1）病情需要紧急处理，如呼吸、心搏停止，有紧急气管插管指征等。

（2）主要脏器功能不能维持，随时可能发生心搏骤停，使用药物治疗后仍有血流动力学不稳定等。

（3）转运人员、设备和工具以及转运路线无法保证转运基本安全等。

第三节 转运流程

一、转运核查表的使用

多项研究证明，转运核查表可对患者的分级转运提供指导，同时为护士提供标准化的转运准备项目，避免部分护士因经验不足或机械化工作而出现疏漏。同时，一份清晰的清单式表格还能加强医护、医患之间的沟通及与转运目的地之间的沟通，做到高效、快速转运，将转

运的安全性落实到细节上。转运核查表还能帮助转运医师和护士及早识别影响患者健康的风险因素,对降低不良事件的发生率,保障患者安全具有重要意义。有研究表明,应用转运核查表可有效缩短重症患者院内转运时间,提高患者家属满意度。各医院科室可结合本单位实际情况,根据神经外科重症患者的病情特点,设计相应的院内、院际转运核查表,并对转运医护人员进行规范、统一的培训。转运核查表的设计可参考刘学英等主编的《转运核查单的编制及在院内危重患者转运中的应用》。

二、院内转运流程

院内转运多为病区与病区之间转科、病区与检查科室及手术科室之间的往返,各科室可根据本科室实际情况制订转运流程及转运评估表,从而提高患者转运安全性(图 13-1)。

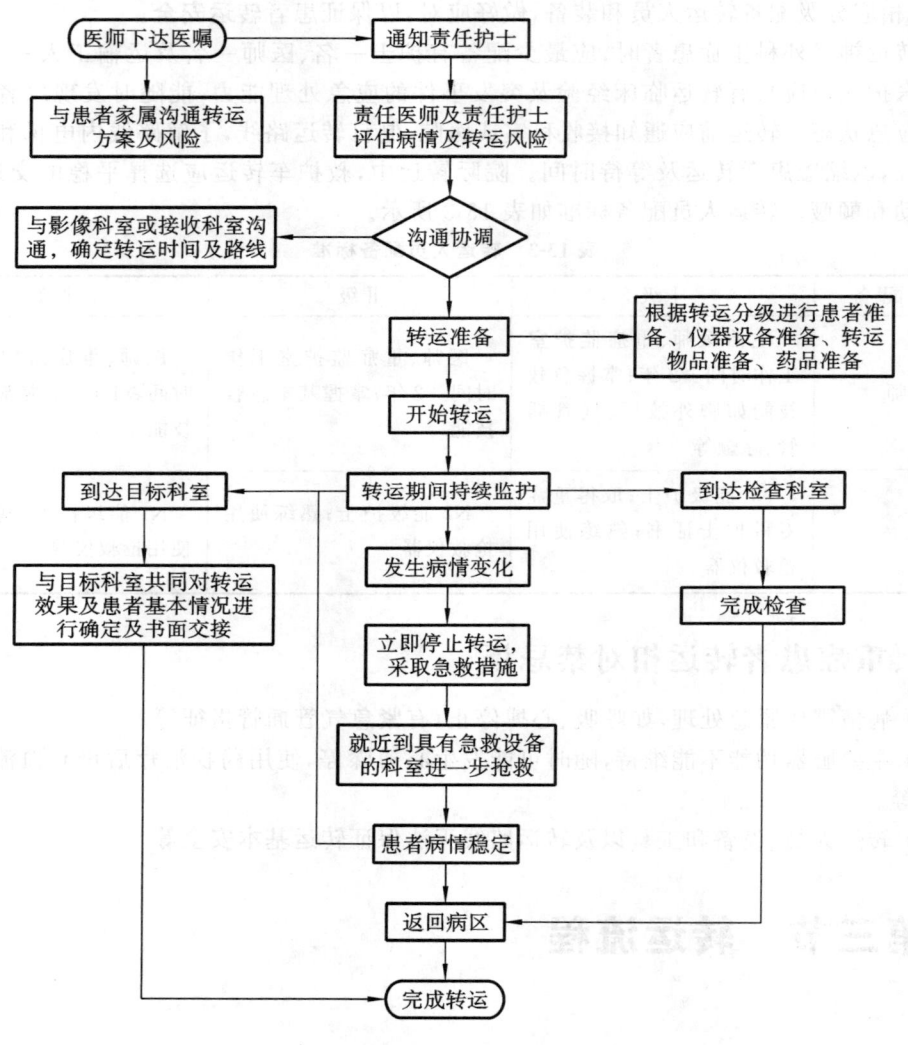

图 13-1 院内转运流程

三、院际转运流程

《危重症患者院际转运专家共识》建议根据标准化危重症患者院际转运流程(DECISIVE 流

程）进行院际转运工作。院际转运流程包括转运决策（decision-making）、评估分级（classification）、沟通联络（interdisciplinary communication）、充分准备（sufficient preparedness）、整体评估（integrated assessment）、应急管理（various emergency management）、信息交接（exchange information）等环节（图13-2）。

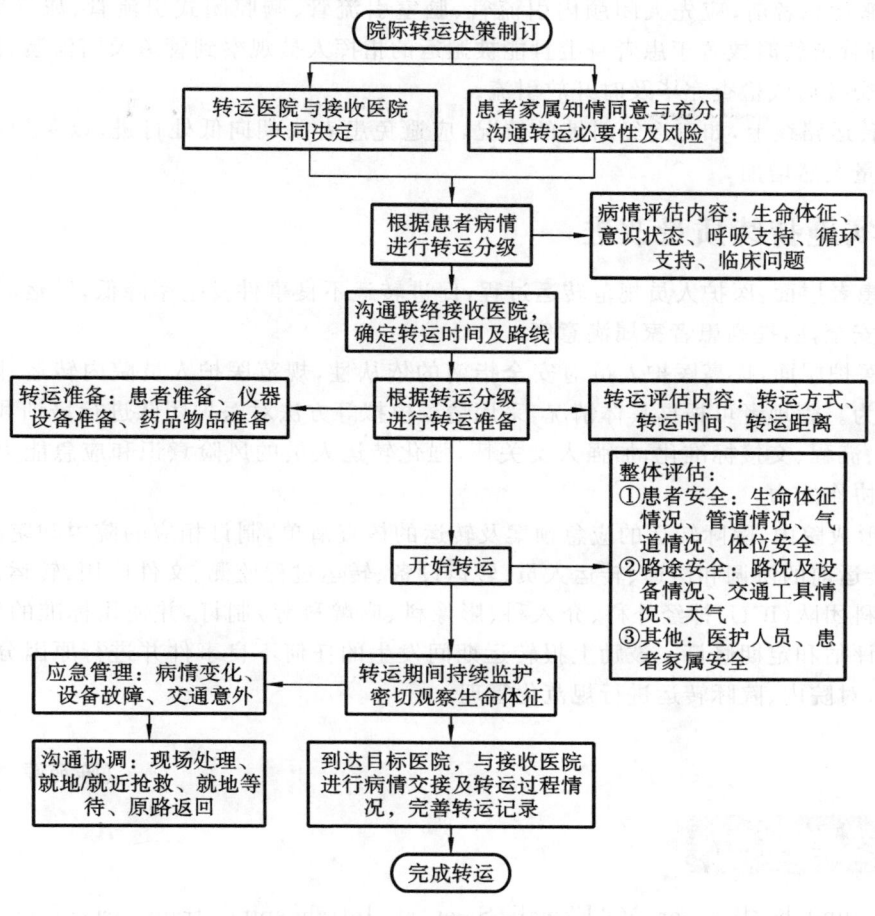

图13-2 院际转运流程

第四节 注意事项

一、转运期间护理要点

（1）转运途中，转运护士应始终站在患者头侧及引流管侧，严密观察患者的生命体征、意识情况，及时发现病情变化。

（2）转运过程必须持续监测生命体征，呼吸机、监护仪及注射泵等所有仪器的显示屏幕能正常使用，字体清晰，且能够被转运的医护人员观察到，保证仪器和设备正常运转。

（3）保持各种管道固定通畅，转运前必须检查所有导管深度及固定情况，避免管道脱出。必要时使用约束带或约束手套约束患者肢体。

（4）确保患者的安全和舒适，固定好患者的体位，避免患者在转运过程中发生坠床、跌倒或碰撞，避免剧烈晃动和压迫。

（5）转运期间应尽量减少患者搬运。如需搬运，操作前应做好人员分工，指派一名指挥人员，所有搬运人员遵从其口令，分工协作，保证搬运过程顺利，防止管道脱出。

（6）搬运患者前，应先夹闭颅内引流管、脑室引流管、胸腔闭式引流管、尿管等引流管道，将所有管道暂时放置于患者身上且能被搬运的指挥人员观察到管道及引流装置的情况。患者平稳交接后或检查完毕及时开放引流。

（7）转运路线上，如有途经斜坡的情况，应避免患者头朝向低处行进，以免颅内压升高或脑血流量突然增加。

二、实施持续质量改进

（1）患者层面：医护人员规范转运过程，促进转运不良事件发生率降低，转运时长下降，提高转运安全性，提高患者家属满意度。

（2）医护层面：提高医护人员对安全指南的依从性，规范医护人员院内转运、院际转运的相关行为。管理者可根据具体情况，采用情景模拟等方法对医护团队进行培训和考核，将转运评估、流程、交接标准化，加强人文关怀，强化转运人员的风险意识和应急能力，增强团队的沟通协作能力。

（3）形成院内、院际转运的应急预案及转运的核查清单，制订相应的院内和院间转运计划，包括转运前的协调和沟通、转运人员、转运设备、转运过程监测、文件应用，转运的计划应该由多学科团队（ICU、神经外科、介入科、影像科、麻醉科等）制订，并使用标准的质量改进方法进行评估和定期修订。鼓励上报转运期间发生的任何不良事件并进行原因分析，持续质量改进，对院内、院际转运进行规范化管理。

（陈苑亭　申叶林）

▶▶ 参考文献

［1］ Skoglund K，Bescher M，Ekwall S，et al. Intrahospital transport of critically ill patients：Nurse anaesthetists' and specialist ICU nurses' experiences［J］. Nurs Crit Care，2024，29(5)：1142-1150.

［2］ 李树亚，孙朋霞，华小雪，等.急危重症患者院间转运决策最佳证据总结［J］.中华护理杂志，2023，58(19)：2416-2421.

［3］ 钱小丽，吕晨，张艳，等.安全核查表对神经外科重症监护室患者院内转运的影响观察［J］.中国临床护理，2022，14(8)：484-487.

［4］ 曾栩蕊，丁娟，付沫.基于循证的标准化转运流程在神经外科危重症患者院内转运中的应用［J］.中华现代护理杂志，2021，27(2)：192-198.

［5］ 中华医学会神经外科学分会，中国神经外科重症管理协作组.中国神经外科重症管理专家共识（2020 版）［J］.中华医学杂志，2020，100(19)：1443-1458.

［6］ Williams P，Karuppiah S，Greentree K，et al. A checklist for intrahospital transport of critically ill patients improves compliance with transportation safety guidelines［J］. Aust Crit Care，2020，33(1)：20-24.

［7］ Intensive Care Society. Transfer of the critically ill adult［EB/OL］.（2019-01-01）［2024-11-29］. https://ics. ac. uk/resource/transfer-critically-adult. html.

［8］ 急诊危重症患者院内转运共识专家组. 急诊危重症患者院内转运共识——标准化分级转运方案［J］. 中华急诊医学杂志,2017,26(5):512-516.

［9］ 刘学英,黄丽华,邹翼霜等. 转运核查单的编制及在院内危重患者转运中的应用［J］. 中华护理杂志,2016,51(12):1469-1473.

［10］ 中华医学会重症医学分会.《中国重症患者转运指南(2010)》(草案)［J］. 中国危重病急救医学,2010,22(6):328-330.

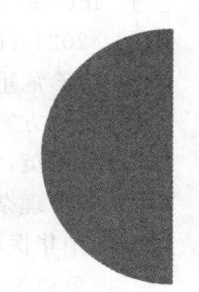

第十四章
医院感染管理

第一节　医院感染监测与报告

一、医院感染监测

医院感染监测(healthcare associated infection surveillance)是指长期、系统、连续地收集和分析医院感染在一定人群中的发生、分布及其影响因素,并将监测结果报送和反馈给有关部门和科室,为医院感染的预防、控制和管理提供科学依据。目标性监测(target surveillance)是针对高风险人群、高发感染部位、高感染风险部门等开展的医院感染及其风险因素的监测。医院应建立有效的医院感染监测与报告制度,及时诊断医院感染病例,定期分析发生医院感染的风险因素,采取针对性的预防与控制措施。医疗机构应将医院感染监测的质量控制纳入医疗质量管理考核体系。

1. 医院感染病例监测与报告

(1)监测方法:①管床医生主动报告。②查看体温单和抗感染治疗信息。③查看微生物、生化检测和影像学检查结果。④查阅住院患者病历及询问患者。⑤回顾性调查出院病历。⑥医院感染信息系统根据设定规则预警。

(2)监测内容。①患者标识及基本信息:住院号、姓名、性别、年龄等。②患者住院信息:科室、床号、入院及出院日期、入院和出院诊断、基础疾病(如糖尿病)等。③医院感染信息:感染发生日期、部位、诊断、预后等。④医院感染危险因素:泌尿道插管、中心静脉置管、呼吸机使用、气管插管等侵入性操作、放疗、化疗、使用免疫抑制剂等。⑤手术情况:手术日期、手术间编号、手术名称、手术开始和结束时间、手术参与者、切口类型、麻醉方式、麻醉者、麻醉评分、术中出血量、是否急诊手术等。⑥病原学检测情况:送检标本类型、送检日期、病原体名称、药敏试验结果等。⑦抗菌药物使用情况:药物名称、剂量、用法、给药途径、起止时间、用药目的等。

(3)统计分析:每月统计科室的医院感染发生率、医院感染类型、感染部位分布、感染病原菌分布与药敏情况、漏报情况等。

(4)管理要求:若医院感染专职人员与管床医生对患者医院感染情况判断不一致时应及时沟通讨论,医院感染管理委员会应对医院感染病例的判断情况进行质量控制。

2. 器械相关性感染目标性监测

（1）监测项目：呼吸机相关肺炎（ventilator-associated pneumonia，VAP）、中央导管相关血流感染（central line associated-bloodstream infection，CLABSI）、导尿管相关尿路感染（catheter-associated urinary tract infection，CAUTI）。

（2）监测方法：①医护人员排查是否存在感染迹象。②查看护理记录单、病程记录单，根据体温或抗菌药物使用情况、感染相关检查结果等确定是否存在感染迹象。③查看微生物检查结果，了解感染线索。④出现感染迹象时，应及时留取相应标本送检。⑤通过医院信息化系统预警设置排除或确认感染。⑥医院感染专职或兼职人员定期开展防控措施依从性监测。

（3）监测内容。①器械使用率及发病率监测：填写患者日志表，按照收集监测使用呼吸机、留置中央静脉导管、留置导尿管的患者人数。按照 VAP、CLABSI、CAUTI 定义及诊断标准确定感染病例，填写 VAP/CLABSI/CAUTI 病例登记表。登记表内容包括患者基本信息，器械使用相关信息，如是否存在气管切开、经口/经鼻气管插管、中央静脉导管置管部位（锁骨下静脉、股静脉、颈内静脉、PICC）等，感染相关信息，如诊断标准、病原体类别、是否耐药等。②根据需要选择性开展防控措施依从性监测，落实防控措施。

（4）数据分析及结果反馈：①器械使用率、器械相关感染发病率计算方法参照《医院感染监测标准》（WS/T 312—2023），发病率以例/千日（‰）表示。单项措施依从性＝观察时点内使用器械患者中采取某单项措施的人数/（住院患者中使用器械总人数－使用器械人群中对某单项措施有禁忌证的人数）×100。组合措施依从性＝观察时点内使用器械患者中采取组合措施的人数/（住院患者中使用器械总人数－使用器械人群中对组合措施有禁忌证的人数）×100。②至少每季度进行器械使用率、器械相关感染发病率、防控措施依从性等相关数据的统计分析。横向、纵向与本地区或全国平均感染率比较、与本院历年感染率比较，查找并分析感染率过高或过低的原因，将分析结果及监测中发现的问题反馈给被监测科室，并共同制订改进建议，实现持续质量改进。③参与监测的医护人员需接受培训，确保各项数据的真实性、及时性，确保防控措施有效落实。

3. 手术部位感染（surgical site infection，SSI）监测

（1）监测对象：所有急诊和择期手术患者，手术室内未完全关闭切口的手术（如扩创术）、诊断性手术（脑血管造影）、无手术切口的手术通常不作为监测对象。

（2）监测方法：①宜采用前瞻性主动监测，医院感染专职人员定期到病房随访手术患者情况，查看护理记录单、病程记录等资料，根据体温、抗菌药物使用情况、感染相关检查结果、切口外观、分泌物性质等确定是否存在手术部位感染。切口出现感染迹象时，应采集标本送检。②宜将住院监测与出院监测相结合，可通过观察术后患者门诊再次就诊情况，进一步筛查是否发生手术部位感染。出院时告知患者如发现手术部位红、肿、热、痛或有分泌物等疑似感染情况时应及时就诊或咨询。

（3）监测周期：①根据手术类型选择监测周期 30 天或 90 天。②如果监测周期结束，患者仍因手术相关原因住院，则继续监测 30 天或至患者出院。

（4）监测内容：患者基本信息，手术相关情况（手术日期、手术间编号、手术名称、手术开始和结束时间、手术参与者、切口类型、麻醉方式、麻醉者、危险因素评分、麻醉评分、术中出血量、是否急诊手术等），手术部位感染信息（感染日期、感染类型、病原体类别等）。根据需要选择性监测手术部位感染防控措施的依从性，如术前沐浴、围手术期保温等，监测抗生素

使用情况。

（5）数据分析及结果反馈：①定期统计手术部位感染率。②开展防控措施依从性监测，应定期统计单项或组合措施依从性。③手术部位感染率＝指定时间内某种手术患者的手术部位感染数/指定时间内某种手术患者数×100％，干预措施依从性＝单项措施依从性（％）＝监测对象中围手术期实际执行该项措施的患者数/监测对象总数×100％。④定期（至少每季度）分析、总结监测数据和监测中发现的问题，分析 SSI 的特殊原因和共同原因，实施持续质量改进措施。

二、消毒灭菌效果监测

1. 手卫生依从性监测

（1）监测方法：直接观察法、基于物联网的自动化观察、基于摄像头监测设备后台观察等。

（2）观察规则：①推荐在匿名并保密的情况下收集数据。②将监测结果尽可能反馈给被监测科室负责人。

（3）观察员要求：①经过严格培训，熟悉并理解手卫生指征，在监测中能正确识别、区分手卫生指征、时机等。②有一定的临床、护理工作经验。③观察时不能影响正常诊疗工作，注意保护患者隐私。④特殊情况下不应进行手卫生依从性监测，如抢救患者时。

（4）观察原则：①根据观察单位工作人员数量决定手卫生时机。②监测对象通常为直接接触患者的医护人员。③每次观察时间应控制在 20 min 内。④1 名观察员不宜同时观察 3 个人以上。

（5）数据分析及结果反馈：①计算公式：手卫生依从性（％）＝手卫生实际执行次数/应执行手卫生次数×100％，手卫生正确性（％）＝正确实施手卫生时机数/实际实施手卫生时机数×100％。②手卫生用品监测可间接评估手卫生依从性，手卫生用品监测包括对速干手消毒液、洗手液、干手纸等产品消耗量的监测。手卫生依从性、正确性结果应及时反馈给被监测科室负责人。

2. 医护人员手消毒效果监测

（1）采样时机：①日常监测时，应在采取手卫生后、接触患者或从事医疗活动前采样。②当医院感染暴发，怀疑其过程与医护人员手卫生有关时，应监测手消毒效果并对相应致病微生物进行检测。

（2）采样方法：①物品准备，包括无菌棉拭子、试管架、含有中和剂的无菌洗脱液或含有生理盐水的试管、无菌剪刀、酒精灯、打火机或火柴、采样记录单及速干手消毒液等；人员准备，包括采样者规范着装，洗手或卫生手消毒，被检查者卫生手消毒或外科手消毒。②酒精灯外焰烧灼采样试管口，用无菌棉拭子蘸取含有中和剂的无菌洗脱液或生理盐水（彻底浸湿）。③被检者双手五指并拢，采样者用被无菌洗脱液或生理盐水浸湿的棉拭子在被检者一手指曲面从指根到指端往返涂擦 2 次，一只手涂擦面积约 30 cm²，涂擦过程中同时转动棉拭子；同法采集另一只手。④用酒精灯外焰烧灼采样试管管口。⑤用无菌剪刀剪去棉拭子接触采样者手部的部分后，将其投入 10 ml 含相应中和剂的无菌洗脱液或生理盐水试管内。⑥酒精灯外焰烧灼试管管口和试管塞后盖上瓶塞。⑦采样完成并送检。

3. 物体表面微生物污染监测

（1）采样时机：日常常规监测时可在消毒后采样，怀疑医院感染暴发、进行医院感染暴

发调查或工作中怀疑物体表面被污染时,应随机采样。

(2)采样方法:①用物准备,包括灭菌规格板数个、含相应中和剂的试管、酒精灯、手消毒剂、棉拭子、采样申请单等。②采样者着装规范,洗手或卫生手消毒。③酒精灯外焰烧灼试管口,旋转消毒。④用棉拭子蘸取中和剂或生理盐水。⑤将 5 cm×5 cm 的灭菌标准规格板放在被检物体表面。⑥用棉拭子在规格板内横竖往返均匀涂擦各 5 次。⑦打开无菌剪刀包装,用酒精灯外焰烧灼采样试管管口。⑧用无菌剪刀剪去棉拭子手接触部分后将棉拭子投入试管中。⑨酒精灯外焰烧灼试管管口和试管塞后盖上瓶塞。⑩洗手或卫生手消毒后送检。

(3)注意事项:①被采物体表面积<100 cm² 时,应取全部表面。被采物体表面积≥100 cm² 时,采样应取 100 cm²;小型物体需要涂抹物体全部表面。②采样后立即送检,常温下送检时间<4 h;若样品存于 0~4 ℃,送检时间不得超过 24 h。③采样、送检过程中严格遵守无菌技术原则。

(4)判定标准:Ⅱ类环境物体表面细菌菌落数≤5 CFU/cm²。

(5)监测推荐部位。①患者诊疗区域:床栏、支架桌、电话盒、电话、床边桌、患者椅子、静脉输液支架。②盥洗室区域:水池、浴室和患者房间灯开关、门把手和门杆、扶手、坐便器。

4. 环境空气消毒效果监测

(1)采样时间:①日常监测在房间消毒后、通风换气后、从事医疗活动前。②医院感染暴发时,怀疑其过程与空气污染有关时随机监测。

(2)采样方法:①采样前准备:关闭待测房间门、窗,在无人走动的情况下静止 10 min,采样者穿着工作服,戴口罩、帽子并进行卫生手消毒,培养皿采样前室温放置 30 min。②根据待测房间面积大小布点。③从里到外逐个打开培养皿,将盖子平移并扣放于培养皿边缘(严禁手头等从培养皿上方越过)。④暴露规定时间后,从外到里逐个盖上平皿盖。⑤标识培养皿。⑥送检。

(3)注意事项:①采样高度为距地面 0.8~1.5 m。②必要时准备空白对照培养皿,做好标记。

5. 紫外线灯辐照强度监测

(1)检测方法:用酒精清洁紫外线灯管,使用指示卡或辐照计探头置于紫外线下方 1 m 处,观察指示卡色块的颜色,与标准色块比较,读取照射强度或直接读取仪表读数。

(2)结果判断:普通 30 W 直管型紫外线灯,新灯管辐照强度≥100 μW/cm² 为合格;高强度 30 W 直管型紫外线灯,新灯管辐照强度≥180 μW/cm² 为合格。使用中紫外线灯辐照强度≥70 μW/cm² 为合格。

(3)紫外线灯辐照计、指示卡应在有效期内使用,避免紫外线对人体的直接照射,检测时应佩戴防护镜和遮盖皮肤的防护用品。

三、医院感染暴发处置流程

(1)定义:医院感染暴发指在医疗机构或其科室的患者中,短时间内发生 3 例以上同种同源感染病例的现象。

疑似医院感染暴发:在医疗机构或其科室的患者中,短时间内出现 3 例以上临床症状相似,怀疑有共同感染源的感染病例的现象;或者 3 例以上怀疑有共同感染源或共同感染途径的感染病例的现象。

（2）报告：严密监测新发病例，临床科室或微生物室发现医院感染暴发或疑似暴发，需报告医院感染管理科，医院感染管理科进行调查，初步证实暴发，再向院外报告（初次报告），如为Ⅰ级医院感染流行或暴发事件，应2 h内向所在地县级卫生行政部门报告，并同时向所在地疾控机构报告。如为Ⅱ级、Ⅲ级医院感染流行或暴发事件，应在12 h内向地县级卫生行政部门和所在地疾控机构报告开展救治工作。

（3）处置：遵循"边调查、边控制、及时应对、妥善处置"的基本原则。积极救治感染者，将感染与非感染者分开，必要时暂停接收新患者，根据疾病传播途径，采取有效预防控制措施，严格落实消毒隔离工作，做好个人防护，医疗废物无害化处理，进行病原学检查，启动流行病学调查。根据调查结果及新发病例情况及时调整控制措施。

第二节　手卫生

一、术语

手卫生（hand hygiene）：医护人员在从事职业活动过程中的洗手、卫生手消毒和外科手消毒的总称。

洗手（handwashing）：医护人员用流动水和洗手液（肥皂）揉搓冲洗双手，去除手部皮肤污垢、碎屑和部分微生物的过程。

卫生手消毒（antiseptic hand rubbing）：医护人员用手消毒液揉搓双手，以减少手部暂居菌的过程。

速干手消毒液（alcohol-based hand rub）：含有醇类和护肤成分的手消毒剂。

手卫生设施（hand hygiene facilities）：用于洗手与手消毒的设施设备，包括洗手池、水龙头、流动水、洗手液（肥皂）、干手用品、手消毒液、速干手消毒液等。

二、手卫生消毒效果要求

1. 卫生手消毒　监测的细菌菌落总数应≤10 CFU/cm²。

2. 外科手消毒　监测的细菌菌落总数应≤5 CFU/cm²。

三、洗手与卫生手消毒指征

（1）下列情况医护人员应洗手或卫生手消毒。

①接触患者前。

②进行清洁操作或无菌操作前。

③暴露患者体液风险后，包括接触患者破损皮肤、黏膜、血液、体液、分泌物等之后。

④接触患者后。

⑤接触患者周围环境后，包括接触患者周围的医疗器械、用具等物体表面后。

（2）下列情况应洗手。

①当手部有肉眼可见的污染时，如血液、体液等。

②怀疑接触对速干手消毒液不敏感的病原微生物如艰难梭菌、肠道病毒等时。

（3）手部没有肉眼可见污染时，宜使用手消毒液进行卫生手消毒。

（4）下列情况时医护人员应先洗手,再进行卫生手消毒。

①接触传染病患者的血液、体液和分泌物以及被传染性病原微生物污染的物品后。

②直接为传染病患者进行检查、治疗、护理或处理传染患者污物之后。

四、洗手与卫生手消毒方法

1. 医护人员洗手方法

（1）在流动水下淋湿双手。

（2）取适量洗手液（肥皂）,均匀涂抹至整个手掌、手背、手指和指缝。

（3）认真揉搓双手至少 15 s,注意清洗双手所有皮肤,包括指背、指尖和指缝,具体揉搓步骤如下（步骤不分先后）。

①掌心相对,手指并拢,相互揉搓,见图 14-1(a)。

②手心对手背沿指缝相互揉搓,交换进行,见图 14-1(b)。

③掌心相对,双手交叉指缝相互揉搓,见图 14-1(c)。

④弯曲手指使关节在另一手掌心旋转揉搓,交换进行,见图 14-1(d)。

⑤握住右手大拇指旋转揉搓,交换进行,见图 14-1(e)。

⑥五个手指尖并拢放在另一手掌心旋转揉搓,交换进行,见图 14-1(f)。

⑦流动水下彻底冲净双手,擦干,取适量护手液护肤。

⑧擦干宜使用纸巾。

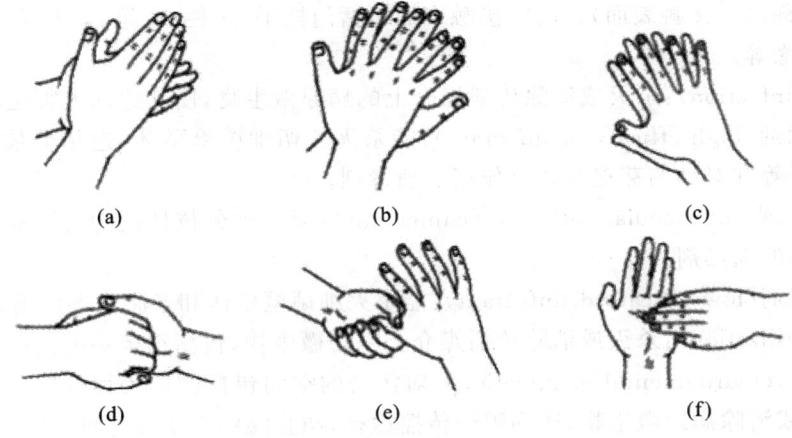

(a)　　　　　　　(b)　　　　　　　(c)

(d)　　　　　　　(e)　　　　　　　(f)

图 14-1　医护人员手卫生规范

2. 医护人员卫生手消毒遵循以下方法

（1）取适量的手消毒液于掌心,均匀涂抹双手。

（2）按照医护人员洗手方法揉搓的步骤进行揉搓。

（3）揉搓至手部干燥。

五、手消毒液选择

卫生手消毒时首选速干手消毒液,过敏人群可选用其他手消毒液;针对某些对酒精不敏感的肠道病毒感染时,应选择其他有效的手消毒液。

六、注意事项

戴手套不能代替手卫生,摘手套后应进行手卫生。

 第三节　消毒灭菌

一、术语

清洁(cleaning):使用清洁剂加水或者含酶清洁剂加水去除黏附在环境表面、医疗器械和仪器设备上的可见的尘土、血液、蛋白质、微生物或其他物质的过程。

去污(decontamination):去除被处理物品上的有机物、无机物和微生物的过程。

清洁单元(cleaning unit):在终末清洁与随时清洁时,以患者附近区域内的所有环境物表作为一个独立统一的区域进行清洁,即清洁单元。清洁工作所需用到的清洁用具与清洁剂应按清洁单元使用,使用后的清洁用具在清洁消毒后方可再次使用。对于处于接触隔离状态的患者,以每一位患者为一个清洁单元。多名接触隔离患者处于同一病房时,视该病房为一个清洁单元;普通病房允许每3间病房为一个清洁单元,用于卫生间表面与病房内的普通表面的清洁用具与清洁剂应分开使用。

卫生表面:根据接触频率分为低频率接触卫生表面(简称低频接触表面)和高频率接触卫生表面(简称高频接触表面)。高频接触表面包括门把手、床栏、床尾、灯开关、病房内厕所墙面、窗帘边缘等。

消毒(disinfection):杀灭或清除传播媒介上的病原微生物,使其达到无害化的处理。

高效消毒剂(high-efficaty disinfectant):能杀灭一切细菌繁殖体,包括分枝杆菌、病毒、真菌及其孢子等并对细菌芽孢有杀灭作用的消毒剂。

中效消毒剂(intermediate-efficaty disinfectant):能杀灭分枝杆菌、真菌、病毒及细菌繁殖体等微生物的消毒剂。

低效消毒剂(low-efficaty disinfectant):能杀灭细菌繁殖体和亲脂病毒的消毒剂。

灭菌(sterilization):杀灭或消除传播媒介上一切微生物,包括细菌芽孢。

环境消毒(environmental disinfection):对污染的空间包括物体表面、空气、水源等进行消毒,以杀灭或清除病原微生物,达到阻断传播途径,防止疾病发生和蔓延。

物体表面消毒(surface disinfection):采用物理或化学方法杀灭物体表面的病原微生物,使其达到无害化的操作。

床单位消毒(bed unit disinfection):在患者出院、转院或病死后对其所用的床、床垫、床上用品及床周围物体表面进行清洁与消毒。

终末消毒(terminal disinfection):传染源(包括感染或携带多重耐药菌患者)离开疫源地或病区后,对疫源地或病区进行的一次彻底的清洁和消毒。如传染病患者出院、转院或病死后,对其所住病室进行的一次彻底的清洁和消毒。

二、医院环境分区

2002年世界卫生组织根据医院各部门的功能、诊治需要、患者的易感性以及进行的诊

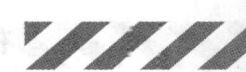

疗操作类型,将医院各部门分为四个建筑区域:低度危险区域,包括不接触患者的区域,如管理部门、图书馆;中度危险区域,如普通病房;高度危险区域,如隔离病房、ICU;极高度危险区域,如高度易感患者的区域(保护性隔离病房)或手术室。

2008 年美国疾病预防与控制中心发布了《医疗机构消毒和灭菌指南(2008 年版)》。根据 Spaulding 分类法,将医院内医疗器械或诊疗用品根据微生物污染后引起感染传播的潜在危险性分为三种:高度危险、中度危险和低度危险物品。高度危险物品(critical item):进入无菌组织或血管,需要灭菌、被任何微生物污染会导致感染传播的物品,包括手术器械、血管内导管和尿管、植入物、进入无菌腔隙的超声探针。中度危险物品(semi-critical item):接触黏膜或非完整皮肤的物品,包括呼吸治疗和麻醉仪器、部分内镜、咽喉镜片、食管测压探针、膀胱镜、肛门测压导管、膈肌补片。中度危险物品要求达到高水平消毒。低度危险物品(non-critical item):接触完整皮肤但不接触黏膜的物品,包括便盆、血压计袖带、听诊器、电脑等。低度危险物品需要清洁或消毒。

第四节 多种耐药菌感染管理

多重耐药菌感染指对 3 类或更多(每类中的 1 种或更多)抗生素不敏感的细菌造成的感染。多重耐药菌(multidrug resistant organism,MDRO)已经成为医院感染的重要病原菌,耐甲氧西林金黄色葡萄球菌(methicillin resistant staphylococcus aureus,MRSA)、耐万古霉素肠球菌(vancomycin resistant enterococcus,VRE)、耐碳青霉烯类肠杆菌(carbapenem resistant enterobacteriaceae,CRE)、产超广谱 β-内酰胺酶(extended spectrum β-lactamases,ESBL)菌和多重耐药的鲍曼不动杆菌(carbapenem resistant acinetobacter baumannii,CARB)是主要的耐药菌,严重危害患者安全,采取有效措施预防和控制耐药菌的传播对于保障患者安全尤其重要。

一、多重耐药菌预防与控制

(1)患者安置:①条件允许时,应单间安置确诊或疑似 MDRO 感染或定植患者。优先安置易导致传播的患者,如分泌物或排泄物无法控制者。②同种 MDRO 感染患者可以同室安置。③如果无法为 MDRO 患者提供单间,可将不易被感染的患者、感染后出现不良后果风险较低的患者或预估住院时间短的患者与其同室安置。④设置明显标识。

(2)接触预防:①针对感染/定植 MDRO 的患者以及之前感染过的患者采取接触隔离措施:佩戴医用外科口罩、穿隔离衣、戴手套。②当开展有可能发生血液、体液飞溅的操作(如吸痰、气管插管、气管切开)时,应佩戴护目镜或防护面罩。

(3)手卫生:直接接触每位患者前后、接触患者周围环境后必须进行手卫生。

(4)环境清洁与消毒:可能被病原体污染的设备和环境表面,包括患者附近的区域(如窗栏、床头桌)和高频接触表面(如门把手、病室卫生间内部和周围表面),应清洁并消毒,并增加消毒频次。

(5)物品消毒:低度危险性器械尽量专人专用,如无法做到,应一用一清洁消毒。

(6)减少接触:减少工作人员与患者及其周围环境、使用物品的接触。

(7)限制探陪:对于 MDRO 感染或定植患者,实施专人护理,限制陪护和探视人员。

（8）制订接触隔离的标准。

（9）最大限度减少侵入性设备和管路使用时间，减少患者的住院时间。

（10）合理使用抗生素。

二、多重耐药菌主动筛查

1. 确定筛查的目标人群

（1）即将入住感染高风险科室（如 ICU）的患者。

（2）曾经检出过 MDRO 的患者再次入院前。

（3）从其他医院转至本院的患者。

（4）在 MDRO 感染暴发期间可能接触过确诊阳性患者的患者。

2. 标本采集

（1）采样部位。①MRSA：鼻拭子。②CRAB：咽拭子。③VRE：粪便标本、直肠或肛周拭子标本。④产 ESBL 菌、CRE：单独采集直肠或直肠周围拭子。

（2）采样频率：入院后 48 h 内采集鼻拭子和肛拭子标本并送病原学检验 1 次。出院或离开 ICU 时采集标本并送检 1 次。可根据筛查需求选择在住院期间每周采样监测。

（3）结果报告及反馈：①临床微生物实验室应及时将 MDRO 感染（定植）检测结果通知送检科室与医院感染管理部门，检测结果阳性的患者应落实接触预防措施。②医院感染管理部门每季度收集监测数据，进行分析并向临床医护人员反馈，包括耐药菌检出情况变化和感染趋势等。

（4）注意事项：①应用广谱抗生素后采集标本将影响目标 MDRO 的检出率。②MDRO 主动筛查中各种拭子应使用转运拭子采样管，鼻拭子尽量使用细头加长采集杆，以免采样时给患者带来不适。

 # 第五节　职业防护与职业暴露

一、职业防护

（一）术语

职业防护指针对可能造成机体损伤的各种职业性有害因素采取有效措施，以避免职业性损伤的发生或将损伤降低到最低程度。它包括医务工作者在医疗、护理等临床工作中对带有人类获得性免疫缺陷病毒等传染病病原体的血液、体液、分泌物或器械等所致污染的预防规避。

安全注射指对接受注射者无害，不会对实施注射操作的医护人员带来不可避免的暴露风险，注射废物不对社会造成伤害。

安全器具是指用于抽取动静脉血液、其他体液或注射药物的无针或有针的装置，通过装置内在的设计降低职业暴露的风险。

（二）常见职业防护措施

1. 锐器伤防护

（1）消除所有不必要的注射，如用喷射注射器来替代注射或针具。

（2）使用无针输液系统。

（3）使用安全器具，如自动销毁式注射器等。

（4）利用安全针具装置钝化使用后的针具。

（5）使用真空采血管采集血标本。

（6）禁止将没有分离针头的注射器丢入感染性医疗废物之中。

（7）在所有可能产生锐器的场所尽可能放置锐器盒，锐器盒放置在醒目、方便、高度适宜、操作人员视线水平及手臂所能及的范围内，如治疗车、治疗台侧面。

（8）规范使用锐器盒，3/4满时及时封口。

（9）锐器使用后应直接放入合格的锐器盒内。

（10）禁止双手回套针帽。如确需回套针帽，建议单手回套或使用针帽回套装置。

（11）禁止徒手处理被污染的针具，禁止徒手分离使用过的针具和针管，禁止用手直接接触污染的针头、刀片等锐器。

（12）禁止将手伸入医疗废物容器内，禁止用手挤压医疗废物，禁止徒手携带锐器行走。

（13）清理可能含有锐器的污物时，应借助刷子、垃圾铲或镊子等器械进行处理，而非徒手处置。

（14）在进行侵入性诊疗操作过程中，要保证环境中有充足的光线。

（15）污染器械处置人员、手术人员应穿戴包脚的防护鞋。

2. 皮肤黏膜暴露防护

（1）开展有可能接触患者血液、体液的诊疗操作时应戴手套。手部皮肤破损或者在进行手套破损率比较高的操作时，应戴双层手套。

（2）脱去手套后应立即洗手或进行卫生手消毒。

（3）操作时怀疑或确认手套被刺破，应及时对手套进行擦洗，尽快更换手套。

（4）在诊疗过程中，有可能发生血液、体液飞溅到面部时，医护人员应戴医用外科口罩、护目镜或防护面罩。

（5）普通眼镜防护作用有限，不能替代护目镜或防护面罩。

（6）有可能发生血液、体液大面积飞溅或者有可能污染医护人员的身体时，应当穿戴具有防渗透性能的隔离衣。

（7）在维修或者运输可能被血液或其他潜在感染性物质污染的设备前，应当进行检查，必要时进行消毒。在被污染的设备上张贴警示说明。

3. 其他

（1）国家应制定预防职业暴露的相关政策，医院应制定预防职业暴露的相关制度和流程。

（2）加强培训，增强医务人员职业防护意识，使其掌握预防职业暴露的措施和暴露后的应急处理方法。

4. 医护人员疫苗接种策略 建议医疗机构中的高风险部门（如手术室、产房、新生儿室、发热门诊、急诊科、感染病科、呼吸科等科室）的医护人员每年进行健康体检并积极进行疫苗接种，避免因空气传播、飞沫传播、接触传播及职业暴露而发生感染，有效预防和控制医院感染的发生。

（1）乙肝疫苗。

接种目的：预防医护人员因血源性传播疾病职业暴露而导致的感染风险。

接种注意事项：

①共接种 3 剂次，其中第 2 剂在第 1 剂接种后 1 个月时接种，第 3 剂在第 1 剂接种 6 个月后接种。接种部位在上臂外侧三角肌，肌内注射。接种剂量为每剂次 20 μg。

②3 次接种完成后 1～2 个月可进行乙肝抗体检测，抗-HBs≥10 mIU/ml,则说明有保护作用。若抗-HBs＜10 mIU/ml,应再次进行接种，再次接种后若抗-HBs＜10 mIU/ml,须检测 HBsAg 以判断是否已感染乙肝。

（2）流感疫苗。

接种目的：降低医护人员通过飞沫传播感染流感的风险，特别是流感暴发期间。

接种注意事项：

①宜在每年的 9—12 月接种。

②建议所有医护人员进行接种，特别是流感暴发期在高危部门如发热门诊、急诊科、感染病科、呼吸科等科室工作的医护人员。

（3）水痘疫苗。

接种目的：避免医护人员通过空气传播和接触传播感染水痘带状疱疹病毒而引发水痘或带状疱疹。

接种注意事项：

①水痘减毒活疫苗 0.5 ml 上臂外侧三角肌皮下注射。进行 2 次接种，间隔 4～8 周。

②曾经感染过水痘带状疱疹病毒者或抗体阳性者可不进行疫苗接种。

③禁忌人群：怀孕期间或备孕的 1～3 个月间、严重免疫受损者。

（4）麻疹疫苗。

接种目的：避免医护人员通过空气传播感染麻疹病毒。

接种注意事项：

①麻疹减毒活疫苗 0.5 ml 上臂外侧三角肌皮下注射。进行 2 次接种，间隔 28 天以上。

②曾经感染过麻疹病毒者或抗体阳性者可不进行疫苗接种。

③禁忌人群：怀孕期间或备孕 1 个月内、严重免疫受损者。

（5）风疹疫苗。

接种目的：避免医护人员通过飞沫传播感染风疹病毒，特别是育龄期的女性。

接种注意事项：

①风疹减毒活疫苗 0.5 ml 上臂外侧三角肌皮下注射。

②曾经感染过风疹病毒者或抗体阳性者可不进行疫苗接种。

③禁忌人群：怀孕期间或备孕 1 个月内、严重免疫受损者。

二、职业暴露

医务工作者职业暴露指医护人员在从事各种诊疗护理的活动过程中，接触到有害有毒物质或有传染性的病原体，从而存在损害健康、危及生命的一种与职业相关的风险。医护人员发生的职业暴露根据危险因素的不同，可分化学性职业暴露、感染性职业暴露以及其他因素引起的职业暴露。

（一）化学性职业暴露

多因各种化学药品、消毒剂等引起。首先应及时离开暴露源，然后进行相应皮肤黏膜处理，根据暴露情况考虑医疗干预措施。

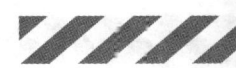

（二）感染性职业暴露

（1）首先进行局部伤口的紧急处理。轻轻挤压伤口，用肥皂水清洗双手并在流动水下冲洗 5 min。

（2）伤口处可用各种 75%酒精或 0.5%碘伏等进行消毒或浸泡。

（3）处理伤口的同时，逐级向相关部门（单位负责人以及当地疾控中心等）进行报告和暴露后风险评估，考虑是否使用药物、疫苗、免疫球蛋白等进行阻断预防。

（4）处理伤口以及汇报评估的同时，及时进行被暴露者相关的化验检查，以便评估职业暴露处理后的效果。

第六节　手术部位感染预防与控制

手术部位感染（surgical site infection，SSI）是常见的医疗保健相关感染（healthcare-associated infection，HAI），不仅会造成住院时间延长，还会导致医疗费用增加，造成社会和人民的沉重负担，因此预防 SSI 极为重要。与 SSI 相关的因素很多，需要对术前、术中、术后涉及患者的相关因素进行干预，方能取得较好的效果。

一、手术前预防措施

（1）皮肤准备要求：①不应常规清除术区毛发，除非毛发影响手术；②如确需去毛，应使用剪刀剪毛，不应使用刀片刮毛；③在临近手术时间去毛。使用含酒精的消毒液进行术区皮肤消毒，推荐首选氯己定—酒精消毒剂；④术前晚或更早时间沐浴或擦浴，可选用普通肥皂、抗菌皂、氯己定沐浴。

（2）控制血糖在正常范围。

（3）合理预防性应用抗生素，针对术中可能的污染菌选择抗生素类别，术前 30～60 min 给药，并考虑药物半衰期。

（4）外科手消毒，推荐使用含酒精的手消毒液进行外科手消毒。

（5）尽量缩短手术前住院时长。

（6）避免受凉，预防术前上呼吸道感染。

二、手术中预防措施

（1）围手术期氧疗：全身麻醉且肺功能良好的成年患者，应在术中给予吸氧。

（2）术前和（或）术中维持正常体温。使用保温设备主动保温冲洗液、输血、输液宜加温（37 ℃）。常见的主动保温设备包括充气加热毯、循环温水床垫、电阻加热毯等。

（3）血糖控制目标水平为＜11.1 mmol/L。

（4）保持术中空气洁净，减少术中手术门开关频次，限制参观人数。

（5）严格遵循无菌操作，使用最大无菌屏障。

（6）使用抗菌缝线。

（7）尽量缩短手术时长，减少术中输血次数。

三、手术后预防措施

（1）尽早拔除切口引流管，观察脑脊液的量、颜色、形状，正常脑脊液颜色为清亮、透明液体，异常时需立即通知医生。

（2）换药或接触引流管、倾倒引流液等操作时，严格执行手卫生及无菌操作规程。

（3）保持床单位整洁，做好患者皮肤清洁。

（4）进行腰椎穿刺时应严格佩戴一次性医用外科口罩、一次性卫生帽，严格无菌操作。

（5）观察伤口敷料渗血、渗液情况，及时通知医生并更换敷料，当发现头部敷料渗湿时注意鉴别是否存在脑脊液漏。

（6）密切监测体温变化、脑脊液常规、生化指标结果。

（7）按时使用预防性抗菌药物。

第七节 导管相关性感染预防与控制

一、导尿管相关尿路感染

导尿管相关尿路感染（catheter-associated urinary tract infection，CAUTI）是指患者留置导尿管期间或拔除导尿管后 48 h 发生的尿路感染。CAUTI 的病原体主要是细菌，还包括病毒、真菌、立克次氏体、螺旋体、寄生虫等。导致 CAUTI 的主要环节有导尿管置入方法、导尿管留置时间、导尿管护理操作是否规范、宿主的易感性等。

（一）教育和培训

（1）对参与置管、维护导尿管的人员进行 CAUTI 相关知识培训，培训内容包括留置导尿管的替代方法，导尿管置管、维护和拔除规程。

（2）导尿管置管和维护均应由接受过培训的人员操作。

（二）置管前防控措施

（1）严格掌握留置导尿管的适应证，仅在患者治疗护理需要时留置导尿管和仅在有指征时持续留置导尿管。

（2）优先考虑替代留置导尿管的方法，如无尿路梗阻并有完整排尿反射的尿失禁患者，选择阴茎套引流尿液；有膀胱排空障碍者，选择间歇导尿法。

（3）选择合适的导尿管：在满足要求的情况下选择直径小的导尿管以减少对尿道的损伤。

（三）置管中防控措施

（1）严格执行手卫生。

（2）置管时应严格遵守无菌技术原则，避免反复多次插入，缩短操作时间。

（四）置管后防控措施

（1）妥善固定导尿管，避免过度牵拉，损伤尿道，避免与其他管道缠绕。

（2）维持持续、通畅的密闭无菌引流系统。

（3）每天评估留置导尿管的必要性，尽量缩短导尿管留置时间。

（4）集尿袋放置于膀胱水平以下，防止尿液逆流，悬挂高度距地面 20 cm 以上。

（5）尽可能避免膀胱冲洗，除非预测会发生堵塞。

（6）日常维护、留取标本过程中严格无菌操作。

（7）活动或转运时，暂时夹闭导尿管。

（8）导尿管更换频率宜遵循产品说明书。

（9）避免预防性使用抗生素。

二、导管相关血流感染

血管内导管（Intravascular catheter，IVC）指可部分或全部插入或植入心血管系统，用于诊断或治疗目的的单腔或多腔管状器械，在临床上广泛用于输液、输血、采血及血流动力学监测、左右心室辅助治疗。IVC 根据进入血管的不同分为动脉导管和静脉导管，静脉导管根据导管尖端最终进入血管位置分为中心静脉导管和外周静脉导管，包括中心静脉导管、PICC 及肺动脉导管；脐带血管导管（脐动脉导管、脐静脉导管）；完全植入式导管（输液港）；血液透析导管、主动脉内球囊反搏/体外膜肺氧合导管等。留置 IVC 常会引发一系列的并发症，其中最重要的问题是感染，一旦发生导管相关血流感染，将会延长患者的住院时间、增加患者死亡率、增加住院费用。

（一）定义

原发性血流感染（primary bloodstream infection）指患者发生的与身体其他部位已经存在的感染无关的，经血培养证实的血流感染。

继发性血流感染（primary bloodstream infection）指患者发生的与身体其他部位已经存在的感染相关的，经血培养证实的血流感染。

导管相关血流感染（catheter-related bloodstream infection，CRBSI）是指源自外周静脉导管（peripheral venous catheter，PIVC）和（或）中央血管通路装置（central venous access device，CVAD）的血流感染（bloodstream infection，BSI）。

中央导管相关血流感染（central line-associated bloodstream infection，CLABSI）指患者在留置中央导管期间或拔出中央导管 48 h 内发生的原发性，且与其他部位存在的感染无关的血流感染。

（二）临床症状

（1）出现红、肿、热、痛、渗出等局部炎症表现。

（2）发热（体温＞38 ℃）、寒战或低血压等全身感染表现。

（3）实验室微生物学检查结果：外周静脉血培养细菌或真菌阳性，或者从导管尖端和外周血培养出相同种类、相同药敏结果的致病菌。

（三）发病机制

导管接头及穿刺部位周围皮肤表面微生物定植是 CABSI 病原菌的主要来源，皮肤定植的微生物从置管部位迁移至皮下隧道并定植于导管尖端是外周短期留置导管常见的感染途径。导管接头污染可导致长期留置导管的管腔内细菌定植，其他感染途径还有感染部位的血行播散及少见的输液污染。导管相关血流感染分别来源于皮肤（65%）、导管接头污染（30%）及其他途径（5%）。

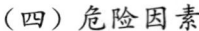
（四）危险因素

发生 IVC 相关血流感染的危险因素很多，包括 IVC 的类型和用途、穿刺部位、穿刺者的经验和培训情况、导管使用频率、导管留置时间、留置导管患者的病情特点、预防感染的措施等。

（五）IVC 相关血流感染的诊断

医院感染的诊断以《医院感染诊断标准（试行）》（2001 版）为依据。IVC 相关血流感染的诊断标准如下。

患者使用中心静脉导管 48 h 后出现细菌血症或真菌血症和至少一次外周静脉血培养阳性，有感染的临床表现（如发热、寒战和（或）低血压等），除 IVC 外无其他明确的血流感染源。具备以下条件之一：①导管半定量细菌培养阳性（≥15 CFU/导管尖端 5 cm）或定量培养阳性（≥1000 CFU/导管段），同时从导管培养出的细菌与外周血培养结果为同一微生物（种属和药敏结果一致）；②从导管和外周静脉同时抽血做定量血培养，两者菌落计数比（导管血：外周血）≥5：1；③从中心静脉导管和外周静脉同时抽血做定性血培养，中心静脉导管血培养阳性出现时间比外周血培养阳性至少早 2 h。不同类型的导管及常见感染类型如表 14-1 所示。

表 14-1　不同类型的导管及常见感染类型

导管类型	穿刺部位	常见感染发生情况
外周静脉导管	通常在前臂和手部静脉	长期留置可引起静脉炎，很少引起血流感染
外周动脉导管	通常做桡动脉穿刺，也可穿刺股动脉、腋动脉、肱动脉、胫后动脉	发生感染危险小，很少引起血流感染
非隧道式中心静脉导管	经皮穿刺进入中心静脉（锁骨下静脉、颈内静脉、股静脉）	大多数 CLABSI 发生于此导管
隧道式中心静脉导管	植入锁骨下静脉、颈内静脉、股静脉	导管的袖套可阻止细菌的移行。与非隧道式中心静脉导管相比，感染发生率低
经外周中心静脉导管	经贵要静脉、头静脉、肱静脉插入，导管进入上腔静脉	非隧道式中心静脉导管中，感染发生率较低
肺动脉导管	Teflon 导丝引导经中心静脉（锁骨下静脉、颈内静脉、股静脉）插入	血流感染发生率与中心静脉导管相似，经锁骨下静脉插入时血流感染发生率低
完全植入式导管	皮下埋置，使用时用针穿刺，植入锁骨下、颈内静脉	CLABSI 发生率低
脐带血管导管	插入脐动脉或脐静脉	与动静脉插管血流感染发生率相似

续表

导 管 类 型	穿 刺 部 位	常见感染发生情况
主动脉内球囊反搏（IABP）导管	常用股动脉经皮穿刺法,较少选股动脉切开法和主动脉插管法,植入一根带气囊的导管至降主动脉内左锁骨下动脉开口远端	通常用静脉肝素化,每隔 1 h 冲洗导管中心腔,预防导管堵塞,股动脉经皮穿刺法感染发生率低
体外膜肺氧合（ECMO）导管	经皮穿刺插管是 ECOM 穿刺的首选技术方法。插管方法及部位选择:VV-ECOM 有双管法、单管法（双腔管,DLC）;VA-ECOM 有成人采用股动静脉插管,婴幼儿采用颈部双管法和正中双管法,还有三管法;VVA/VAV-ECOM 采用联合插管;穿刺的血管通常有颈内静脉、锁骨下静脉、腋动脉、股静脉、股动脉等	血流感染发生率与中心静脉导管相似

（六）CRBSI 防控措施

1. 置管、维护人员资质要求

（1）实施 IVC 穿刺技术操作的医护人员应为执业医师和注册护士。

（2）只有经过专业机构或专业人员培训并通过考核的医护人员才能从事 IVC 穿刺、留置、拔除、护理、维护、监测等工作。

（3）医务部、护理部等管理部门应定期对医护人员进行相关的专业知识及技能培训。

（4）导管的选择:当静脉治疗持续时间可能超过 6 天时,使用中线导管或外周插入中心静脉导管（PICC）,而不是短外周导管。根据预期目的和使用时间、已知的感染性和非感染性并发症（如静脉炎和浸润）以及单个导管操作人员的经验选择导管,避免在下肢穿刺导管。

2. 置管前预防措施

（1）严格掌握置管指征,减少不必要的置管。

（2）对患者置管部位和全身状况进行评估。选择能够满足病情和诊疗需要的最少管腔、最小管径的导管;选择合适的留置部位,中心静脉置管成人建议首选锁骨下静脉,其次选颈内静脉,不建议选择股静脉;连续肾脏替代治疗时建议首选颈内静脉。

（3）置管使用医疗用品应当符合医疗器械管理相关规定的要求,必须无菌。

（4）如为血管条件较差的患者进行中心静脉置管或 PICC 有困难时,可使用超声引导穿刺。

3. 置管中预防措施

（1）严格执行无菌技术操作规程。植入中心静脉导管、PICC、中线导管、完全植入式导管（输液港）时,必须遵守最大无菌屏障要求,戴工作圆帽（头发不能外露）、医用外科口罩（遮住口鼻）,按《医务人员手卫生规范》有关要求执行手卫生（认真洗手和手消毒）并戴无菌手套、穿无菌手术衣或无菌隔离衣、铺覆盖患者全身的大无菌单。置管过程中手套污染或破损时应立即更换。置管操作辅助人员要求与置管人员一致。完全植入式导管（输液港）的植入与取出应在手术室进行。

（2）采用符合国家相关规定的皮肤消毒剂消毒穿刺部位。建议采用符合国家规定的消毒液进行皮肤局部消毒。

①穿刺及维护时应选择合格的皮肤消毒剂,推荐首选 2％葡萄糖酸氯己定乙醇溶液（年龄＜2 个月的婴儿慎用）,对氯己定溶液过敏者可采用有效碘浓度不低于 0.5％的碘伏或 2％碘酊溶液和 75％酒精。

②用消毒剂进行皮肤消毒,消毒范围大于敷料面积,直径≥15 cm,消毒方法应以穿刺点为中心,螺旋状旋转用力擦拭,皮肤消毒至少 2 遍,消毒后消毒液自然干燥后方可穿刺。

③IVC 置管后应当记录置管日期、时间、部位、置管长度,导管名称和类型、尖端位置等,并签名。

4. 置管后预防措施

（1）应当尽量使用无菌透明、透气性好的半透膜敷料覆盖穿刺口,无张力固定。对高热、出汗、穿刺点出血、渗出的患者可使用无菌纱布覆盖直到问题解决。

（2）应当定期更换置管穿刺点覆盖的敷料。更换间隔时间:无菌纱布至少每 2 天更换 1次;如果透明敷料下放置无菌纱布,应被视为纱布敷料,每天更换 1 次;无菌透明敷料至少每周更换 1 次;如果敷料出现潮湿、松动、可见污染时应当重新进行皮肤消毒,导管维护后覆盖新的敷料。

（3）每天评估观察或通过完整的敷料触诊导管出口处。如果发生穿刺点处皮肤红肿、无明显来源的发热或其他局部或血流感染的征象,需将敷料移除以彻底检查导管出口处。

（4）医务人员接触置管穿刺点或更换敷料前,应当严格按照《医务人员手卫生规范》有关要求执行手卫生。

（5）使用中心静脉导管及 PICC 时,尽量减少三通等附加装置的使用。保持导管连接端口的清洁,每次连接及注射药物前对端口周边进行消毒,待干后方可注射药物;输液接头应该每 7 天更换 1 次,如端口内有血迹等污染时,应当立即更换。

（6）告知置管患者注意保护导管,避免在沐浴或擦身时不慎将导管淋湿或浸入水中。

（7）输液 1 天或者停止输液后,应当及时更换输液管路。输血时,应在完成每个单位输血或每隔 4 h 更换给药装置和过滤器;单独输注静脉内脂肪剂（Intravenous Fat Emulsion,IVFE）时,应每隔 12 h 更换输液装置。外周及中心静脉置管后,应当用不含防腐剂的生理盐水或肝素盐水进行常规冲封管,预防导管堵塞。要点如下:①给药前后宜用生理盐水脉冲式冲管技术或正压技术冲封导管。②冲管液首选单剂量药液。输注药物与生理盐水不相容时,先使用 5％葡萄糖注射液冲洗,再使用生理盐水。冲管液量至少是导管及附加装置容积的 2 倍。③避免使用多剂量药瓶,如必须使用则一个药瓶只用于一位患者。④宜使用 10 ml及以上的注射器或预充式冲洗装置进行冲封管。⑤使用 10 U/ml 的肝素或生理盐水对中心静脉导管、PICC 和输液港封管。输血或输注特殊药物（如丙泊酚、脂肪乳等）后,应充分冲管。⑥抗菌封管液适用的患者包括使用长期中心血管通路、多次 CABSI 感染史、感染高风险患者以及采取基本措施后 CABSI 感染率仍无法下降的患者。

（8）严格保证输注液体的无菌。普通静脉药物、化疗药物、肠外营养液的配制都是在静脉药物配制中心的超净台内进行配制完成。

（9）每天观察患者导管穿刺点及全身有无感染征象。当患者穿刺部位出现局部炎症表现或全身感染表现,怀疑发生 IVC 相关血流感染时,建议综合评估决定是否需要拔管。如怀疑发生中心静脉导管相关血流感染,拔管时建议进行导管尖端培养、经导管取血培养及经

对侧静脉穿刺取血培养。要点：①每班次评估穿刺点周围有无皮肤发红、触痛、肿胀、渗血、渗液，导管是否通畅，同时询问患者有无疼痛、感觉异常、麻木、刺痛感等不适。②每天评估中心血管通路的通畅性，表现为无阻力冲洗导管和产生血液回流。③每班次评估并记录导管体外部分的长度，并与植入时的长度相比较，及时发现异常。导管体外部分长度的改变提示导管尖端可能发生移位，不应将导管的体外部分推进血管内，在充分评估导管尖端位置、液体输注情况和其他影响因素的情况下，可以在现有位置上对导管进行固定。

（10）医护人员应当每天对保留导管的必要性进行评估，不需要时应当尽早拔除导管。IVC是否拔出取决于是否有不能解决的并发症或是否需要继续输液治疗或护理，不建议仅以留置时间、体温升高为依据来拔除正常使用的IVC。

（11）无感染征象时，不宜常规更换IVC，不应当为预防感染而定期更换中心静脉导管、肺动脉导管和脐带血管导管。

（12）成人外周静脉导管每3～4天更换1次；儿童及婴幼儿使用前应评估导管功能，正常且无感染时可不更换。外周动脉导管的压力转换器及系统内其他组件应当每4天更换1次。不建议在血管导管局部使用抗菌软膏或乳剂。

（13）治疗间歇期导管的维护：PICC导管在治疗间歇期应至少每周维护1次；输液港在治疗间歇期至少每4周维护1次。

5. 中心静脉导管相关血流感染血培养采集原则及方法

（1）采集血培养的原则。

①保留导管的患者血培养：至少采集1套静脉外周血培养，同时应尽快采集等量的1套导管血培养。

②拟拔出导管的患者血培养：至少采集1套静脉外周血培养，无菌操作拔除导管，剪切导管尖端5 cm送检。

（2）采血时间：寒战或发热初期，应用抗生素之前采集最佳。

（3）采血量：成人每瓶采血量8～10 ml，或按照说明书采集。若采血量充足，注射器采集的血液先注入厌氧瓶，后注入需氧瓶，蝶形针采集的血液反之。若采血量不足，优先注入需氧瓶。

（4）采集方法：采集前做好手卫生，静脉穿刺点选定后，去除血培养瓶的塑料瓶帽，切勿打开金属封口环和胶塞，使用75％酒精或70％异丙醇消毒，自然干燥60 s。注意采血前检查血培养瓶是否完好无损，是否过期。

（5）穿刺点皮肤消毒。

①三步法。

第一步：75％酒精擦拭静脉穿刺部位，待干30 s以上。

第二步：1％～2％碘酊作用30 s或1％碘伏作用60 s，从穿刺点向外画圈消毒，消毒区域直径达3 cm以上。

第三步：75％酒精擦拭碘酊或碘伏消毒过的区域进行脱碘。

②一步法：0.5％葡萄糖酸氯己定乙醇作用30 s（不适用于2个月内的新生儿），或70％异丙醇消毒后自然干燥（适用于2个月以内的新生儿）。注意穿刺点消毒后不可再碰触。

（6）用注射器无菌穿刺取血后，勿换针头，直接注入血培养瓶，不应将抗凝血注入培养瓶。血液接种到血培养瓶后，轻轻颠倒混匀以防血液凝固。

（7）送检：血培养瓶应在2 h内送至检验科，如不能及时送检，应将血培养瓶置于室温下,切勿冷藏或冷冻。

三、呼吸机相关性肺炎

呼吸机相关肺炎(ventilator associated pneumonia,VAP)指气管插管或气管切开患者接受机械通气 48 h 后所发生的肺实质感染,包括机械通气撤机、拔管后 48 h 内(撤机、拔管前接受机械通气时间超过 48 h)出现的肺炎。

VAP 临床的诊断主要依据临床表现、影像学改变和病原学诊断综合判定。2013 年中华医学会重症医学分会制定并颁布了 VAP 的诊治指南,以规范临床诊疗。VAP 预防措施如下。

(1)减少不必要的插管,尽可能选用无创呼吸支持治疗技术,合理应用高流量呼吸湿化氧疗和无创正压通气,尽可能减少有创通气,缩短有创通气时间。

(2)对于无禁忌证患者应抬高床头 30°～45°,并协助患者翻身拍背及振动排痰。

(3)对机械通气患者尽可能避免不必要的深度镇静,对于确需镇静者,应每天唤醒并让其行自主呼吸训练,每天评估使用镇静药的必要性,尽早停用。

(4)对机械通气的患者尽可能早期给予肠内营养,对于存在高误吸风险患者推荐采用经鼻肠管营养。对于接受肠内营养的无症状患者,不推荐常规监测胃残余量。

(5)给预期机械通气时间超过 48 h 或 72 h 的患者使用带有声门下分泌物吸引的气管导管,在气囊放气或拔出气管插管前尽可能清除气囊上方及口腔内的分泌物。

(6)维持气管导管气囊压力不低于 25～30 cmH_2O,采取持续监测或间断监测,每 6～8 h 监测 1 次。

(7)加强口腔护理,推荐用牙刷刷洗牙齿和舌面等,每 6～8 h 护理 1 次,不推荐使用氯己定进行口腔护理。

(8)加强呼吸机内外管道的清洁消毒工作,呼吸机外部管道及配件应一人一用一消毒或灭菌,按说明书更换呼吸机管道,但在有肉眼可见污渍或有故障时应及时更换。

(9)在进行与气道相关的操作时应严格遵守无菌技术原则。

(10)鼓励并协助机械通气患者尽早活动,尽早开展康复训练,包括被动训练和主动训练、床边锻炼等。

(11)每天评估有创机械通气及气管插管的必要性,尽早脱机或拔管。

(12)对预计需行长期通气辅助支持的气管插管患者,如颅脑损伤、意识障碍、严重心肺功能不全、重症肌无力等患者,建议早期(插管后 7 天内)行气管切开。

(13)积极治疗基础疾病:加强重症患者的营养支持治疗,及时纠正水、电解质紊乱、酸碱失衡、低蛋白及高血糖等罹患感染的危险因素。

(14)加强康复训练:加强心、肺疾病的治疗和康复,采用呼吸训练、体位引流、手法技术或机械装置等气道廓清技术(airway clearance therapy,ACT)。

(杨　涛)

 **参考文献**

[1]　中华人民共和国卫生部医院感染诊断标准(试行)[J].中华医学杂志,2001,81(5): 314-320.

[2] Mermel L A,Allon M,Bouza E,et al. Clinical practice guidelines for the diagnosis and management of intravascular catheter-related infection:2009 update by the infectious diseases society of America[J]. Clin Infect Dis,2009,49(1):1-45.

[3] O'Grady N P,Alexander M,Burns L A,et al. Guidelines for the prevention of intravascular catheter-related infections[J]. Clin Infect Dis,2011,52(9):e162-e193.

[4] 胡必杰,晓东,索瑶,等.医务人员血源性病原体职业暴露预防与控制最佳实践[M].上海:上海科学技术出版社,2012.

[5] 胡必杰,刘荣辉,陈文森,等.SIFIC 医院感染预防与控制临床实践指引(2013 年)[M].上海:上海科学技术出版社,2013.

[6] 李六亿,吴安华,胡必杰,等.如何提升医院感染预防与控制能力[M].北京:北京大学医学出版社,2015.

[7] Berrios-Torres S I,Umscheid C A,Bratzler D W,et al. Centers for disease control and prevention guideline for the prevention surgical site infection,2017[J]. JAMA Surg,2017,152(8):784-791.

[8] 高晓东,韩玲样,卢珊,等.基层医疗机构感染预防与控制 500 问[M].上海:上海科学技术出版社,2017.

[9] 蔡虻,高凤莉,等.导管相关感染防控最佳护理实践专家共识[M].北京:人民卫生出版社,2018.

[10] 中华医学会呼吸病学分会感染学组.中国成人医院获得性肺炎与呼吸机相关性肺炎诊断和治疗指南(2018 年版)[J].中华结核和呼吸杂志,2018,41(4):255-280.

[11] Sway A,Solomkin J S,Pittet D,et al. Methodology and Background for the World Health Organization Global Guidelines on the Prevention of Surgical Site Infection [J]. Surg Infect(Larchmt),2018,19(1):33-39.

[12] 洪涵涵,彭飞.中央导管相关血流感染防控最佳护理实践——《导管相关感染防控最佳护理实践专家共识》系列解读之二[J].上海护理,2019,19(12):1-5.

[13] 胡必杰,高晓东,韩玲样.医院感染预防与控制标准操作规程[M].2 版.上海:上海科学技术出版社,2019.

[14] 中华医学会外科学分会外科感染与重症医学学组,中国医师协会外科医师分会肠瘘外科医师专业委员会.中国手术部位感染预防指南[J].中华胃肠外科杂志,2019,22(4):301-314.

[15] 彭飞.呼吸机相关性肺炎防控最佳护理实践——《导管相关感染防控最佳护理实践专家共识》系列解读之三[J].上海护理,2020,20(6):1-4.

[16] 王轶,韩柳,袁翠,等.成人 ICU 患者外周动脉导管留置与维护的最佳证据总结[J].中华护理杂志,2020,55(4):600-606.

[17] 于玉领,王丽红,何小兰,等.不同术前头皮清洁方式对神经外科手术部位感染的影响[J].中国感染控制杂志,2020,19(5):462-465.

[18] 血管导管相关感染预防与控制指南(2021 版)[J].中国感染控制杂志,2021,20(4):387-388.

[19] 杨启文,吴安华,胡必杰,等.临床重要耐药菌感染传播防控策略专家共识[J].中国感染控制杂志,2021,20(1):1-14.

[20] 刘厚荣,杜志成.集束化干预降低导尿管相关尿路感染的效果[J].中国感染控制杂志,2021,20(4):340-345.

[21] 王文静,周育萍,黄秋娜,等.预防呼吸机相关性肺炎的指南证据总结[J].护理学报,2021,28(22):58-63.

[22] 谭细兰,赖勇昌,钟晓祝.集束化措施降低神经外科手术部位感染率的效果[J].中华医院感染学杂志,2022,32(18):2869-2872.

[23] 曹洁,顾婕,吕春,等.2021年第8版《输液治疗实践标准》的解读及启示[J].护理学报,2022,29(22):74-78.

[24] Calderwood M S,Anderson D J,Bratzler D W,et al. Strategies to prevent surgical site infections in acute-care hospitals:2022 Update[J]. Infect Control Hosp Epidemiol,2023,44(5):695-720.

[25] 彭刚艺.护理管理工作规范[M].5版.广州:广东科技出版社,2024.